プライマリ・ケア医のための

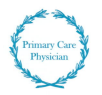

内科治療薬
使い分けマニュアル

編集 藤村昭夫

編集協力 上野桂一　佐々木正人　匹田さやか

じほう

序　文

　近年，高齢患者の増加とともに外来診療の機能分化・連携強化が推進されており，診療所や中小病院の果たす役割はますます大きくなっている．その結果，外来では多種多様の疾患を限られた時間で診なければならなくなったが，数多くある治療薬の選択や治療開始後のフォローは簡単でなく，医療ミスにつながるおそれが出てきた．このような現状を踏まえて，医療現場からは，より簡便にまとめた薬物治療ガイドブックの必要性が叫ばれるようになった．そうしたニーズを踏まえて，外来でプライマリ・ケアに携わる医師に，内科系疾患の薬物療法に関する情報を適切に提供することを目的として本書を企画した．

　本書は総論と各論から成り，総論では，薬物療法に際してプライマリ・ケア医を含めたすべての医師がおさえておきたいポイントをまとめた（第1章：最適な処方までのステップ，第2章：処方後のフォローアップ，第3章：診療力アップのためのワザと知識）．

　さらに各論では，外来で診ることの多い疾患や症状に対する薬物治療戦略や各薬物の特徴，類似薬の使い分けのポイントをまとめた（第4章：外来でよく遭遇する症状と薬の使い分け，第5章：Common diseaseの治療戦略と薬の使い分け）．

　執筆者はいずれも臨床経験の豊かな専門家であり，個々の患者に対する治療薬の選び方や使い方について臨床現場の状況に沿った内容としてまとめていただいた．このように本書は，外来診療における薬物療法を専門家が簡便にまとめたものであり，地域医療における薬物療法の質の向上に貢献するものと期待している．

　最後に，本書を企画するに際して地域医療で活躍されている上野桂一先生（上野医院，石川県金沢市），佐々木正人先生（佐々木内科クリニック，北海道赤平市）および匹田さやか先生（相模原市立千木良診療所，神奈川県相模原市）から外来診療における薬物療法の現状および問題点に関するご意見をいただき，それらを本書に盛り込ませていただきました．ここに深く感謝いたします．

2018年4月
藤村　昭夫

執筆者一覧

■ 編集

藤村　昭夫　　自治医科大学 名誉教授
　　　　　　　蓮田病院 学術顧問

■ 執筆者（執筆順）

松村　正巳　　自治医科大学地域医療学センター センター長／総合診療部門 教授
長谷川純一　　鳥取大学医学部薬物治療学分野 教授
湯澤　令　　　日本医科大学腎臓内科学教室
鶴岡　秀一　　日本医科大学腎臓内科学教室 教授
安藤　仁　　　金沢大学医薬保健研究域医学系細胞分子機能学 教授
伊藤　真也　　トロント大学医学部小児科／トロント小児病院臨床薬理学 教授
匹田さやか　　相模原市立千木良診療所
原田　和博　　清和会 笠岡第一病院 内科診療部長
岡山　雅信　　神戸大学大学院医学研究科地域医療教育学部門 特命教授
白髭　豊　　　白髭内科医院 院長
徳田　安春　　群星沖縄臨床研修センター センター長
鶴岡　浩樹　　つるかめ診療所 副所長
　　　　　　　日本社会事業大学大学院福祉マネジメント研究科 教授
狭間　研至　　ファルメディコ株式会社 代表取締役社長
　　　　　　　嘉健会 思温病院 理事長
中島　創　　　三光会 松永循環器病院 副院長
　　　　　　　九州大学大学院薬学研究院 客員教授
岡部　竜吾　　伊那市国保美和診療所 所長
畠山　修司　　自治医科大学地域医療学センター総合診療部門 准教授
坂東　政司　　自治医科大学医学部内科学講座呼吸器内科学 教授
井野　裕治　　自治医科大学医学部内科学講座消化器内科学
武藤　弘行　　自治医科大学情報センター 教授
嶋崎　晴雄　　自治医科大学医学部内科学講座神経内科学 准教授
藤村　昭夫　　自治医科大学 名誉教授
　　　　　　　蓮田病院 学術顧問

鈴木　信也	心臓血管研究所付属病院循環器内科
百村　伸一	自治医科大学附属さいたま医療センター センター長／循環器内科 教授
志賀　剛	東京女子医科大学医学部循環器内科 准教授
古田　隆久	浜松医科大学医学部附属病院臨床研究管理センター 病院教授
山本　真弓	昭和大学医学部内科学講座呼吸器・アレルギー内科学部門
相良　博典	昭和大学医学部内科学講座呼吸器・アレルギー内科学部門 教授
海老原千尋	自治医科大学医学部内科学講座内分泌代謝学
海老原　健	自治医科大学医学部内科学講座内分泌代謝学 准教授
大野　岩男	東京慈恵会医科大学総合診療内科 教授
吉村　弘	伊藤病院 内科部長
笹原　鉄平	自治医科大学医学部感染・免疫学講座臨床感染症学
吉村　章	山育会 日新病院内科
竹内　靖博	虎の門病院内分泌センター 部長
畑山　真弓	旭川医科大学内科学講座消化器・血液腫瘍制御内科学分野
生田　克哉	旭川医科大学内科学講座消化器・血液腫瘍制御内科学分野
浅井　梨沙	日本医科大学多摩永山病院腎臓内科 医局長
鷲野　聡	自治医科大学附属さいたま医療センター泌尿器科
堀　礼子	愛知医科大学睡眠科・睡眠医療センター 准教授
塩見　利明	愛知医科大学睡眠科・睡眠医療センター 教授
中村　祐	香川大学医学部精神神経医学講座 教授
間中　信也	温知会 間中病院 統括院長
高田　実	清音会 岡田整形外科 皮膚科部長

■ 編集協力

上野　桂一	上野医院 院長
佐々木正人	佐々木内科クリニック 院長
匹田さやか	相模原市立千木良診療所

総論

第1章 最適な処方までのステップ　　1

- **01** 地域医療における外来診療の心得 …………… 2
  松村 正巳
- **02** 高齢患者に対する処方の考え方 …………… 9
  長谷川 純一
- **03** 腎機能に応じた処方の考え方 …………… 18
  湯澤 令, 鶴岡 秀一
- **04** 薬物相互作用の回避 …………… 25
  安藤 仁
- **05** 妊婦における催奇形性, 授乳婦における乳汁移行性の考え方 …………… 34
  伊藤 真也

第2章 処方後のフォローアップ　　41

- **01** 治療効果のモニタリング …………… 42
  匹田 さやか
- **02** 有害反応のモニタリング …………… 51
  原田 和博
- **03** 治療内容の見直し …………… 60
  岡山 雅信
- **04** 高齢者の服薬管理のコツ …………… 66
  白髭 豊
- **05** ポリファーマシー見直しのコツ …………… 73
  徳田 安春

第3章　診療力アップのためのワザと知識　　77

- **01** 地域連携・在宅医療の進め方 …………………… 78
  鶴岡 浩樹
- **02** 薬局・薬剤師とのつきあい方 …………………… 83
  狭間 研至
- **03** ジェネリック医薬品の賢い選び方・使い方 …… 87
  中島 創
- **04** 漢方薬の賢い選び方・使い方 …………………… 92
  岡部 竜吾

各　論

第4章　外来でよく遭遇する症状と薬の使い分け　　99

- **01** 発熱・感冒 ………………………………………… 100
  畠山 修司
- **02** 咳 …………………………………………………… 107
  坂東 政司
- **03** 便秘 ………………………………………………… 117
  井野 裕治
- **04** 下痢 ………………………………………………… 130
  武藤 弘行
- **05** しびれ・めまい …………………………………… 145
  嶋崎 晴雄

第5章 Commondisease の治療戦略と薬の使い分け　153

【循環器疾患】

01 高血圧 154
　　藤村 昭夫

02 不整脈（心房細動） 171
　　鈴木 信也

03 心不全 188
　　百村 伸一

04 狭心症・心筋梗塞 211
　　志賀 剛

【消化器疾患】

05 消化性潰瘍 230
　　古田 隆久

【呼吸器疾患】

06 気管支喘息，慢性閉塞性肺疾患 248
　　山本 真弓，相良 博典

【内分泌・代謝疾患】

07 糖尿病 271
　　海老原 千尋，海老原 健

08 脂質異常症 290
　　安藤 仁

09 痛風・高尿酸血症 302
　　大野 岩男

10 甲状腺機能亢進症（バセドウ病） 317
　　吉村 弘

11 甲状腺機能低下症（橋本病） 326
　　吉村 弘

【感染症】
- 12 細菌感染症 ············· 333
  笹原 鉄平
- 13 インフルエンザ ············· 354
  吉村 章
- 14 単純疱疹，帯状疱疹 ············· 364
  吉村 章

【骨・関節疾患】
- 15 骨粗鬆症 ············· 372
  竹内 靖博

【血液疾患】
- 16 貧血 ············· 390
  畑山 真弓，生田 克哉

【腎・泌尿器疾患】
- 17 慢性腎臓病（CKD） ············· 404
  浅井 梨沙，鶴岡 秀一
- 18 過活動膀胱，前立腺肥大症，腹圧性尿失禁 ············· 414
  鷲野 聡

【精神・神経疾患】
- 19 不眠症 ············· 432
  堀 礼子，塩見 利明
- 20 認知症 ············· 446
  中村 祐
- 21 頭痛 ············· 468
  間中 信也

primary care Contents

【皮膚疾患】

22 アトピー性皮膚炎 ·············· 490
　　高田 実

23 蕁麻疹 ·············· 501
　　高田 実

■ 索引 ·············· 509

本書のご利用にあたって

　本書の記載内容については，正確かつ最新の情報であるよう，最善の努力をしておりますが，医薬品情報および治療方法などは医学の進歩や新しい知見により変わる場合があります。

　また本書では，保険適応外の使用法についての記載もあり，用法・用量についても医薬品添付文書や成書とは異なる場合があります。医薬品添付文書に記載されていない使用法を推奨するものではなく，実地臨床における知見に基づいて情報提供するものです。

　したがって医薬品の使用や治療に際しては，最新の医薬品添付文書などを確認していただき，患者・家族への十分な説明と，ご自身の判断のもと十分に注意を払ってご使用いただきますようお願い申し上げます。

　　　　　　　　　　　　　　　　　　　　　　　株式会社じほう

総論 第1章

最適な処方までのステップ

第1章　最適な処方までのステップ

primary care 01 地域医療における外来診療の心得

○ 外来診療に求められること

　外来診療では，われわれの問診と身体診察という基本的な能力が試される。問診と診察から検査が必要であればそれを実施する意思決定をし，治療薬が必要であればそれを選択して処方し，他院への紹介が必要であればそのアレンジを行う。1次医療機関，2次，3次医療機関といった医療機関の機能と規模，また，都市部，遠隔地といった地理的要素を越え，外来で行われる問診と身体診察に違いはないはずである。普遍的な医師の能力といえよう。特に遠隔地医療では，検査やコンサルテーションの体制が十分でない場合が多い。問診と身体診察のスキルはできるだけ高めておく必要がある。その地域における各疾患の罹患率も意識し，検査・処方にあっては，日進月歩のEBM（Evidence-Based Medicine）のアップデートが必要なのはいうまでもない。

○ 問診の前に

　外来診療では限られた時間の中で必要な情報把握を行わなければならない。はるか以前からいわれているが，問診の前の観察（視診）は極めて重要である。言葉を介する前に，われわれは患者の様子を無意識のうちに高速でスキャンし，多くのことを感じ取っている。人柄，職業なども予想しているはずである。一見して診断がつく疾患として有名なものに，バセドウ病，全身性エリテマトーデスなどがあげられる。このような観察から，われわれは問診におけるスタンスを調整している。

　心に留めておきたいのは，患者もわれわれと同様にこちらのことを観察していることである。自分の体のことを相談するので当然である。信頼に足りる医師でありたい。

○ 問 診

William Osler先生は，

> 「患者の話を聴きなさい，患者は診断を語ります」
> "Listen to the patient. He is telling you the diagnosis"

とかつて教えた。サイエンスがはるかに進化した現代ではあるが，問診は診断・診療に対して最も情報量が多い。問診とは「**患者が自身の症状に関する情報をテキストにしたものを医師が受け取る行為**」である。患者がどのように自身の症状を感じているのか，また，その解釈についてのテキスト情報なので，通常，身体診察よりも情報量が多い。例えば，患者が「食事のとき，ここに食べ物がつかえる」と胸を指して言えば，われわれは，食道がん，良性の狭窄を鑑別疾患としてあげることができる。さらに，最も重要な症状に関する時間的経過を把握することができる（後述）。

問診で必要な情報を把握できなかったことで，診断，より良い診療にたどり着けないことはまれではない。不明なことは繰り返し聴けばよい。これらの情報には他院で行われた検査結果も含まれる。

○ 診断のプロセス

診断のプロセスを分解すると4つのステップからなる[1]。

> **ステップ1**：問診，身体診察による情報収集（data collection）
> **ステップ2**：問題の描写（problem representation）
> **ステップ3**：疾患の知識（illness scripts：scriptとは知識のことである）への照合
> **ステップ4**：問題を説明する疾患を選ぶ（script selection）

ステップ1は患者の情報収集である。ステップ2では収集した情報を短いセンテンスに編集する。要約された問題はステップ3として，アタマの中にある疾患の知識に照合される。ステップ4では，問題を説明する疾患を鑑別疾患として選び，診断を確定するための必要な検査を実施する。

1. 問題の描写が診断の要

ステップ2の「問題の描写」が診断の要である。ここでは3つの要素を明らかにする。

> **ステップ2：問題の描写**
> ①患者は誰か（年齢，性別，既往歴）
> ②主訴を含む主たる問題は何か
> 　　必要であれば，患者の言葉を医学的概念に翻訳する。例えば「夜中に息が苦しく，座っているほうが楽でした」は，起坐呼吸となる。
> ③時間経過を整理する
> 　　例えば，大動脈解離は病歴が秒〜分単位で完成する。ほかの多くの疾患は，分〜時間，日〜週，ときに月〜年の単位で経過する。

例を示す。脂質異常症で通院中の60歳の男性が救急外来を受診した。患者は「1時間前から胸が痛い。気分が悪く1回吐いた。冷や汗も出る」と問診で語った。担当医が「胸以外の部分にも痛みはないですか？」と聴いた。患者は「何だか両腕にも痛みがある」と答えた。この患者の問題の描写は，「**脂質異常症で通院中の60歳の男性。急性発症の胸痛で，嘔吐，冷汗，両腕への放散を伴う**」となる。これを分解すると，

> ①患者は誰か
> 　➡ 脂質異常症で通院中の60歳の男性
> ②主訴を含む主たる問題は何か
> 　➡ 胸痛
> ③時間経過において，患者の身の上に何が起こってきたのか
> 　➡ 急性発症の胸痛で，嘔吐，冷汗，両腕への放散を伴う

となる。

われわれはこの情報から鑑別疾患を考えることになる。悪心・嘔吐，冷汗，腕への放散を伴う胸痛では，急性冠症候群の確率が高くなる。悪心・嘔吐，冷汗の急性冠症候群に対する陽性尤度比（likelihood ratio；LR）は，おのおの2である（表1）[2]。痛みの両腕への放散の陽性尤度比は9.7である。陽性尤度比2のものが1つあれば，確率50%〔オッズ＝確率/（1－確率）から，確率50%はオッズ1〕を67%にする〔問診後オッズ＝問診前オッズ×陽性尤度比から，問診後オッズは1×2＝2，オッズを確率に変換すると，確率＝オッズ/（1＋オッズ）から，2/（1＋2）≒0.67〕。2つあれば80%にする〔問診後オッ

表1　急性冠症候群における症状・徴候の陽性尤度比

症状・徴候	陽性尤度比：LR(95% CI)
胸痛の腕への放散	9.7 (4.6〜20) 両腕 2.2 (1.6〜3.1) 左腕 2.9 (1.4〜6.0) 右腕
聴診におけるⅢ音の存在	3.2 (1.6〜6.5)
低血圧（≦80 mmHg）	3.1 (1.8〜5.2)
聴診で湿性ラ音を聴取	2.1 (1.4〜3.1)
冷汗	2.0 (1.9〜2.2)
悪心もしくは嘔吐	1.9 (1.7〜2.3)

〔Panju AA, et al：Is this patient having a myocardial infarction? The rational clinical examination: Evidence-based clinical diagnosis（ed. by Simel D, et al），McGraw-Hill, pp461-470, 2009 より引用〕

ズは，1×2×2＝4，オッズを確率に変換すると，4/(1＋4)＝0.80〕。さらに陽性尤度比9.7があれば，98％へと確率を上昇させる〔問診後オッズは，1×2×2×9.7≒39，オッズを確率に変換すると，39/(1＋39)≒0.98〕。

　さらに，問題の描写の中に鑑別の絞り込みに寄与する**対となる**概念を有する単語を用いるとよい[3]。突然／急性／亜急性／慢性，持続性／間欠性，発作性／非発作性，単発性／多発性，安静時／体動時などである。対となる概念の一方によって患者の問題を表現できれば，他方において考慮される鑑別疾患は除外できる。「突然発症の激烈な胸・背部痛」と表現できれば，大動脈解離を想起し，「亜急性発症の発熱を伴う胸膜性胸痛」と表現できれば，胸膜炎／心膜炎を想起できる。医師は無意識のうちにこの作業を行っている。問題の描写はコンサルテーションにおいても重要である。洗練された情報を相手に伝える。情報が整理されていれば，疑われる疾患名を言わずとも相手はそれを理解できる。

　ステップ3は疾患の知識への照合である。われわれのアタマの中には，急性冠症候群，大動脈解離など，各疾患の知識があり，文献を読む，実際の患者を診療することでその知識は更新される。ステップ2の例としてあげた**「脂質異常症で通院中の60歳の男性。急性発症の胸痛で，嘔吐，冷汗，両腕への放散を伴う」**という情報を認識すると，この問題を説明する疾患との照合が行われ，ステップ4へ移行する。

2. 鑑別疾患を選び出す判断手法

ステップ4では問題を説明しうる疾患を鑑別疾患として選び出し，必要な検査を実施しているが，われわれはどのように判断しているのであろう。一般に，2つの判断手法を用いているといわれている[3]。

> **ステップ4：問題を説明する疾患を選ぶ**
> ①パターン認識（pattern recognition）
> ②分析的推論（analytic reasoning）

パターン認識は，経験に基づく素早い診断である。過去の経験に照らし，診断を導き出す。経験のない初学者にこれは使えない。

分析的推論には次の2つがある。

> ①仮説演繹法（hypothetico-deductive method）
> ②VINDICATE-P

仮説演繹法は，初学者に診断のプロセスを教えるのに適している。「脂質異常症で通院中の60歳の男性。急性発症の胸痛で，嘔吐，冷汗，両腕への放散を伴う」という情報から，このような症状を起こしうる鑑別疾患を3～5つあげる。

VINDICATE-Pは，診断が困難なときに用いる方法である。まず，あらゆる疾患の可能性を系統的に考慮するために，鑑別疾患を疾患カテゴリーから考える。次に，カテゴリーごとに可能性のある疾患をあげてゆく。

> **VINDICATE-P**
> V：vascular（血管性疾患）
> I：infection（感染症）
> N：neoplastic（腫瘍性疾患）
> D：degenerative（変性疾患）
> I：intoxication（中毒）
> C：congenital（先天性疾患）
> A：allergy/autoimmune（アレルギー/自己免疫性疾患）
> T：trauma（外傷）
> E：endocrine/metabolic（内分泌疾患/代謝性疾患）
> P：psychiatric/psychogenic（精神疾患/心因性）

例えば，不明熱患者の鑑別疾患を考えるとき，発熱を来す可能性のある，①感染症，②自己免疫性疾患，③悪性腫瘍から考慮し始める。発熱以外の

さらなる症候から各カテゴリーのどの疾患が問題の描写に合致するか，鑑別疾患をあげる．不明熱患者では発熱以外のカギとなる症状・徴候を探すことが肝要である．カテゴリーの分け方はいくつかあるが，VINDICATE-Pが広く知られている．

自らに合った方法を用いればよいが，この方法が有用な理由は，系統的に鑑別診断をあげるために見落としが少なくなることである．

○ 身体診察

話題をステップ1に戻すが，身体診察にあたっては，診察において異常を認める可能性を前もって考えておく．問診のスキルと身体診察能力には，密接なつながりがある．問診の段階で何を想起したかによって，異常所見を拾い上げられる可能性が異なる．例をあげてみよう．問診で患者に感染性心内膜炎の可能性があると意識したならば，手の観察を行い（オスラー結節，ジェーンウェイ病変を探す），眼瞼結膜に出血斑がないか確認するであろう．もちろん聴診においても心雑音がないか慎重に聴診するであろう．前もって予想しているとみえる，予想していないと見逃すということは，人間の感覚における普遍的な現象である．さらに，知らないものはいつまでたっても認識できない．映像として網膜に映っても，知らないものはいつまでたっても所見としてはみえない．問診から予想される所見を探しにいくと，診察で所見を認識できるようになってゆく．

○ 再　診

初診で診断がつかないときに継続して外来で診療するときは，鑑別疾患によって再診のインターバルを決める．症状が改善しない，もしくは悪化するときには遠慮なく早めに再診するよう話しておく．自分の外来，病院へのアクセスのハードルはできるだけ低くしておく．このことは見逃しや診断のエラーを防ぐうえで最も重要である．

○ おわりに―解釈と理解―

外来診療において問診は大きなウエイトを占める．先に述べたように，問診は「患者が自身の症状に関する情報をテキストにしたものを医師が受け取る行為」である．身体診察は「患者の体に現れる徴候をみたり，聴いたり，

触診したりして，医師が認識する行為」である．診断とは「患者の異常な症状・徴候（disease）を医師が医学の概念に照らし解釈すること」である．

> 問　　診：患者が自身の症状に関する情報をテキストにしたものを医師が受け取る行為
> 身体診察：患者の体に現れる徴候をみたり，聴いたり，触診したりして，医師が認識する行為
> 診　　断：患者の異常な症状・徴候（disease）を医師が医学の概念に照らし解釈すること

　医師にとって，疾患を診断し，治療する能力は必須である．さらに，医療従事者は他者を「癒やす」役割も果たせたほうがよい．「癒やす」とは何であろうか．問診は患者が身の上に起こっている辛いことを語る場面である．人は自分に起こった辛いことを言語化し，他者に語り，聴いてもらいたい存在である．心身の問題を言語化し，それを信頼のおける他者に聴いてもらい，理解してもらえれば，治療・回復への第一歩になる．われわれは「**疾患を有する他者（illness：心身の健康でない状態）に共感し，理解する立場**」をとるべきである．問診はわれわれが他者を診断し，理解し，癒やすうえでも極めて大切である．問診の後に続く身体診察をスムーズに行ううえでも，問診は**信頼関係を築く大切な場面**と銘記したい．

参考文献

1) Dhaliwal G：Developing teachers of clinical reasoning. Clin Teach, 10：313-317, 2013
2) Panju AA, et al：Is this patient having a myocardial infarction? The rational clinical examination: Evidence-based clinical diagnosis (ed. by Simel D, et al), McGraw-Hill, pp461-470, 2009
3) Bowen JL：Educational strategies to promote clinical diagnostic reasoning. N Engl J Med, 355：2217-2225, 2006

高齢患者に対する処方の考え方

○ 高齢者に対する薬物治療を考える

　わが国の65歳以上の高齢者は2017年には人口の27.8％に達し（2017年11月確定値），増加の一途をたどっている。高齢者では生理的にも臓器予備能や恒常性維持機能の低下がみられ，複数の慢性疾患に罹患している割合も多い。このような慢性疾患治療のみならず，新たな合併症や加齢に伴う機能的変化に対しても薬物治療が求められる場合もある。薬物治療を安全で有効な，さらには生活の質を悪化させないものにしていくために十分な配慮が必要である。処方にあたっては，以下に述べる諸要素について考慮が必要と思われる。

○ 高齢者における薬物動態の変化

1. 薬物の吸収

　高齢者では消化管運動や粘膜血流量の減少などが生じる可能性があり，薬物の最高血中濃度への到達時間の延長が生じる場合があるといわれている。また，摂食量の減少や，脂肪分の少ない食事内容になりやすいことなどから，脂溶性薬物の吸収に影響が出る可能性がある。さらに消化管運動や消化吸収能に影響する各種薬物の服用頻度も増加することも考慮すると，**総体的には吸収が低下あるいは遅延する可能性を念頭に置くべきである。**

2. 薬物の分布

　加齢に伴う体脂肪率の増加は脂溶性薬物の分布容量（Vd）増加を来すが，筋肉や体水分量の減少により親水性薬物の分布容量は減少し最高血中濃度が上昇する。さらに高齢者では血清アルブミン値が低下することが多いため，薬物の蛋白結合について非結合型薬物の割合が増加する可能性がある。
　また高齢者では，複数の慢性疾患に対し多数の薬物を服用していることが多く，新たに投与された薬物との競合によって非結合型（遊離）となった薬物が肝代謝や腎排泄を受けるために，定常状態では血中濃度すなわち薬効の低下として現れる可能性があるなど，薬物相互作用にも注意を要する。

3. 薬物の代謝

　加齢に伴う肝重量や肝血流量の減少により，薬物代謝の遅延が生じる。とりわけジルチアゼムやメトプロロールのような肝におけるクリアランスが血流量に依存する薬物（flow-limited drug）では，高齢者においてクリアランス低下が報告されている[1]。一方，イブプロフェンなど固有の肝代謝能に依存する薬物（capacity-limited drug）では一定の見解が得られていない場合が多い。しかし，capacity-limited drugでも蛋白結合率の低い薬物は高齢者で30〜50％クリアランスが減少し，さらに蛋白結合率の高い薬物の遊離薬物クリアランスも高齢者で減少するといわれる[1]。このように肝クリアランスを総合的に考えれば，高齢者においてはある程度の**減量処方が考慮されるべき**である。

　加齢の影響のほかに，近年ではニコチン依存症治療が一般化しており，禁煙する高齢者は別の注意が必要である。喫煙により誘導されるCYP1A2などの酵素活性が急速に減少することから，禁煙時にはテオフィリンなどの投与量を減じる必要がある。

4. 薬物の排泄

　腎は薬物とその代謝物を体内から排泄する最も重要な臓器であり，腎排泄は薬物を処方する際最も考慮すべき要素である。薬物の腎排泄には腎糸球体濾過，尿細管からのトランスポーターによる排泄，さらに尿細管再吸収が関わっている。加齢とともにネフロンの数が減少し，腎血流量は50歳を超えると年1％の割合で減少する。糸球体濾過量（GFR），尿細管分泌の減少も相まって，薬物の血中消失半減期が延長する。

　したがって**腎排泄型の薬物の場合，GFRの低下に合わせて投与量を減らす必要がある**。一般にGFRはクレアチニン・クリアランス（Ccr）で評価されるが，その予測値として，年齢，体重をもとにしたCockcroft-Gaultの式が利用される。

$$\text{クレアチニン・クリアランス（mL/分）（男性）} = \frac{(140 - \text{年齢}) \times \text{体重（kg）}}{72 \times \text{血清クレアチニン濃度（mg/dL）}}$$

　また，近年日本腎臓病学会より日本人向けのGFR推算式が提唱され臨床応用されている。

　一方，高齢者では，わずかな脱水などでも容易に腎機能の悪化を来しやすく，普段は問題のない投与量であっても，突然の血中濃度の上昇，有害

反応の発症へとつながることがあり，腎排泄型の薬物では特に注意が必要である。

◯ 高齢者の薬物感受性

薬物作用強度は，受容体の数（密度），親和性や情報伝達系の反応性，さらに全身の恒常性維持機構の状態に依存している。例えば高齢者では，若年者と比較してβ刺激による心臓の変時作用の程度が減弱しており，テオフィリンの気管支拡張作用も減弱しているといわれている。

一方，抗不安薬や睡眠薬，ワルファリンなどでは，高齢者のほうが感受性が高いといわれている[2]。

◯ 高齢者における薬物有害反応

高齢者では若年者よりも薬物有害反応が出現しやすいことが報告されている。それに関しては，薬物動態上の変化に加え，高齢者において合併している複数の慢性疾患が複雑に影響し合い，重篤な事態が生じることが考えられる。

わが国では特に，高齢者において薬物信奉的な傾向が強い。また専門分化された医療機関でそれぞれの疾患ごとに治療を受けている場合もある。近年医薬分業の進展に伴い，複数の医療機関で発行された処方箋をかかりつけ薬局に持ち込む患者も多くなっている。後述のポリファーマシーの問題のほか，種々の健康食品や漢方薬成分，サプリメントなどと医薬品との相互作用をまったく認識せず利用している場合もあることから，医師，薬剤師ともに注意を要する。

◯ 特に高齢者において顕著な問題

近年，特に以下の問題が注目されている。

1. ポリファーマシー（polypharmacy）

高齢者では複数の慢性疾患に対する処方のみならず，加齢に伴う機能的変化による症状に対し薬物の投与を受けることが多い。一般に5〜6種以上の薬物を使用している場合をポリファーマシー，10種以上の薬物使用を過度のポリファーマシーとしていることが多い[3]。なかにはかかりつけの医師

や薬剤師の知らない状態で，複数の医療機関で加療されていることがある。ほかの医療機関で投与された薬物の有害反応に対し対症療法薬を追加するなどの愚を避けるためにも，**患者とのコミュニケーションに留意すること**が重要である。ポリファーマシーは薬物相互作用の問題，飲み忘れ，飲み間違いによる薬物有害反応の発現増加が懸念される[4]。特に高齢者の場合には不可逆的な障害に結びつきやすいので注意が必要である。

ポリファーマシーを回避するには，若年成人で示された**予防的処方根拠を適用することの妥当性を厳しく吟味すること**[4]や，老化による機能的変化の認識，的確な薬効判定など，常に処方の必要性を検討する姿勢が必要である［第2章 04. 高齢者の服薬管理のコツ（p.66）も参照］。

2. フレイル（frailty）

高齢者，特に75歳以上の場合，筋力低下に伴い動作の俊敏性が低下し転倒しやすいなどの身体的問題や，認知機能障害やうつなどの精神・心理的問題，独居や経済的問題なども合わせて，健全な状態に戻るのにしかるべき介入を要するような状態をフレイルと定義し，注意が求められている。このような患者は生理的予備能や恒常性維持機能が不安定であり，個々の薬物の有害反応が発現しやすいことに加えて，ポリファーマシーの悪影響も出やすいといわれている。したがって，一般の高齢者以上に若年成人の予防医学的知見を外挿することには慎重であるべきである[4,5]。

3. 服薬管理能力

高齢者では多剤併用，認知機能障害，独居といった生活環境などの要因に伴う服薬アドヒアランスの低下ばかりか，薬物有害反応の危険性も高まることとなる。Baratらは特に注意を払うべき患者として，

> ① 3剤以上処方を受けている
> ② 独居である
> ③ ほかの医師からも処方を受けている
> ④ 認知症の前段階（predementia）である患者

をあげている[6]。調査によれば，医師の処方と実際の患者の服薬状況の間にかなりの解離があることも事実である。患者の服薬管理能力を的確に判断し，処方を工夫する必要がある。そのためには，患者の服薬管理能力の的確な把握と処方の工夫，家族や福祉関係者の協力など，あらゆる手立てを

表1 高齢者の薬物療法の注意点

1. 薬物処方の必要性の吟味を特に厳格にする
2. 薬物・薬剤の数を最小限にする
3. 用法，用量を単純にする
4. 少量から開始する
5. 併用薬，特に他科，他院医師の処方に注意する（相互作用）
6. 漢方薬，健康食品，サプリメント等の常用について把握する
7. 効果の判定や血中濃度を含めた評価を的確に行う
8. 増減は緩徐に行う
9. 有害反応の発現に注意する

講じる必要がある。特に複数の薬物を処方する際，大きな問題がない場合には降圧薬なども食直前の糖尿病薬服用時に合わせたり，介助者の期待できる朝や昼の1日1回投与にしたり，一包化したりするなど，**可能な範囲で処方を単純化する工夫**が求められる。

これまで述べてきたことを考慮すれば，高齢者の薬物投与にあたっては，表1に示すように若年者以上の厳重な注意が必要である[7]。

● 処方にあたっての留意点

高齢者の薬物治療にあたっては，これまで述べた点に注意して処方設計することが重要であるが，正確な診断，慎重な処方，的確な薬効評価が求められる。

各疾患に対する治療薬の使い方は第5章の各論を参照いただきたいが，高齢者に処方する際，特に気をつける点のみ簡単に述べる。

1. 循環器病薬
(1) ジギタリス製剤

ジゴキシンは未変化体の尿中排泄率が高く，その排泄はGFRに依存しているうえ，多くの薬物がP糖蛋白質を介したジギタリスの排泄に影響し血中濃度を上昇させることから，高齢者では特にTDMの対象として継続的に安全域にあることを確認する必要がある。高齢者においては，0.9 ng/mL以下の低濃度域を目安に管理するよう心がけることが必要である。

(2) 利尿薬

　高齢者では体水分量の減少にもかかわらず，血清アルブミン濃度の減少，心予備能の低下などもあり，利尿薬を使用する場合が多い。脱水や，低カリウム血症，低マグネシウム血症，低ナトリウム血症などの電解質異常に注意が必要である。一方，高齢者では腎機能低下や糖尿病合併など高カリウム血症を来しやすい状態でもあり，次項のアンジオテンシン変換酵素（ACE）阻害薬のみならず，スピロノラクトンによる高カリウム血症にも注意を要する。

(3) ACE阻害薬およびARB

　ACE阻害薬およびアンジオテンシンⅡタイプ1受容体拮抗薬（ARB）は，高血圧のみならず，慢性心不全や，糖尿病における蛋白尿に対する効果などが認められ，心血管系疾患への有効性が期待されている。腎保護効果が期待される一方で，腎機能低下例で有害反応が心配されることから，腎機能の経過観察が必要である。

　ACE阻害薬で空咳などの有害反応が現れる場合に，ARBの使用が推奨されている。逆に，このACE阻害薬の有害反応は，咳反射の低下を抑制し，誤嚥を防止する効果として利用される場合もある。

(4) β遮断薬

　高齢者では，労作および安静時においてもカテコラミンレベルの増大と心筋の反応性の低下が認められている。一方，アテノロールは高齢者のほうがAUCは大きく，その心拍数を下げる陰性変時作用は高齢者においてより強く現れるといわれている。特に加齢に伴う洞機能や伝導能の低下を考慮し，それを助長するジギタリスやジルチアゼムなどの陰性変時作用を有する薬物との併用に注意が必要である。

　また未診断の閉塞性動脈硬化症の症状を顕在化する場合もある。一方，高齢者に多い起立性低血圧症状について，ほかの降圧薬と比較して悪化させる可能性が低い薬物であることは利点の一つである。

(5) α_1遮断薬

　α_1遮断薬の有害反応として，起立性低血圧が高齢者で起きやすいことに注意が必要である。一方，前立腺肥大に伴う症状に有効なことは利点である。

(6) Ca拮抗薬

　Ca拮抗薬は加齢に伴う薬物クリアランスの低下により，若年者と比較して高齢者における血中薬物濃度が高く，高齢者で降圧効果がより大きい。ほとんどのCa拮抗薬はCYP3AとP糖蛋白質の基質であることから，グレープフルーツやそのジュースとの併用でCa拮抗薬の吸収が増大する。この影響はCa拮抗薬の種類により異なり，フェロジピンやニソルジピンで大きく現れるので注意が必要である。

　洞機能や刺激伝導能の低下している高齢者においては，それらに対し抑制作用を有するベラパミルやジルチアゼムの使用に注意が必要で，ジゴキシンやβ遮断薬の併用により，さらに洞停止や高度の徐脈，心ブロック出現の可能性が高まるので注意する。

(7) 硝酸薬

　ニトログリセリンなど硝酸薬の使用に関して，加齢に伴う圧受容体反射機能の低下による起立性低血圧の発生に注意が必要となる。また勃起不全（ED）や肺動脈性肺高血圧の治療薬であるシルデナフィルなどのPDE5阻害薬との併用で，過度な降圧による重篤な相互作用が指摘されている。

(8) 抗不整脈薬

　抗不整脈薬はVaughan Williamsの分類上クラス1（Naチャネル遮断薬），2（β遮断薬），4（Ca拮抗薬）のいずれも心筋収縮力を抑制する陰性変力作用を有しており，心予備能の乏しい高齢者においては注意が必要である。また，ジソピラミドなどのように抗コリン作用の強い薬物では，口渇や便秘，高齢男性に多い前立腺肥大症状の悪化による尿閉などに注意が必要である。腎機能低下が想定される高齢者においては，特に血中濃度の測定などTDMの励行に心がける必要がある。

(9) 抗凝固薬

　高齢になるほど罹患率の上昇する慢性心房細動に対し，脳梗塞など血栓塞栓症の発症を予防するためにワルファリンや新規の抗凝固薬（直接トロンビン阻害薬や直接第Xa因子阻害薬）が使用される。

　ワルファリンの場合，梗塞のリスクと出血のリスクを勘案してPT-INR（プロトロンビン時間，国際標準化比）を指標とするが，特に高齢者では1.6〜2.6とやや控えた治療が推奨されている。しかし，これらの抗凝固薬を適用す

るにあたっては，フレイルなどの転倒に伴う出血性合併症の危険や，他疾患による予後予想なども十分考慮する必要がある。

2．消化器病薬

ヒスタミン H_2 遮断薬は高齢者にも安全に使用できるが，腎機能低下患者などでは減量が必要である。またシメチジンは酵素阻害作用により多くの薬物の血中濃度を上昇させることから，複数の薬物を併用することの多い高齢者には注意が必要である。

高齢者に対するヒスタミン H_2 遮断薬やプロトンポンプ阻害薬（PPI）の慢性的投与は，食物中のビタミン B_{12} 吸収低下を招く可能性が指摘されているほか，悪性腫瘍の症状を隠蔽し，発見が遅くなる可能性も指摘されることから，経済性，安全性の両側面からの効果判定と継続の可否の決定は厳格にする必要がある。

また，患者自身がOTC医薬品である健胃消化薬を常用している場合がある。同薬に含まれる金属イオンがニューキノロン系抗菌薬などとキレートを形成し，吸収されず無効となってしまう相互作用があり，OTC医薬品やほかの薬物を服用していないか確認する必要がある。

3．その他

(1) 経口血糖降下薬

スルホニル尿素薬（SU薬）は，過量投与などがすぐに低血糖などの重篤な有害反応につながることから注意が必要である。ひとたび低血糖状態が生じると，高齢者は若年者よりも脳の不可逆的な機能低下を来しやすく，一般的なコントロールについても，空腹時血糖や食後2時間血糖値，HbA1cなどは若年者よりもゆるやかな値を目標とし，できるだけ低血糖を避けるようにする必要がある。

(2) 睡眠薬

高齢者では不眠を訴える場合が多く，若年成人と比べ，睡眠薬の使用が数倍多いといわれている。ベンゾジアゼピン系薬物の多くは，高齢者において消失半減期が長くなり，また呼吸機能の低下や，睡眠時無呼吸の悪化を招くこととなる。高齢になると筋緊張の低下，運動失調などの有害反応も起きやすく，特に長時間作用型薬物による転倒などに注意が必要である。

単に不眠でも，患者によく尋ねてみると，夕食後早くから床につき，十分な睡眠時間を経た深夜覚醒後の愁訴のこともある。このような場合に睡

眠薬を処方して，有害反応とされる昼間の眠気の原因を作ることのないよう配慮が必要である．

(3) NSAIDs

関節の加齢変化や筋肉量の減少に伴い，しばしば全身の至る所に痛みを生じることがある．OTC医薬品も含め，NSAIDsを安易に併用することで腎機能の悪化を来すことがあり，注意が必要である．

参考文献

1) Butler JM, et al：Free drug metabolic clearance in elderly people. Clin Pharmacokinet, 47（5）：297-321, 2008
2) Shepherd AMM, et al：Age as a determinant of sensitivity to warfarin. Br J Clin Pharmacol, 4：315-320, 1977
3) O'Dwyer M, et al：Factors associated with polypharmacy and excessive polypharmacy in older people with intellectual disability differ from the general population：a cross-sectional observational nationwide study. BMJ Open, 6（4）：e010505, doi：10.1136/bmjopen-2015-010505, 2016
4) 日本老年医学会：高齢者の安全な薬物療法ガイドライン2015．メジカルビュー社, 2015
5) Hubbard RE, et al：Medication prescribing in frail older people. Eur J Clin Pharmacol, 69：319-326, 2013
6) Barat I, et al：Drug therapy in the elderly：what doctors believe and patients actually do. Br J Clin Pharmacol, 51：615-622, 2001
7) 長谷川純一：高齢者における薬物投与計画．臨床薬理学 第4版（日本臨床薬理学会・編），医学書院，2017

第1章 最適な処方までのステップ

primary care 03 腎機能に応じた処方の考え方

　日常診療においては解熱鎮痛薬，抗菌薬ほか多数の薬物を処方する機会がある。しかし，薬理学，生理学で学んだとおり，腎機能低下患者や透析患者では減薬，薬物もしくは投薬方法の変更が必要である。これは臨床的に重要であり，その理由を腎機能と薬物動態の点から以下に簡単にではあるが解説する。

● 体内の恒常性維持を司る腎臓

1. 腎臓の構造と機能

　一般的に腎臓は尿を生成する臓器との印象が強いが，実際は体内の恒常性維持を司る重要な臓器である。腎臓での血液の流れは大動脈から分枝した腎動脈より腎臓内に流入し，細かく分枝した細動脈を通過して糸球体に流入後，糸球体から細静脈へ流出する（図1）。複数の細静脈が合流して腎静脈となり，下大静脈へと合流する。この糸球体とボウマン嚢，尿細管，集合管をまとめてネフロンとよび，腎臓の機能を担う顕微鏡レベルの構造体である。尿細管は近位尿細管，ヘンレ係蹄，遠位曲尿細管に細かく分類されそれぞれが別の機能をもつ。腎動脈から腎臓に流入した血液は糸球体で濾過され，一部が原尿となって尿細管へ排泄される。この原尿に対し近位尿細管からの老廃物分泌，遠位尿細管での再吸収を受け，尿となる。複数の尿細管から排出された尿は集合管に集まり，尿路を通って体外へと排泄される。このため，腎臓機能の低下は全身状態に直接間接を問わず大きな影響をもたらし，また薬物の排泄にも大きく関わっている。

2. 腎機能の評価

　腎機能の指標には，単位時間あたりに腎全体の糸球体で濾過された血漿量を示す糸球体濾過量（GFR）が用いられる。しかし，臨床的にはクレアチニン・クリアランス（Ccr）を用いる場合も多い。クレアチニンとは筋肉運動後に生じる老廃物であり，前述の腎排泄経路における尿細管での分泌や再吸収は関わらない。このため，血中と尿中のクレアチニン比から糸球体の濾過機能を推定している。腎臓機能低下時には糸球体での濾過機能に伴

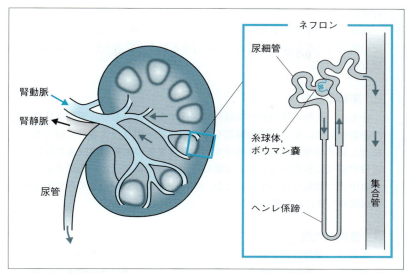

図1 腎臓の構造

いCcrは低下するため，Ccrもまた残存腎機能の指標として用いうる。

⭕ 腎機能と薬物動態の関係

　腎機能と減薬の関連について述べる前に，薬物の体内での動きの概略についても説明する。薬物は投薬後に血中へ移行し，作用部位で受容体や酵素に結合して薬効を示した後に代謝されて体外へ排泄される。この薬物の体内動態に関与する過程はADMEと略される吸収（absorption），分布（distribution），代謝（metabolism），排泄（excretion）の4過程であり，以下に簡単に解説する。

1．薬物の吸収

　吸収は，薬物を経口投与した際の消化管管腔から体内への移行過程を指し，薬物は消化管上皮細胞の細胞膜を通過，もしくは消化管上皮細胞に発現しているトランスポーターによる輸送を介して血中に入り，門脈に移行し門脈血に乗って肝臓を通過する過程を指す。この際に薬物の一部が肝酵素で代謝される現象を肝初回通過効果とよぶ。この後，薬物は循環血に移

行する．
　薬物の吸収率を表す生物学的利用率（バイオアベイラビリティ）とは，上記の吸収の過程を経て循環血まで移行する割合で定義され，静脈内投与時に100％となる．

2．薬物の分布

　分布は，薬物の体内での組織移行に関する過程である．循環血に移行した薬物が血流に乗って標的臓器や全身の組織へ至り，受容体や酵素などに結合し薬理作用を示す．薬理作用の強さは薬物の組織中濃度または作用点近傍の濃度に相関するが測定は難しく，一般的には一定の相関を示し簡便な血中濃度測定で代替する．なお，組織中濃度は血中濃度のみでなく薬物の組織移行性にも影響される．

3．薬物の代謝

　代謝は，薬理作用を発現後の薬物の構造を変化させ薬物活性を失わせる過程を指し，薬物の不活性化とも表現される．代謝は主に酵素の作用により行われ，代謝を受ける前の薬物は未変化体，代謝が行われる臓器は消失臓器とよばれる．体内に分布し，作用発現後の未変化体は再度血流に乗り，消失臓器に運ばれ不活性化される．なお，消失臓器は肝臓が多いが，腎臓などその他の臓器を消失臓器とする薬物も存在する．

4．薬物の排泄

　排泄は，薬物が体外へ排出され体内から消失する過程を指す．消失臓器で代謝された薬物および未変化体の排泄機構は腎排泄と胆汁排泄がある．
　胆汁排泄の場合は，肝臓で代謝された薬物が胆汁中に排泄され，胆汁とともに十二指腸管腔へと排泄された後に消化管を経て糞便中に排泄され体外へ排出される．なお，十二指腸へ排泄された薬物の一部は，小腸などから再吸収され消化管と血液肝臓を循環しており，この循環を腸肝循環とよぶ．糞便と一緒に排泄されるので糞中排泄ともよばれる．
　腎排泄の場合，腎臓に流入した血液中に含まれる薬物および代謝物のうち，分子量5万以下のものは直接濾過され原尿に移行する．血漿蛋白質と結合した分子や分子量が5万を超えるものは腎尿細管の血管側に発現するトランスポーターによって尿細管上皮細胞内に取り込まれ，排出トランスポーターによって尿細管内の原尿に排泄される．

● 腎機能低下による薬物動態への影響

　腎臓は体内の恒常性を司っており，腎機能低下は全身に影響が及び，いわゆる「尿毒症」を来す。症状は全身浮腫，電解質異常，嘔気嘔吐，意識障害，不整脈，肺水腫など多岐にわたり，薬物の体内動態にも直接間接を問わず大きく影響する。

　直接的には腎臓を消失臓器とする薬物の代謝が低下し，未変化体の血中濃度が上昇しやすくなり，また腎排泄能の低下により腎排泄型の未変化体，代謝物がいずれも蓄積し中毒性の有害反応を来しやすくなる。

　間接的な影響は多様であり，前述のADEMに従って述べると，吸収過程においては消化管浮腫による腸管機能低下に加え，消化管でのトランスポーターの機能低下によって経口薬の吸収不全を来す。

　分布においても，血清アルブミンの減少，アルブミン結合力の低下により薬物の血漿蛋白結合率が低下し，また浮腫，腹水のために体液量が増加する。このために組織移行性が変化し，血中濃度と組織中濃度の相関関係が変化するため，蛋白未結合薬物による有害反応が出現しやすくなる。代謝においては，肝臓の代謝酵素の機能低下が生じ，未変化体の血中濃度上昇が起こる。排泄においても，腎排泄のみならず胆汁排泄に関わるトランスポーターが機能低下を起こし，排泄不全が生じるため薬物の蓄積が起こりやすく，中毒性の有害反応が生じやすくなる。

　透析患者においては上記に加えて，透析によって血中薬物が除去されることがある。詳細は省くが数多の因子が関連しており，除去率および除去量を予測するのは困難である。

● 薬物による腎障害

　前項では薬物動態に起因する影響を記したが，薬物にはそれ自体の作用機序のために腎臓に対する直接的な悪影響，いわゆる腎毒性を有するものがある。急性腎障害（AKI）のみならず長期投与を要する薬物の場合，慢性間質性腎炎などを発症する場合もある。

　腎毒性を有する薬物は多岐にわたるが，代表的なものとして**抗菌薬，抗がん薬，非ステロイド性抗炎症薬（NSAIDs），アンジオテンシン変換酵素（ACE）阻害薬（ACEI），アンジオテンシンⅡ受容体拮抗薬（ARB），ヨード造影剤**などがあげられる。腎障害の機序は薬物ごとにさまざまであるが，アミノグリコシド系などの抗菌薬やシスプラチンなどの抗がん薬の場合は，

表1 腎障害の程度とeGFR

	eGFR（mL/分/1.73m²）
正常	90≦
軽度腎障害	60〜90
中等度腎障害	30〜60
高度腎障害	15〜30
末期腎不全	＜15

尿細管細胞内に取り込まれて尿細管壊死とアポトーシスを来す。NSAIDsの作用機序はシクロオキシゲナーゼ（cyclooxygenase；COX）の抑制によるプロスタグランジン産生抑制である。プロスタグランジンはレニン-アンジオテンシン（RAA）系の亢進による腎血管収縮に拮抗する血管拡張作用を有するが，NSAIDsの投与によりRAA系の血管収縮作用が前面に出るため腎血流量の低下による腎虚血を来し，腎機能低下を誘発する。ACEI，ARBも同様の機序に基づく腎虚血による腎障害を来す。ヨード造影剤による造影剤性腎症は，RAA系の亢進に伴う腎髄質の血管収縮による腎虚血と尿細管に対する直接作用の両方の機序によって生じる。

○ 腎機能低下，腎不全患者への投薬と注意点

1. 腎機能低下時の投与量調節

腎機能低下時の薬物使用は有害反応のリスクが増大するため，可能な限り投与を終了することが望ましい。しかし臨床的には，腎機能低下時でも投薬が必要な患者がほとんどのため，投薬については基準が設けられている。

腎機能低下時の処方の基本は，腎機能に合わせた用量，用法，薬物を用いることであり，一般的には推算GFR（eGFR）と対応させて投与量を減量する。腎機能が正常であればeGFRは「≧90 mL/分/1.73 m²」となる（表1）。これが，軽度の腎障害患者では「60〜90 mL/分/1.73 m²」となる。なお，中等度の腎障害患者では「30〜60 mL/分/1.73 m²」であり，高度腎障害では「15〜30 mL/分/1.73 m²」となる。末期腎不全患者はeGFRが「＜15 mL/分/1.73 m²」である。用量についてはこのeGFRの値から腎機能が正常，軽度，中等度，高度腎障害，末期腎不全に分類し，薬物投与量を減量する。

腎障害の程度が悪化するごとに1/2に減量するのが一般的である。

2. 血液透析導入後の注意点

血液透析導入後の患者の場合は，透析によって血中の薬物が除去される場合も多いために基本的には**透析後の薬物投与**となる．投与量に関しては末期腎不全と同様の場合もあるが，よりいっそうの減量が必要な場合も多い．しかし実際には，薬物ごとに透析性の差を含めた細かな違いがあるため，処方前に添付文書を確認することが望ましい．用法に関しては前述のとおり，尿毒症状態では消化管の機能低下が生じるため内服投与は吸収障害のため薬理作用が不足しやすい．特に浮腫が出現している場合はそれが顕著であり，この場合は経静脈投与を考慮すべきである．加えて，上記の腎毒性薬物は可能な限り同様の効能をもつ別機序の薬物に変更する．例えば，NSAIDsでなくアセトアミノフェン，ACEI，ARBの代わりにCa拮抗薬を用いるなどである．

なお，腎毒性薬物ではないが，利尿薬の処方は注意を要する．最初に述べた腎臓の機能，血流，尿生成の仕組みからもわかるように，尿量を増やす方法はGFRの増加または尿細管での再吸収抑制であるが，一般的に利尿薬のほとんどは尿細管での再吸収抑制を作用機序として利尿作用を示し，GFRを増加させる作用はない．しかし乏尿，無尿の原因疾患として尿閉など泌尿器科的疾患でなく腎不全による場合は，もともとGFRが低下しており，この場合に利尿薬を投与しても効果を期待できないどころか，利尿薬による腎負荷のため腎機能のさらなる増悪の危険性があるため，投与は禁忌である．

◯ おわりに

以上，簡単にではあるが腎機能低下時における処方について，制限の生じる機序，基本的な考え方および対応についてまとめた．しかし，前述のとおり同効薬の場合でも個々の薬物間での薬物代謝の差は大きく，腎機能低下時の影響も異なる場合が多い．また近年の研究では，肝代謝および胆汁排泄され，腎臓の影響は少ないとされていた薬物であっても，腎機能低下に伴う尿毒症によって全身への影響や有害反応を引き起こす場合があることがわかってきた．

先生方においては，成書およびガイドラインや最新の研究を確認し，患者にとってリスクの少ない処方を心がけていただきたい．

> 参考文献

1) 齋藤秀之：尿毒症物質の臨床薬理．特集 薬剤性腎障害のとらえ方，月刊薬事，55(13)：2347-2354, 2013
2) 北山浩嗣：4. 慢性腎不全（CKD3以上）─慢性腎臓病─．特集 私の処方2015, Ⅶ．腎・泌尿器疾患の処方，小児科臨床，68(4)：823-833, 2015
3) 門脇大介，成田勇樹，平田純生：Q. 腎疾患時における薬物動態の考え方について教えてください．特集 いまさら聞けない薬物動態Q&A, 5. 特殊病態下における薬物動態，月刊薬事，58(4)：723-726, 2016
4) 山本武人：Q. 透析患者における薬物動態の考え方について教えてください．特集 いまさら聞けない薬物動態Q&A, 5. 特殊病態下における薬物動態，月刊薬事，58(4)：727-730, 2016
5) 玉木啓文，佐藤宏樹，澤田康文：薬物動態の基礎と臨床─吸収・分布・代謝・排泄─．講座 薬理・薬物動態，呼吸，32(2)：154-158, 2013
6) 田部井薫：薬剤による腎不全．特集 腎不全を診る，診療の実際，綜合臨牀，59(6)：1406-1413, 2010

第1章 最適な処方までのステップ

primary care 04 薬物相互作用の回避

○ 薬物有害反応のリスク増加の背景

近年，生活習慣病の有病率増加や社会の高齢化に伴い，複数の慢性疾患を合併する患者が増加している。このような患者では，それぞれの疾患を複数の薬物で治療せざるをえないことや急性疾患を合併することもあるため，使用する薬物数は多くなりやすい。薬物有害反応のリスクは，使用薬物数の増加に従って相乗的に増加することが知られており，その主因は薬物相互作用である。したがって，薬物療法を行う際には，薬物相互作用をいかに回避するかが重要になる。

○ 薬物相互作用の定義と分類

1. 定 義

薬物相互作用とは，「薬物の効果・副作用あるいは薬物動態に影響を及ぼす併用薬物間及び薬物と飲食物，嗜好品など（例えば，喫煙，飲酒，サプリメント）との間に生じる現象」である[1]。薬物相互作用は，**併用する薬物のみならず，食事要因や生活習慣によっても生じうる**ことに注意する。

2. 分 類

薬物相互作用は，その発症機序により，**薬物動態学的相互作用と薬力学的相互作用**に大別される。前者は，薬物（未変化体もしくは活性代謝物）の血中濃度や組織分布が変化することにより生じる相互作用である。後者は，それ以外の相互作用であり，作用点（標的となる受容体や細胞内シグナル）が同一の場合と異なる場合がある。どちらの薬物相互作用にも，薬物の作用が増強する場合と減弱する場合とがある。

○ 薬物相互作用の回避方法

臨床で使用される薬は非常に多く，次々と新薬も開発されている。主要な医薬品同士の組み合わせだけでもすでに相当数があり，すべての薬物相

互作用を覚えておくことは現実的ではない。
　そこで，実臨床で薬物相互作用を回避するためのポイントとしては，

> - 代表的な薬物相互作用を覚える
>   - 薬物動態学的相互作用（吸収・分布・代謝・排泄）
>   - 薬力学的相互作用
> - 併用禁忌・併用注意をチェックする習慣をつける
> - 使用薬物数を減らすように努める
> - 併用薬をチェックする

などがあげられる。これらについて次項以降に解説する。

◯ 代表的な薬物相互作用を覚える

　薬物相互作用を適切に回避するためには，まずは，薬物相互作用とはどのようなものなのか，その代表的なパターン（機序）を理解する必要がある。

1．薬物動態学的相互作用

　経口投与された薬物は，体内で吸収，分布，代謝，排泄の4つの過程を経るが，薬物相互作用はそのいずれの過程においても生じうる。血中薬物濃度の変動は薬理作用の変化をもたらすため，治療濃度域が狭い薬物の場合には特に危険である。すなわち，血中薬物濃度の上昇は有害反応をもたらす一方，低下は治療効果の減弱を招く。したがって，自分がよく処方する薬については，薬物動態も把握しておくことが望ましい。

(1) 吸　収
　薬物の消化管からの吸収には，消化管内pH，胃内容排出速度，腸内細菌叢，消化管上皮細胞機能（トランスポーター，代謝酵素）などさまざまな因子が関与する[2]。これらのすべての因子が薬物相互作用の作用点となりうるが，臨床的に特に問題となるのは薬物同士が複合体を形成する場合である。慢性腎不全治療薬の球形吸着炭や高コレステロール血症治療薬の陰イオン交換樹脂（コレスチラミン，コレスチミド）は，さまざまな併用薬を吸着し，その吸収を抑制するため，併用薬との同時服用は避けなければならない。また，テトラサイクリン系抗菌薬やニューキノロン系抗菌薬は，鉄，マグネシウム，アルミニウムなどの2価や3価の陽イオンと難溶性キレートを形成するため，それらを含む薬物やサプリメントと併用した場合には吸

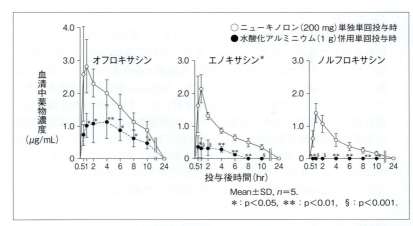

図1 ニューキノロン系抗菌薬の薬物動態に及ぼす水酸化アルミニウム併用の影響
* 現在は販売中止

〔Shiba K, et al：薬物動態, 3 (6)：717-722, 1988 より引用〕

収が阻害され，薬効が得られにくくなる（図1）[3]。

(2) 分 布

薬物は血中では血漿蛋白質と結合した形（結合型）あるいは非結合型（遊離型）として存在しており，薬効を示すのは遊離型の薬物である。また，肝での代謝や腎での糸球体濾過を受けるのも遊離型薬物である。酸性薬物はアルブミンに，塩基性薬物はα_1-酸性糖蛋白質やリポ蛋白質に主に結合する。したがって，酸性薬物同士あるいは塩基性薬物同士を併用した場合には，蛋白結合部位での競合が生じやすい。

この薬物相互作用は，薬物の蛋白結合率が低い場合には臨床的に問題とならないが，高い場合（特に90％以上）には注意が必要である。例えば，蛋白結合率が99％から97％にわずかに低下した場合でも，遊離型は1％から3％へと3倍に増加することになる。この場合，薬効が3倍になることもあれば，肝代謝や腎排泄が亢進して薬効がむしろ減弱することもある。

薬効への影響は薬物や投与後の時間により異なるため予測は容易でないが，**蛋白結合率が高い薬物は併用により薬効が変化する可能性に留意する**。蛋白結合率が高い代表的な薬物には，非ステロイド性抗炎症薬，ワルファリン，スルホニル尿素薬，フィブラート系薬などがある。

(3) 代　謝

　多くの薬物は主に肝で代謝されることにより，薬理活性を失ったり，水溶性が増して体外に排泄されやすくなる。この代謝には酸化，加水分解，抱合などさまざまな反応があり，それらを触媒する酵素それぞれに関して薬物相互作用が起こりうる。そのなかでも，臨床的に重要な代謝酵素はチトクロム P450（CYP）である。各CYP分子種には，**その代謝活性を阻害して基質薬の血中濃度を高める薬物などと，代謝活性を増加させて基質薬の血中濃度を低下させる薬物などがそれぞれ存在する**（表1）。これらの薬物を処方する場合には，基質薬の薬効に及ぼす影響が大であることを決して忘れてはならない。また，同じCYP分子種で代謝される薬物同士を併用した場合には，代謝の競合により，一方または両者の代謝が弱まることがある。

(4) 排　泄

　薬物は主として尿中あるいは胆汁中に排泄されるが，どちらの排泄経路においても薬物トランスポーターを介した薬物相互作用が生じうる。相互作用を来す薬物には，CYPの場合と同様，**各トランスポーターの機能を阻害する薬物と亢進させる薬物がある**（表2）。これらの薬物は，大部分がCYPの阻害・誘導薬と重複しており，CYPとトランスポーターの両者の機能に影響することにより，基質薬の有害反応や効果の減弱を惹起する。

2. 薬力学的相互作用

　作用点が同一である薬力学的相互作用の例としては，ベンゾジアゼピン系薬にアルコール（飲酒）を併用することによる中枢神経抑制作用の増強，β_2-アドレナリン受容体刺激薬にβ遮断薬を併用することによる気管支拡張作用の減弱などがある。

　一方，作用点が異なる場合の例としては，抗凝固薬であるワルファリンと抗血小板薬であるアスピリンの併用による出血，インスリン分泌促進薬であるスルホニル尿素薬とインスリン抵抗性改善薬であるチアゾリジン薬の併用による低血糖などがある。これらはいずれも薬物の作用機序から予想が容易な相互作用だが，実際には**機序が不明な薬力学的相互作用が少なくない**。

表1 薬物代謝に関与する主なCYP分子種と薬物動態への影響が大である関連薬

CYP分子種	基質薬	活性を阻害する薬物など	活性を誘導する薬物など
1A2	カフェイン チザニジン デュロキセチン ピルフェニドン ラメルテオン	経口避妊薬 シプロフロキサシン フルボキサミン メキシレチン メトキサレン	喫煙 フェニトイン
2B6	エファビレンツ		エファビレンツ
2C8	モンテルカスト レパグリニド	シクロスポリン デフェラシロクス	リファンピシン
2C9	グリメピリド ジクロフェナク セレコキシブ ワルファリン	アミオダロン シクロスポリン ブコローム フルオロウラシル系薬 フルコナゾール ミコナゾール	アプレピタント カルバマゼピン フェノバルビタール リファンピシン
2C19	オメプラゾール クロバザム ボリコナゾール ランソプラゾール	チクロピジン フルコナゾール フルボキサミン ボリコナゾール	リトナビル リファンピシン
2D6	アトモキセチン デキストロメトルファン タモキシフェン トラマドール トリミプラミン トルテロジン ノルトリプチリン プロパフェノン ペルフェナジン ベンラファキシン マプロチリン メトプロロール	エスシタロプラム キニジン シナカルセト セレコキシブ デュロキセチン テルビナフィン パロキセチン ミラベグロン	

(次頁へ続く)

表1 薬物代謝に関与する主なCYP分子種と薬物動態への影響が大である関連薬（続き）

CYP分子種	基質薬	活性を阻害する薬物など	活性を誘導する薬物など
3A	アゼルニジピン アプレピタント アルプラゾラム インジナビル エプレレノン エベロリムス エレトリプタン クエチアピン コルヒチン サキナビル シルデナフィル シロリムス シンバスタチン ダサチニブ タダラフィル ダルナビル トリアゾラム トルバプタン ニソルジピン バルデナフィル フェロジピン ブデソニド フルチカゾン ブロナンセリン マラビロク ミダゾラム ロピナビル	アタザナビル アプレピタント アンプレナビル イストラデフィリン イトラコナゾール イマチニブ インジナビル エリスロマイシン クラリスロマイシン クリゾチニブ グレープフルーツジュース コビシスタット サキナビル シクロスポリン シプロフロキサシン ジルチアゼム テラプレビル トフィソパム ネルフィナビル フルコナゾール ベラパミル ホスアンプレナビル ボリコナゾール ミコナゾール リトナビル	エトラビリン エファビレンツ カルバマゼピン セント・ジョーンズ・ワート フェニトイン フェノバルビタール ボセンタン モダフィニル リファブチン リファンピシン

〔厚生労働省：医薬品開発と適正な情報提供のための薬物相互作用ガイドライン（最終案），2014の分類を参考に作成〕

表2 主な薬物トランスポーターと代表的な関連薬

トランスポーター	主な発現部位とその機能	基質薬	阻害薬	誘導薬
P糖蛋白質	小腸（管腔側）【吸収抑制】肝（胆管側）【胆汁中排泄促進】腎尿細管（管腔側）【尿中排泄促進】	ジゴキシン ダビガトラン フェキソフェナジン	アミオダロン イトラコナゾール キニジン クラリスロマイシン シクロスポリン ベラパミル	カルバマゼピン セント・ジョーンズ・ワート フェニトイン リファンピシン
BCRP		サラゾスルファピリジン ロスバスタチン	エルトロンボパグ クルクミン	
OATP1B1	肝（血管側）【血中からの取り込み促進】	ピタバスタチン プラバスタチン ロスバスタチン	シクロスポリン リファンピシン	エファビレンツ リファンピシン
OATP1B3		テルミサルタン		
OCT2	腎尿細管（血管側）【尿中排泄促進】	メトホルミン		
OAT1		アシクロビル アデホビル ガンシクロビル	プロベネシド	
OAT3		シタグリプチン シプロフロキサシン プラバスタチン ベンジルペニシリン ロスバスタチン		
MATE1	腎尿細管（管腔側）【尿中排泄促進】肝（胆管側）【胆汁中排泄促進】	メトホルミン	シメチジン	
MATE2-K	腎尿細管（管腔側）【尿中排泄促進】			

BCRP：breast cancer resistance protein, OATP：organic anion transporting polypeptide, OCT：organic cation transporter, OAT：organic anion transporter, MATE：multidrug and toxin extrusion

〔厚生労働省：医薬品開発と適正な情報提供のための薬物相互作用ガイドライン（最終案），2014の分類を参考に作成〕

第1章

04 薬物相互作用の回避

● 併用禁忌・併用注意をチェックする習慣をつける

　薬物を初めて処方する場合や使用頻度が低い薬物を処方する場合には，添付文書の相互作用欄を確認し，併用禁忌，併用注意をチェックするようにする。添付文書の代わりに，『治療薬ハンドブック』（じほう）などの治療薬本を利用するのもよい。最近開発された薬物に関しては，$in\ vitro$ 試験や臨床試験により薬物相互作用の有無が詳細に検討されていることから，従来薬と新薬を併用する場合には，新薬の添付文書をチェックするとよい。

● 使用薬物数を減らすように努める

　使用薬物数が多い場合には，たとえ添付文書で併用禁忌や併用注意をチェックしたとしても，軽度の薬物動態学的相互作用が累積するリスクまでは把握できない。また，薬力学的相互作用に関しては，ほとんどの薬物との組み合わせが臨床試験では検討されておらず，明確なもの以外は気づかれていない可能性もある。そのため，薬物相互作用のリスクを増加させずに使用薬物数を増やすことは，いまだに困難である。したがって，薬物相互作用を回避するための基本は，**使用薬物数を減らすことである**。

　とはいえ，使用薬物数を減らす，あるいは増やさないことが難しい場合も少なくない。そのような際には，薬物相互作用を避けるために，できるだけ薬物の局所投与（貼付剤，塗布剤，吸入薬，点眼薬，点鼻薬など）を考慮する。当然ながら，薬物が血中にほとんど移行しない場合には，薬物動態学的相互作用を来すことはない。

　一方，患者によっては，薬物相互作用を心配するあまり，感染症などに対する臨時薬使用時に定時薬を自己中断してしまうことがある。臨時薬を処方する際には，臨時薬と定時薬それぞれの必要性と薬物相互作用のリスクを患者に説明し，適切な薬物療法を行うよう，特に丁寧に指導する必要がある。

● 併用薬をチェックする

　最後に，薬物相互作用を回避するためのもう一つの重要なポイントとして，**患者が使用している薬物などをしっかりと把握すること**があげられる。薬物相互作用を来すものは，自らが処方する薬物のみならず，他院からの処方薬やOTC医薬品，さらには健康食品や食品，飲酒，喫煙に至るまで多

岐にわたることに留意し，常日頃から患者とのコミュニケーションを密にすることが大切である．

> 参考文献

1) 厚生労働省：医薬品開発と適正な情報提供のための薬物相互作用ガイドライン（最終案），2014
2) 安藤仁，他：薬物相互作用．臨床薬理学 第4版（日本臨床薬理学会・編），医学書院，pp145-153, 2017
3) Shiba K, et al：Effect of aluminum hydroxide, an antacid, on the pharmacokinetics of new quinolones in humans. 薬物動態，3（6）：717-722, 1988

妊婦における催奇形性，授乳婦における乳汁移行性の考え方

妊婦に投与された薬は一部の例外を除き，多かれ少なかれ胎盤を通過し胎児へと移行する。授乳婦が服用した薬も，程度の差はあってもほとんどが乳汁へと分泌・拡散する。では曝露された胎児・乳児への影響について何がわかっているのだろうか。また母乳栄養の利点を考えると臨床現場でどのように患者指導を行えばよいのだろうか。

妊娠中の薬物治療

1. 胎児の薬物曝露

薬物の胎盤輸送は拡散・能動輸送，さらに受容体-薬物複合体としての移動など複雑な過程が組み合わさって起き，その程度も薬物によってさまざまである。薬物投与が繰り返されてから一定の時間が経ったときの平衡状態での，臍帯血と母体血の薬物濃度比をみると，ほぼ1を中心に薬によって0から2前後まで分布する。要するに母体血中の薬物濃度と胎児血中薬物濃度は，定常状態では一部の例外を除いてほぼ同様の範囲にあると考えられる。胎児自体の薬物代謝能は比較的低いレベルなので，胎児・胎盤・母体は一つのユニットとして母体の薬物代謝・排泄機能に依存する。したがって，臨床的には胎児の薬物曝露は母体の血中濃度推移にほぼ並行すると考えてよい。言い換えると，多くの薬物の場合，胎児は母親の治療レベルの血中濃度にさらされていることになる。

しかし，その臨床的な意味は薬物によっていろいろで，大半は安全性の面から問題となることはない。むしろ抗うつ薬など，母体疾患の「無治療・治療中断」による妊娠経過・胎児への悪影響のほうが問題であるとされる薬も多く，注意が必要である。

このように多くの薬が妊娠中でも安全に使えるが，なかには胎児への毒性が明らかなものもある。次項で胎児の形態発達に影響して先天奇形を起こすことがある薬物について概観する。

2. 薬物起因性の先天奇形

　治療目的で使われたときに胎児の形態発達異常を引き起こすことが確認されている薬物が存在する。形態発達は正常であっても機能的変化を引き起こす可能性がある物質も知られているが，本節では臨床的に重要な機能的変化も含めて，異常発生リスクを高める物質に焦点を当てる。ただし，先天奇形の分類や詳細な定義は，ここでの議論の枠を超えるのであえて触れない。

　薬物が引き起こす先天奇形といえば，サリドマイドの悲劇が歴史的によく知られている。当時の西ドイツの小児科医Lenzが子宮内サリドマイド曝露とアザラシ肢症（上肢の低形成を特徴とする）の関連を最初に報告したのは1961年11月であった。サリドマイドはつわりの症状緩和にも使われたのだが，生まれた子どもたちに先天奇形のなかでも極めてまれなアザラシ肢症が頻発していることにLenzが気づいたのである。この薬物が市場から姿を消すのにそれほど時間はかからなかったが，その結末はあまりにも悲劇的であった。それから半世紀を経て胎児毒性を示す薬物はいくつも確認されている（表1）。

　表1をみてわかるのは，サリドマイドやイソトレチノインのように奇形発生頻度や流産率が高く異常シグナルが明らかなものは比較的少ないことである。またサリドマイド：アザラシ肢症，イソトレチノイン：耳・顔面奇形・小頭症，あるいはチアマゾール：頭皮欠損・鼻孔閉鎖・食道閉鎖など特異的な異常シグナルが症候群として存在するものと，自然発生もまれでない先天奇形の発生頻度が統計的に若干上昇しているといった薬物もあり，後者の場合，臨床現場で因果関係を判断するのは難しい。また，薬物ではないが酒やたばこなども影響が明らかなので，妊娠がわかれば慎むのがベストであろう。

　ではこれらの知見を臨床現場でどう応用したらよいのだろうか。**異常発生の頻度が上がる，ということだけで妊娠中は禁忌，あるいは服用するなら中絶，などと結論づけるのは短絡的に過ぎる。**

3. 胎児毒性のリスク評価と説明

　臨床医は患者に対して薬物治療のメリットとそれに伴うリスクを説明し，最善の策を一緒に考えなくてはならない。ただし妊娠中や妊娠を計画中の患者である場合は，治療による利益を享受するのは患者本人だが，そのために障害リスクを背負うのはこれから生まれてくる赤ちゃんであるという，極めてデリケートな構図があるので格別の注意が必要である。説明にあ

表1 胎児毒性を示す薬物の例

薬物など	観察される異常
ACE[*1]阻害薬	胎児の腎血流が減るために腎低形成の頻度が10%ほどになる。腎発達は妊娠後半期に加速するので、その時期は特に問題となる。妊娠中はほかの薬に変更する。受容体阻害薬も同様。
イソトレチノイン[*2]	難治性ニキビに使われるが妊婦には禁忌。流産率が高くなり、また耳の奇形や小頭症などの頻度が30%ほどになる。エトレチナートも同様に考える。外用剤としては問題ないと思われるが、ほかの薬に変えるほうが無難。
カルバマゼピン	神経管閉鎖不全（二分脊椎など）の率が0.5〜1%ほどに増える。自然発生率は0.1%ほど。ただし、児の知能への悪影響がほとんどないので、てんかん治療薬としては安全なものの一つ。
サリドマイド	アザラシ肢症が30%ほどの率で起こる。ライ病の治療などに現在でも使われる。
ジエチルスチルベストロール[*2]	現在は使われないが、過去に切迫流産の治療に用いられた。出生前に曝露された女児にまれなタイプの子宮がんが起きる。
チアマゾール	チアマゾール奇形症候群（頭皮欠損、臍帯ヘルニア、臍腸管遺残、食道閉鎖、後鼻孔閉鎖など）の発生頻度は2%程度と考えられている。少なくとも妊娠初期には、プロピルチオウラシルを使うほうが無難。
テトラサイクリン	妊娠後半期の使用で歯牙形成に影響がある。カルシウムに結合するので、歯牙がこの薬特有の黄色に着色する。妊婦には使用しない。
バルプロ酸	神経管閉鎖不全、心奇形、尿路奇形などが増加し、その発生頻度はほぼ5〜6%で、自然発生率1〜2%よりかなり高い。高用量の場合（例えば1日に1g以上）は、知能指数が平均で数ポイント下がるという。これは集団を比較した場合の平均値の差なので注意。妊娠を計画中ならほかの薬を試す価値があり、変更不可能ならできるだけ少ない用量で管理するのがよい。
フェニトイン	小頭症、口唇口蓋裂、心疾患、指節低形成など、胎児ヒダントイン症候群が5〜10%の頻度で起こるとされるが否定的な研究もある。
メトトレキサート	免疫抑制薬としての用量では流産率が40%ほどで、奇形発生率は6〜7%とされる。
リチウム	まれではあるが、心臓のエプシュタイン奇形が起こることがある。
ワルファリン	軟骨形成不全などを含む胎児ワルファリン症候群が5%程度に起こるとされるが、1日の用量が5mg以下ならリスクは低い傾向にある。妊娠初期にはヘパリンに変えることも行われる。

（次頁へ続く）

表1 胎児毒性を示す薬物の例（続き）

化学物質など	観察される異常
エタノール（飲酒）	妊娠中の過度の飲酒は胎児性アルコール症候群とよばれる発達・成長障害，特徴的な顔貌や行動異常などを伴う先天異常を起こすことがある。適度な飲酒というのがきちんと定義しづらいことなどもあり，妊娠中は飲酒しないのが最善策。
たばこ（喫煙）	流産率の若干の増加，また出生体重の減少（1日10本以上の喫煙で平均400gほど低下）などが知られる。減煙・禁煙が望ましい。
有機水銀	神経障害を特徴とする胎児性水俣病として有名。通常量の海産物摂取では観察されない。
鉛	ガソリンへの添加が禁止されてから曝露レベルは下がっているが，職業など特殊な環境で曝露が起こりうる場合は注意。臍帯血中濃度が0.5 μM（約10 μg/dL）を超えると濃度依存的に児の知能指数に影響があるとする報告がある。

*1：ACE（アンジオテンシン変換酵素）
*2：日本未承認

表2 妊娠中の薬物使用：リスク評価の要点

- 治療の目的と効果
- 無治療または中断した場合の疾病への影響
- 薬害事象の頻度と重症度（患者本人への）
- 胎児・乳児への薬物の影響
- 胎児・乳児への疾患自体の影響
- 先天奇形などの自然発生頻度

たって大事な点を表2に示した。

　まず治療による利益の大きさ，つまりなぜ治療が必要なのかという認識が患者と医師の間に共有されていないといけないだろう。次は無治療による弊害にはどのようなものがあるのか，一時的にでも中断したら病気の進行などにどのような影響があるのかが議論されるべきである。これらをふまえて障害事象の起こりやすさとその重症度などを総合的に考えるわけだが，これは患者が妊婦であろうがなかろうが同じである。妊婦が患者本人の場合には，さらにその薬物の胎児・乳児への影響や疾患自体の影響についての知見や一般的な考え方を話し合う。患者本人，さらに家族の価値観なども十分尊重して議論を進める。

　先天奇形の発生率は全妊娠の約1〜3％とされ，そのうちの大半は原因

不明である。この自然発生率ともいえる異常発生頻度を高いと感じるか否かは人それぞれであるが，薬物が原因の先天奇形を考える場合，背景にあるこの自然発生を知っておくことは重要だろう。

判断に迷った場合には，丁寧に解説された文献や成書があるのでそれらを参考にするか，あるいは経験のある施設やこの分野の情報センターなどに紹介するのもよいだろう。

◯ 授乳中の薬物療法

1. 薬物濃度の時間推移：母体血中濃度と乳汁中濃度

母親へ投与された薬物は最終的に母体血中に現れる。母体血中の薬物濃度は投与後上昇を始め，ピークに達してから次の投与まで（多くの場合は）指数関数的に減衰していくのだが，この時間推移にほぼ並行する形で乳汁中薬物濃度も変化する。ただこれは一般論で，乳汁移行に時間がかかる薬物の場合は，ピークまでの乳汁中濃度上昇が血中に比べてゆるやかになり，乳汁中ピーク濃度が血中よりも低く，またその到達時間が血中よりも遅れる。

このように血中濃度と乳汁中濃度は平衡状態にあって，乳汁中に薬物が蓄積し続けるような仕組みにはなっていない。母乳中の薬物濃度は大体そのときの血中濃度を反映しているのである。また，後述のように，母親に投与されて血中に出現した薬物のほとんどは代謝・排泄されてしまい，乳汁中に移行する量はごくわずかである[1]。

重要なのは，このように薬物によってあるいは投与経路によって異なる乳汁中濃度-時間曲線は，平均的な姿であり個人差があることである。つまりこの知識を患者一人ひとりの診療に応用できる機会は少なく，例えば乳汁中ピーク時間が個人差を考慮しても，比較的正確に予測できる場合であり（メチルプレドニゾロンのパルス療法で静注投与終了時点から1時間以内など），しかも予測されるピーク乳汁中濃度での授乳を避けることで，乳児の薬物曝露を臨床的に意味があるほど低下させることができるときなどに限られる。特に長期的に使用される薬は，投与前の最低値もある程度の濃度を保っており，ピーク濃度時に授乳が重なっても，あるいはそれを避けたとしても，長い目でみると大きな違いはないということになる。ただし，推定ピーク値を避けるという措置があまり負担にならず，患者の不安がそのことで解消されるようなときなどは柔軟に対応してもよい。

2. 母乳を介する乳児の薬物曝露

　妊娠中の胎児薬物曝露レベルに比べると，母乳を介する乳児の薬物摂取レベルは1/10（10％）以下，あるいは1/100（1％）以下の場合が多い。これは母親が摂取した薬物は，大半が肝臓あるいは腎臓で代謝・排泄され，ほんの一部が乳汁中に移行するからである。つまり用量依存性の作用については，まず問題とならない。医薬品添付文書やいくつかの文献や成書には，「乳汁中に移行するので授乳禁忌」と書かれていることがあるが，端的にいうとこれらの多くは母乳の利点を無視した意見といわざるをえず，改善が望まれる。また母乳中濃度が母親血中濃度より高く濃縮されている薬物でも，乳児が曝露される用量は治療量より低いので，そのことだけで禁忌にはならない。では母乳の利点とは何だろうか。次項で概説する。

3. 母乳栄養の利点

　よく知られているのは乳児の感染症リスクを下げることで，呼吸器・消化器・中枢神経系など，その範囲は広い[2]。乳児の認知能力発達への好影響も示唆されていて，これは無作為化比較試験でも実証された[3]。母乳群の知能指数が平均すると約7ポイント高いとされる。多くの小児科関連学会では，少なくとも生後半年は母乳だけで育てることを推奨している。では，どのような薬物が注意を必要とするのか，次項に示す。

4. 授乳中の使用に注意する薬

　授乳中に使用する際に注意が必要な薬物を表3にまとめた。これらはほかの薬物以上に詳細な説明が必要で，また授乳計画の変更や投与計画を立てるうえで注意する点などがある。

　まず，放射性ヨードは母乳と甲状腺への選択的輸送の結果，乳児甲状腺に蓄積するので注意する。ほかの放射性物質はそれぞれの半減期などによるが，放射線診断・治療専門施設ですでに指示を受けているのでそれを参考にする。悪性腫瘍の化学療法は用量非依存性の効果も問題だが，何よりも患者自身の「リスクと利益のバランス」の捉え方がほかの疾患と大きく異なっているので紋切り型の対応は不可能である。これは経験の豊富な専門施設へ紹介するべきだろう。

　それ以外の薬で一番重要なのは，**モルヒネやコデインなどのオピオイド**である。これは呼吸抑制などの重篤な有害反応があり，また乳児の薬物感受性が高いなどの理由があるため，鎮痛薬としての連続的な使用は3日程度に限るべきである。

表3　授乳中の使用に際して注意が必要な薬

- 乳児の摂取量が治療に使う量の10％以上になる薬
  - フェノバルビタール
  - エソサクシマイド
  - テオフィリン
  - プリミドン
  - リチウム
  - ラモトリギン

- 蓄積すると重篤な有害反応を示す薬
  - オピオイド

- 放射性物質
  - 放射性ヨード（診断目的と治療目的では管理が違うので注意）
  - その他

- 母乳分泌を妨げる薬
  - エルゴタミン
  - ブロモクリプチン
  - 経口避妊薬（特に高エストロゲン製剤）

　母乳栄養時の薬物安全性の考え方を薬物ごとに最新データに基づいて調べられるインターネットデータベース（Drugs and Lactation Database；LactMed）[4]がある。英語版であるが簡潔にまとまっていて使いやすい。最初に出てくるサマリーセクションをみると，現場でどう対処すべきかがわかるので重宝する。そのほかにもさまざまな情報源があるので，使いやすいものを積極的に活用して臨床に役立てることで経験を積み重ねていくことが重要だろう。

参考文献

1) Ito S：Drug therapy for breast-feeding women. N Engl J Med, 343（2）：118-126, 2000
2) Section on Breastfeeding：Breastfeeding and the use of human milk. Pediatrics, 129（3）：e827-e841, 2012
3) Kramer MS, Aboud F, Mironova E, et al：Promotion of Breastfeeding Intervention Trial (PROBIT) Study Group：Breastfeeding and child cognitive development：new evidence from a large randomized trial. Arch Gen Psychiatry, 65（5）：578-584, 2008
4) LactMed（https://toxnet.nlm.nih.gov/newtoxnet/lactmed.htm）

総論 第2章

処方後のフォローアップ

01 治療効果のモニタリング

薬物療法中に治療効果をモニターし，その後の薬物療法に反映させることは重要である。以下に，日常診療でしばしば遭遇する慢性疾患を取り上げ，モニタリングのポイントを述べる。各疾患における治療方針や薬物療法などの詳細については，第5章の各論を参照されたい。

○ 循環器疾患

1. 高血圧

動脈硬化リスク因子について総合的に管理することは，プライマリ・ケア医が担う大きな役割であり，症状を伴わないことが多い高血圧の管理はその中心といえる。脳血管障害予防に関して血圧は"the lower, the better"といわれる。また，2型糖尿病においては，糖尿病治療と比べて，高血圧や脂質異常に対する治療のほうが冠動脈疾患や脳血管障害をより強力に予防する[1]。

血圧手帳に家庭血圧を記入してもらい，2週間〜3カ月ごとに診察室で確認する。診察室血圧を測ることができれば，血圧の正しい測り方や，血圧測定に適切な環境を指導することができる。アドヒアランスが悪い場合は24時間自由行動下血圧測定（ABPM）を試みる。

2. 不整脈（心房細動）

心房細動の管理上，最も注意しなくてはならないことは脳塞栓症（心原性脳塞栓）の合併である。洞調律維持，心拍数調節を優先し，抗凝固療法の適応を判断する。抗凝固療法にワルファリンを用いる場合，PT-INR 2.0〜3.0（70歳以上で1.6〜2.6）に調節することが必要となる。安定すれば，3カ月ごとに採血して確認する。新規経口抗凝固薬（直接トロンビン阻害薬や直接第Xa因子阻害薬）は，効果判定のための採血は不要であるが，特に高齢者では腎機能が低下し，用量調節が必要となるため，ワルファリンと同じく3カ月ごとに採血し腎機能を確認する。

3. 心不全

わが国では，心不全患者数は100〜200万人，死亡者数は心筋梗塞の2倍といわれている。心不全の5年生存率は約60％であり，現代日本の重要な問題である。心不全はあらゆる循環器疾患の終末像であり，予防のためには禁煙，血圧・脂質・体重管理が有効である。急性増悪時には数日単位で体重測定，胸部単純写真撮影を行い，浮腫，肺水腫，心拡大を評価する。また，NT-proBNP，BNPで定量的に評価をする。安定していれば，3カ月〜1年ごとに評価する。必要に応じ経胸壁心臓超音波検査で収縮能，拡張能等を測定する。高齢者では拡張能不全型心不全が多く，高血圧状態が長く続いたことに起因するとされる。

4. 狭心症，心筋梗塞

冠動脈疾患の二次予防において，LDLコレステロール（LDL-C）のlower is betterという管理が中心的役割を果たす。また，冠動脈疾患の10〜20％を家族性高コレステロール血症（FH）ヘテロ接合体が占めるといわれ，LDL-Cの蓄積が冠動脈疾患リスクを説明するとされる［「脂質異常症」の項（p.45）も参照］。プライマリの現場では，脂質異常を中心に生活習慣病の管理を行い，胸痛や心不全症状が生じた際には専門医に相談する。

● 消化器疾患

消化性潰瘍

わが国において上部消化管出血のリスクは，H. pylori（＋）では5.4，NSAIDs（＋）では4.1，NSAIDs（＋）/H. pylori（＋）では10.4である[2]。除菌後の消化性潰瘍の再発率は年率1〜2％と非常に低率であり，除菌治療が第一選択となる。除菌成功例に対して，開放性胃潰瘍ではプロトンポンプ阻害薬（PPI），H_2受容体拮抗薬，スクラルファートの内服で治癒促進が期待できるが，非開放性胃潰瘍，十二指腸潰瘍に長期間の維持療法は必要ない。

NSAIDs潰瘍ではNSAIDs中止のみで高率に治癒するが，不可能ならば，PPIあるいはプロスタグランジン製剤の投与が推奨される。

消化性潰瘍治療開始から2年間程度は6カ月〜1年ごとに定期的に内視鏡検査を行い，再発の早期発見に努める。その後も，胃がんの早期発見を目的とした定期的な内視鏡検査が重要である[3]。

◯ 呼吸器疾患

気管支喘息，慢性閉塞性肺疾患

　気管支喘息の本態はアレルギー性気道炎症である。気道過敏性検査が診断に有用で，スパイロメトリー，ピークフロー（PEF），質問票，喀痰中好酸球比率，呼気中一酸化窒素濃度（FeNO）測定は，診断のみならず管理にも有用である。治療開始後1カ月以内に，日中および夜間の喘息症状，発作治療薬使用の有無，運動を含む活動制限，PEF，増悪頻度などを評価し，コントロール状態を判定する。PEFは予測値あるいは自己最良値の80％未満や，日（週）内変動20％以上でコントロール不十分とみなす。コントロールが不十分なときには，治療のステップアップを考慮する。良好なコントロール状態が3～6カ月間持続したら，治療のステップダウンを試みる。1～3カ月を目安にコントロール状態の評価と治療の調節を繰り返し行う。

　たばこ煙を主とする有害物質を長期に吸入曝露することで，肺に非可逆性の気流閉塞を起こした状態が慢性閉塞性肺疾患である。在宅酸素を導入した場合，毎月診察，SpO_2モニターを行う。胸部単純写真と$PaCO_2$は年1回以上行う。

◯ 内分泌・代謝疾患

1. 糖尿病

　ACCORD試験では，HbA1c＜6％を目指す強化療法群と，7％＜HbA1c＜8％を目指す通常療法群に割りあて，強化療法群で死亡率が有意に上昇した[4]。この研究がインパクトとなり，現状では低血糖を生じない管理が重要とされている。しかし長期間の観察では，強化療法群で細小血管合併症，心血管イベント，全死亡を有意に抑制する報告がある。早期の血糖コントロール状況が影響することが示唆され，早期から継続的に血糖を管理することが重要とされる[5]。

　糖尿病合併症のうち，大血管障害は多因子が関連して発症する一方，細小血管合併症は糖尿病発症後約10年で出現するとされる。細小血管合併症を防ぐには，空腹時血糖≦130 mg/dL，食後2時間血糖＜180 mg/dL，HbA1c＜7％が勧められる。網膜症については定期的に眼科受診を依頼し，糖尿病手帳で連携を図る。糖尿病腎症については，3～6カ月ごとに尿中アルブミン／クレアチニン比を計測する。糖尿病自体の評価は不安定であれば1カ月ごと，安定していれば3カ月ごとにモニタリングする。

2. 脂質異常症

　カテゴリー分類に基づき脂質の管理目標値が設定されるが，カテゴリーにかかわらず180mg/dL＜LDL-Cが持続する場合は薬物療法を考慮する．また，LDL-C 20～30％の低下を目標とする．カテゴリー分類を毎年評価することが望まれる．なお，FHについてはLDL-C＜100mg/dLもしくは治療前値の50％未満を目指す．

　総コレステロール（TC），HDL-C，LDL-C，non-HDL-Cをルーチンに評価し，LDL-CはFriedewald式

$$[LDL\text{-}C] = [TC] - [HDL\text{-}C] - [TG]/5$$

で求める．400mg/dL＜トリグリセライド（TG）の場合はnon-HDL-Cを参考にする．non-HDL-CはLDL-C＋30と相関する[1]．安定していれば4～6カ月ごとに評価する．

3. 高尿酸血症

　高尿酸血症は痛風のみならず，高血圧，慢性腎臓病，心血管疾患の発症・進展に密接に関わっている．喫煙や飲酒を含め，生活習慣の改善から介入することが望まれる．

　尿酸値が9mg/dLを超えると将来痛風発作を起こしやすいため，無症候性高尿酸血症でも薬物治療が必要となる[6]．尿路結石，高血圧，慢性腎臓病，心血管疾患，糖尿病，メタボリック症候群合併例では8mg/dLで内服開始が望ましい．治療開始後，尿酸値は6mg/dL以下を目指すが，急激な低下は発作を誘発しやすいため，治療薬は最少量から開始し，2週間～1カ月以上あけて増量する．尿酸値は3～6カ月ごとに評価する．

4. 甲状腺ホルモン異常

　バセドウ病（甲状腺機能亢進症），橋本病（甲状腺機能低下症）は自己免疫疾患であり，診断時自己抗体を測定する（表1）．TSHレセプター抗体（TRAb）は抗甲状腺薬の評価にも用いられ，さらに甲状腺刺激抗体（TSAb）は甲状腺眼症の臨床経過と相関している．

　症状が軽度な場合，妊娠出産後，術後，ステロイドの急激な中止後などの甲状腺中毒症は無痛性甲状腺炎が疑われる．無痛性甲状腺炎では有害作用の多い抗甲状腺薬を使用する必要がないため，鑑別には尿中ヨウ素が有用である．また，自己抗体陰性バセドウ病も存在するため，状況に応じ専門医に診断を依頼する．

表1 バセドウ病と橋本病の特徴

	バセドウ病 （甲状腺機能亢進症）	橋本病 （甲状腺機能低下症）
治療後改善する症状	突眼，動悸，易疲労感，発汗過多，暑がり，体重低下，落ち着きのなさ，口渇感，手指振戦，甲状腺腫　など	無気力，易疲労感，眼瞼浮腫，寒がり，体重増加，動作緩慢，嗜眠，記憶力低下，便秘，嗄声，こむらがえり　など
自己抗体	TRAb, TSAb	TgAb, TPOAb
超音波所見	甲状腺腫大，血流シグナル豊富	甲状腺腫大または萎縮，内部エコーレベルの低下
甲状腺ホルモン	TSH↓, FT$_4$↑ or →, FT$_3$↑	TSH↑, FT$_4$↓, FT$_3$↓ or →

TRAb：TSHレセプター抗体，TSAb：甲状腺刺激抗体，TgAb：抗サイログロブリン抗体，TPOAb：抗甲状腺ペルオキシダーゼ抗体，FT$_4$：遊離サイロキシン，FT$_3$：遊離トリヨードサイロニン

　バセドウ病は抗甲状腺薬で寛解導入が望める。当初2カ月は2週間ごとに診察，採血を行う。多くは治療開始4～8週でFT$_4$が正常域となり，甲状腺刺激ホルモン（TSH）の回復過程で減量していく。
　甲状腺機能低下症ではレボチロキシン内服を継続する必要がある。開始後2週間ごとに増量し，投与量を変えた1カ月以降にTSH値を評価する。維持量が決まれば6カ月ごとに評価する。

○ 骨・関節疾患

骨粗鬆症

　骨粗鬆症は骨折リスクが増大した状態である。低骨密度では，全死亡，心血管障害死亡のリスクは高い。
　ビスホスホネート製剤，SERM（選択的エストロゲン受容体モジュレーター），エルデカルシトール，デノスマブは骨吸収亢進型骨粗鬆症に有用である。治療効果の判定には骨代謝マーカーが用いられる。治療前，治療後6カ月以内の骨吸収マーカー値を比較し，最小有意変化を超える改善がみられる，または閉経前女性の基準値内に維持されている場合，有効と考え，治療を継続する。TRACP-5b（酒石酸抵抗性酸ホスファターゼ-5b）は日内変動が少なく，腎機能の影響がないため用いやすい。また，投与後6カ月

～1年ごとに骨形成マーカーを測定し，基準範囲の下限を下回る場合，休薬・中止を考慮する。BAP（骨型アルカリホスファターゼ）も日内変動が少なく，腎機能の影響がないため用いやすい。そのほか，カルシウム，リン，ALP，クレアチニンなどの生化学検査も3～6カ月ごとに行う。

　骨量測定による評価の場合，MD（microdensitometry）やQUS（定量的超音波測定法）での評価判定は困難で，DXA（二重エネルギーX線吸収測定法）が望ましい。経過観察中は，骨折の有無，疼痛などの自覚症状，運動機能の評価，身長低下などの理学所見，有害作用の観察を行って治療効果を判定する。

　薬物治療をいつまで行うかという点についてのコンセンサスはないが，3～5年間は効果と安全性が確認されており，この間は継続可能と考えられる。

● 血液疾患

貧　血

　慢性の貧血の場合，ヘモグロビン（Hb）濃度が8～9 g/dLくらいまでは無症状のことがある。しかし7g/dL以下になると頭痛，耳鳴り，めまい，心雑音などを認め，6g/dL以下が持続すると心不全症状を呈することが多くなる。

　鉄やビタミンB_{12}などの栄養不足によって生じる貧血が最も多く，日本人の女性の約10％が鉄欠乏性貧血である。鉄欠乏性貧血に至る前の潜在性鉄欠乏では，Hb値は正常であるが，フェリチン値が低下している。逆に鉄欠乏性貧血の治療後の経過では，Hb値が正常化した後にフェリチン値が正常化する。経口鉄剤治療開始後，数日で網赤血球の上昇が認められ，通常2カ月程度で貧血は正常化する。

● 腎・泌尿器疾患

1．慢性腎臓病（CKD）

　糸球体濾過量（GFR）の低下は心血管疾患のリスクを増加させる。また，尿アルブミン値の増加はGFR低下とは独立した心血管疾患の危険因子である。厳格な降圧治療が必要であるが，2～3カ月をかけて緩徐に降圧目標を達成する。蛋白尿やGFRの評価はCKDステージG1～2では3～6カ月ごとに，CKDステージG3～5では1～3カ月ごとに行う。

　貧血を伴うCKD患者では，フェリチン値50ng/mL未満で鉄補充療法を

考慮するが，フェリチン値が300 ng/mL以上となる鉄補充療法は推奨されない．鉄投与中は1カ月ごと，非投与時は3カ月程度ごとにフェリチン値，トランスフェリン飽和度（TSAT）を評価する．

> TSAT＝Fe/総鉄結合能（TIBC）×100（％）

2. 過活動膀胱，前立腺肥大症

過活動膀胱症状質問票（OABSS）では，尿意切迫感が週1回以上あり，昼間頻尿（8回以上），夜間頻尿，切迫性尿失禁のいずれか1つを認めれば過活動膀胱と診断する．原因が同定できない特発性過活動膀胱が大半を占めるが，メタボリック症候群のリスク因子が多いほど下部尿路症状の程度が強いとされる．

飲水指導に加え，禁煙，ダイエット，便秘改善なども生活指導に含める．トイレスケジュールを組み，トイレ誘導し，排尿を促す膀胱訓練・計画療法や，骨盤底筋訓練は，尿失禁や排尿回数を減少するとされ，高齢者で抗コリン薬の有害反応が懸念される場合に有効と考えられる．

中高年男性の過活動膀胱には前立腺肥大症を合併していることが多く，前立腺肥大の治療を優先する．「切迫性尿失禁回数の50％以上の改善」もしくは「患者評価による有効性」をもって治療成功と考える．4週間ごとに評価し，無効であれば薬物変更や併用を検討する．

◯ 精神・神経系疾患

1. 不眠症

睡眠薬は，わが国の成人20人に1人が服用している汎用薬である．高齢になるにつれ不眠の頻度が増す一方，睡眠時間が短縮してもQOL障害を伴わなくなる．最も使用頻度の高いベンゾジアゼピン系（BZ系）睡眠薬は転倒・骨折リスクを高めるため，真に投薬が必要かどうかを評価する必要がある．また，薬物療法と並行して，できるだけ早期から睡眠衛生指導や認知行動療法などの心理・行動的介入を行い継続することが望ましい．良眠による日中の機能改善を管理目標とする．

BZ系，非BZ系睡眠薬の効果はおおむね1週間以内に発現するが，1〜2週間以上継続することでより効果が安定する．メラトニン受容体作動薬も早期に効果発現するが，3カ月程度反復服用することで最も効果が大きくなる．服用後1日〜8週間で有効性を判定する．再燃のリスクがあるため，寛

解に至っても十分な期間をおいて減量する。長期間，高用量，多剤併用例で離脱症状出現の可能性が高くなる。離脱症状は一過性で徐々に軽減するが，1種類の睡眠薬を1～2週間ごとに1/4錠ずつ減らす漸減法で予防する。

2. アルツハイマー型認知症

わが国の認知症患者は462万人を超えると推計されており，その2/3はアルツハイマー病である。診断後早期からコリンエステラーゼ阻害薬（ChEI）を使用することで，症状の進行を遅らせることができる。効果は，長谷川式簡易知能評価スケール，MMSE，手段的日常生活動作（IADL）の点数で評価することができる。

ChEIから1剤を選択し，2～3カ月ごとに効果を観察し，6カ月程度みても効果が得られない場合には他の薬物に変更する。嚥下障害などで食事が摂れなくなったときや，重度化し薬物の効果が期待できないと判断されたときなどには，中止を考慮する。

NMDA受容体拮抗薬を精神・行動障害（BPSD）治療に用いると，無目的あるいは不適切な行為や徘徊などの行動障害，暴言，威嚇，暴力，不穏などの攻撃性が改善する。ChEIとの併用では効果が遅延し，3カ月後に効果のピークがあり，その後比較的長期に持続する可能性がある。

3. 頭　痛

頭痛の治療目的は，頭痛強度，持続時間を減らすこと，頭痛により障害される時間を短くしQOLを改良すること，薬物誤用による頭痛の増悪を回避することである。治療効果の確認には頭痛ダイアリーやMIDAS，HIT-6などが有用である。わが国では，片頭痛有病率は8.4％であり，20～40歳代女性で高い。

片頭痛発作が月に2回あるいは6日以上ある場合や，急性期治療のみでは生活上の支障を十分に治療できない場合，予防療法を考慮する。予防療法では頭痛の頻度と程度を治療前の50％以下を目標とし，これが達成できれば数カ月は継続する。有害反応がなければ6カ月～1年は予防療法を継続し，頭痛が月に1～2回以下が2カ月以上続くようになれば3～6カ月かけて漸減，可能であれば中止を試みる。発作の頻度が再び増加する場合は同じ治療を再開する。

皮膚疾患

アトピー性皮膚炎

　アトピー性皮膚炎にはアトピー素因が関与し，皮膚のバリア機能低下が関与する．抗炎症外用薬を塗布して皮膚を改善させ，保湿外用薬でスキンケアし，バリア機能低下や皮疹の再燃を予防する．プロアクティブ療法は，炎症のない状態まで寛解した皮膚に対して抗炎症外用薬を週2回程度塗布することにより，再燃を予防する治療法である．プロアクティブ療法，保湿などによって疾患コントロールを徹底することにより，抗炎症外用薬の使用量を減らすことが可能になる．TARCは白血球遊走作用を有するケモカインで，アトピー性皮膚炎が重症なほど高値を示す．血清TARC値は血清IgE値，LDH値，末梢血好酸球数と比べ，病勢をより鋭敏に反映すると考えられている．

参考文献

1) 動脈硬化性疾患予防のための脂質異常症治療ガイド2013年版．日本動脈硬化学会，2013
2) Sakamoto C, et al：Case-control study on the association of upper gastrointestinal bleeding and nonsteroidal anti-inflammatory drugs in Japan. Eur J Clin Pharmacol, 62（9）：765-772, 2006
3) 日本消化器病学会・編：消化性潰瘍診療ガイドライン2015 改訂第2版，南江堂，2015
4) Bonds DE, et al：The association between symptomatic, severe hypoglycaemia and mortality in type 2 diabetes: retrospective epidemiological analysis of the ACCORD study. BMJ, 340：b4909, 2010
5) Hayward RA, et al：Follow-up of Glycemic Control and Cardiovascular Outcomes in Type 2 Diabetes. N Engl J Med, 372（23）：2197-2206, 2015
6) Campion EW, et al：Asymptomatic hyperuricemia. Risks and consequences in the Normative Aging Study. Am J Med, 82（3）：421-426, 1987

第2章 処方後のフォローアップ

02 有害反応のモニタリング

◯ 有害事象と有害反応

　有害事象(adverse event；AE)とは，薬が投与された患者(または被験者)に生じたあらゆる好ましくない医療上の出来事で，投与された薬剤との因果関係の有無は問わない。例えば，交通事故にあったことなども含まれる。このなかで投与薬剤が原因であると認められるもの(当局などに報告する際の基準としては「因果関係の否定できない」もの)を有害反応(adverse drug reaction；ADR)という。副作用(side effect)は，一般的に薬物有害反応と同じ意味で使われているが，本来は区別すべきである。
　例えば，経口血糖降下薬による低血糖発作は有害反応であるが，この薬物の主作用(「効能・効果」のこと)により起こったもので，副作用(主作用以外の期待しなかった作用)とはいえない。一方，アンジオテンシン受容体拮抗薬ロサルタンの主作用は血圧低下作用で，本薬による尿酸排泄促進作用は副作用であるが，これは通常，有益な作用であり有害反応とはいえない。本節では，「有害反応」を用い，原則「副作用」は用いないことにする。

◯ 薬物有害反応のインパクト

　薬物治療においてはその有効性を重視しがちだが，安全性も十分考慮することが極めて重要である。1998年の米医師会雑誌(JAMA)に，誤処方や過剰投与，服用ミスなどによる被害を除く適正な使用の結果起きた有害反応だけの死者が米国全体で年間106,000人に上り，心臓病，がん，脳卒中に次ぐ死因第4位になるとの報告が掲載された[1]。
　日本において，2005～2009年度の5年間で国に寄せられた医薬品の有害反応報告公表数は122,951人で死亡症例数は10,054人であった[2]。ただし，これらはごく一部の報告と思われ，また薬剤との因果関係が十分に検討されたものでなく，実際の数は不明である。医療従事者は，薬物有害反応の重要性を十分に認識したうえで，医療現場のスタッフ間(医師，薬剤師，看護師など)の連携を密にし，製薬会社，当局とともに，積極的な報告，状態の把握，適切な情報提供などの対策を講ずる必要がある。

51

有害反応の発生機序

有害反応の評価にあたり，その発生機序を念頭に置くことが極めて重要である。その機序は大別して，薬理作用に基づく**中毒性有害反応**と免疫学的機序に基づく**アレルギー性有害反応**に分類される（表1）。

1. 薬理作用に基づく（中毒性）有害反応

薬理作用による有害反応は用量依存性の反応で，薬理・毒性試験すなわち前臨床試験の成績でほぼ予測できる。血中濃度（厳密にいうと組織における濃度）が上昇すれば，ほぼ誰にでも起こりうる反応である。したがって，肝・腎機能障害者，高齢者，薬物代謝酵素の活性が遺伝的に欠如している人に起こりやすい。薬物相互作用，すなわち薬物の併用時に，薬物動態（pharmacokinetics；PK）あるいは薬力学（pharmacodynamics；PD）に基づく機序により血中濃度の上昇あるいは感受性の亢進を来すことで，有害反応が生じることがある。血中薬物濃度の測定が有害事象と薬物との因果関係の判断に有用である。

高齢者は，肝・腎機能の低下から血中濃度が上昇しやすくなるとともに，有害事象に対する感受性の亢進（あらゆる器官の障害が出現しやすくなることによる）もみられ，薬物動態−薬力学（PK/PD）双方の要因から有害反応が出現しやすくなる。また，高齢者は投与薬物数が多い（ポリファーマシー）傾向にあり，薬物相互作用の出現に注意が必要である。

表1 発生機序からみた有害反応の比較

中毒性有害反応	アレルギー性有害反応
薬理作用，前臨床試験よりほぼ予測できる	薬理作用とは質的に異なり予測困難
用量依存性	用量非依存性，少量でも発現
肝・腎機能障害者，高齢者に生じやすい	アレルギー体質，免疫機能低下者に生じやすい
血中薬物濃度が参考になる	DLST[*1]，パッチテスト，好酸球増多が参考になる

*1　DLST：薬剤誘発性リンパ球刺激試験

2. 免疫学的機序に基づく（アレルギー性）有害反応

アレルギー性の有害反応は，薬物あるいはその代謝産物による免疫反応によって，薬理作用とは質的に異なった反応が出現するもので，**原則用量非依存性**である。ただし，高濃度で出現頻度が高いと考えられる薬物もある（ラモトリギンの薬疹など）。薬理作用に基づかないために，予測が困難である。

投薬開始後発症までの期間は，免疫学的機序成立に要する2～6週間が多い。ただし，すでに感作が成立し再投与される場合は2～3日以内で発症することがある。アナフィラキシーの場合はさらに短時間（30分以内）で発症する。

大部分の薬物が抗原となり，原因薬物となる可能性がある。この際，多くのものはハプテンとして生体の蛋白質と結合して抗原性を発揮する。賦形剤（添加物）も原因となりうる。

生体側の要因として，アレルギー体質，免疫調節機構の低下した人に生じやすい。例えば，シェーグレン症候群の患者は薬物アレルギーの頻度が高く，EBウイルス感染による伝染性単核球症においてペニシリンは禁忌である（ほかの薬物でもアレルギーを来しやすい）。

後述する**リンパ球刺激試験（DLST）**などのアレルギー同定試験が有用で参考になるが，偽陽性，偽陰性もあるので注意が必要である。好酸球増多もアレルギー性を示唆する所見である。

アナフィラキシー，発熱（薬剤熱），皮膚症状（発疹，蕁麻疹など）などの全身性の過敏症状と，臓器障害すなわち肝臓（薬物性肝炎），腎臓（間質性腎炎），肺（間質性肺炎，好酸球性肺炎），血液（無顆粒球症，溶血性貧血など）などへの障害がある。注意すべき点として，免疫学的機序を介さない機序（マクロファージや血管などへの直接作用によるヒスタミン分泌などが関与）による反応でも薬物アレルギーと同様の過敏症状を呈するものがある（ヨード造影剤やバンコマイシンの皮膚症状など）。

○ 薬剤誘発性リンパ球刺激試験の概要と注意点

薬剤誘発性リンパ球刺激試験（drug-induced lymphocyte stimulation test；DLST）はリンパ球幼若化反応と同義。アレルギー性有害反応の診断の参考所見として用いられる。末梢血（10～20 mL）よりリンパ球を分離し，薬剤（さまざまな濃度のもの），トリチウムチミジンを添加して培養し，薬剤無添加に比べ何倍DNA合成が促進されたかを，stimulation index (SI) で示す．通常1.8以上を陽性としているが，値の高いものほど関与している可能性が高いと考えられる．保険適用となっており，検査会社で施行可能である．

　偽陽性，偽陰性が少なからず存在することに注意が必要である．例えば，漢方薬，生物学的製剤，健康食品などは，それ自体がリンパ球刺激能を有していることがあるため偽陽性となる可能性があり，またミノサイクリンのようにリンパ球抑制作用を有する薬物は偽陰性となる可能性がある．ステロイドホルモンを用いた場合や，Ⅳ型以外のアレルギー性反応の場合は，DLST偽陰性の要因となりうる．また投与薬物の代謝物が抗原性を有して有害反応を来した場合は，DLSTでは検出できない．陽性率の報告はさまざまであるが，おおむね40〜70％程度である．

● 因果関係の判定

　因果関係は，①時間的関係，②有害反応を説明できるほかの要因（病態，併用薬など），③前臨床試験や薬理作用，DLSTなどの薬剤感受性試験など，3点を考慮し判定する．これらの観点から合理的因果関係（reasonable possibility）が認められるか否かの判定を下すことになる．

　有害事象発症と薬剤投与との間に時間的関係が認められ，ほかの要因では説明しがたいものは，因果関係が認められると判断できる．さらに，薬理作用や免疫学の検査で説明できる場合は，より明確な合理的因果関係であると判断できる．時間的関係が強く示唆される場合として，再投与により同様の所見が認められる（challenge test陽性），当該薬剤投与後発症し中止にて改善（dechallenge test陽性），投与後，薬理学的あるいは免疫学的に合理的な時間を経て発症，などがある．また，時間的関係が否定的なものとして，投与中止後も悪化していく場合，投与継続しても回復する場合（慣れ現象，例えば抗うつ薬による嘔気など，を除く），再投与しても発症しない場合，などがあげられる．

● 添付文書を参照しよう！

　医薬品添付文書は，安全性を確保し医薬品の適正使用を図るうえで最も基本的で重要な公的文書である．添付文書には，有害反応に関連する記載事項として，警告，禁忌，効能・効果，用法・用量に関連する使用上の注意，高齢者や小児，妊婦・授乳婦などの特定の患者集団への投与に際する注意

などがある。なお添付文書において，有害反応は「副作用」に記載されており，この項では適宜，「副作用」を用いる。

副作用は「重大な副作用」と「その他の副作用」に区分されている。「重大な副作用」は当該医薬品にとって特に注意を要するもので，副作用の発生機序，発生までの期間，初期症状，具体的防止策，処置方法なども，判明しているものについて記載されている。「その他の副作用」では，発現部位別，発生機序別などに分類され，発現頻度を設定した表形式で，また海外のみで知られているものも，原則として国内のものに準じて記載されている。

ただし，当然のことであるが，添付文書に記載されている事象であるからという理由のみで，その薬剤が原因である（因果関係がある）とは判断できない。前述の因果関係に関する検討事項より判断する。

○ 副作用・感染症報告制度

わが国での製造販売後における安全性対策として，副作用・感染症報告制度がある。製薬会社は，医療機関，学術文献，学会発表などから入手した副作用（有害反応）や感染症に関する情報を厚生労働大臣に報告する義務がある（医薬品医療機器等法 第68条の10第1項）[※1]。また医療関係者は，製薬会社の情報収集に対し協力するように努めなければならない（第68条の2第2項）[※1]。これらは**医療情報担当者（medical representative；MR）**が行っている。

また，医薬品・医療機器等安全性情報報告制度があり，これは医薬関係者が，副作用や感染症で，保健衛生上の危害の発症または拡大を防止する観点から報告の必要があると判断した症例を，直接厚生労働大臣に報告する制度（第68条の10第2項）[※1]である。独立行政法人医薬品医療機器総合機構（PMDA）のホームページに報告様式が示され，直接報告できるようになっている。薬の有害反応を経験した場合には，報告することを心がけるようにしたい。

※1：医薬品，医療機器等の品質，有効性及び安全性の確保等に関する法律（昭和35年法律第145号）

○ 症例検討：有害事象をあげ，その原因，薬剤との因果関係を考察せよ

1. 症例呈示
- 患者：85歳，女性。身長151 cm，体重42 kg。糖尿病，心房細動，心不全にて，グリメピリド1 mg（1日量），ワルファリンカリウム1.75 mg，ジゴキシン0.125 mg，フロセミド20 mg，スピロノラクトン25 mgが投与され加療中であった。
- 現病歴：X日，発熱（37.6度），全身倦怠感にて受診。血液検査（WBC 10,200/μL，CRP 2.0 mg/dL），尿検査（尿にてWBC多数）より尿路感染症の診断のもと，経口セフェム系抗菌薬（セフカペンピボキシル300 mg/日）4日間およびアセトアミノフェン400 mg頓用の投与を受けた。解熱したが，食思不振，下痢を来すようになり，その後（X＋6日以降）傾眠状態となり入院となった。なお，定期薬は入院前日まで家人が服用させていた。
- 身体所見：血圧98/48 mmHg，脈拍60/分，脈は不整。体温37.0度。痛み刺激に体動あるが，問いかけには反応しない。舌，皮膚は乾燥し，上肢や臀部に皮下出血を認めた。浮腫なし。心音・呼吸音，腹部には特に異常なし。
- 入院2カ月前および入院時の血液検査：表2に示す。
- 心電図：入院2カ月前および入院時の心電図を示す（図1）。
- 経過：ジゴキシン，ワルファリン，グリメピリドを中止し，輸液などを行うことで全身状態，検査値などが改善した。低血糖は1日以上持続し，ブドウ糖の補充を適宜行って回復した。

2. 解説
①腎機能悪化（腎障害）および脱水

　本症例は脱水を呈し（身体所見およびHb値はむしろ上昇していることから判断できる），そのために，腎機能が悪化（腎前性腎不全）したと考えられる。脱水の要因として，食欲低下，発熱およびフロセミドの投与があげられる。

②意識障害および低血糖

　意識障害の原因として低血糖（BS：46 mg/dL）が考えられる。高齢者の場合50 mg/dL程度の低血糖では，空腹感，動悸，発汗などの低血糖Warning症状を訴えずに，意識障害を来すことが多い。食事摂取量の低

表2 血液検査所見

検査項目（基準値）	2カ月前	入院時
WBC（3,500〜8,500/μL）	5,200/μL	8,700/μL
RBC（360〜490万/μL）	365万/μL	403万/μL
Hb（11.5〜15.0g/dL）	11.5g/dL	12.7g/dL
BUN（5〜20mg/dL）	22.9mg/dL	48.0mg/dL
Cr（0.4〜1.2mg/dL）	0.9mg/dL	1.5mg/dL
推定GFR	45mL/分/1.73m^2	25.8mL/分/1.73m^2
Na（135〜147mEq/L）	141mEq/L	135mEq/L
K（3.3〜4.8mEq/L）	4.2mEq/L	5.3mEq/L
AST（5〜25U/L）	18U/L	20U/L
ALT（5〜30U/L）	23U/L	32U/L
アルブミン（Alb）（3.8〜5.3g/dL）	3.8g/dL	3.2g/dL
血糖値（BS）（70〜105mg/dL）	170mg/dL	46mg/dL
HbA1c（4.6〜6.0%）	6.6%	
PT-INR（国際標準比）	1.64	3.92
血中ジゴキシン濃度（有効治療濃度：0.8〜2.0ng/mL）		4.6ng/mL

下，発熱などいわゆるシックデイにスルホニル尿素（SU）薬やインスリンを減量もしくは中止せず投与すると，このような低血糖を来す可能性がある．さらに本症例では腎機能が増悪しており，SU薬（グリメピリド）の作用が増強した（腎機能低下時にはインスリン作用が遷延するため）と考えられる．特に高齢者や腎機能低下患者では，低血糖が遷延することにも注意が必要である．

③出血傾向（皮下出血）およびPT-INRの上昇

　食欲低下に伴うビタミンK摂取の低下およびアルブミン値低下（ワルファリンは蛋白結合率の高い薬物で，アルブミン値が低下すると遊離型薬物濃度が上昇する），さらに抗菌薬（本症例ではセフカペンピボキシル）による腸内細菌への影響（ビタミンKの枯渇：抗菌薬とワルファリンとの

第2章 処方後のフォローアップ

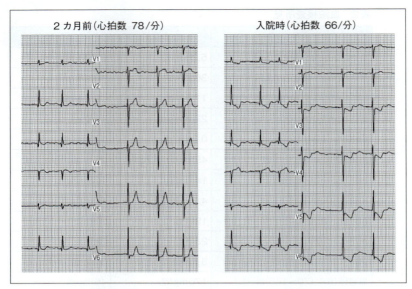

図1 入院2カ月前と入院時の心電図

薬物相互作用）などの要因がワルファリンの効果増強に関与したと考えられる。

④心電図の変化（ST低下と心拍数低下）および血中ジゴキシン濃度上昇
　ジゴキシンは腎排泄型薬物であり，本症例は腎機能が低下したため血中濃度が上昇し，心電図の変化を来したものと考えられる。また，食思不振，意識レベル低下に関与した可能性もある。

　本症例での有害反応はすべて薬理作用に基づくもので，通常状態ではみられなかったものがシックデイの際に各薬物の作用が過剰に出現したもので，高齢者や腎障害時に気をつける必要があることを示している。一般的に利尿薬，抗凝固・抗血小板薬，血糖降下薬（特にSU薬やインスリン），ジギタリス，解熱鎮痛薬などは有害反応の頻度が高く，入院を要するような重篤なものとなりやすいので，特にこれらの薬物のモニタリングが必要である。

参考文献

1) Lazarou J, et al：Incidence of Adverse Drug Reactions in Hospitalized Patients: a Meta-analysis of Prospective Studies. JAMA, 279：1200-1205, 1998
2) 平成22年度第1回厚生労働省薬事・食品衛生審査会医薬品等安全対策部会資料2-1-2：過去5年間の副作用報告の公表状況．平成22年8月4日

03 治療内容の見直し

見直しどきはいつか？

　治療内容の見直しは，どのようなときに行うか。「期待した結果が得られないときに見直す」のが一般的と考える。ときに，医師にとって治療が期待どおりであっても，患者の期待によっては，その見直しを迫られることもある。高血圧症など生活習慣病に対する合併症の予防を目的とした治療の場合は，合併症を発症してからでは治療の見直しは手遅れである。治療内容の見直し時期にも注意が必要である。そして，期待どおりの結果が得られないときの対応も適切に行わなければならない。ここでは，治療方針および内容の決定，治療内容の見直しの基本的考え方について概説する。

治療方針の決定

　基本的な診療の流れは，患者が何らかの健康問題を抱えて医療機関を受診するところから始まる。一般的には，医療面接，身体診察，検査を行うことにより患者から情報を収集し，健康問題を同定し，その健康問題を解決することで診療が終了する。例えば，かぜ症状を訴えて受診した患者を感冒と診断し，必要があれば対症療法を行い，症状が消失することで一連の診療が完結する。しかし感冒といっても，早く症状を取ってほしい，熱を下げてほしい，他人にうつさないようにしたい，さらには，感冒以外の病気ではないことを保証してほしいなど，患者の期待はさまざまである。**健康問題を解決するための計画を立てるには，健康問題の同定に加えて，患者の期待の把握は不可欠である**。その患者の期待に沿って，健康問題を解決する計画を立てること，それが"治療"であれば，治療内容を決定することが重要である（図1）。

　患者の期待に十分に配慮することにより，患者の誤解による治療内容の見直しを避けることができる。例えば，認知症に対する治療は，主に周辺症状に対するものであって，記憶の回復までは期待していない。しかし，ときに，患者および患者家族が記憶障害について不満を述べることがある。必ずしも，患者の期待に添えないにしても，患者の期待を把握して，それ

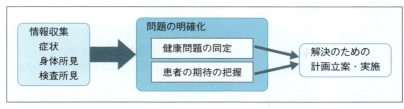

図1　診療の基本

に配慮した治療計画を立てることは，治療開始後の患者-医師間のトラブルを防ぐことにつながる。それは，患者の誤解によって，患者に不利益をもたらすような治療の中断を防ぐことにもつながる。

◯ 治療内容の決定

患者の健康問題を解決するための介入方法を決める際に，いくつかの項目に留意する必要がある。治療方法の決定には，

①何を目標に治療を行うのかを明確にする
②その目標を得るために，有効な治療方法を選ぶ
③治療方法によって，目標に対する結果が得られているかを判断する指標を設定し，目標達成まで観察する

といった3項目に配慮することが重要である。

1. 治療の目標

治療の目標は，一般的に7つに分類される（表1）。目標が1つの場合もあれば，複数の場合もありうる。例えば，高血圧症であれば，合併症・併発症予防となる。担がん患者などに対するターミナルケアであれば，現症状の緩和と尊厳死となる。治療を始める前に，何を目標にして治療を始めるのかを明確にする必要がある。そして，**患者の期待を十分に尊重して，治療の目標を設定しなければならない。**

2. 有効な治療方法の選択

治療の目標が決まれば，次に，目標を得るための有効な治療方法を選択する。実際には，①自然経過，②Hawthorne効果，③プラセボ効果，④治

表1 治療の目標

①治癒	疾患が治癒する(最も望ましい目標)
②再発予防	疾患の治癒後,再度発症することを予防する
③機能障害からの回復	疾患によってもたらされた機能障害を回復させる(リハビリなど)
④合併症・併発症予防	疾患によってもたらされる合併症・併発症を予防する
⑤現症状の緩和	患者が困っている症状を緩和する
⑥精神的保障	疾患や症状によってもたらされた精神的不安定を和らげ,安心感を与える
⑦尊厳死	患者の意思を尊重し,最期を見守る(ホスピスなど)

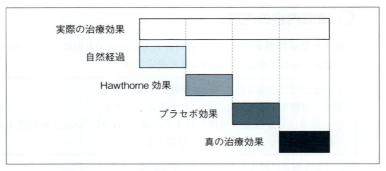

図2 4つの効果

療がもたらす真の効果,の4つの効果が合わさって,治療効果が発現する(図2)。薬物治療の場合は,特にプラセボ効果に注意する。**治療目標に対しては,真の効果が認められる治療方法を選択しなければならない。**

治療効果があるか否かを判断するために,一般的に,無作為割付臨床試験が用いられる。その治療効果の指標には,絶対的な評価と相対的な評価の2つが存在する(図3)。絶対的な評価とは,介入(治療)群と対照群との差で,絶対リスク減少(absolute risk reduction;ARR)または絶対ベネフィット増加(absolute benefit increase;ABI),その逆数の治療必要数(number needed to treat;NNT)で表される。一方,相対的な評価は,介入(治療)群と対照群との比(ratio)で,相対リスク(relative risk;RR)ま

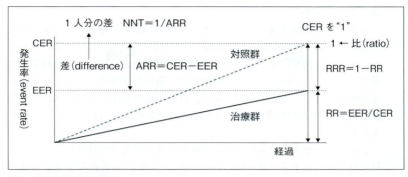

図3　治療効果の指標

CER：control event rate（対照群の発生率）
EER：experimental event rate（治療群の発生率）
ARR：absolute risk reduction（絶対リスク減少）
NNT：number needed to treat（治療必要数）
RR：relative risk（相対リスク）
RRR：relative risk reduction（相対リスク減少）

たは相対ベネフィット（relative benefit；RB），これらと1との差から相対リスク減少（relative risk reduction；RRR）または相対ベネフィット増加（relative benefit increase；RBI）で表される。

　合併症を減らすなどのリスクの視点に立てば，治療必要数は，「合併症の発症を1人減らすために，何人を治療する必要があるのか」，逆に言えば，「何人を治療すれば，1人発症を減らせるのか」で表現される指標である。それに対して，相対リスク減少は，「治療により，合併症の発症率が何割減少するのか」となる。ベネフィットの場合は，「利益または治癒が増える」と置き換えるとよい。患者には，相対リスク減少（相対ベネフィット増加）で説明したほうが理解されやすい。しかし，**患者にもたらす利益の程度を測るためには，絶対的な評価で判断する**のが適切と考える。

　ただし，最終的に治療方法を選ぶ際には，**治療による利益と不利益とを天秤にかけて判断しなければならない**。このとき，患者の期待や価値観が極めて重要な役割を果たす。不利益には有害反応や費用が該当する。治療方法による利益と不利益を十分に説明したうえで，患者の期待や価値観に沿った治療方法を選択することが重要である。このことは，治療方法によって期待される結果に関する患者−医師間の不一致を防止することにもつながる。

3. 指標の設定

　有効な治療方法を選んだとしても，すべての患者に対して，治療の目標が達成されるとは限らない。一般的には，100％有効な治療方法は存在しない。そこで，治療によって，患者が治療目標に向かっているかを観察する必要がある。その観察には，一般的には，適切な身体所見や検査所見などを観察指標として設定するのがよい。高血圧症の合併症予防であれば外来診察時の血圧や家庭血圧など，また糖尿病であればHbA1c値といった指標となる。

　治療の目標が治癒であれば，主要症状や身体所見または主な検査異常所見を指標に設定するのが一般的と考える。ただし，合併症や併発症予防の場合は，少し注意が必要である。合併症や併発症が起きてから治療内容を見直しても，手遅れと言わざるをえない。そこで，予防を目標に定めた場合は，転帰（アウトカム）と関連の高い項目を代替の指標に用いることが必要である。ガイドラインなどを参考にして，指標の設定を行うのがよい。

● 見直しどきの考え方

　期待された結果が得られなかったときは，治療方法の変更または治療内容の強化のいずれかを選択するのが一般的と考える。期待された結果がまったく得られない場合は，治療方法を変更する。また，有害反応など患者にとって不利益が多い場合も，治療方法の変更が必要である。判断に苦慮するのが，期待された結果が部分的に得られた場合である。この場合は，治療方法を変更するのか，または治療内容を強化するのかのいずれかの判断をしなければならない。しかし，得られた結果の程度にもよるが，この判断は経験に頼るところが多く，決まった方法がないのが現状である。

　治療内容を見直す場合には，**単純ミス（投与量の誤りなど）は必ず確認する**として，重要なことは，薬物相互作用によって効果が減弱していないか，内服薬であれば薬物がしっかりと飲まれているかを確認することである（表2）。これらの確認を怠って治療内容を強化しても，期待される結果を得ることはできない。そればかりか，有害反応の危険性を増すだけで，逆に患者に不利益をもたらしかねない。薬物の相互作用や服薬状況を確認していただきたい。

　また，**期待された結果が得られなかった場合に，その状況と考えられる理由を，適切に患者に伝えることも重要**である。いくら無作為割付臨床試験で治療効果が証明されていたとしても，個別の患者に対する有効性まで

表2 治療内容の見直しの確認事項

①治療の実施状況（服薬状況など）
②治療内容の誤り（投与量の計算間違いなど）
③併用薬物による相互作用
④診断・病態および重症度の見直し

保証したわけではない．そのため，適切な治療方法を選択しても，治療効果を得ることができない場合もある．「治療効果がない＝治療方法選択の誤り」と誤解しないことが重要である．治療方法を見直し，その内容を変更する場合には，理由も含めて適切に患者に説明することが，良好な患者-医師関係の構築につながる．

参考文献
1) Sacket DL, et al：Clinical epidemiology: A basic science for clinical medicine 2nd edition. Little Brown, 1991
2) Fletcher RH, et al・著，福井次矢・監訳：臨床疫学EBM実践のための必須知識 第3版．メディカル・サイエンス・インターナショナル，2016
3) 岡山雅信：EBMのbasic scienceとしての臨床疫学．特集 臨床疫学と治療方針（EBM），JOHNS, 17：947-951, 2001

高齢者の服薬管理のコツ

本節では，高齢者の服薬管理のコツを解説し，実際の臨床で必要な服薬管理の要点を明らかにする。

◯ 薬物有害事象とポリファーマシー（多剤併用）

平成28年度診療報酬改定で新設された，薬剤総合評価調整加算，薬剤総合評価調整管理料のもととなったのが，ポリファーマシーの概念である。ポリファーマシーとは，ポリ（poly）とファーマシー（pharmacy）の合成された造語で，投与薬剤が多い状況を指す（多剤併用）。高齢者の薬物有害事象や転倒の出現から，日本では5〜6種類以上の投与をポリファーマシーとするのが一般的である（海外では5種以上）。報告によると，東京大学病院老年科入院患者における薬物有害事象の頻度は，6種以上で有意に増加する[1]。また，都内診療所通院患者における転倒の発生頻度は，5種以上で有意に増加する[2]。

最近は，複数の薬剤を併用することに伴う諸問題をポリファーマシーとする考え方に拡大してきており，3〜4種類でも問題があればポリファーマシーといえる。要するに，数はあくまで目安である。高齢者がポリファーマシーになりやすいのは，①複数の疾患を合併していること，②このためそれぞれの疾患に対し異なる医師が薬剤を処方することがあること，③ガイドラインを遵守して処方すると薬剤数が増えること，などの要因による。日本でも諸外国でも，在宅，外来，入院それぞれで高齢者の50％はポリファーマシーの状態であり，その問題解決は重要である。

◯ 在宅での薬剤管理上の問題点

平成19年度老人保健事業推進費等補助金「後期高齢者の服薬における問題と薬剤師の在宅患者訪問薬剤管理指導ならびに居宅療養管理指導の効果に関する調査研究」で，在宅患者訪問薬剤管理指導等を開始した際に発見された薬剤管理上の問題点では，「薬剤の保管状況」57.3％，「服用薬剤の理解不足」46.4％が多く，「薬剤の飲み忘れ」35.7％，「副作用の発症」23.3％な

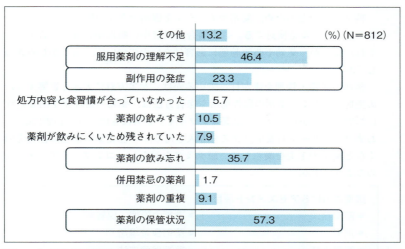

図1 在宅患者訪問薬剤管理指導等の開始時に発見された薬剤管理上の問題点
〔平成19年度老人保健事業推進費等補助金「後期高齢者の服薬における問題と薬剤師の在宅患者訪問薬剤管理指導ならびに居宅療養管理指導の効果に関する調査研究」報告書, p11, 2008より引用〕

ど, 種々の問題を抱えていることがわかる（図1）[3]。こうした問題の解決には, 薬剤師の介入が大きな力をもつ。

○ 服薬におけるアセスメント項目

　服薬におけるアセスメント項目は, 服薬状況, 剤形, 服薬手技, 粉砕・脱カプセルの有無, 薬剤の管理・保管者, 薬剤保管場所, 薬剤保管方法があげられる。

　服薬状況では, 患者宅の残薬を調べ, 飲み残しや, 服薬過剰・重複が疑われる場合は, 認知機能低下や嚥下障害, 手指運動障害で薬が飲めないなど, 背景要因を追求する。服薬を自己調節していないか, 定時服用ができない理由に対する考察と対策も必要となる。また, 患者が服薬しにくい剤形や, 実施が難しい服薬手技がないか確認する。例えば, 坐薬の包装（ブリスターパック）が硬すぎて開けられない, カプセル剤が喉につかえる, 手の震えや視力低下のため液剤が計量できない, 自己注射薬の単位設定ができない, 点眼ができないなどということは珍しくない。患者の状態を注意深く観察し, 定期的に剤形などを適切に変更していくことが大切である。

嚥下障害などのため，錠剤やカプセルを服用できない場合は，錠剤の粉砕や脱カプセルを検討する。この場合，保管中に吸湿や分解で変質するおそれがないか，薬効や薬物動態に影響はないかについて，あらかじめ評価しておく。

薬剤の保管・管理を誰が行っているかは，ケア方針に大きく影響するため把握しておく。薬剤の保管場所や保管方法は，薬物の物理化学的安定性に影響するばかりでなく，服薬コンプライアンスにも関わる。必要に応じ，お薬カレンダーやお薬ボックスを導入したり，一包化薬の薬包に色線を引くなど種々の工夫を凝らして，服薬ミスを減らし，コンプライアンスを高めるようにする。

服薬におけるアセスメント項目
- 服薬状況
- 剤形
- 服薬手技
- 粉砕・脱カプセルの有無
- 薬剤の管理・保管者
- 薬剤保管場所
- 薬剤保管方法

○ 服薬状況を悪化させる要因と対策

1. 身体・精神疾患がある場合

服薬状況を悪化させる要因としては，聴覚障害，視覚障害，手指運動障害，認知症，精神障害（うつ，せん妄），嚥下障害などがあげられる。

聴覚，視覚障害は，用法や薬効に対する理解不足の原因となる。視覚障害，および脳梗塞後遺症や整形外科疾患による手指運動障害では，PTPシートからの薬剤取りこぼし・紛失の危険性がある。このような場合，PTPシートから薬を取り出す「お薬取り出し器」，薬包を開封する「レターオープナー」を使用したり，取り出した薬をカップに落とすなどの工夫が必要である。

認知症，精神障害（うつ，せん妄）では，服用方法・時間，量の理解ができなくなり，薬剤の飲み忘れ，飲み過ぎの原因となる。

嚥下障害のため，患者が錠剤やカプセルを服用できない場合もある。この場合，散剤，液剤への変更を検討する。錠剤の粉砕や脱カプセルが必要な場合，保管中に吸湿や分解などで薬物が変質するおそれがないか評価しておく。

2. 高齢者の場合

　高齢者ではほとんどの薬物有害事象が若年者より起きやすいと考えてよいが，特に高齢者特有の症候（老年症候群）の原因となる薬物が多いことに注意が必要である。このように高齢者で有害事象を起こしやすい薬物，効果に比べて有害事象の危険が高い薬物は高齢者に適した薬物とはいえず，Potentially Inappropriate Medications（PIM）とよばれ，米国のBeers基準や欧州のSTOPP（Screening Tool of Older Persons' potentially inappropriate Prescriptions），日本では日本老年医学会による「高齢者に対して特に慎重な投与を要する薬物のリスト」が作成されてきた[4]。認知機能低下を理由とした「特に慎重な投与を要する薬物のリスト」の代表的薬物として，特に向精神薬と抗コリン作用のある薬物に留意する。

○ 服薬管理の改善策

　服薬管理を改善するべき方法として，以下のようにまとめられる。
　高齢者の処方薬剤数は，年齢との有意な相関はなく，保有疾患数に依存することが知られている。認知症などで服薬管理能力が低下する際，まず薬剤数を少なくすることが肝要である。または，配合剤を用い実質的に1剤に収める戦略も有効であろう。また，1日3回を2回または1回にし，食前・食直後・食後30分の混在を回避して，**服用方法の簡素化，単純化**を検討すべきである。
　さらには，一包化調剤により多剤併用による服薬過誤を予防する。この際，複数医療機関の処方もあわせて一包化するほうが望ましい（処方日数の違いによる煩雑化を回避するような調整を心がける）。お薬カレンダーや，お薬ボックスも有効である。お薬カレンダーは，通常は1週間分を曜日・用法で管理するものだが，認知症があると数日分をまとめて服用する危険性もある。日めくり方式にするとこの危険は回避できる。お薬ボックスは，1日分が服薬時点ごとに区切られたボックスである。
　以上のように，医学的な評価に基づいた医師主導の服薬管理が必要である。実際の現場では，**薬剤師と連携し，生活状況に沿った支援**を多職種で行うことが求められる。

◯ 簡易懸濁法

1. 簡易懸濁法の利点

　簡易懸濁法とは，錠剤を粉砕したりカプセルを開封したりせず，そのまま55℃の温湯に入れ10分で崩壊懸濁させ経管投与する方法である[5]。簡易懸濁法のメリットは，調剤時の問題点の解決（粉砕による薬品量ロス，接触・吸入，煩雑化），経管栄養チューブ閉塞の回避（細いチューブが使用可能），配合変化の危険性の減少がある。すなわち，粉砕法では，粉砕して配合した後，投与するまでの日数期間，配合変化の危険性があるが，簡易懸濁法では投与前に温湯に入れる10分間のみである。また，錠剤・カプセル剤全1,003医薬品中で，粉砕法では694医薬品（69%）が投与可能であるが，簡易懸濁法では850医薬品（85%）が投与可能である。さらに，懸濁直前に薬剤の再確認ができるのでリスクの回避ができ，また，中止・変更が必要になった際，粉砕法ではすべて廃棄しなければならないが，簡易懸濁法では変更錠剤を抜くか足すことで対応でき，すべて処方し直す粉砕法より，はるかに容易で無駄がない。

2. 簡易懸濁法の注意点

　簡易懸濁法の注意点として，マクロゴール6000含有製剤は，融点が56〜61℃のため，55℃より高温の湯を使うと温度が下がったときに凝固する（タケプロン®OD錠など）。

　マグミット®錠は，崩壊剤としてクロスカルメロースナトリウムを添加し，粉末状の酸化マグネシウムを乾式造粒法により顆粒としたものを錠剤化した製剤で，崩壊が極めて速い。酸化マグネシウム（粒状）との経管栄養チューブ通過の比較試験で，少量の水分で崩壊・懸濁し，粒子径が小さいことから通過性が良好であることが示されている。したがって，酸化マグネシウムは水に溶けずチューブを詰まらせるので経管投与には不適当であり，マグミット®錠などの崩壊しやすい錠剤を用いる。その一方，マグミット®錠は配合変化を起こしやすく，ほかの薬剤とは別に懸濁させることが必要である。投与するのは同時でも構わない。

　クラビット®錠は，55℃の温湯にて懸濁するが，食塩（NaCl）の入った温湯にクラビット®錠を入れると懸濁しなくなる。これは，クラビット®錠のフィルムコーティング剤であるヒプロメロースが塩に触れることで硬くなるためである。このため，食塩を経管で投与する必要がある場合は，薬剤と混合するのではなく栄養剤に混ぜて投与するとよい。

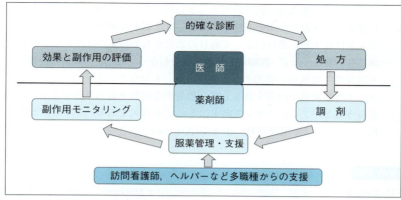

図2　服薬管理における医師・薬剤師の役割

○ 服薬管理における医師・薬剤師の役割

　医師と薬剤師の役割を図2に示す。まず，医師の的確な診断をもとに適切な処方がなされる。それをもとに薬剤師が調剤をし，服薬に関する管理・支援を行っていく。その際，看護師，ヘルパーなどの多職種による連携・支援により，適切な服薬の支援を行いつつ，副作用のモニタリングも行っていく。医師は，これらの報告を薬剤師から受け取り，効果・副作用の評価を行い，それ以後の診断・処方に活かしていくことになる。患者が薬を飲む様子から，服用に困難や問題がある状況がわかる。また，「(飲むと)体調が悪い」，「本当は飲みたくない」，「実際には飲んでいない」といった訴えは，医師以外の職種に伝えられることが多い。そして，医療環境の変化に伴い処方・調剤の誤りが起きやすい現状では，疑問を感じたら，とにかく確認が必要である。すなわち服薬管理では，医師以外の**多職種との連携協力が，エラーを防ぐうえで重要な役割**を果たすことになる。

○ コンプライアンスからアドヒアランスへ

　内服遵守に対する用語はcompliance（コンプライアンス）からadherence（アドヒアランス）に変わりつつある。コンプライアンスは医師の指示による服薬管理の意味合いで用いられるが，アドヒアランスは患者の理解，意思決定，治療協力に基づく内服遵守である。治療は医師の指示に従うとい

う考えから，患者との相互理解のもとに行っていくものであるという考えに変化してきたことがその背景にある．さまざまな要因によってアドヒアランスは低下し，それによって病状の悪化をもたらすだけでなく，治療計画にも影響し，患者-医師間の信頼関係を損なう．患者-医師間の治療による関係性を薬剤師の協力のもとにつくり，十分なインフォームドコンセントにより多職種で情報を共有して，患者が方向性を選択できるような治療を行うことがアドヒアランス向上にとって不可欠である．アドヒアランス向上は，よりよい服薬管理，治療やQOLの向上へとつながる．

参考文献

1) Taro Kojima, et al：High risk of adverse drug reactions in elderly patients taking six or more drugs: Analysis of inpatient database. Geriatr Gerontol Int, 12：761-762, 2012
2) Taro Kojima, et al：Polypharmacy as a risk for fall occurrence in geriatric outpatients. Geriatr Gerontol Int, 12：425-430, 2012
3) 日本薬剤師会：平成19年度老人保健事業推進費等補助金「後期高齢者の服薬における問題と薬剤師の在宅患者訪問薬剤管理指導ならびに居宅療養管理指導の効果に関する調査研究」報告書，平成20年3月
4) 日本老年医学会，日本医療研究開発機構研究費・高齢者の薬物治療の安全性に関する研究研究班・編：高齢者の安全な薬物療法ガイドライン2015．日本老年医学会，2015
5) 簡易懸濁法研究会ホームページ：簡易懸濁法とは
　　（http://plaza.umin.ac.jp/～kendaku/about/index.html）

第2章 処方後のフォローアップ

primary care 05 ポリファーマシー見直しのコツ

● ポリファーマシーの問題と要因

　ポリファーマシーが世界的に深刻な問題となっている。ポリファーマシーでは薬物有害イベントのリスクが高まる。特に高齢者で問題である。例として，抗コリン作用薬は認知機能を悪化させ，日常生活活動を低下させる。また，ポリファーマシーの処方によく含まれているベンゾジアゼピン系薬物は，認知機能の低下のみならず，転倒のリスクを高める。
　ポリファーマシーとなる要因にはさまざまなものがある。患者自身の希望もある。ガイドラインに従うことでそうなることもある。魅力的な薬物が販売されると使いたくなる。また，避けたい要因として見逃してはならないのは，ある薬物によって起こった有害反応に対して別の薬物を投与してしまう**薬物カスケード（処方カスケード）**という現象である。
　本節では，ポリファーマシーを賢く見直すことができる具体的な方法について解説する。

- 不適切処方を確認する
- 高齢者の処方を見直す
- デュアルな効果がある薬を活用する
- 同じクラスの複数処方は避ける
- 拮抗薬の組み合わせは避ける
- 過剰治療は避ける
- 大NNT（number needed to treat）の薬は避ける

● 不適切処方リスト

　日本老年医学会の「高齢者に対して特に慎重な投与を要する薬物のリスト」[1]や日本版Beers基準[2]を用いてスクリーニングを行い，**不適切処方を減らすようにする。脱処方の可能性を常に試みることが重要である**。これらのツール（リスト）を用いると，不適切処方が10〜20％程度の割合で見つかる。

○ 高齢者での処方見直し

　高齢者は体内水分が少なく，脂肪の割合が増加している。脂溶性薬物（向精神薬や睡眠薬など）の**分布容量**（volume of distribution；Vd）は大きくなり，これらの薬物の消失半減期は長くなる。腎機能や肝機能も年齢とともに低下し（糖尿病や肝硬変などがあるとさらに低下），薬物の毒性が増す。血清アルブミン濃度の低下をみることも多く，蛋白結合性薬物の遊離分画が増え，薬理活性が増す。

　薬物有害反応の多くは用量依存性である。高齢者にはできるだけ少量から始めることが重要である。増量していく場合でも時間を十分にかけて徐々に行う。例えば，リウマチ性多発筋痛症の場合，教科書的には「プレドニゾロン1日最低15mgから開始して，徐々に減量するように」とある[3]。しかしながら最近の研究では，リウマチ性多発筋痛症の治療成功ケースでの初期投与量を決定する因子は体重であることが判明した[4]。治療反応ケースにおける初期プレドニゾロン投与量は，$0.19 \pm 0.03\,\mathrm{mg/kg}$であった。体重38kgの患者であれば，$0.19 \times 38 = 7.22\,\mathrm{mg}$投与でよいということになる。日本人高齢女性で，体重が軽く，サルコペニア，骨粗鬆症などがあれば7.5mg投与からの治療開始でよいであろう。ガイドラインやテキストの本文をよく読むと，個別的判断や個別的処方を推奨している。

　高齢者で併存症をもたない人はほぼ皆無である。代表的な併存症として，高血圧，糖尿病，脂質異常症，骨粗鬆症，骨関節症，逆流性食道炎，ロコモティブ症候群，サルコペニア，フレイル，認知症などがあげられる。そのような患者では，全体像もみて少量から始める処方を行うべきである。

○ デュアルな効果がある薬の活用

　プロ野球の大谷翔平選手は投手と野手の「二刀流」の役割を果たしている。このような大谷型薬物を活用することで，ポリファーマシーの見直しにつながる。例えば，高血圧を有する高齢者での降圧作用と肺炎予防の両方の効果を期待してアンジオテンシン変換酵素阻害薬（angiotensin converting enzyme inhibitor：ACE阻害薬）を投与するような処方である。

◯ 同じクラスの複数処方は避ける

　複数のベンゾジアゼピン系薬物を組み合わせる処方や，複数の胃薬を組み合わせる処方などは避ける。同クラスの複数種類の内服は，有害反応のリスクが高まる。

◯ 拮抗薬の組み合わせは避ける

　作用機序が拮抗する薬物の組み合わせは避けたほうがよい。抗コリン作用薬（抗パーキンソン病薬のトリヘキシフェニジルなど）とコリンエステラーゼ阻害薬（抗認知症薬のドネペジルなど）の組み合わせは効果が相殺される。カルシウム拮抗薬（ベラパミルなど）とカルシウム感受性増強薬（ピモベンダンなど）の組み合わせも効果が相殺される。

◯ 過剰治療は避ける

　過剰治療は避けたほうがよく，かぜ，単純性気管支炎，単純性副鼻腔炎などへの抗菌薬処方は勧められない。抗菌薬処方の蔓延は世界的な傾向であり，薬剤耐性の問題を引き起こしている。第三世代のセファロスポリン系抗菌薬は吸収率がよくないので，その処方の臨床的効果は期待できない。
　Choosing Wisely Internationalのラウンドテーブルでは「やらないほうがよいリスト」のトップにあげられている[6]。薬剤熱，薬疹，薬剤耐性菌の増加，クロストリジウム・ディフィシル腸炎の発症などが抗菌薬の有害反応である。
　ある種の抗菌薬には特殊な有害反応がある。マクロライド系抗菌薬の内服では，薬物代謝への影響で，心血管イベントのリスクが増加する。また，フルオロキノロン系抗菌薬の内服では，多発神経炎，アキレス腱断裂，大動脈解離・大動脈瘤のリスク増加が示唆されている。また，フルオロキノロン系抗菌薬の内服は結核に対する部分治療となるので，未診断結核をマスクしてしまうことがある。

◯ 大NNTの薬は避ける

　NNT（number needed to treat）は，患者1人の発症を予防するために，同様の患者何人に治療を行わなくてはならないのかを示す指数である。臨

床的な適応があったとしても，その効果がかなり小さく，有害反応のリスクが高くなる処方は避けるべきであろう。またNNH (number needed to harm) は，有害反応1人を来すのに同様の患者何人を治療すればそのリスクが発生するかを示す指数である．目の前の患者背景を考え，NNTとNNHを考慮すべきである．臨床研究から得られる相対リスクのデータを絶対リスクに解釈し，個別医療を行うことが求められる．

スタチン投与に対する欧米ガイドラインの推奨でも，心血管イベントの10年間の絶対リスクを基準にしている．AHA (American Heart Association) の1次予防ガイドラインでは，10年間の動脈硬化性心血管疾患の絶対リスクが7.5％以上の患者に対してスタチン投与を勧めている[5]。絶対リスクの評価方法の詳細については文献6)を参照されたい．

参考文献

1) 日本老年医学会：高齢者の安全な薬物療法ガイドライン2015，2015
2) 今井博久，Mark H. Beers, Donna M. Ficks，庭田聖子，大滝康一：高齢患者における不適切な薬剤処方の基準—Beers Criteriaの日本版の開発．日本医師会雑誌，137 (1)：84-91, 2008
3) Dejaco C, Singh YP, Perel P, et al：2015 Recommendations for the management of polymyalgia rheumatica: a European League Against Rheumatism/American College of Rheumatology collaborative initiative. Ann Rheum Dis, 74 (10)：1799-1807, doi：10.1136/annrheumdis-2015-207492, 2015
4) Cimmino MA, Parodi M, Montecucco C, Caporali R：The correct prednisone starting dose in polymyalgia rheumatica is related to body weight but not to disease severity. BMC Musculoskelet Disord, 12 (1)：94, doi：10.1186/1471-2474-12-94, 2011
5) Goff DC, et al：2013 ACC/AHA Guideline on the Assessment of Cardiovascular Risk: A Report of the American College of Cardiology/American Heart Association Task Force on Practice Guidelines. Circulation, 129 (25 suppl 2)：S49-S73, 2014
6) 徳田安春・編：ケーススタディでわかる脱ポリファーマシー．南江堂，2016

総論
第3章

診療力アップのためのワザと知識

地域連携・在宅医療の進め方

primary care 01

○ 超高齢多死社会を乗り越えるために

　2025年問題といわれる超高齢多死社会が目前に迫っている。わが国の高齢化率は30％を上回り，要介護者が激増すると見込まれている。現存の病院や施設では多死社会を乗り越えることはできず，厚生労働省は地域包括ケアシステムに舵を切った。住まい・医療・介護・予防・生活支援の5領域のサービスを一体的に提供しようとするものだ[1]。現在，日本では病院死が8割を占めており，このシステムによって，病院死から在宅死へシフトさせ，超高齢多死社会を支えようとしている。そこで重要となってくるのが，在宅医療である。そして在宅医療で欠かせないのが，地域の多機関・多職種と連携しながら一人の在宅患者を支えていくという仕組みである。

○ 在宅医療とは

　在宅医療とは，医療機関に通えない患者の家に医師が定期的に訪問して診療することをいう。

1．往診と訪問診療の違い

　「往診」という用語が一般に使われているが，医療保険上，「往診」と「訪問診療」は意味が異なる。**「往診」**は，「熱が出たので来てください」など患者の要望に応じて医師が臨時で患者宅に訪問し診察すること，一方**「訪問診療」**は，「毎週火曜日の午前中にうかがいます」など医師が計画的かつ定期的に患者宅に訪問して診察することである。**在宅医療は「訪問診療」をベースに，状況に応じて「往診」する体系**と理解してほしい。

2．どのような患者が対象か？

　在宅医療の対象は，通院は難しいけれど治療が必要な患者，とされている。したがって，脳梗塞や難病で寝たきり，骨折や変形性膝関節症で歩けない，認知症で外来診療は難しい，尿道カテーテルや胃ろうなど医療処置が必要，末期がんで自宅での最期を希望している，などの患者が対象となる。

3. 在宅医療の適応

　通院が困難な患者が適応となる。通院できるのであれば、外来診療のほうが多様な検査もできるしコストもかからない。在宅医療導入にあたっては、本人と家族が在宅医療を希望していることが重要である。希望しない患者・家族への在宅医療はうまくいかないことが多い。介護者の有無も重要である。独居の場合は生活支援をすべて社会資源でまかなわなければならず、検討すべき事項が極端に多い。

　医療保険上、訪問診療は16km以内と定められている。距離によっては行かれないことも知っておかなければならない。

4. 訪問先を調べる

　ナビゲーションシステムおよび地図は必須である。車でどこまで接近できるか、駐車場はあるかなども知っておきたい。災害時に危険な道が途中にないかどうかも確認しておきたい。

　マンションなど集合住宅の場合は保険点数が異なる。介護保険施設については訪問診療できる施設、往診できる施設が医療保険上定められているので随時確認しなければならない。特別養護老人ホームや老人保健施設などへは訪問診療はできない。

5. 契約書を交わす

　介護保険サービスと同様に訪問診療を開始するにあたっては、本人もしくは家族と契約書を交わしてからの開始となる。24時間365日対応を行うのは契約書を交わした患者のみである。

6. 往診カバンに何を入れるか？

　診療の守備範囲は、往診カバンに入れる道具で決まってくる。在宅医が誰でも入れている三種の神器が、聴診器、パルスオキシメーター、携帯電話（スマートフォン）である。そのほか、血圧計、体温計、ペンライト、打腱器、手指消毒薬、メジャー、使い捨て手袋、舌圧子、採血セット、印鑑、医療廃棄物入れ、などが入っている[2]（図1）。

7. 検査や手技は？

　在宅ではあまり検査はできないが、血液検査、尿検査、培養検査、インフルエンザ迅速検査などは普通に実施できる。最近は手のひらサイズの超ポータブルエコーもあり、使用されている。手技については、尿道カテー

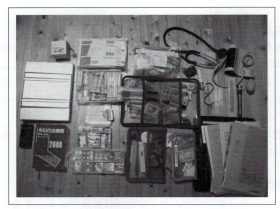

図1　往診カバンの中身

テル，胃ろう，気管切開などの管理，在宅酸素や人工呼吸管理，褥瘡処置などができれば問題ない。末期がんでオピオイドを使うことが多いので，緩和ケアに関する知識とスキルも大事である。

8. 家をよく見る

　在宅医療が始まったら患者の家をよく見る必要がある。段差の有無，トイレまでの動線に手すりは必要か，点滴をかける場所はあるか，また，デイサービスや救急車で搬送する場合の利便性はどうか，など確認事項は多い。一方で，在宅では患者の人生を物語るさまざまなモノが目に飛び込んでくる。病院と違って，ナラティブ・アプローチのしやすい環境でもある。

> **ナラティブ・アプローチ**
> 　ナラティブは「語り」，「物語」と訳される。ナラティブ・アプローチは患者の語りや物語を重視し，その意味をくみ取り，総合的にアプローチすること。「科学的根拠に基づく医療：EBM」を補完する意味で生まれた「物語に基づく医療：NBM」の具体的手法。

9. 急変時の対応

　急変時，在宅で看取るのか，それとも病院搬送を希望しているのか，在宅開始時に大方針を確認しておく。これを把握しているか否かで，在宅医

の取り組みは大きく変わる。本人や家族の意向は経過中に変わることも多く、柔軟に対応できるよう準備も必要である。本人が在宅での最期を希望していても、介護者の事情で入所や入院する場合もあり、在宅看取りの場合でも後方支援病院の確保は重要である。

10. まずは訪問してみよう

百聞は一見に如かず。まずは訪問してみよう。外来とも病棟とも異なる表情の患者に出会うことだろう。生活のなかで医療がどのような位置づけであるかを知ることができるであろう。この体験は外来や入院患者への診療の質を高める。

○ 在宅医療に関わる地域の社会資源と多職種連携

1. 地域のさまざまな社会資源

社会資源とは、人々のニーズを充足したり、問題解決の目的に使われる施設、機関、制度、知識、技術などの物的・人的資源の総称である。在宅医療に関わる施設や機関としては、診療所、病院、調剤薬局、介護保険施設、居宅介護支援事業所、地域包括支援センター、社会福祉協議会、役所、消防署、警察署などがあげられる。

制度的には医療保険と介護保険の知識が必要となってくる。介護保険は65歳以上であれば誰でも適用となり、40歳から64歳の場合でも特定疾病（16疾病）に該当すれば介護保険を使える。障害者総合支援法、生活保護法、特定疾患などの制度を活用しながら在宅療養している患者もおり、福祉にまで及ぶ幅広い制度の知識を要する。

さらに在宅医療に関わるすべての人、介護者から専門職までが社会資源である。ケアマネジャー、訪問看護師、介護福祉士、ホームヘルパー、デイサービスやショートステイの担当者、福祉用具専門員、歯科医師、そして私たち医師も地域の社会資源の一つである。高齢者サロン、介護者の会、認知症カフェも大事な社会資源である。

2. 多職種連携 (interprofessional work ; IPW)

在宅医療は、一人の患者を多機関から集まった多職種でチームを組み支える。よって、多職種連携が上手にできることが質の高い在宅医療を提供するポイントとなる。理念も経営方針も異なる各事業所の各専門職が意見交換し、思いを一つにする作業は案外難しい。同じ言葉であっても、職種

によって見ているものが異なることもしばしばである。
　多職種連携に必要なコンピテンシーは，

> ①患者・家族・コミュニティ中心に考え目標設定する力
> ②職種間コミュニケーション
> ③職種としての役割を全うする
> ④他職種を理解する
> ⑤関係性に働きかける（ファシリテーション）
> ⑥自職種を省みる（リフレクション）

の6つがある[3]。これらのコンピテンシーを発揮する前提として，顔の見える関係が必須である。電話や書面のやりとりだけではチームの共通理解を得ることは難しい。顔の見える関係をつくる最も簡単な方法は，在宅関係者が一堂に集まるサービス担当者会議や退院前カンファレンスに積極的に参加し対話することである。

　顔の見える関係が構築できたら，次のステップはICTによる情報伝達の効率化である。ICTについては各地域で検討と実践が始まったばかりである。筆者の診療所がある栃木県では医療機関を電子カルテでつなぎ，医療と介護の連携をSNSでつなぐ"栃木モデル"を実践しており，脚光を浴びている[4]。

参考文献

1) 厚生労働省ホームページ：地域包括ケアシステム
（http://www.mhlw.go.jp/stf/seisakunitsuite/bunya/hukushi_kaigo/kaigo_koureisha/chiiki-houkatsu/）
2) 鶴岡優子：往診時の持ち物．在宅医療〜午後から地域へ（日本医師会・編），医学書院，54-57，2010
3) 春田淳志：多職種連携コンピテンシーの国際比較．保健医療福祉連携，9（2）：106-115，2016
4) 栃木県医師会ホームページ：どこでも連絡帳・とちまるネット
（http://www.tochigi-med.or.jp/medical/ict/）

02 薬局・薬剤師とのつきあい方

● 医療行為のほとんどが薬物治療

　プライマリ・ケアを行う医師にとって，侵襲的・専門的検査や，外科処置などは基本的に行うわけではないことを考えると，患者に行う医療行為のほとんどは薬物治療である．薬物治療とは，医師が診断し，それに基づいて処方を決定することで行われるものであり，院内処方であれば，医療機関ですべて完結してしまうものであり，街の薬局や薬剤師とは基本的に関係がなかった．

　しかし，いまや多くのプライマリ・ケア医は診察の後，処方箋を発行している．その処方箋は，基本的には患者によって保険薬局に持ち込まれ，そこで薬剤師から医薬品を受け取っている．その際に，薬剤師は処方箋内容に疑義がないかを確認することが薬剤師法第24条にて規定されており，用法・用量とともに，投与禁忌や特定の背景を有する患者に対して注意すべき薬物がないか，重複投与や相互作用が起こりうる薬物がないかなどをチェックして，必要があれば処方医に連絡しなければならない．

　また薬剤師は，正確・迅速に調剤し，わかりやすく正確な服薬指導を行うとともに，昨今では，オピオイドや抗がん薬，輸液などの処方にもきちんと対応することが求められている．超高齢社会の地域医療においては薬物治療がほとんどであり，正しい調剤やコンプライアンスを保つような服薬指導の重要性は誰しも認めることであるが，このことだけで，昨今，喧伝されているような「チーム医療」，「多職種連携」が推進できているのかと言われれば，なんとなく違和感を覚える方が多いのではないだろうか．

　本節では，医師であり薬局を経営しつつ，在宅医療の現場や中規模病院で薬局や薬剤師と協働して診療活動を行う立場から，プライマリ・ケア医にとっての薬局・薬剤師とのつきあい方について解説する．

● 薬局・薬剤師としっくりこない3つの理由

　病院・診療所を問わず，臨床現場で診療にあたる医師にとって，薬局や薬剤師との連携と言われても，いま一つピンとこないのは，以下のような

理由があるからではないかと考えている。

1．仕事がスムースに運ばなくなる瞬間がある
　医師が診療を行ううえで，患者の状態を診察し，病名を診断，その治療に適した処方をするという一連の行為を，スムースに済ませなくてはならない。ただ，ときどき薬剤師からの**疑義照会**があって，その流れが滞ることがあり，結果的に時間が長引き患者に迷惑がかかることがある。もちろん，間違った処方はいけないが，単なる添付文書上の注意などを杓子定規に問い合わせる程度のものが多く，薬剤師との連携に有用性が見いだせない。

2．機械化とICT化が急速に進んでいる
　薬剤の調製や一包化の機械化は急速に進んでいる。さらに，ICTの発達・普及によって，薬やその用法・用量などに関する情報は，スマートフォンを使えば即座にわかるという時代に，わざわざ薬剤師に頼まなくても，もっと早く，正確に薬剤を患者のもとに届けられると感じてしまう。

3．医薬分業の意義がいま一つ腹に落ちていない
　そもそも論になるが，医薬分業における意味と意義が腹に落ちきっていない。いままでは，医療機関内で調剤し，ワンストップで解決していたはずだ。同一施設内でコントロールできれば，些細な疑義もすぐに解消でき，処方意図や検査データも共有できる。確かに，複数医療機関の処方箋を，単一の薬局・薬剤師に集中させれば重複投与や相互作用の問題はクリアできるが，いずれ，**EHR（Electronic Health Record）**が整備されていけば，医師が診察時にチェックできたり，患者自身が自分の服薬内容やアレルギー歴を管理したりできるようになる。こうして正確で迅速，安全な薬学的管理ができるようになり，またドローンの臨床応用が進めば，薬を手渡すだけの薬局や薬剤師の価値は失われていくのではないかと考えてしまう。

◯ 薬剤師の専門性は何かを考える

　これらの疑問や違和感は，薬剤師の専門性という観点から考えれば解消できる。薬剤師は薬の専門家であるが，それは薬を準備したり，その内容や用法・用量を説明したりすることのみではない。薬剤師が専門家になるために薬学部で専門的に教えられる**薬理学**，**薬物動態学**，**製剤学**をどう活用するかがポイントのはずである。

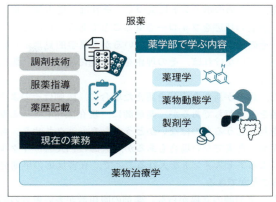

図1　現在の薬剤師の業務と専門性の関係

　しかし，いまの薬剤師の仕事には，これらの専門知識を使う機会がない。こういった現象は，機械化やICT化に加え，各々の薬剤師の仕事への取り組み方や考え方によって起こっているのではないかと考えてきたが，実は，構造的な問題であることがわかってきた。

　薬理学，薬物動態学，製剤学といった学問が役に立つのは，薬が体に入ってからどうなるかということである。つまり，どんなふうにその薬は効くのか，何時間後に効果が出てきて，どのくらい時間が経てば体から排泄されるのか，さらには，効果的に薬効を発揮するには，どのような製剤設計をすればよいかという知識が，薬剤師を専門家たらしめているはずだが，これらは，薬が体内に投与された後の状況を読み解く際に役立つ知識なのである。

　しかし，現在の薬剤師の業務は，病院・薬局，病棟・外来・在宅を問わず，薬が体に入るまでの部分に限定されている。ここで，いかに薬を早く準備しわかりやすく薬の説明をしても，実は薬剤師の専門性は発揮されない。薬剤師が，薬が投与された後の患者の状態を確認することで初めて，薬剤師でなければできないアセスメントが可能になる。図1に示した服薬の点線を右へ越えることで，薬剤師は専門性を発揮することができるのである。

○ 薬局・薬剤師とどうつきあうか

　薬剤師の本来の専門性を踏まえると，薬局や薬剤師とのつきあい方を大

きく変えるためのポイントに気づく。それは、処方箋を担当している薬剤師に、患者の状態をフォローさせることである。特に処方の変更を行った際に、その後の経過がどうなっているかを薬学的見地から確認し、もしうまくいっていなければ、その理由を**薬学的に読み解き**、医師に伝えてもらうのである。

また、患者が新たな症状を訴えた場合に、医師はそのような症状を訴える病名を考えがちであるが、薬剤師に、現在服用している薬にそのような症状を起こしうるものはないかどうかをチェックさせる。もちろん、それらの提案が真実でない場合もあるが、医師のPDCAサイクルのなかに、薬剤師によるアセスメントを入れることで、有害反応の早期発見や回避へつなげることができる。

一方、薬剤師の立場からも、薬剤の服用数が多い患者の場合には、現在の処方薬のなかで、漫然と投与されていると薬学的に考えられるものや、漫然投与が禁じられているものをピックアップする。現在の症状と照らし合わせて、もし中断できそうなものがあれば医師に提案し、了承が得られた場合には、その後に起こりうる症状変化がないかどうかを薬剤師の視点からもチェックし、必要に応じて医師に経過を報告するということができるはずである。

現在、高齢者に対する多剤投与とそれに伴う有害事象の発現（**ポリファーマシー**）の問題が指摘されているが、薬剤師が服用後の患者の状態をフォローすることで解決への糸口が見つかるのではないだろうか。

◯ 薬剤師の薬学的見地を新しい治療戦略に

高齢化に伴い医療ニーズが急増する一方で、医師をはじめとする医療従事者は思うように増えないことを考えると、医師、薬剤師の業務の組み方を変えることは有効な対応策の一つになるはずである。プライマリ・ケア医にとって、薬剤師が単に薬を準備して説明とともに渡すという役割から、医師とともに患者の状態を服用後もフォローアップし、薬学的見地から患者が呈する症状変化の謎を解き明かすことは、新しい治療戦略ともいえるのではないだろうか。ぜひとも、処方を応需している薬剤師にその後の様子をともに見てくれないかと声をかけてみてほしい。医師にとっては**新しい治療戦略**ともなりうるほどの、大きな変化が起こるはずである。

第3章 診療力アップのためのワザと知識

primary care
03
ジェネリック医薬品の賢い選び方・使い方

　筆者は，過去に国内および外資系製薬会社内の医師として非臨床から臨床開発さらに承認申請に関与し，現在は臨床医として働いている。これらの経験をもとに，まずジェネリック医薬品の元となる新薬（先発医薬品）の研究開発過程について簡単に述べる。次にジェネリック医薬品の特徴について述べ，最後にジェネリック医薬品の特徴を踏まえてその使い方について考える。

○ 新薬が生まれるまで

　新薬が生まれるまでの過程については，実際は意外と知られていない。一つの新薬が生まれるまでには，十数年の歳月と数百億円というお金が必要とされる。まず基礎研究として病気の原因について研究され，病気に関与している蛋白質とそれに作用する化合物を見つけ出し，これをもとにして薬の元となる化合物が合成される。次に人へ投与される前の段階として非臨床試験が行われ，動物を用いた毒性試験・薬理試験・薬物動態試験などが行われる。その後に初めてその化合物を人に投与する試験（治験）が行われる。人での薬物動態や安全性が評価された後，患者を対象に有効で安全な投与方法や投与量が検討される。最終的に数千人あるいはそれ以上の患者を対象に臨床試験が行われ，有効性や安全性が証明された後に承認申請が行われ新薬が生まれる。さらに承認後もさまざまな臨床試験や安全性の調査が行われる。

　新薬は，病気を治療するために現代の人間の英知を集結して作られた人類の財産である。ジェネリック医薬品は，これらの膨大な知的財産を引き継いで作られる。

○ ジェネリック医薬品とは

　新薬（先発医薬品）の特許期間が切れると，ほかの医薬品メーカーも新薬の有効成分を使って薬剤を製造販売することができ，こうして作られた医薬品をジェネリック医薬品（後発医薬品）とよぶ。その特徴として，次の2

つのことがあげられる。①価格が安いこと，次に②有効性や安全性は先発医薬品と同等であることである。まず，この2つの点について解説と考察を加える。さらに，このほかにも臨床医として臨床現場で遭遇するジェネリック医薬品の特徴について述べる。

1. 価格が安い

　これはジェネリック医薬品を使用する最も大きな理由である。有効性や安全性が同等な薬剤であるならば，安いほうがよいに決まっている。ジェネリック医薬品を作る場合，先に述べた新薬が生まれるまでの探索研究・非臨床試験・臨床試験を行う必要がないため，その分安く作ることが可能となる。実際に2016年度（平成28年度）の薬価制度改革において，内用薬の場合，今後新規に決まるジェネリック医薬品の薬価は先発医薬品の5割を原則とし，バイオ後続品については従来どおり7割となった。

　2025年には，団塊の世代約700万人すべてが75歳以上の後期高齢者となり，65歳以上の高齢者人口は約3,700万人に達する。日本における2015年度（平成27年度）社会保障給付費のうち，医療費は37.7兆円にも上り，今後1人あたりの医療費や介護費は年齢とともにさらに増加することが予想される。その財源を確保し，これからの国民医療を守るためにも，ジェネリック医薬品を利用した医療費の効率化は避けては通れない。厚生労働省は，ジェネリック医薬品の数量シェアを2020年までに80％以上とする目標を定めている。ジェネリック医薬品の数量シェアを80％とした場合，医療費削減効果は2020年の時点では，なんと年間1.3兆円になると試算されている。

2. 有効性や安全性は先発医薬品と同等

　「有効性や安全性が同等であること」は，ジェネリック医薬品の大前提であるが，いざ処方するとなると医師としては必ず気になるところであろう。何をもって患者に対する有効性や安全性の同等性を保証しているのか？　それはジェネリック医薬品の承認申請時に示される生物学的同等性試験のデータによる。

　生物学的同等性試験とは，健常被験者に対して，同一量の有効成分を含む先発医薬品あるいはジェネリック医薬品を投与し，その薬物の血中濃度の推移を比較して，両薬物において薬物動態学的指標がほぼ同じであることを示す試験である。内服薬について考えた場合，それぞれの薬物中の有効成分がほぼ同じような速度で体内に吸収され血液中に入ってしまえば，先発医薬品であれジェネリック医薬品であれ，体内への吸収・分布・代謝・

排泄は同じであると考えられる。すなわち，内服してからの経時的な血中薬物濃度の推移が同じであることを保証できれば，「有効性や安全性が同等である」と考えることができる。

　ジェネリック医薬品については，厚生労働省から承認を受ける際に，薬剤が内服後に消化管内で溶解する程度を比較する試験（溶出試験），および薬剤自身の保存上の安定性をみるための試験（加速試験）が行われ，これらの試験もあわせて「有効性や安全性が同等である」と考えることができる。ただ有効成分は同じであっても，製造方法や薬剤を構成している添加物が異なっている場合もあり，これにより味が異なっていたり，使いやすい剤形に改良されたりしている。先発医薬品が剤形変更された場合は，医師はほとんど抵抗なくこの変更を受け入れるであろう。先発医薬品からジェネリック医薬品への変更についても，剤形変更という見方をすれば，「有効性や安全性が同等の薬剤である」ことに対して，もう少し抵抗なく受け入れられるかもしれない。

　さらに，ジェネリック医薬品には次のような特徴もあげられる。

3. 有効成分に関する情報量が先発医薬品とは異なる

　まず気がつくのは添付文書の内容である。添付文書は，その医薬品に関する公文書である。例えば，そのなかの一つである「臨床成績」という項目の記載が，ジェネリック医薬品にはない。ジェネリック医薬品は，生物学的同等性が示され，有効性・安全性は先発医薬品と同等と考えられるのだが，実際には臨床試験が行われていないため，添付文書にそのデータの記載はない。もし高血圧の薬であれば，どの程度血圧が低下するか，添付文書に書かれていないことになる。「副作用」についても，副作用の内容は書いてあってもそれぞれの発生頻度についての記載はない。ジェネリック医薬品の添付文書に記載される内容については，先発医薬品の内容をより反映できるように行政的な改善も必要であろう。

4. オーサライズド・ジェネリックがある

　オーサライズド・ジェネリック（AG）は，先発医薬品メーカーから特許使用許諾を受けたほかの医薬品メーカーが作るジェネリック医薬品である。その特徴は，先発医薬品と同一の原薬，添加物，製造方法で作られることである。このため医療現場では，先発医薬品と同じものがジェネリック医薬品として安く使えることになる。

5. ジェネリック医薬品を決めるのは薬剤師と患者自身

　医師が処方箋を書く際に，ジェネリック医薬品への変更不可の場合は，変更不可欄にチェック「☑」を入れる。ジェネリック医薬品の銘柄を指定し，ほかのジェネリック医薬品への変更不可の場合は，「☑」と同時に処方箋に変更不可の理由まで記載しなければならなくなった。

　そして変更不可のチェックがない限り，薬剤師は患者の同意を得て先発医薬品からジェネリック医薬品に変更が可能となる。一般名で処方箋を書けば，もちろんジェネリック医薬品が使用できる。一般にはここまでは理解されているが，さらに患者の同意が得られれば，

> ①錠剤から散剤へなど，剤形の変更
> ②10mg・1回1錠を5mg・1回2錠へなど，異なる含量規格への変更
> ③ジェネリック医薬品の分割処方

も認められている。

　また，薬局においても薬剤服用歴管理指導料算定のためには，要件として「文書による後発医薬品情報の提供」が追加されている。そして薬局においてジェネリック医薬品へ変更して調剤した場合には，調剤した薬剤の銘柄などについて当該処方箋を発行した医療機関へ情報をフィードバックすることになっている。

● ジェネリック医薬品を賢く選び，賢く使うために

　ジェネリック医薬品の特徴につき述べてきた。ジェネリック医薬品は，有効性や安全性は先発医薬品とほぼ同等で，かつ薬代もずいぶん安く，これにより患者負担も軽減され医療保険財政の改善にも大きく寄与する。特に慢性疾患で長期に利用する薬剤であればその効果も大きい。臨床現場でも，処方箋の変更不可欄にチェックさえ入れなければ，薬剤師と患者の話し合いのもと，ジェネリック医薬品の使用が可能で，さらに剤形や含量規格の変更までも可能となっている。それでも，まだ先発医薬品からジェネリック医薬品への変更時に一瞬躊躇する原因の一つは，先発医薬品メーカーがいままで誠実に，そして丁寧に行ってきたさまざまな安全性や有効性の情報提供により作られた信頼感からくるものであろう。先にも述べたように，医薬品は単なるモノ（物質）ではない。モノとそれに付随する膨大な情報をあわせたものが医薬品であり，その価格となっていると考える。

　ジェネリック医薬品を処方するということは，先発医薬品により今日ま

で蓄積された膨大な有効性・安全性情報を利用しながら，患者負担軽減および医療保険財政改善のため，有効性・安全性が同等で価格の安い医薬品を使うということである。ジェネリック医薬品を普及させる意義は，医療費の効率化を通じて，限られた医療資源の有効活用を図り，国民医療を守ることにある。幸い現在は，ジェネリック医薬品普及の過渡期にある。すなわち，臨床医は先発医薬品メーカーにより十分な情報が提供され，実際の使用経験を積んだうえでジェネリック医薬品へと切り替えることができる。しかし今後は，ますますジェネリック医薬品の普及が進み，十分な使用経験や情報の蓄積なしに，ジェネリック医薬品の使用を開始しなければいけない状況も出てくるであろう。有効成分に関する情報は，いままでのように医薬品メーカーのMRなどからの情報を待つのではなく，さまざまな情報端末を通して自らの手で情報を取りにいく姿勢が要求される。先発医薬品メーカーのMRが持参する説明パンフレットなどは，さまざまな内容が実にわかりやすく丁寧に書かれている。今後，ジェネリック医薬品への移行を考えた場合，それらの資料は貴重であり，少しずつ整理して何らかの形で蓄積しておく必要があるのかもしれない。

参考文献

1) 緒方宏泰・編著：医薬品の生物学的同等性試験―ガイドライン対応―．じほう，2013
2) 武藤正樹：ジェネリック医薬品の新たなロードマップ．医学通信社，2016
3) 厚生労働省ホームページ：後発医薬品（ジェネリック医薬品）の使用促進について
（http://www.mhlw.go.jp/stf/seisakunitsuite/bunya/kenkou_iryou/iryou/kouhatu-iyaku/）
4) 財務省ホームページ：今後社会保障はどうなっていく？
（http://www.mof.go.jp/zaisei/matome/thinkzaisei12.html）

第3章 診療力アップのためのワザと知識

primary care 04

漢方薬の賢い選び方・使い方

　現代医学に漢方薬を併用すると，患者の症状にきめ細かに対応でき，診療の幅が広がる。一方で，漢方薬も使い方を誤ると重大な有害反応を生じることがある。漢方医学の特徴と漢方薬の効きやすい病態を知り，漢方薬の有害反応や注意点を熟知したうえで使用することが大切である。まずは現代医学の病名や，症状に合わせて使用できる簡易な処方から使ってみて，興味に応じて漢方理論を勉強し応用力を広げると漢方薬を賢く使うことができる。

○ 漢方医学の特徴と漢方薬の効きやすい病態

1. 漢方医学の特徴

　現代医学では，さまざまな検査を用いて病態を分析的に診断するが，漢方医学では，患者が訴える問題点は身体全体のアンバランスから生じると考え，**身体全体の変化に着目して総合的にパターン認識し**診断することが多い。漢方医学は現代医学とまったく異なる概念であり，漢方薬の使用に際しては，**現代医学的に病態を把握したうえで漢方医学的原則に則って処方する姿勢が大切である**[1]。

　治療において，現代医学では既知の単一成分で，病態にピンポイントで対応することが多い。一方，漢方薬は生薬由来の種々の成分を含み，その主成分が必ずしも効果を示すとは限らない。未知の微少成分や，成分間の相乗作用により効果を示す可能性もあり，**漢方薬全体がシステムとして効果を示す**。ピンポイントで捉えきれない複雑な病態に，複雑系の治療システムで対応するのが漢方医学といえるかもしれない[2]。

　元来，漢方薬は生薬を煎じたり粉末にしたりして服用されたが，現代の医療用漢方製剤は，煎じ薬の水分を乾燥させエキス粉末にしたものである。味や香りで効果を示すとされる漢方薬もあり，エキス剤を150 mL程度の湯に溶いて飲むほうが効果的かもしれない。漢方薬は用法上，食前投与とされるが，胃腸虚弱者が食前に服用すると薬で満腹になり食事ができないことがある。その際は食間投与のほうがよいこともある。「漢方薬は長く飲まないと効果がない」というのも誤りで，数分から数十分で効果を発現するも

のもあり，薬によりさまざまである．症例集などで典型例を学習し，感覚をつかんでほしい[2]．

2. 漢方薬が効きやすい病態

「現代医学の標準治療で十分な効果が得られぬ機能性疾患」が漢方治療の良い適応である．例えば，機能性ディスペプシアや虚弱な高齢者の体重減少には六君子湯が，過敏性腸症候群には桂枝加芍薬湯などが有用である．漢方初心者は，「虚弱体質者の機能性疾患」に漢方治療を用いると効果を実感しやすい．外科的治療が確立された悪性腫瘍や，脳血管障害，虚血性心疾患，救命のため迅速な処置が求められる病態や，抗菌薬が投与されるべき感染症などでは漢方治療を優先してはならない[2]．

● 漢方薬の有害反応や使用上の注意点

1. 漢方薬の有害反応

医療用漢方製剤を使用する際には，構成生薬を調べ，生薬ごとに有害反応を確認する必要がある．アレルギーによる有害反応はどの生薬でも生じうるが，特別な有害反応を来す生薬を表1に示した．

麻黄にはエフェドリンが含まれ，不眠，胃腸障害，尿閉，不整脈，血圧上昇などを来しうる．エフェドリンはアルカロイドなので，萎縮性胃炎のある高齢者や制酸薬内服下など胃酸分泌の低下した状態では，吸収が促進され特に注意が必要である．風邪やインフルエンザに，麻黄を含む葛根湯や麻黄湯を画一的に投与してはならず，患者の消化機能や背景疾患を考慮する必要がある．

甘草の主成分グリチルリチンが腸内細菌により代謝されたグリチルレチン酸が，11β-hydroxysteroid dehydrogenaseを阻害し，偽性アルドステロン症を来すことがある．通常量でもナトリウム貯留から血圧上昇や心不全増悪，低カリウム血症を来す例に遭遇することがあり注意を要する．

アレルギーによる有害反応には，間質性肺炎，アレルギー性肝障害，薬疹などがある．どの生薬でも生じうるが，黄芩，桂皮(桂枝)などは注意が必要である．筆者は間質性肺炎をチェックするため，漢方薬投与中は両側下肺野で捻髪音を聴取しないか確認し，適宜SP-DやKL-6などをチェックする．また黄芩が含まれる処方を使用する際は，定期的に肝機能のチェックを行うことにしている．

附子は過量でアコニチン中毒を来し，のぼせ，悪心，口唇のしびれ，動

表1　生薬の特徴的な有害反応

生薬	副作用など
麻黄（マオウ）	麻黄の成分には，エフェドリン，プソイドエフェドリンなどがある。食思不振，尿閉，不眠，頻脈，不整脈，血圧上昇などに注意。
黄芩（オウゴン）	間質性肺炎，アレルギー性肝障害などに注意。
地黄（ジオウ），当帰（トウキ），川芎（センキュウ），山梔子（サンシシ），石膏（セッコウ）など	胃腸障害を来すことがある。
大黄（ダイオウ）	下剤効果に個人差あり。少量で腹痛・下痢を起こすことあり。妊婦では流産，授乳中は乳汁移行に注意。
附子（ブシ）	トリカブトの根。医療用製剤は減毒処理が行われているが，過量でアコニチン中毒を来す。口周囲・舌のしびれ，悪心嘔吐，動悸，発汗。難治性心室性不整脈や呼吸筋麻痺は死に至ることあり。
甘草（カンゾウ）	偽性アルドステロン症（低カリウム血症，高血圧，浮腫，ナトリウム・体液貯留など）に注意。利尿薬との併用注意。
山梔子（サンシシ）	山梔子含有処方の長期（数年〜数十年）内服で，特発性腸間膜静脈硬化症の危険（腹痛・腹満，便秘・下痢，便潜血陽性）。

アレルギーはどの生薬でも出現しうる。
医療用製剤の賦形剤に含まれる乳糖による下痢・腹満（乳糖不耐症）に注意。
長期投与の際には，残留農薬・放射能などの影響の可能性も考慮する。

〔岡部竜吾：総合診療，26（3）：205-209，2016を参考に作成〕

悸から，難治性不整脈（torsarde de pointesなど）や呼吸筋麻痺を生じ，患者を死に至らしめることもある。1種類の医療用漢方製剤を適正処方量で使用する場合はまず安全である。

　漢方製剤の賦形剤として使用される乳糖で，腹満や下痢を来すことがあり，乳糖不耐症の既往や，牛乳を飲めるかなどを事前に問診する。減量投与や，他社製品への切り替えで解決できることもある。漢方薬を長期に使用する際には，生薬に含まれる農薬や放射能などにも注意が必要である。医療用製剤ではそれらがチェックされているが，効果不明のまま漢方薬を長期に漫然と処方することは厳に慎むべきである[2]。妊娠中や授乳中の女性や小児への処方の注意点は添付文書を参照していただきたい。漢方の学習が進めば，複数の漢方製剤を併用する技術が身につくが，初心者がむやみに複数の漢方薬を併用することは危険であり慎んでいただきたい。

表2 簡易な頻用処方と処方の手がかり

漢方薬	処方の手がかり
大建中湯（ダイケンチュウトウ）	術後サブイレウス。
桂枝加芍薬湯（ケイシカシャクヤクトウ）	過敏性腸症候群。便秘傾向のときは桂枝加芍薬大黄湯。
補中益気湯（ホチュウエッキトウ）	易疲労感，大病後微熱。
六君子湯（リックンシトウ）	機能性ディスペプシア，食思不振，体重減少。
抑肝散（ヨクカンサン）	イライラ，怒りっぽい，認知症周辺症状（BPSD）。高齢者では特に，ナトリウム貯留，高血圧に注意。
芍薬甘草湯（シャクヤクカンゾウトウ）	こむら返り。通常量でも低カリウム血症やナトリウム貯留を起こす危険あり。こむら返り出現時の頓用程度にとどめるのが安全。
麦門冬湯（バクモンドウトウ）	乾性咳嗽，咳喘息，感冒後咳嗽。
小青竜湯（ショウセイリュウトウ）	アレルギー性鼻炎。眠くならない。麻黄含有に注意。
呉茱萸湯（ゴシュユトウ）	繰り返す片頭痛の予防。手足の冷えがある者で有効。
五苓散（ゴレイサン）	天気が崩れる前の緊張型頭痛。

2. 現代医薬との併用時の注意点

小柴胡湯（ショウサイコトウ）とインターフェロンの併用で，間質性肺炎を来す危険があり禁忌である。**甘草含有薬**とループ系利尿薬，チアジド系利尿薬の併用は，低カリウム血症を来す危険がある。**麻黄含有薬**を甲状腺ホルモン製剤，MAO阻害薬，カテコールアミン製剤，キサンチン製剤と併用する際は，薬効が増強される危険がある。

漢方薬には，腸内細菌により吸収に影響を受けるものがあり，経口抗菌薬との併用で漢方薬の効果が不安定になる可能性がある。現代医薬との併用時の注意点はいまだ不明の部分もあり，漢方薬使用時には常に有害反応に注意を払う必要がある[2]。

○ 病名や症状に合わせて使える頻用処方を使ってみる

国内で多く処方され[3]，比較的平易に使用できる漢方薬の処方上の手がかりを表2に記した。前述の使用上の注意点と，後述の漢方処方の基本を参照したうえで使用していただきたい。

表3 実証と虚証/攻める薬と補う薬

	実証	虚証
特徴	**体力があり，胃腸が丈夫** 暑がり，活動的，筋肉質，食いだめができる，便秘は苦手，コーヒーを何杯も飲める，など	**体力がなく，胃腸が弱い** 寒がり，疲れやすい，痩せ，水太り，空腹で動けない，少々の便秘は気にならぬ，コーヒーを何杯も飲めない，NSAIDsで胃がやられやすい，季節の変わり目に不調になる，など
腹部の特徴	実証の腹部（胸骨下角が広い）	虚証の腹部（胸骨下角が狭い）
治療	攻める治療を選択できる	補う治療が主体
生薬	**攻める生薬** 大黄（下痢させる，冷やす），黄連・黄芩・黄柏・石膏（冷やす），麻黄（発汗させる）など，消炎効果などをもつ	**補う生薬** 人参，黄耆，桂皮，附子，乾姜，白朮（蒼朮），茯苓，山薬など，温め，胃腸を整え，体力・免疫力を高める
漢方薬の例	**攻める漢方薬** 黄連解毒湯，大柴胡湯，大承気湯など	**補う漢方薬** 人参湯，補中益気湯，六君子湯，大建中湯など

◯ 漢方理論を勉強し応用力を広げる

漢方の基本：「虚証に対して補う漢方薬，実証に対して攻める漢方薬。」

　漢方理論の奥は深いが，基本的には患者の体力が攻撃的治療に耐えうるか否かを見極め，攻める治療を行うか，補う治療を行うか判断することが基本となる（表3）。
　まず，患者の体質を実証と虚証に分類する。**実証**とは患者の抗病反応や体力，消化機能が充実した状態で，攻撃的治療を選択できる。**虚証**とは患者のそれらが乏しい虚弱な状態で，補う治療が主体となる。

次に漢方薬の構成生薬をみて，攻める（冷やす，下痢させる，発汗させる）タイプの生薬と，補う（温める，消化機能や免疫機能を高める）タイプの生薬の配合比率を確認すると，その漢方薬が攻める薬か補う薬かを大まかに知ることができる。

　そのうえで，「虚証に対して補うタイプの漢方薬，実証に対して攻めるタイプの漢方薬」を使う。漢方初心者は，「虚証の患者に対する補う治療」から始めると安全で効果的である[2]。

　例えば，慢性胃炎の患者の漢方処方を考えるとしよう。製薬会社の配布する処方集や各種の漢方学習書などでは，「慢性胃炎」という現代医学的病名に対応し，黄連解毒湯や六君子湯などが記載されている[4,5]。黄連解毒湯は，黄連，黄芩，黄柏，山梔子など，攻める生薬からなる実証患者向けの漢方薬と認識できる。六君子湯は人参，白朮（蒼朮），茯苓などの補う生薬を多く含み，虚証患者向けの漢方薬と認識できる。

● おわりに

　前述の基本をはずすと，効果が出ないばかりか，有害反応を来すこともある。この基本原則だけでは使用できない漢方薬もあるが，漢方の学習を進め徐々にレパートリーを広げていただきたい。そして，特徴，治療原則，有害反応を理解したうえで安全に漢方薬を使用していただきたい。

参考文献

1) 岡部竜吾，他：東西両医学における自覚症状と身体所見の評価．からだの科学増刊 これからの漢方医学（佐藤弘・編），日本評論社，72-76, 2011
2) 岡部竜吾：漢方診療の基本中の基本：漢方診療の原則と副作用などの注意点．総合診療，26 (3)：205-209, 2016
3) Muramatsu S, et al：Current status of Kampo medicine in community health care. General Med, 13 (1)：37-45, 2012
4) 松田邦夫，他：臨床医のための漢方（基礎編）．ライフメディコム，1997
5) 高山宏世：漢方の基礎と臨床（病名・症状と常用処方）．日本漢方振興会漢方三考塾，2003

MEMO

Essence for
Primary Care Physician,
Family Doctor, Generalist

各論
第4章

外来でよく遭遇する症状と薬の使い分け

第4章　外来でよく遭遇する症状と薬の使い分け

01 発熱・感冒

○ 発熱の鑑別

1. 発熱と高体温
- 発熱 (fever) は，体温が正常な日内変動を超えて上昇することである。視床下部のセットポイントの上昇を伴う。
- 血管収縮による熱の保持〔寒気 (chill) の自覚〕や，筋肉による熱の産生〔戦慄 (shivering) の出現〕によって，上昇したセットポイントに体温を近づけようとする。
- 発熱物質の減少や解熱薬により視床下部のセットポイントが下方修正されると，血管拡張や発汗による放熱が生じる。
- 高体温 (hyperthermia) は，放熱能力を超える，調整できない体温上昇のことである。視床下部のセットポイントは変化せず，解熱薬に反応しない。高体温の原因を表1に示す。
- 38.3～41.1℃の発熱は感染症，非感染症とも同程度にみられるが，41.1℃を超えること〔異常高熱 (hyperpyrexia)〕は感染症ではまれで，高体温が原因（表1）であることが多い[1]。

2. 体温変化のパターン
- 体温は生理的には朝低く，夕方に高い (circadian rhythm)。

表1 高体温 (hyperthermia) の原因

- 熱射病
- 薬剤性（抗コリン薬，交感神経作用薬，リチウム，アンフェタミン，コカイン）
- 悪性症候群（フェノチアジン系，ブチルフェノン系，三環系抗うつ薬，メトクロプラミド）
- セロトニン症候群（選択的セロトニン再取り込み阻害薬，MAO阻害薬，抗うつ薬）
- 悪性高熱症（吸入麻酔薬，スキサメトニウム）
- 内分泌疾患（甲状腺中毒症，褐色細胞腫）
- 中枢神経障害（脳出血，てんかん重積，視床下部障害）

- 稽留熱(日差1℃以内で持続性の発熱),弛張熱(日差1℃以上だが37℃以下にはならない発熱),間欠熱(日差1℃以上で37℃以下にまで下がる発熱)といった発熱パターンは,小規模試験では診断価値が低かった.
- 稽留熱の原因には,グラム陰性桿菌菌血症,チフス性疾患,中枢神経感染症(疾患),薬物などがある.

3. 発熱へのアプローチ

- 最近の渡航歴や入院歴がある場合(または入院中)の発熱は,それぞれ特徴的な疾患を想起する必要がある(表2,表3)[1,2].
- 新たな薬物の使用がある場合には,薬剤熱などの可能性も考慮する.
- そのうえで,発熱の原因が,感染症・炎症性疾患(膠原病や血管炎を含む)・腫瘍・その他(血栓症,薬剤熱,副腎不全,甲状腺中毒など)のどれに分類されるか,特定することを試みる(図1)[3].

表2 潜伏期で分類した旅行者の疾患

短い(10日未満)	中間(11〜21日)	長い(30日超)
● アルボウイルス感染症[*] ● ウイルス性出血熱 ● 腸管細菌感染症(パラチフスを含む) ● ウイルス性腸炎 ● リケッチア症(シラミ,ノミ媒介性) ● ペスト ● 海産物中毒 ● 肺炎 ● インフルエンザ 炭疽	● マラリア(特に熱帯熱マラリア) ● レプトスピラ症 ● 腸チフス ● リケッチア症(ツツガムシ,紅斑熱) ● ライム病 ● アフリカトリパノソーマ症 ● ブルセラ症 ● 腸管原虫感染症 ● Enteric hepatitis ● 糞線虫症 ● 皮膚蝿蛆症,スナノミ症,疥癬	● マラリア ● 結核 ● ウイルス性肝炎 ● 腸管原虫感染症 ● 腸管蠕虫感染症 ● HIV感染症 ● 糞線虫症 ● フィラリア症 ● アメーバ肝膿瘍 ● リーシュマニア症 ● アメリカトリパノソーマ症

[*]節足動物媒介ウイルス感染症:デング熱(多くは3〜7日),チクングニヤ熱(多くは3〜7日),ジカ熱(多くは2〜7日),ウエストナイル熱(多くは2〜6日),黄熱(3〜6日)

〔Spira AM:Lancet, 361:1459-1469, 2003を参考に作成〕

表3 入院中に生じた発熱の原因

非感染症
• 術後発熱（術後2～3日以内）：非感染症（組織侵襲や麻酔影響）が多い • 無気肺（単独では発熱の原因にはならないことが多い） • 薬物・輸血 • 無石胆嚢炎 • 深部静脈血栓症・静脈炎 • 血腫の存在 • 偽痛風 • 副腎不全

感染症
• 術後発熱（術後4日以降）：感染症が多い • 院内肺炎（嚥下性肺炎を含む）・人工呼吸器関連肺炎 • 血管内留置カテーテル関連感染症 • 尿路感染症（特に尿道カテーテル関連） • 副鼻腔炎 • 手術部位感染症（術創部感染症，縫合不全） • クロストリジウム・ディフィシル感染症

〔Rizoli SB, Marshall JC：Lancet Infect Dis, 2(3)：137-144, 2002を参考に作成〕

4. 発熱のワークアップ

- 原因が感染症であると考えた場合，罹患臓器と原因微生物を推定し特定する手続きをとる。
- 明らかな局所所見を欠く場合でも，血液培養，尿沈渣・尿培養，胸部X線写真は最低限実施すると有用である（"standard fever work-up"と称される）。
- 発熱に寒気と戦慄のいずれを伴ったかを区別しておく必要がある。戦慄は菌血症の重要な規定因子である。例えば，市中発症の成人発熱患者において，戦慄の存在（オッズ比13.7）は寒気（オッズ比6.0）以上に菌血症と関連したことが報告されている。
- 抗菌薬の使用は適応となる細菌感染症に限る。それ以外の発熱に抗菌薬を試みることは慎む。日本の抗菌薬使用の90％以上は経口薬であり，外来での適正使用が求められる。

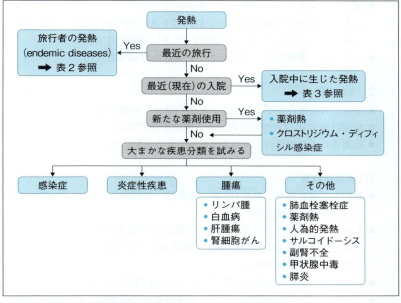

図1 発熱へのアプローチ

〔Tess AV：Fever. The Patient History: An Evidence-Based Approach to Differential Diagnosis second edition (ed. by Henderson MC, Tierney Jr. LM, Smetana GW), McGraw-Hill, 2012 を参考に作成〕

○ 感 冒

1. 病 態

- 感冒（かぜ症候群）は，鼻汁，鼻閉，咽頭痛，咳嗽，発熱，頭痛，倦怠感などを呈するウイルス性の上気道感染症を指し，扁桃炎，急性細菌性副鼻腔炎，急性気管支炎（百日咳を含む），インフルエンザ，肺炎とは区別される。
- ライノウイルス（原因の30〜40％），コロナウイルス（10〜15％），アデノウイルス（5〜10％），RSウイルス（5％），パラインフルエンザウイルス（5％），ヒトメタニューモウイルス（5％），エンテロウイルス，ヒトボカウイルスなどによる。ライノウイルスやパラインフルエンザウイルスは秋と晩春に，コロナウイルスやRSウイルスは晩秋から早春に流行がみられる。
- 小児は年間5〜7回，成人は2〜3回程度，罹患する。

- 感冒の原因ウイルスの多くは，飛沫によるもの以上に，手を介した接触による伝播が効率的なため，予防には手洗いが重要である．インフルエンザウイルスやRSウイルスは飛沫による伝播が主体である．
- 気管支喘息の増悪に，ウイルス性上気道炎が40％程度関与している．

2. 治療
- 治療は対症療法が中心となる．軽症の場合，治療不要である．
- 症状は通常10日程度で改善する．喫煙者などではやや長引く．
- 抗菌薬により細菌の二次感染が抑制される証拠はないので使用しない．

(1) 解熱鎮痛薬
- 熱による倦怠感や，痛み（頭痛，関節痛，筋肉痛など），くしゃみの緩和には，解熱鎮痛薬を用いる[4]．
- アセトアミノフェンと非ステロイド性消炎鎮痛薬（NSAIDs）とでは，感冒に対する短期間の使用の場合，効果および有害反応はいずれもほぼ同等であるとの報告が多い．
- NSAIDsによって，感冒に伴うくしゃみは有意に改善する[4]．
- インフルエンザや水痘などのウイルス感染症に罹患した小児に対しては，ライ症候群のおそれがあるため，アスピリンやジクロフェナクナトリウムの投与は避ける．

(2) 鎮咳薬
- デキストロメトルファンなどの鎮咳薬を必要に応じて使用する．デキストロメトルファン30mgは，急性咳嗽における鎮咳効果がメタアナリシスで示されている．
- 感冒による急性咳嗽に対しては，コデインはいくつかの試験で有意な効果が示されていない．

(3) 点鼻薬
- クロモグリク酸ナトリウム点鼻により，感冒に伴う鼻汁や咽頭痛が，プラセボと比較して速やかに改善したことが示されている．
- 鼻閉に対してはうっ血除去薬（点鼻）が考慮されるが，3日以上使用するとリバウンドが起こるため，2～3日の使用にとどめるべきである．血圧上昇，鼻出血などの有害反応に注意を要する．
- 感冒の鼻症状に対しては，ステロイド点鼻の効果は示されていない．

(4) その他の薬剤
- 効果が不定であるものや，有害反応が問題になるものもある。
- ジフェンヒドラミン（古い世代の抗ヒスタミン薬）は，感冒による鼻汁やくしゃみの軽減に対する効果は限定的で，有害反応（眠気や口渇感）のほうがより問題になる。
- プソイドエフェドリン，エフェドリン，フェニレフリン（うっ血除去薬）の経口薬は，感冒に伴う鼻閉や鼻汁に有効である可能性がある。基本的に，解熱鎮痛薬（アセトアミノフェンまたはNSAIDs）との配合剤や，抗ヒスタミン薬・解熱鎮痛薬との配合剤での有効性の確認が，複数の研究でなされている。動悸，高血圧，緑内障，尿閉の悪化などの有害反応に留意する必要がある。なお，フェニルプロパノールアミン含有製剤は，脳出血のリスクが増すために，2000年以降販売が中止された。
- グアイフェネシン，アンブロキソール，アセチルシステイン，ブロムヘキシンなどが去痰薬として用いられている。グアイフェネシンの急性咳嗽における効果は研究によって結論が分かれるが，グアイフェネシンの経口薬は日本ではOTC (over the counter) 薬のみの扱いである。去痰薬を含有するOTC薬の有効性を検討したシステマティック・レビュー（2014年）では，結論を導くことができなかった。
- 抗コリン薬（イプラトロピウム）点鼻は，鼻汁やくしゃみの緩和に有効性を示すシステマティック・レビューが存在するが，日本では抗コリン薬の点鼻薬としての販売は中止されている。
- 配合剤は，さまざまな成分が種々の用量で配合されているため，注意が必要である。また，感冒は短期間で治癒する疾患であり，症状緩和に効果が証明されているものも比較的限られている。感冒薬のポリファーマシーに陥らないようにすることが望ましい。
- 抗菌薬は，感冒（ウイルス感染症）に対して効果はなく，二次性細菌感染症の抑制効果も証明されていない。むしろ有害反応が問題になるため，使用しない。

3. 合併症
- 急性副鼻腔炎の合併はよくみられる。ただし，二次性細菌性副鼻腔炎よりもウイルス性のほうが高頻度である。
- 感冒の原因ウイルス（特にRSウイルスやパラインフルエンザウイルス）は，下気道感染症も引き起こすことがある。急性気管支炎の大部分（＞90％）はこのような呼吸器ウイルスが原因である。市中肺炎の原因に占める呼

表4　急性呼吸器感染症における抗菌薬投与の考え方

病態	抗菌薬の適応
感冒	抗菌薬を投与すべきではない
急性気管支炎	肺炎でなければ，抗菌薬は不要である（例外は百日咳）
急性扁桃咽頭炎	A群溶連菌が検査で示されたときのみ，抗菌薬の適応である（原因の10％）
急性副鼻腔炎	重篤な症状が3日を超えて続く，症状が10日を超えて続く，二峰性の悪化がみられる場合のみ，抗菌薬を考慮する

〔Harris AM, et al：Ann Intern Med, 164 (6)：425-434, 2016を参考に作成〕

吸器ウイルスの割合も，従前考えられていたより高頻度であることが示されている。

4. 鑑別診断

■ アレルギー性鼻炎，細菌性扁桃咽頭炎，インフルエンザ，百日咳，肺炎との鑑別が特に必要である。

5. 急性呼吸器感染症における抗菌薬投与の考え方

■ 感冒や関連疾患における抗菌薬投与の考え方を表4に示す[5]。

参考文献

1) Rizoli SB, Marshall JC：Saturday night fever：finding and controlling the source of sepsis in critical illness. Lancet Infect Dis, 2 (3)：137-144, 2002
2) Spira AM：Assessment of travellers who return home ill. Lancet, 361：1459-1469, 2003
3) Tess AV：Fever. The Patient History：An Evidence-Based Approach to Differential Diagnosis second edition (ed. by Henderson MC, Tierney Jr. LM, Smetana GW), McGraw-Hill, 2012
4) Kim SY, Chang YJ, Cho HM, et al：Non-steroidal anti-inflammatory drugs for the common cold. Cochrane Database Syst Rev, (9)：CD006362, 2015
5) Harris AM, Hicks LA, Qaseem A, for the High Value Care Task Force of the American College of Physicians and for the Centers for Disease Control and Prevention：Appropriate Antibiotic Use for Acute Respiratory Tract Infection in Adults：Advice for High-Value Care From the American College of Physicians and the Centers for Disease Control and Prevention. Ann Intern Med, 164 (6)：425-434, 2016

第4章 外来でよく遭遇する症状と薬の使い分け

primary care 02 咳

◯ 咳を来す病態・疾患の鑑別

- 咳はプライマリ・ケア医を受診する主要症状の一つで，呼吸器科医を受診する患者の主訴のなかで最も多い。
- 咳は，気道内に貯留した分泌物や吸い込まれた異物の排除を目的とした重要な生体防御反応である。
- 咳は，痰の有無により**湿性咳嗽**（痰を伴い喀出するために生じる咳）と，**乾性咳嗽**（痰を伴わないか少量の痰のみを伴う咳）とに分類される。
- 咳反射は，吸息相（短い吸気），加圧相（声門閉鎖による胸腔内圧の上昇）および呼息相（声門開大に伴う気流および気道内容の強力な呼気努力）の3位相からなる。
- 咳は，2種類の末梢受容体への物理的および化学的刺激により起こるものと考えられている。図1に咳末梢受容体と咳反射の求心経路を示す[1]。

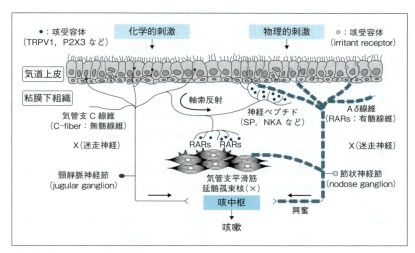

図1 咳末梢受容体と咳反射

〔塩谷隆信：日本胸部臨床，74(11)：1168-1178, 2015 より改変〕

- 1つ目の咳受容体は，喉頭・気管後壁・気管分岐部を中心とした気道粘膜表層部（上皮間や上皮下など）に分布する刺激受容体（irritant receptor）で，物理的刺激直後に強く興奮し，短時間で順応するため速順応性刺激受容器（rapidly adapting stretch receptor；RAR）ともよばれる。求心性線維は迷走神経有髄線維（主にAδ線維）である。
- 2つ目の咳受容体は，末梢気道に分布する無髄神経線維であるC線維（C-fibers）の神経終末で，主に酸や冷刺激，熱刺激などの化学的刺激に反応する。
- カプサイシン（赤唐辛子のエキス）の受容体であるtransient receptor potential vaniloid-1（TRPV1）は，Ca^{2+}流入チャネルの一つで，C線維に存在し，その活性化によりサブスタンスP（SP）やニューロキニンA（NKA）などの神経ペプチド（タキキニン）が放出される。
- 放出されたタキキニンは，気道上皮内のAδ線維を刺激し，咳を誘発する。また軸索反射を介し局所の毛細血管に作用し，神経因性炎症を惹起させる。
- 求心性C線維に発現するP2X3受容体は，アデノシン3リン酸（ATP）をリガンドするイオンチャネルで，炎症やストレスなどで組織から遊離したATPが結合することにより咳嗽反射が亢進する。
- SPは気道では主にneutral endopeptidase（NEP）により分解される。
- インフルエンザウイルスなどによる気道感染ではNEP活性が低下し，SP濃度が増加するため，咳受容体感受性が亢進するものと考えられる。
- アンジオテンシン変換酵素（ACE）はブラジキニンの代謝酵素であり，ACE阻害薬の投与ではSPが増加し，咳受容体感受性が亢進する。
- 咳受容体感受性の亢進以外に，咳喘息では気管支平滑筋の収縮がトリガーとなり，乾性咳嗽が生じるものと考えられている。
- 咳受容体は鼻腔・副鼻腔，胸膜・心膜，食道・胃，横隔膜，外耳道・鼓膜などにも分布するため，咳は気道の物理的・化学的刺激以外に，外耳炎などによる耳性刺激や胸膜炎などの胸膜刺激によっても起こる。
- 咳中枢は，脳幹部（延髄）の孤束核にある。
- 咳中枢は大脳皮質下からの影響も受け，遠心路は迷走神経や横隔・肋間神経などの運動神経を介し，声帯の閉鎖，横隔膜をはじめとした呼気筋の収縮に関与している。
- ほとんどの咳は咳受容体感受性亢進により起こるが，心因性咳嗽や咳払いでは咳受容体感受性は正常な状態で，高次脳機能が関与している。
- 心因性咳嗽は，何らかの身体的異常が原因であると考え，身体的咳嗽という新たな名称が提案されている。

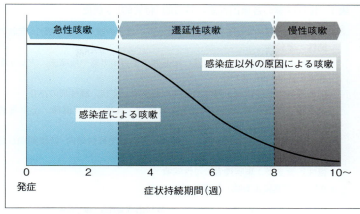

図2　症状持続期間と感染症による咳嗽比率
〔日本呼吸器学会 咳嗽に関するガイドライン第2版作成委員会・編：咳嗽に関するガイドライン第2版．日本呼吸器学会, p7, 2012より転載〕

- 咳の原因疾患はさまざまで，その病態は感染症，腫瘍，アレルギー，免疫異常など多岐にわたる。
- 軽微な咳でも，肺がんや肺結核症などの見逃すことができない重大な疾患の初発症状である場合もある。
- 咳嗽に関するガイドラインは，2005年9月日本呼吸器学会により作成され，2012年に第2版が刊行されている[2]。
- 咳は持続期間により，3週間以内に軽快する**急性咳嗽**，3週間以上8週間未満の**遷延性咳嗽**および8週間以上持続する**慢性咳嗽**に分類している。
- 急性咳嗽の原因疾患で最も頻度が高いのは，かぜ症候群である。
- 気胸や胸膜炎などの胸膜刺激に伴う咳は，ときに発症時間が特定できるほど突然出現することがある。
- 図2に咳の持続期間と感染症による咳の比率を示す。持続期間が長くなるにつれて感染症の頻度は減少し，マイコプラズマやクラミジアによる感染症，百日咳および感染後咳嗽などは，通常8週までに消失する。
- 慢性咳嗽の原因疾患として，欧米では咳喘息／喘息，後鼻漏／鼻炎，胃食道逆流症が3大疾患とされているが，日本では胃食道逆流症の頻度は低く，アトピー咳嗽や副鼻腔気管支症候群などが含まれる。
- 慢性咳嗽の鑑別診断には詳細な問診が極めて重要である。表1に慢性咳嗽の原因疾患に特徴的な病歴を示す。

表1　慢性咳嗽の各原因疾患に特徴的（特異的）な病歴

- 咳喘息：夜間～早朝の悪化（特に眠れないほどの咳や起坐呼吸），症状の季節性・変動性
- アトピー咳嗽：症状の季節性，咽喉頭のイガイガ感や掻痒感，アレルギー疾患の合併（特に花粉症）
- 副鼻腔気管支症候群：慢性副鼻腔炎の既往・症状，膿性痰の存在
- 胃食道逆流症：食道症状の存在，会話時・食後・起床直後・上半身前屈時の悪化，体重増加に伴う悪化，亀背の存在
- 感染後咳嗽：上気道炎が先行，徐々にでも自然軽快傾向（持続期間が短いほど感染後咳嗽の可能性が高くなる）
- 慢性気管支炎：現喫煙者の湿性咳嗽
- ACE阻害薬による咳：服薬開始後の咳

〔日本呼吸器学会 咳嗽に関するガイドライン第2版作成委員会・編：咳嗽に関するガイドライン第2版．日本呼吸器学会，p10, 2012より転載〕

- 自覚症状では，咳嗽以外の随伴症状の有無を確認する。また，既往歴や職業歴，生活環境，家族歴などについても詳細に問診する。
- 湿性咳嗽を来す代表疾患は呼吸器感染症や慢性閉塞性肺疾患（COPD）であるが，気管支拡張症やびまん性汎細気管支炎（DPB）などの慢性下気道疾患も重要であり，後鼻漏の有無を確認する。
- 急性経過で胸痛や呼吸困難を伴う場合には，気道内異物や自然気胸，胸膜炎，急性肺血栓塞栓症を疑う。
- 喘鳴を伴う場合には，気管支喘息以外にうっ血性心不全（心臓喘息），気道内腫瘍や異物，COPDなどを疑う。軽症の喘息では，強制呼気時のみにwheezeが聴取される場合もある。
- 38℃以上の発熱が3～5日以上持続する場合には，肺結核症を含む呼吸器感染症を強く疑う。
- 既往歴では，慢性副鼻腔炎，鼻ポリープ，小児喘息，アトピー素因，胃食道逆流症，高血圧症などの既往歴や治療歴，現在服用中の薬物，粉塵曝露歴の有無などについて聴取する。
- 喘息や過敏性肺炎では居住環境（ペット飼育など）や職業歴が密接に関係していることがある。
- 2～3週間以上持続する咳嗽では必ず胸部X線検査を行い，異常所見を認める場合には胸部CT検査の適応について検討する。間質性肺炎やがん性リンパ管症，軽症のCOPDでは一見胸部X線所見が正常であることもあり，高分解能CTで肺野病変の詳細な評価を行う。

表2　慢性咳嗽の各原因疾患の特異的治療薬

- 咳喘息：気管支拡張薬
- 胃食道逆流症：プロトンポンプ阻害薬またはヒスタミンH_2受容体拮抗薬
- 副鼻腔気管支症候群：マクロライド系抗菌薬
- アトピー咳嗽：ヒスタミンH_1受容体拮抗薬
- 慢性気管支炎：禁煙
- ACE阻害薬による咳：薬剤中止

〔日本呼吸器学会 咳嗽に関するガイドライン第2版作成委員会・編：咳嗽に関するガイドライン第2版．日本呼吸器学会，p11，2012より転載〕

- 肺門部の評価は必ず造影CTを行う。
- 胸部画像検査にて異常を認めない乾性咳嗽としては、感染後咳嗽、咳喘息、アトピー咳嗽、胃食道逆流症、ACE阻害薬の内服、心因性咳嗽などがあげられる。
- 喀痰を認める場合、塗抹（グラム染色や抗酸菌染色）、培養、結核の核酸増幅法などによる細菌学的検索および細胞診を行う。
- 高張食塩水吸入による誘発喀痰検査は自発痰を喀出できない場合に実施し、肺門部肺がんや気管支結核などで有用なこともある。
- 呼吸機能検査は、COPD、気管支喘息、間質性肺疾患などの診断目的で行う。COPDと気管支喘息との鑑別には、気道可逆性検査（気管支拡張薬に対する1秒量の変化）と肺拡散能力測定が重要である。
- 気道過敏性検査や呼気中一酸化窒素（NO）濃度の測定は、気管支喘息の診断、咳喘息とアトピー咳嗽との鑑別のために行う。
- 咳感受性検査は、健常者でも咳感受性の亢進を認めることもあり、臨床的意義はまだ十分に確立されていないが、アトピー咳嗽などでの治療効果判定に有用である。
- 肺門部肺がんや気管支結核などの中枢気道病変を疑う際には、気管支内視鏡検査を積極的に行うことが重要である。
- 後鼻漏や副鼻腔気管支症候群を疑う場合には、副鼻腔X線写真（CTを含む）および耳鼻科医へのコンサルテーションを行う。
- 胃食道逆流症が疑われ、消化器内視鏡検査で逆流性食道炎が確認できない場合には、24時間食道pHモニタリングを行う。しかし、施行可能な施設は限られている。
- 咳喘息、胃食道逆流症、副鼻腔気管支症候群およびアトピー咳嗽では、表2に示す疾患特異的な治療を行い、治療効果により診断することもある。

第4章 外来でよく遭遇する症状と薬の使い分け

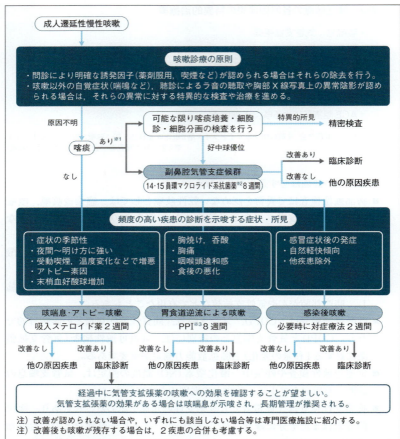

図3 成人の遷延性慢性咳嗽の診断
〔日本呼吸器学会 咳嗽に関するガイドライン第2版作成委員会・編：咳嗽に関するガイドライン 第2版．日本呼吸器学会，p.iii，2012より転載〕

咳に対する治療方針およびアプローチ

- 図3に成人の遷延性・慢性咳嗽患者へのアプローチを示す[2]。
- 鎮咳薬はあくまで咳を鎮めようとする対症療法にすぎないので，咳を生じる原因疾患の治療が優先されるべきである。
- 明確な誘発因子（薬剤服用や喫煙など）があれば直ちに中止する。
- 副鼻腔気管支症候群や胃食道逆流症では，それぞれマクロライド療法，プロトンポンプ阻害薬を考慮する。咳喘息ではβ_2刺激薬などの気管支拡張薬や吸入ステロイド薬，アトピー咳嗽ではヒスタミンH_1受容体拮抗薬の投与を行う。

外来で主に使われる治療薬

- 表3，表4に咳嗽治療薬の分類を示す[2]。
- COPD，気管支拡張症，DPBなどでみられる湿性咳嗽に対する強力な鎮咳は，気道内に貯留した分泌物の排出抑制による換気障害や気道感染を誘発する可能性があるため，痰の排出を優先させるべきである。
- 高度な持続性咳嗽は体力を消耗し，QOLの低下や不眠，肋骨骨折，喀血などを引き起こすこともあり，鎮咳薬の適応となる。
- 咳嗽治療薬は，中枢性鎮咳薬（麻薬性と非麻薬性）と末梢性鎮咳薬の2つに大別される（表3）[3]。また，咳反射を抑制する直接的治療薬と間接的治

表3 咳嗽治療薬の分類

- 中枢に作用（中枢性鎮咳薬）＝非特異的治療薬
    - 麻薬性
    - 非麻薬性

- 末梢に作用
    - 特異的治療薬……疾患，病態に応じた治療
    - 非特異的治療薬
        - 去痰薬
        - 漢方薬
        - トローチ，含嗽薬
        - 局所麻酔薬

〔日本呼吸器学会 咳嗽に関するガイドライン第2版作成委員会・編：咳嗽に関するガイドライン第2版．日本呼吸器学会，p15, 2012より転載〕

表4 成人の咳嗽治療薬[*1]

分類		代表的な商品名	特異的に使用される疾患
中枢性鎮咳薬	麻薬性	コデインリン酸塩，メテバニール	非特異的
	非麻薬性	アスベリン，メジコン，トクレス，アストミン，レスプレン，フスタゾール，フラベリック，コルドリン，ノスカピン	
気管支拡張薬	テオフィリン薬	テオドール，テオロング，ユニフィル，ユニコン	(咳)喘息，COPD
	β_2刺激薬	短時間作用性 メプチン(吸入)，サルタノール(吸入) など 長時間作用性 セレベント(吸入)，オンブレス(吸入)，オーキシス(吸入)，メプチン(経口)，スピロペント(経口)，ホクナリンテープ(貼付)	
	吸入抗コリン薬	短時間作用性 アトロベント，テルシガン 長時間作用性 スピリーバ，シーブリ，エンクラッセ，エクリラ	
ステロイド薬		プレドニン(経口)，リンデロン(経口)，フルタイド(吸入)，パルミコート(吸入)，キュバール(吸入)，オルベスコ(吸入)，アズマネックス(吸入)，アニュイティ(吸入)	(咳)喘息，アトピー咳嗽
吸入用ステロイド薬・β_2刺激薬配合剤		アドエア(吸入)，シムビコート(吸入)，レルベア(吸入)，フルティフォーム(吸入)	(咳)喘息(一部COPD)
抗菌薬	レスピラトリーキノロン[*2]	オゼックス，クラビット，アベロックス，ジェニナック	マイコプラズマ，クラミジア感染症
	14・15員環マクロライド	エリスロシン，クラリス，クラリシッド，ルリッド，ジスロマック	副鼻腔気管支症候群
	その他の抗菌薬	—略—	各種呼吸器感染症
去痰薬		ビソルボン(粘液溶解薬)，ムコダイン(粘液修復薬)，ムコソルバン，ムコサール(粘膜潤滑薬)，クリアナール，スペリア(分泌細胞正常化薬)	各種湿性咳嗽

(次頁へ続く)

表4 成人の咳嗽治療薬[*1]（続き）

分類		代表的な商品名	特異的に使用される疾患
漢方薬		麦門冬湯，小青竜湯	非特異的
抗アレルギー薬	ヒスタミンH_1受容体拮抗薬	アゼプチン，アレロック，ジルテック，セルテクト，アレジオン，アレグラ，クラリチン，エバステル，レミカット，ダレン，タリオン，ザイザルなど	アトピー咳嗽
	ロイコトリエン受容体拮抗薬	オノン，シングレア，キプレス	（咳）喘息
	トロンボキサン阻害薬[*2]	ドメナン，ベガ，ブロニカ，バイナス	
	Th_2サイトカイン阻害薬	アイピーディ	
消化性潰瘍治療薬	ヒスタミンH_2受容体拮抗薬	ガスター，ザンタック，タガメット，プロテカジン，アシノン，アルタット	胃食道逆流による咳嗽
	プロトンポンプ阻害薬	タケプロン，オメプラール，オメプラゾン，パリエット，ネキシウム	

[*1] 小児では適用となっていないもの，適用年齢が制限されているものがあるので使用の際には注意が必要。
（例）ロイコトリエン受容体拮抗薬のうち，オノンドライシロップは2歳以上，シングレア，キプレスのチュアブル錠は6歳以上が適用。
[*2] 小児に対する使用は禁忌（レスピラトリーキノロンのうち，オゼックスは小児で使用可）。
〔日本呼吸器学会 咳嗽に関するガイドライン第2版作成委員会・編：咳嗽に関するガイドライン 第2版. 日本呼吸器学会，p16，2012より改変〕

療薬に分類することもある。
- 中枢性鎮咳薬は，延髄にある咳中枢の刺激信号に対する閾値を高めて，咳反射を抑制する。狭義の鎮咳薬は中枢性のみである。
- 中枢性非麻薬性鎮咳薬には鎮痛・鎮静作用や去痰作用，呼吸促進作用などをあわせもつ薬物があり，患者の症状や病態に合わせて選択する。
- 中枢性麻薬性鎮咳薬の有害事象は，依存性，麻痺性イレウス，眠気，悪心・嘔吐，便秘，排尿障害，呼吸抑制，気管支痙攣などがある。
- 中枢性麻薬性鎮咳薬の禁忌は，重篤な呼吸抑制状態や気管支喘息発作中，心不全を伴うCOPD，急性アルコール中毒などである。
- 中枢性非麻薬性鎮咳薬の有害事象は，めまい，口渇，眠気，食欲不振，便秘，頻脈などがある。

- 中枢性非麻薬性鎮咳薬の禁忌は，デキストロメトルファン（メジコン®）でのMAO阻害薬との併用，ペントキシベリン（トクレス®）での緑内障である．
- 末梢性鎮咳薬は，局所麻酔薬以外は間接的治療薬であり，気管支拡張薬や吸入ステロイド薬，抗菌薬（マクロライド系など），去痰薬，漢方薬（麦門冬湯など），抗アレルギー薬などが含まれる（表4）．
- 気管支拡張薬や吸入ステロイド薬は咳喘息，マクロライド系抗菌薬は副鼻腔気管支症候群，去痰薬は各種湿性咳嗽，麦門冬湯は感染後咳嗽，小青竜湯は水様の痰や喘鳴を伴う気管支炎による咳，抗アレルギー薬は咳喘息やアトピー咳嗽で用いる．
- 現在海外では，慢性咳嗽患者を対象としたP2X3受容体阻害薬の臨床試験が行われている．

参考文献

1) 塩谷隆信：咳嗽の発症機序．日本胸部臨床，74：1168-1178, 2015
2) 日本呼吸器学会 咳嗽に関するガイドライン第2版作成委員会・編：咳嗽に関するガイドライン 第2版．日本呼吸器学会，2012
3) 35．鎮咳薬，去痰薬．今日の治療薬2017（浦部晶夫，島田和幸，川合眞一・編），南江堂，692-704, 2017

03 便秘

便秘の概要

- 便秘は日常診療において高頻度にみられる疾患である。厚生労働省「平成28年国民生活基礎調査」によると成人の便秘症の有病率は男性で約2.5％，女性で約4.6％とされている。これまで，便秘に対する系統だった教科書やガイドラインの記載などは少なく，現場の医師の裁量や経験によって治療されているのが現状であったが，2017年10月に日本消化器病学会関連研究会が慢性便秘症診療ガイドライン2017を発表した[1]。
- 便秘は一見すると煩わしい症状であるだけのことが多いが，その一方で一部の症例では重篤になり，生命をおびやかす可能性もある。また，たとえ症状が軽くても，大腸がんなどの消化器病変や甲状腺疾患などの全身疾患が潜んでいる可能性もある。また安易に下剤を投与することにより，習慣性の便秘に陥ってしまったケースをみることが少なくない。

便秘を来す病態・疾患の鑑別

1. 便秘の定義

- 国際的には機能性消化管障害の作業部会であるRome委員会が作成したRome IV基準が用いられている[2]。
- Rome IV基準では，排便回数が週3回未満，硬便が排便時の25％以上，用手的排便が25％以上，怒責・残便感・閉塞感が排便時の25％以上，などが機能性便秘の診断基準となっている（表1）。また過敏性腸症候群を除外する必要がある（表2）。
- 硬便の程度についてはブリストル便形状スケールを用いるとよい（図1）。タイプ1〜3が硬便で，目標とする便がタイプ4となる[1]。
- Rome IV基準は定義としては明確であるものの，やや複雑であり，わが国の慢性便秘症診療ガイドライン2017では，便秘の定義は「本来体外に排出すべき糞便を十分量かつ快適に排出できない状態」と簡略化されている。

表1 機能性便秘の診断基準（Rome IV definition）

6カ月以上前から自覚症状を認め，最近3カ月間は下記の診断基準を満たす。

1. 以下の症状が2つ以上ある
   a）排便の25％にいきみがある
   b）排便の25％に兎糞状便または硬便がある
   c）排便の25％に残便感がある
   d）排便の25％に直腸肛門の閉塞感または詰まった感じがある
   e）排便の25％に用手的に排便促進の対応をしている
   f）排便回数が週に3回未満
2. 下剤を使わないときに軟便になることはまれ
3. 過敏性腸症候群（IBS）の基準を満たさない

表2 過敏性腸症候群の診断基準（Rome IV difinition）

最近3カ月で少なくとも週1回以上の腹痛が繰り返し起こり，下記の2項目以上にあてはまる。

1. 排便に関連する
2. 排便頻度の変化とともに始まる
3. 便形状の変化とともに始まる

2．便秘の分類

- 便秘はその原因により機能性便秘と二次性便秘に分けて考えると整理しやすい。
- **機能性便秘**とは，大腸や直腸の機能障害が原因で起こる便秘であり，便秘の大部分を占める。わが国では以前より，下記の3型に分類されることが多い。

①弛緩性
- 大腸の蠕動や緊張の低下により，糞便の結腸通過時間が延長したもの。最も一般的な便秘であり，高齢者や長期臥床者に多い。

②痙攣性
- 左側結腸の緊張が強く持続的な収縮（痙攣）を起こすため，結果的に糞便の結腸通過時間が延長する。過剰な収縮のため腹痛を伴うことが多く，ストレスや自律神経のアンバランスによって起こることが多い。

③直腸性
- 慢性的に便秘を我慢することなどにより排便反射自体が起こりにくく

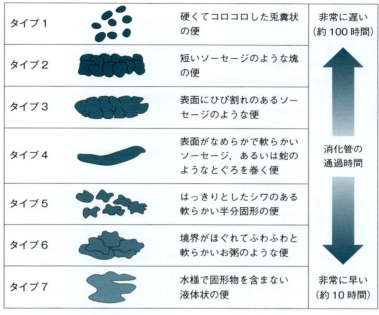

図1　ブリストル便形状スケール

なることや，骨盤底筋群の筋力低下や協調運動が障害されることにより生じる。

- **二次性便秘**とは，ほかの疾患の症候の一つとして便秘がみられるものである（表3）。下記の3つに分類される。

①器質性
- 腸管に構造的な異常が存在し，物理的に便の通過を妨げることにより生じる便秘である。大腸がんなどの腫瘍性病変，クローン病や腸結核，憩室炎など炎症による腸管狭窄，婦人科疾患などによる壁外性の圧排・浸潤などが原因であることが多い。腸管壁の平滑筋や神経の器質的異常により蠕動が著明に低下した状態もここに含める。

②症候性
- 甲状腺機能低下症などの内分泌疾患，パーキンソン病などの神経疾患，低カリウム血症などの電解質異常，糖尿病，透析などがよく知られている。

表3　二次性便秘を来す主な原因

①器質性便秘
　器質的疾患（mechanical obstruction）
　・大腸，直腸腫瘍
　・憩室炎などによる炎症性狭窄
　・腸管外の腫瘍による圧排性狭窄（卵巣腫瘍，がん性腹膜炎など）
　・開腹手術後の腸管癒着，狭窄

②症候性便秘
　神経疾患（neurological disorders/neuropathy）
　・パーキンソン病
　・うつ病，摂食障害
　・多発性硬化症
　・脊髄損傷
　・自律神経失調症

　代謝性疾患（endocrine/metabolic conditions）
　・糖尿病
　・電解質異常（低カリウム血症，高カルシウム血症）
　・甲状腺機能低下症
　・副甲状腺機能亢進症
　・褐色細胞腫
　・慢性腎不全，尿毒症

③薬剤性便秘
　・止痢薬
　・抗コリン薬
　・麻薬
　・カルシウム拮抗薬
　・抗うつ薬
　・パーキンソン病治療薬
　・鉄剤，カルシウム製剤

〔Lindberg G. et al：J Clin Gastroenterol, 45：483-487, 2011を参考に作成〕

③薬剤性
■ 薬剤性の便秘は見落とされがちなので，便秘を訴える患者が服用している薬をチェックするのは非常に重要である。特に高齢者は複数の医療施設から多種類の薬剤が処方されていることが多いため，薬剤師の

もとで処方薬を一元的に管理し，薬剤性の便秘の可能性をチェックする必要がある。
- 原因薬物としては抗コリン薬，抗うつ薬，抗不安薬，向精神薬，モルヒネ，抗パーキンソン病薬がよく知られている[3]。

◯ 便秘に対する治療方針やアプローチの考え方

1. 便秘に対するアプローチ
- 多くの便秘が機能性便秘にあたるが，大腸，直腸の機能を客観的に評価することは難しい。また二次性の便秘には大腸がんなどの生命に関わる病気や，甲状腺疾患やパーキンソン病などの慢性疾患がひそんでいる可能性があり，二次性便秘の鑑別および除外を行う必要がある。
- まず十分な問診を行う。細径の便が出ていないか，便に血が混じっていないか，元来便秘ではないのに，急に便秘を発症していないか，また使用薬剤などの問診がポイントとなる。
- 腹部の診察では腸雑音の性状，圧痛の有無や部位，筋性防御や反跳痛の有無，腹部膨満の有無などの所見をとる。
- 次に使用薬剤の把握，血液検査やレントゲン検査，便潜血検査を行い，二次性の便秘を除外する必要がある。便潜血検査が1回でも陽性の場合は，下部内視鏡検査を施行すべきである。種々の理由により内視鏡検査が施行困難な場合は，CT検査などを検討する。見逃してはいけないのが悪性腫瘍であるが，便秘を来すほどの腫瘍の場合は，CT検査で腸管狭窄や腫瘤として捉えられることが多い。また異常な便やガスの分布により診断が可能なことがある。
- 血液検査では貧血，炎症反応の有無，電解質，血糖値，甲状腺ホルモンなどの検査が必要である。

2. 治療方針
- 二次性便秘となる薬物の投与，器質的疾患，全身疾患の存在がなければ慢性機能性便秘と診断し，治療を開始する（図2）。
- 薬物療法に入る前に，まずは病態をよく説明し，食生活や生活習慣，排便習慣の改善を指導することが重要である。食事反射による排便は朝食後が最も強いとされており，朝食をきちんと摂ることが排便習慣の確立には重要である。
- また，極端な偏食やダイエットによる食事量の減少は，腸管への刺激が

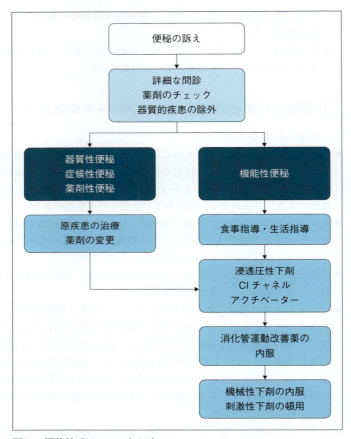

図2　便秘治療のアルゴリズム

　　減少し便秘傾向となる。食事指導の基本として十分な水分を摂取すること，食物繊維の摂取を増やすように野菜や果物を積極的に摂取すること，1日3回の規則正しい食生活を送ることが重要である。
- 食習慣，生活習慣の見直しでも改善しない場合は，薬物療法を開始する。機能性便秘における第一選択薬は，酸化マグネシウムなどの浸透圧性下剤やルビプロストンである。機能性便秘では根本的な治癒が難しく長期で内服治療が必要となるケースが多いため，耐性の生じやすい大腸刺激性下剤の治療初期からの連用は極力避けるべきである。

(1) 高齢者の便秘

- 高齢者は基礎疾患に対して多種の薬物を使用している患者が多い。よく使用される酸化マグネシウムは相互作用が比較的多い薬物になる。また高齢者や腎機能障害のある患者では，高マグネシウム血症を来すおそれがある。これに対しルビプロストンは相互作用が少なく，高齢者でも安全に使用できる薬物である。

(2) 妊婦の便秘

- 妊婦は使用禁忌，使用注意の薬物が多く，使用できる薬物を理解しておく必要がある。妊娠初期は便秘になりやすいといわれている。麻子仁丸などの大黄を含む漢方薬や，センナ，センノシドなどの大腸刺激性下剤は子宮収縮を誘発し，早流産の危険があるため慎重投与になっている。またルビプロストンは動物実験で流産の報告があり，妊婦に対しては使用禁忌に分類されている。酸化マグネシウムや大建中湯などは比較的安全に使用することが可能である。

3. オピオイド，向精神薬による薬剤性便秘

- オピオイドや向精神薬を使用中の患者に，非常に強固な便秘を来すケースを経験する。
- 特に精神科領域で用いられる薬物は副交感神経の標的部位に対する神経伝達物質であるアセチルコリンの阻害作用（抗コリン作用）を有し，腸管蠕動を強力に抑制する。また錐体外路症状を予防する目的で抗コリン薬が頻用され，さらに便秘を誘発している。筆者もコンサルトを受けることがあるが，すでに巨大結腸症を来しており，便秘薬に抵抗性であることが多い。このようなケースの場合，通常の便秘薬には抵抗性であるため，薬物は可能であれば中止を，または代替できる薬物への変更を検討する必要がある。
- 具体的には三環系抗うつ薬は，便秘を来しにくいSSRI/SNRIへの変更を検討する。また可能であれば，定型抗精神病薬から錐体外路症状が起きにくい非定型抗精神病薬への変更を行う。
- 下剤の投与としては浸透圧性下剤（酸化マグネシウム）を中心に治療を行う。改善しないときは腸管運動改善薬であるパントテン酸製剤，5-HT$_4$受容体刺激薬〔モサプリド（ガスモチン®）〕，ドパミン受容体拮抗薬〔イトプリド（ガナトン®）〕などを処方する[4]。
- オピオイド系鎮痛薬は低用量でも強固な便秘を来す。特にモルヒネやオ

キシコドンでは蠕動の抑制効果が強いため，便秘のコントロールが困難な場合はフェンタニルへのローテーションを検討する。ルビプロストンの使用は，海外から3つの無作為割付臨床試験（RCT）で非がん患者におけるオピオイド誘発性便秘に対する有効性が報告されている[4]。

外来で主に使われる治療薬

- 一般的に使用される便秘薬を表4に示す。

1. 経口便秘薬
(1) マグネシウム
- 体内を通過する際に水分を吸収する。腸壁からの水分の再吸収を抑え，便を軟らかくするとともに，便カサを増すことで腸に刺激を与えることができる。
- 酸化マグネシウムは1950年（昭和25年）から便秘薬や制酸薬などとして広く使用されている。
- 酸化マグネシウムの投与中は，高マグネシウム血症の初期症状に十分注意するとともに，長期投与する場合には定期的に血清マグネシウム濃度を測定する必要がある。
- 高マグネシウム血症の初期症状である悪心・嘔吐，口渇，血圧低下，徐脈，皮膚紅潮，筋力低下，傾眠などの発現に注意するとともに，血清マグネシウム濃度の測定を行うなど，十分な観察が必要である。
- マグネシウムは，腸管から吸収される量は少ないが，約4%が吸収されるとされる。吸収されたマグネシウムは腎臓から排泄されるため，腎機能障害がある場合は高マグネシウム血症のおそれがある。
- 骨粗鬆症で用いるビスホスホネート製剤や活性型ビタミンD_3の効果を減弱させるおそれがある。また，一部のニューキノロン系・テトラサイクリン系抗菌薬の効果を減弱させることがある。
- 安価であり，硬い便が出ている若年者，ほかの薬剤を使用していない患者，妊婦などでは第一選択として使用される。

(2) ルビプロストン
- 2012年に登場した便秘に対する新薬。便秘薬としては約30年ぶりの新薬である。
- 小腸粘膜の塩素イオンチャネル（ClC-2）に作用し，活性化して腸液分泌

を増加させ，排便の量と回数を増やす。
- 刺激性下剤のように耐性・習慣性が起きにくい。ほかの薬物との相互作用が少ない。
- ClC-2は子宮平滑筋にも存在し，子宮収縮を起こすとの報告がある。また動物実験レベルで流産の報告がある。妊婦への使用は禁忌とされている。妊娠をしていなくても，妊娠を希望している若い女性には使用を控えたほうがよいと考えられる。
- 高齢者や腎機能障害を有する患者，ほかの薬物を多く服用している患者には第一選択薬になりうる。
- 悪心などの有害反応が20％ある。これは胃腸内に水分が増え，それにより腸管内圧が上がるためといわれている。食直後に服用したほうが悪心は起こりにくいとされている。また悪心は服用開始後2週間ほどで軽快することが多いので，前もって伝えておく必要がある。

(3) リナクロチド
- 2017年3月に便秘型IBS治療薬として発売が開始された。2017年9月に慢性便秘症に対する適応追加申請がされている。
- グアニル酸シクラーゼC受容体を活性化し，腸管分泌促進作用，小腸輸送能促進作用および大腸痛覚過敏改善作用を示すとされている。
- ほぼ吸収されないという薬物特性から，全身曝露は少ない。有害反応としては下痢が最も多い。

(4) センナ，センノシド
- 腸内細菌によってレインアスロンという物質に分解される。この物質が大腸を刺激し，蠕動運動を強めることで瀉下効果を示す。
- 素早い排便効果を有する薬物であり，服用して8～12時間後に作用が出現する。寝る前に服用することで，起床時の排便を期待することができる。
- 長期間服用することで耐性ができ，効果が薄れてくる。そのため，だんだんと使用量が増えていくことが多い。
- 耐性や大腸メラノーシスの問題から長期に使用すべきではなく，やむを得ないときに1～2週間程度の使用にとどめるのが望ましい。

(5) ピコスルファートナトリウム水和物
- 錠剤のほか液剤やドライシロップもあるので，小児や高齢者を含め，幅広く用いられている。

表4 作用機序からみた主な便秘症治療薬

分類		一般名	主な商品名	便秘に対する用法用量
刺激性下剤	大腸刺激性下剤	センナ	アローゼン	1回0.5〜1.0g 1日1〜2回内服
		センノシド	プルゼニド	（センノシドとして） 1回12〜24mg 1日1回，就寝前に内服
		大黄（ダイオウ）	大黄甘草湯（ダイオウカンゾウトウ），麻子仁丸（マシニンガン）	1回2.5g 1日3回，食前あるいは食間に服用
		ピコスルファートナトリウム水和物	ラキソベロン	（ピコスルファートナトリウム水和物として） 1回5〜7.5mg 1日1回，就寝前に内服
	直腸刺激性下剤	ビサコジル	テレミンソフト	（ビサコジルとして） 1回10mg 1日1〜2回，肛門内に挿入
		炭酸水素ナトリウム・無水リン酸二水素ナトリウム	新レシカルボン	1回1〜2個を肛門内に挿入
浸透圧性下剤	塩類下剤	酸化マグネシウム	酸化マグネシウム，マグミット，マグラックス	（酸化マグネシウムとして） 1日2gを内服 ＊年齢・症状により適宜増減
	糖類下剤	ラクツロース	モニラック	（ラクツロースとして） 1日19.5〜39.0g 1日2回，朝夕食後に服用 ＊症状により適宜増減
上皮機能変容薬		ルビプロストン	アミティーザ	（ルビプロストンとして） 1日24μg 1日2回，朝夕食後に服用 ＊症状により適宜増減
		リナクロチド	リンゼス	（リナクロチドとして） 1日0.5mg 1日1回食前に服用 ＊症状により半量に減量
胆汁酸トランスポーター阻害薬		エロビキシバット水和物	グーフィス	（エロビキシバットとして） 1日10mg 1日1回食前に服用 ＊15mgまで増量可
浣腸薬		グリセリン	グリセリン	1回50％液30〜150mLを直腸内に挿入 ＊年齢・症状により適宜増減

主な有害反応	禁忌・相互作用など
腹痛, 下痢, 腹鳴, 悪心・嘔吐, 低カリウム血症など	禁忌：本剤成分に過敏症の既往のある患者, 急性腹症, 痙攣性便秘, 重度の硬結便 原則禁忌：妊婦または妊娠している可能性のある婦人
腹部不快感, 腹痛, 下痢, 食欲不振	妊婦には投与しないほうが望ましい 甘草に偽アルドステロン症
腹痛, 悪心, 嘔吐, 腹鳴, 腹部不快感, 蕁麻疹など	禁忌：本剤成分に過敏症の既往のある患者, 腸管閉塞の患者
過敏症状, ショック様症状, 直腸刺激感, 直腸炎など	禁忌：本剤成分に過敏症の既往のある患者
軽度の刺激感, 下腹部痛, 不快感, 下痢, 残便感	禁忌：本剤成分に過敏症の既往のある患者
高マグネシウム血症, 下痢	併用注意：テトラサイクリン系抗菌薬, ニューキノロン系抗菌薬, ビスホスホネート系骨代謝改善剤, セフジニル, ミコフェノール酸モフェチル, ラベプラゾール, 鉄剤, ジギタリス製剤など
下痢, 悪心, 嘔吐, 腹痛, 腹鳴	禁忌：ガラクトース血症の患者 併用注意：α-グルコシダーゼ阻害薬
下痢, 悪心, 腹痛, 胸部不快感, 頭痛, 動悸, 呼吸困難など	禁忌：本剤成分に過敏症の既往のある患者, 腸閉塞またはその疑いのある患者, 妊婦または妊娠している可能性のある婦人
下痢など	禁忌：本剤成分に過敏症の既往のある患者, 腸閉塞またはその疑いのある患者
下痢, 腹痛など	禁忌：本剤成分に過敏症の既往のある患者, 腸閉塞またはその疑いのある患者 併用注意：アルミニウム含有製剤, コレスチラミン, ジゴキシン, ミダゾラムなど
発疹, 血圧変動, 腹痛, 腹鳴, 腹部膨満感, 直腸不快感, 残便感など	禁忌：腸管内出血・炎症, 腹腔内炎症, 腸管穿孔

第4章

03 便秘

- 服用して7〜12時間で効果を発揮する。就寝前に使用することで，起床時の排便が期待できる。

(6) ラクツロース
- 人工的に作られた二糖類（ガラクトース＋フルクトース）である。
- 腸内の水分を増やし，便を軟らかくする。
- 腸内で分解されて乳酸や酢酸，酪酸などの有機酸となり，腸内のpHを酸性に傾けることによってアンモニアを産生する腸内細菌を減少させる。肝性脳症などで用いられることが多い。
- 保険処方が認められているのは，①高アンモニア血症に伴う精神神経障害，手指振戦，脳波異常，②産婦人科術後の排ガス・排便の促進，③小児における便秘の改善である。有用な薬物ではあるが「成人の便秘」には保険が適用されていない。

(7) 漢方薬
- 弛緩性便秘に対しては，大黄甘草湯（ダイオウカンゾウトウ），調胃承気湯（チョウイショウキトウ），麻子仁丸など，大黄を含む漢方製剤が使用される。特に麻子仁丸は，ほかの大腸刺激薬に比べて腹痛が起こりにくく，高齢者であっても使用しやすい。ただし大黄はアントラキノン系の成分を含んでおり，大腸メラノーシスや耐性の原因となるため，長期使用は避けたほうがよいと思われる。
- 痙攣性便秘に対しては芍薬（シャクヤク）を含む漢方製剤がよく使用される。芍薬には横紋筋，平滑筋にかかわらず，筋肉の収縮を素早く緩める作用がある（こむら返りに対する芍薬甘草湯（シャクヤクカンゾウトウ）は有名）。桂枝加芍薬大黄湯（ケイシカシャクヤクダイオウトウ），もしくは大黄の含まれていない桂枝加芍薬湯（ケイシカシャクヤクトウ）が使用される[5]。
- 大黄を含まない漢方製剤の代表が大建中湯である。腹部を温め，血流を改善し腸管運動を適切に保つことで，便通を改善することがわかっている[6]。

(8) エロビキシバット水和物
- わが国では2018年4月より発売が開始された薬剤である。
- 回腸末端部での胆汁の再吸収を阻害する作用を有し，大腸へ到達する胆汁酸を増加させる。胆汁酸が増加すれば大腸管腔内への水分の分泌，消化管運動が促進すると考えられている。
- 投与方法は10mgを1日1回食前経口投与である。主な有害反応は腹痛，下痢である。

2. 経肛門便秘薬

(1) ビサコジル
- 挿肛することで有効成分が直腸粘膜を刺激し，腸の運動を活発にして排便を促す。
- 5〜60分で効果が発現する。
- 内服できない乳幼児や高齢者に使用することが多い。

(2) 炭酸水素ナトリウム・無水リン酸二水素ナトリウム
- 挿肛すると直腸内で炭酸ガスが発生し，直腸に刺激を与える。
- 5〜20分で効果が発現する。

(3) グリセリン
- 浣腸液を直腸内に注入することによって，大腸を機械的に刺激し，蠕動運動を促進させる。即効性がある。
- 油性なので，便の滑りをよくして排便を促す。
- グリセリン自体は無害だが，カテーテルによる肛門，直腸粘膜の損傷のおそれがあるため，あまり深くは挿入せず，ゆっくり注入する必要がある。

参考文献
1) 日本消化器病学会関連研究会 慢性便秘の診断・治療研究会 編：慢性便秘症 診療ガイドライン 2017, 南江堂, 2017
2) Brian E. Lacy, et al：Bowel Disorders. Gastroenterology, 150：1393-1407, 2016
3) Lindberg G. et al：Constipation: a global perspective. World Gastroenterology Organisation Global guidelines. J Clin Gastroenterol, 45：483-487, 2011
4) 中島淳・編：臨床医のための慢性便秘マネジメントの必須知識．医薬ジャーナル社, 2015
5) 熊田卓, 他：便秘と下痢の漢方治療．漢方と診療, 5：3-13, 2011
6) 栗原由美子：便秘と漢方．日本医事新報, 31-38, 2015

04 下痢

病態・疾患の鑑別

1. 下痢とは
- 下痢は糞便中の水分量が多くなった状態である。糞便中の水分量を決めるものは，消化管内への分泌液量と消化管からの吸収量である。1日に唾液として1L，胃液として2L，胆汁として1L，膵液として2L，小腸分泌液として1L，合計7Lが消化管内に分泌されている。一方，空腸で3〜5L，回腸で2〜4L，結腸で1〜2Lの水分が吸収される。食餌中の水分摂取量も考慮すると，便中の水分量は0.1〜0.2Lとなる。1日の糞便の水量が150〜200mL以上のものが下痢である。
- 便は硬さにより，正常便，泥状便，水様便に分けられるが，それぞれの水分量は70〜80％，80〜90％，95％以上とされている。

2. 下痢の機序
- 下痢には，浸透圧性下痢，分泌性下痢，腸管運動異状による下痢，滲出性下痢の4つがある。
    - 浸透圧性下痢：腸管内浸透圧が増加し体液が腸管内に移行して起こる下痢。吸収されない溶質が腸腔内に過剰に存在して，水停滞を起こして生じる。最も多いのは，マグネシウム塩などの塩類下剤，ラクツロースやソルビトールなどの吸収されにくい溶質を摂取した場合である。その次に多いのは炭水化物の吸収不良で，頻度の高いものは原発性乳糖不耐症である。
    - 分泌性下痢：ホルモン（WDHA症候群，カルチノイド症候群，Zollinger-Ellison症候群）・脂肪酸・細菌エンテロトキシンなどによって腸管壁からの分泌が亢進し，腸管内溶液が増加したために起こる下痢。
    - 腸管運動異常による下痢：甲状腺機能亢進，機能性腸疾患（過敏性腸症候群）により腸管運動が亢進し，急速に腸管内容物が通過するために下痢を来す。
    - 滲出性下痢：炎症などによる腸管粘膜の障害のため滲出性が亢進し，

浸出液によって腸管内溶液が増加して起こる下痢。
- 上述の4つの下痢のなかで，原因としては，機能性腸疾患と腸粘膜の炎症による滲出性の下痢が最も一般的である。
- 腸粘膜の炎症による下痢には，細菌やウイルスの感染による急性感染症と，潰瘍性大腸炎やクローン病などの炎症性腸疾患が含まれる。

3. 急性下痢

- 急性下痢は，原因として細菌・ウイルスなどの感染による激しい症状を伴うものと，感染によらないものとに分類される。非感染性は乳糖不耐症，薬物（抗生物質，ラクツロース，マグネシウム含有薬物など），虚血性大腸炎などによる下痢があげられる。
- 急性下痢の多くは感染性である。

(1) 感染性腸炎

- 多くの細菌，ウイルス，寄生虫が病原体となりうる。細菌性のものでは腸炎ビブリオ，病原性大腸菌，サルモネラ属菌，カンピロバクターなど，ウイルス性のものではノロウイルス，ロタウイルス，腸管アデノウイルスなど，寄生虫としては，赤痢アメーバ，ランブル鞭毛虫などがある。
- 疫学的には，ノロウイルスは秋〜春先（10月〜3月頃）にかけて多発し，ロタウイルスは春先（3月〜5月頃）にかけて乳幼児を中心に多発する。腸炎ビブリオなど細菌性のものや，いわゆる食中毒によるものが夏季における下痢の主な原因になっている。

(2) 食中毒

- 食中毒の発生件数と発生時期を，原因となった菌に分けて月次変化を見てみると，腸炎ビブリオやサルモネラ属菌は夏場に多い原因菌である。反対にノロウイルスは冬場に多い原因菌である。また，カンピロバクターは年間を通して多い原因菌となっている。
- 厚生労働省食品安全情報による2016年（平成28年）の病因物質別食中毒発生状況を表1に示す[1]。2016年の食中毒発生状況によると，ノロウイルスによる食中毒は，事件数では約31.1％，患者数では約56.3％で，事件数・患者数ともに第1位となっている。そのほかは，患者数の多い順にカンピロバクター，ウェルシュ菌，サルモネラ属菌，ブドウ球菌と続く。
- 腸炎ビブリオ，腸管出血性大腸菌，カンピロバクターは血便を伴う。食中毒事件数の年次推移の原因微生物をみると，ノロウイルスとカンピロ

表1 平成28年 病因物質別食中毒発生状況

病因物質		総数 事件	総数 患者	総数 死者
総　数		1,139	20,252	14
細　菌		480	7,483	10
	サルモネラ属菌	31	704	—
	ぶどう球菌	36	698	—
	ボツリヌス菌	—	—	—
	腸炎ビブリオ	12	240	—
	腸管出血性大腸菌(VT産生)	14	252	10
	その他の病原大腸菌	6	569	—
	ウェルシュ菌	31	1,411	—
	セレウス菌	9	125	—
	エルシニア・エンテロコリチカ	1	72	—
	カンピロバクター・ジェジュニ/コリ	339	3,272	—
	ナグビブリオ	—	—	—
	コレラ菌	—	—	—
	赤痢菌	—	—	—
	チフス菌	—	—	—
	パラチフスA菌	—	—	—
	その他の細菌	1	140	—
ウイルス		356	11,426	—
	ノロウイルス	354	11,397	—
	その他のウイルス	2	29	—
寄生虫		147	406	—
	クドア	22	259	—
	サルコシスティス	—	—	—
	アニサキス	124	126	—
	その他の寄生虫	1	21	—
化学物質		17	297	—
自然毒		109	302	4
	植物性自然毒	77	229	4
	動物性自然毒	32	73	—
その他		3	16	—
不　明		27	322	—

〔厚生労働省：平成28年食中毒発生状況，2017より〕

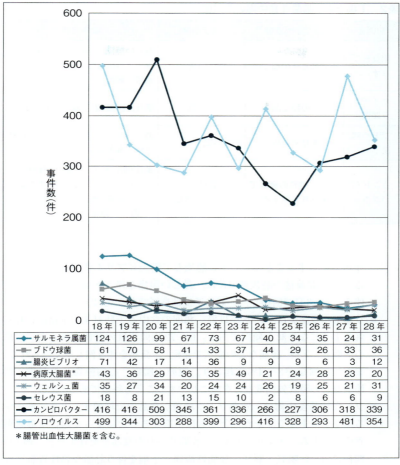

図1 食中毒事件数の年次推移

〔厚生労働省：平成28年食中毒発生状況，2017より〕

バクターが2大原因微生物であり，サルモネラ属菌と腸炎ビブリオは減少している（図1）[1]。

(3) 主な細菌による食中毒の特徴
- 腸炎ビブリオは主に海水中に生息する細菌であり，本菌で汚染された魚

表2　下痢を来す細菌性食中毒の原因菌

起因菌	主な原因食物	潜伏期間	臨床症状
腸炎ビブリオ	魚介類とその加工品	12時間前後	激しい腹痛（上腹部），下痢（水様性，ときに血性，粘液性），発熱，嘔気，嘔吐
サルモネラ属菌	卵とその加工品	6〜72時間	嘔吐，腹痛（右下腹部から臍周囲）
ブドウ球菌	おにぎりや弁当	約3時間	激しい嘔気，嘔吐，腹痛，水様性下痢，発熱は少ない
カンピロバクター	鶏肉，動物の糞尿で汚染された地下水	2〜10日（平均2〜3日）	重症例が多い，下痢（水様便が最も多いが，約半数に血便を認める），腹痛（臍周囲），発熱は38〜39℃，頭痛

介類を生食することで，ヒトに感染して腸炎ビブリオ食中毒を発症させる。12時間前後の潜伏期の後に，激しい腹痛を伴う下痢，ときに血便を伴う。2〜3日で回復し，一般に予後は良好である（表2）。

- **サルモネラ腸炎**は，1998年以降，鶏卵の食中毒予防対策が本格的に行われるようになり減少傾向である。6〜72時間程度の潜伏期間をおいて悪心・嘔吐，下痢，腹痛などの症状で発症し，発熱を伴う例も多くみられる。また，菌血症が2〜4％に起こり，腹腔内膿瘍，心内膜炎，骨髄炎，関節炎などの腸管外病変などを起こしやすいことも特徴である（表2）。

- **ブドウ球菌食中毒**は，黄色ブドウ球菌が食品中で増殖するときに産生するエンテロトキシンを食品とともに摂取することによって起こる毒素型食中毒である。エンテロトキシンが産生された食品を喫食すると，約3時間後に激しい嘔気・嘔吐，疝痛性腹痛，下痢を伴う急激な急性胃腸炎症状を発する。一般に予後は良好で，通常1日か2日で治る（表2）。

- **カンピロバクターによる食中毒**は，発熱（38〜39℃）・下痢（ときに粘血便）・腹痛が主な症状で，嘔吐を伴うこともある。まれに，0.1％くらいの頻度で，腸炎が完治してから10日後くらいにギラン・バレー症候群を併発することがある。したがって，腸炎症状が治った後の患者の予後にも注意を払う必要がある（表2）。

- 大腸菌のなかでは**腸管出血性大腸菌**が食中毒の原因菌として重要である。血清型O157が最も多く，そのほかにもO26，O111など複数の種類の血

清型がみられる。血管障害性のVero毒素により下痢，血便，溶血性尿毒症症候群（hemolytic uremic syndrome；HUS，5〜10％），脳炎を合併することで重症化しやすい。また，腸管毒素原性大腸菌は旅行者下痢症の主要な原因菌である。

4. 慢性下痢

- 慢性の下痢には，潰瘍性大腸炎やクローン病といった炎症性腸疾患，甲状腺機能亢進症，乳糖不耐症，慢性的に下痢や便秘などの症状が続く過敏性腸症候群がある。そのほかの慢性下痢の原因疾患として，医原性（薬物，放射線照射，腸手術），食物アレルギー，感染性，慢性膵炎，腫瘍性（VIP腫瘍，カルチノイド腫瘍）があるが，過敏性腸症候群などの機能的異常が多い。
- 感染性下痢は大部分が急性の経過をとるが，慢性下痢の原因となる感染性下痢として，アメーバ赤痢（AIDSに注意），ランブル鞭毛虫感染，サイトメガロウイルス腸炎（免疫不全状態，特にAIDS），腸結核に注意する必要がある。ランブル鞭毛虫は水系感染であり，大腸内視鏡検査では異常を発見できない下痢症患者として重要な疾患である。慢性下痢の原因として腸管スピロヘータの関与も報告されている。
- 医原性の下痢としてcollagenous colitisがある。本症は慢性の水様性下痢と大腸粘膜直下の膠原線維帯の肥厚を特徴とする。薬物（プロトンポンプ阻害薬，非ステロイド性消炎鎮痛薬，アンジオテンシンⅡ受容体拮抗薬など）が原因となる。本症の内視鏡所見は，mucosal tearsとよばれる幅の狭い縦走潰瘍がみられることもあるが，正常あるいは毛細血管の増生などの非特異的所見にとどまることが多い。薬物の中止で下痢症状が治まる。

● 症状に対する治療方針やアプローチの考え方

(1) 補液対策

- 乳酸加リンゲルによる水分の補給と電解質の是正を目的とした補液を行う。
- 小腸上皮細胞の刷子縁にあるSGLT1（sodium glucose transporter 1）によりナトリウムは，グルコースとともに，細胞内に吸収される。ナトリウムの能動輸送に伴い水が吸収される。ナトリウムの吸収はグルコースの存在により増強されるため，下痢の患者における脱水症状の治療法と

しては，ナトリウムとグルコースを含む溶液を経口的に投与することにより，ナトリウムの吸収が促進され，次いで水分の吸収も増強する。

(2) 下痢対策
- 強力な止痢薬は腸管の自浄作用を阻害し，病原体と毒素の排出を遅らせるので，慎重に対処する。

(3) 腹痛対策
- 原因疾患の確定診断を行うと同時に，鎮痛薬として必要に応じて抗コリン薬を用いる。

(4) 悪心と嘔吐の対策
- 嘔吐が激しい場合には制吐薬の投与も考慮する。

(5) 原因疾患対策
- 感染性腸炎では自然治癒の傾向が強いため，脱水や自覚症状に対する対症療法だけでよい場合が多い。
- 対症療法とともに器質的疾患を含めた原因精査が重要である。服薬状況・海外渡航歴の聴取，身体的・精神的ストレスの有無，患者周囲で同様の症状をもつ者がいないかどうかを確認し，原疾患の特定に努める。下部消化管内視鏡検査，慢性膵炎，内分泌疾患や膠原病など全身検索，必要に応じて病原微生物検査を行う。

● 対症療法で主に使われる治療薬

- 下痢においては，脱水による循環障害や電解質異常，アシドーシスなどにより緊急対応が必要か否かの判断が重要である。治療にあたっての原則は，原因薬物の把握と中止，適切な補液などによる循環動態の安定，電解質異常の補正などを優先する。
- 塩分・糖分を含む経口補水液 (oral rehydration solution；ORS) を経口投与する。経口摂取が不可能ならば生理食塩液の点滴を行う。
- 循環動態や電解質異常を伴わない程度の下痢では，ロペラミド（ロペミン®）などの止痢薬により対症的な治療が行われる。

○ 原因疾患に対する治療で主に使われる治療薬

1. 腸管感染症

「JAID（日本感染症学会）/JSC（日本化学療法学会）感染症治療ガイドライン2015—腸管感染症—」[2]を参考に以下をまとめる。

(1) 急性下痢症

- 細菌性腸炎は，市中において一般的によくみられる細菌感染症の一つである。
- 多くは対症療法のみで軽快するため，抗菌薬を必要とする例は限られる。したがって，初期治療においては，個々の症例の重症度を把握し，抗菌薬の必要性を判断することが大切である。
- 以下のような場合には，特にempiric therapyを考慮して，次に示す①，②の抗菌薬を用いる。

> - 血圧の低下，悪寒戦慄など菌血症が疑われる場合
> - 重度の下痢による脱水やショック状態などで入院加療が必要な場合
> - 菌血症のリスクが高い場合（CD4陽性リンパ球数が低値のHIV感染症，ステロイド・免疫抑制薬投与中などの細胞性免疫不全者など）
> - 合併症のリスクが高い場合（50歳以上，人工血管・人工弁・人工関節など）
> - 渡航者下痢症（症状や状況によっては治療を考慮する場合もある）

①第一選択※
- レボフロキサシンLVFX（クラビット®：ニューキノロン系）
- シプロフロキサシンCPFX（シプロキサン®：ニューキノロン系）

※カンピロバクター腸炎を強く疑う場合，あるいはキノロン耐性が増加している地域からの渡航者下痢症には，マクロライド系を第一選択とすることもある。

②第二選択（キノロン系薬剤に耐性またはアレルギーの場合）
- アジスロマイシンAZM（ジスロマック®：マクロライド系）
- セフトリアキソンCTRX（ロセフィン®：セフェム系）

(2) 慢性下痢症

- 慢性下痢として，アメーバ赤痢（AIDSに注意），ランブル鞭毛虫感染，

サイトメガロウイルス腸炎（免疫不全状態，特にAIDS），腸結核に注意する．アメーバ赤痢，ランブル鞭毛虫感染ともに第一選択薬はメトロニダゾールである．

2. 機能性腸疾患（過敏性腸症候群）

「機能性消化管疾患診療ガイドライン2014―過敏性腸症候群（IBS）」[3]を参考に以下をまとめる．
- IBSの病態生理を患者が理解できる言葉で十分に説明し，納得を得る．ここまでの過程において，良好な患者-医師関係を作っておくことが重要である．
- 食事と生活習慣改善を指導する．

(1) 第1段階（図2）
- 1段階目薬物として消化管機能調節薬（セレキノン®），下痢型には5-HT$_3$拮抗薬（イリボー®）を投与する．
- 1段階目薬物と2段階目薬物〔プロバイオティクス（ビフィズス菌や乳酸

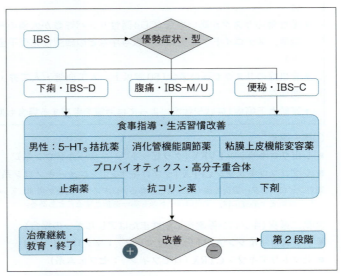

図2 IBSの治療フローチャート：第1段階

〔日本消化器病学会・編：機能性消化管疾患診療ガイドライン2014―過敏性腸症候群（IBS）．p. xx, 2014, 南江堂より許諾を得て転載〕

菌などの有用菌)・高分子重合体(コロネル®,ポリフル®)〕を組み合わせてもよい。
- ここまでで改善がなければ,止痢薬を併用する。腹痛には抗コリン薬(チアトン®)を中心に投与する。
- これらを薬物の用量を勘案しながら4〜8週続け,改善すれば治療継続あるいは治療終了する。改善がなければ第2段階に移る。

(2) 第2段階(図3)
- 患者のストレスあるいは心理的異常が,症状に関与するか否かを判断する。
- うつが優勢:抗うつ薬(三環系抗うつ薬と選択的セロトニン再取り込み阻害薬)を用いる。
- 不安が優勢:抗不安作用をもつ抗うつ薬である5-HT$_{1A}$刺激薬(セディー

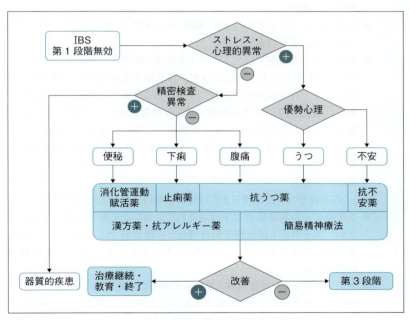

図3　IBSの治療フローチャート:第2段階

〔日本消化器病学会・編:機能性消化管疾患診療ガイドライン2014—過敏性腸症候群(IBS).
p. xxi, 2014, 南江堂より許諾を得て転載〕

ル®)を処方し,ベンゾジアゼピン系抗不安薬(コレミナール®)は4〜6週間を目安に短期間にとどめるように工夫する。
- 病態へのストレス・心理的異常の関与は乏しいと判断されれば,器質的疾患を再度除外後,便秘に消化管運動賦活薬〔5-HT$_4$刺激薬(ガスモチン®)〕,下痢にロペラミド,腹痛に知覚閾値上昇作用を狙った抗うつ薬を投与する。

3. 炎症性腸疾患(潰瘍性大腸炎, クローン病)

「潰瘍性大腸炎・クローン病 診断基準・治療指針 平成28年度 改訂版」[4]を参考に,以下にまとめる。

(1) 潰瘍性大腸炎(表3)
- 薬物療法は,主として重症度と罹患範囲に応じて薬物を選択する。寛解導入後も,再燃を予防するため寛解維持療法を行う。
  ①寛解導入療法
  - 5-ASA(5-アミノサリチル酸)製剤(ペンタサ®,サラゾピリン®,アサコール®)による治療を行う。
  - 中等症以上の症例では,ステロイド治療が必要となることが多い。ステロイドの漫然とした長期投与や,減量中止後短期間における繰り返し投与は,有害反応や合併症につながることがあるので注意が必要である。通常,ステロイド使用時の初期効果判定は1〜2週間以内に行い,効果不十分な場合はステロイド抵抗例として,白血球除去療法,タクロリムス,抗TNF-α抗体製剤,シクロスポリン持続静注療法を検討する。

  ②寛解維持療法
  - 5-ASA製剤の経口剤投与または局所治療の,単独または併用を行う。
  - ステロイドの寛解維持効果は示されていないため漫然と使うべきではない。ステロイド抵抗例や依存例などの難治例では,原則として免疫調節薬のアザチオプリン,6-MP(メルカプトプリン)による寛解維持治療を行う。
  - インフリキシマブで寛解導入を行った例では8週ごとのインフリキシマブ投与,アダリムマブで寛解導入を行った例では2週ごとのアダリムマブ投与による寛解維持療法を行ってもよい。

表3 平成28年度潰瘍性大腸炎治療指針（内科）

寛解導入療法

	軽症	中等症	重症	劇症
左側大腸炎型・全大腸炎型	経口剤：5-ASA製剤 注腸剤：5-ASA注腸，ステロイド注腸 ※中等症で炎症反応が強い場合や上記で改善ない場合はプレドニゾロン経口投与 ※さらに改善なければ重症またはステロイド抵抗例への治療を行う ※直腸部に炎症を有する場合はペンタサ坐剤が有用		● プレドニゾロン点滴静注 ※状態に応じ以下の薬剤を併用 経口剤：5-ASA製剤 注腸剤：5-ASA注腸，ステロイド注腸 ※改善なければ劇症またはステロイド抵抗例の治療を行う ※状態により手術適応の検討	● 緊急手術の適応を検討 ※外科医と連携のもと，状況が許せば以下の治療を試みてもよい ● ステロイド大量静注療法 ● タクロリムス経口 ● シクロスポリン持続静注療法[*] ※上記で改善なければ手術
直腸炎型	経口剤：5-ASA製剤 坐　剤：5-ASA坐剤，ステロイド坐剤 注腸剤：5-ASA注腸，ステロイド注腸　※安易なステロイド全身投与は避ける			
難治例	ステロイド依存例	ステロイド抵抗例		
	免疫調節薬：アザチオプリン・6-MP[*] ※（上記で改善しない場合）：血球成分除去療法・タクロリムス経口・インフリキシマブ点滴静注・アダリムマブ皮下注射を考慮してもよい	中等症：血球成分除去療法・タクロリムス経口・インフリキシマブ点滴静注・アダリムマブ皮下注射 重　症：血球成分除去療法・タクロリムス経口・インフリキシマブ点滴静注・アダリムマブ皮下注射・シクロスポリン持続静注療法[*] ※アザチオプリン・6-MP[*]の併用を考慮する ※改善がなければ手術を考慮		

寛解維持療法

非難治例	難治例
5-ASA製剤（経口剤・注腸剤・坐剤）	5-ASA製剤（経口剤・注腸剤・坐剤） 免疫調節薬（アザチオプリン，6-MP[*]），インフリキシマブ点滴静注[**]，アダリムマブ皮下注射[**]

[*]：現在保険適応には含まれていない，[**]：インフリキシマブ・アダリムマブで寛解導入した場合
5-ASA経口剤（ペンタサ顆粒/錠，アサコール錠，サラゾピリン錠，リアルダ錠），5-ASA注腸剤（ペンタサ注腸），5-ASA坐剤（ペンタサ坐剤，サラゾピリン坐剤），ステロイド注腸剤（プレドネマ注腸，ステロネマ注腸），ステロイド坐剤（リンデロン坐剤）

〔潰瘍性大腸炎・クローン病　診断基準・治療指針　平成28年度　改訂版，p9，2017より〕

(2) クローン病（表4）
①寛解導入療法
- 内科的治療法としては，栄養療法，薬物療法〔5-ASA製剤，ステロイド，免疫調節薬（アザチオプリン，6-MP），抗TNF-α抗体〕，血球成分除去療法がある。
- 栄養療法は有害反応が少ないという特徴があるが，一定量以上を継続するため患者の受容性が重要である。薬物療法との併用も有用とされている。
- 薬物療法では，免疫抑制を伴うものが多いので，感染などの合併症などに注意して治療を行う。穿孔，大量出血，がん合併，内科的治療で改善しない腸閉塞，膿瘍では，外科治療の適応の検討が重要である。
- 徐々に治療を強めていくstep up療法が従来行われてきたが，近年は最初から抗TNF-α抗体製剤を使用するtop down療法のほうが長期寛解維持および粘膜治癒が高率であることが報告され，若年発症，瘻孔・穿孔例，広範な小腸病変を有する例，高度肛門病変などの難治性症例での適応が考慮されている。
- B型肝炎ウイルス感染者（キャリアおよび既往感染者）に対し各種の免疫を抑制する治療を行う場合，HBVの再活性化によるB型肝炎を発症する可能性を考慮する。
- 抗TNF-α抗体製剤治療では結核併発のリスクが報告されており，本剤の投与に際しては十分な問診および胸部X線検査に加え，インターフェロンγ遊離試験またはツベルクリン反応検査を行い，疑わしい場合には積極的に胸部CT検査も併用する必要がある。
- 特に高齢者や免疫力の低下が疑われる患者では，強く免疫を抑制する治療に伴う有害反応（ニューモシスチス肺炎などの日和見感染など）により致死的となることがあるため，ST合剤の予防投与などの検討も含め慎重に行う。

②寛解維持療法
- 寛解導入以後は長期寛解維持を目標に栄養療法，薬物療法（5-ASA製剤，免疫調節薬，抗TNF-α抗体）が用いられる。抗TNF-α抗体製剤により寛解導入された後は定期投与が有効である。

表4 平成28年度クローン病治療指針（内科）

活動期の治療（病状や受容性により，栄養療法・薬物療法・あるいは両者の組み合わせを行う）		
軽症～中等症	中等症～重症	重症（病勢が重篤，高度な合併症を有する場合）
薬物療法 ・ブデソニド ・5-ASA製剤 　ペンタサ®顆粒/錠 　サラゾピリン®錠（大腸病変） **栄養療法（経腸栄養療法）** 許容性があれば栄養療法 経腸栄養剤としては， ・成分栄養剤（エレンタール®） ・消化態栄養剤（ツインライン®など） を第一選択として用いる。 ※受容性が低い場合は半消化態栄養剤を用いてもよい。 ※効果不十分の場合は中等症～重症に準じる。	**薬物療法** ・経口ステロイド（プレドニゾロン） ・抗菌薬（メトロニダゾール[*]，シプロフロキサシン[*]など） ※ステロイド減量・離脱が困難な場合：アザチオプリン，6-MP[*] ※ステロイド・栄養療法が無効/不耐な場合：インフリキシマブ・アダリムマブ **栄養療法（経腸栄養療法）** ・成分栄養剤（エレンタール®） ・消化態栄養剤（ツインライン®など） を第一選択として用いる。 ※受容性が低い場合は半消化態栄養剤を用いてもよい。 **血球成分除去療法の併用** ・顆粒球吸着療法（アダカラム®） ※通常治療で効果不十分・不耐で大腸病変に起因する症状が残る症例に適応。	外科治療の適応を検討したうえで以下の内科治療を行う。 **薬物療法** ・ステロイド経口または静注 ・インフリキシマブ・アダリムマブ（通常治療抵抗例） **栄養療法** ・経腸栄養療法 ・絶食のうえ，完全静脈栄養療法（合併症や重症度が特に高い場合） ※合併症が改善すれば経腸栄養療法へ。 ※通過障害や膿瘍がない場合はインフリキシマブ・アダリムマブを併用してもよい。

寛解維持療法	肛門病変の治療	狭窄/瘻孔の治療	術後の再発予防
薬物療法 ・5-ASA製剤 　ペンタサ®顆粒/錠 　サラゾピリン®錠（大腸病変） ・アザチオプリン ・6-MP[*] ・インフリキシマブ・アダリムマブ（インフリキシマブ・アダリムマブにより寛解導入例では選択可） **在宅経腸栄養療法** ・エレンタール®，ツインライン®等を第一選択として用いる。 ※受容性が低い場合は半消化態栄養剤を用いてもよい。 ※短腸症候群など，栄養管理困難例では在宅中心静脈栄養法を考慮する。	まず外科治療の適応を検討する。 ドレナージやシートン法など 内科的治療を行う場合 ・痔瘻・肛門周囲膿瘍：メトロニダゾール[*]，抗菌剤・抗生物質 　インフリキシマブ・アダリムマブ ・裂肛，肛門潰瘍：腸管病変に準じた内科的治療 ・肛門狭窄：経肛門的拡張術	【狭窄】 ・まず外科治療の適応を検討する。 ・内科的治療により炎症を沈静化し，潰瘍が消失・縮小した時点で，内視鏡的バルーン拡張術 【瘻孔】 ・まず外科治療の適応を検討する。 ・内科的治療（外瘻）としては 　インフリキシマブ 　アダリムマブ 　アザチオプリン	寛解維持療法に準ずる **薬物治療** ・5-ASA製剤 　ペンタサ®顆粒/錠 　サラゾピリン®錠（大腸病変） ・アザチオプリン ・6-MP[*] **栄養療法** ・経腸栄養療法 ※薬物療法との併用も可。

[*]：現在保険適応には含まれていない

〔潰瘍性大腸炎・クローン病 診断基準・治療指針 平成28年度 改訂版，p23, 2017より〕

4. 注意すべき薬物起因性下痢

- 抗生物質起因性腸炎による下痢として，偽膜性腸炎（*Clostridium difficile*）と出血性大腸炎（主にペニシリン系抗菌薬投与により発生）がある。
- プロトンポンプ阻害薬による慢性の下痢では，下部消化管内視鏡検査でmucosal tearsとよばれる幅の狭い縦走潰瘍がみられることもあるが，所見のないこともあり（collagenous colitis），内視鏡検査で異常所見のないときにはプロトンポンプ阻害薬，特にランソプラゾールの内服にも注意が必要である。NSAIDs，アンジオテンシンⅡ受容体拮抗薬もcollagenous colitisによる慢性下痢に注意が必要である。

参考文献

1) 厚生労働省：平成28年食中毒発生状況．薬事・食品衛生審議会食品衛生分科会食中毒部会　配付資料，資料2, 平成29年3月16日
2) JAID/JSC感染症治療ガイド・ガイドライン作成委員会・編：JAID/JSC感染症治療ガイドライン2015—腸管感染症—．日本感染症学会・日本化学療法学会，2016
3) 日本消化器病学会・編：機能性消化管疾患診療ガイドライン2014—過敏性腸症候群（IBS）．南江堂，2014
4) 潰瘍性大腸炎・クローン病　診断基準・治療指針　平成28年度 改訂版，厚生労働科学研究費補助金　難治性疾患等政策研究事業，難治性炎症性腸管障害に関する調査研究（鈴木班），平成28年度分担研究報告書 別冊，2017

第4章　外来でよく遭遇する症状と薬の使い分け

primary care 05　しびれ・めまい

◯ しびれの鑑別と治療

- しびれは通常，感覚障害に伴う自覚症状として訴えられる。患者の訴えるしびれには，**知覚鈍麻**，**異常知覚**に加え，**運動麻痺**が含まれることがあり，まずこれらを区別する必要がある。感覚障害は「しびれ感」と記載する。

1．問　診
- 急性発症のしびれ感は脳血管障害を示唆し，顔面を含む半身に分布し，何らかの運動障害を伴っている場合はその可能性が高くなる。
- 椎間板ヘルニアを伴う変形性頸椎症やギラン・バレー症候群では比較的急速な経過をとり，後者は先行感染を伴うことが多い。
- 慢性経過・緩徐進行性のしびれ感では，その感覚の種類（触覚，痛覚，深部感覚など）や分布（片側性，手袋靴下型，分節性など）を明らかにする。
- 使用した薬剤も確認する。抗がん薬によるものが比較的多い。
- 職場で使用する金属や有機物（トルエンなど）も確認する。
- 手根管症候群では，夜間の母指から環指橈側のしびれ感が特徴的で，手関節を酷使する仕事をした後や，妊娠後期に多い。
- 間欠性跛行の有無も聴取する。
- 服用中の薬物を確認する（表1）。

2．診　察
- しびれ感（感覚鈍麻・異常感覚）は，その分布を診察ではっきりさせれば，病変が末梢神経から脳に至るどの部分にあるかは推定できる（図1）。
- 診察で重要なのは，感覚障害の診察と腱反射である。
- 四肢と体幹の感覚は体性感覚と呼ばれる。体性感覚は表在覚と深部覚に分けられる。表在覚は触覚，痛覚，温冷覚，深部感覚は関節位置覚と振動覚などに分類される。
- 触覚検査ではティッシュペーパーを，痛覚検査では爪楊枝を用いる。振動覚では音叉を用いる。

表1 末梢神経障害の原因となる主な薬剤

- 抗がん薬（プラチナ製剤，タキサン系抗がん薬，ボルテゾミブ，サリドマイド，ビンカアルカロイド製剤）
- 抗菌薬など（メトロニダゾール，クロラムフェニコール，エタンブトール，イソニアジド，クロロキン，ジアフェニルスルホン，抗HIV薬）
- 抗炎症薬・免疫抑制薬（コルヒチン，抗TNF-α阻害薬，カルシニューリン阻害薬，金製剤）
- アミオダロン
- フェニトイン
- ヒドララジン
- ジスルフィラム
- リチウム
- 笑気

〔Weimer LH, et al：Update on medication-induced peripheral neuropathy. Curr Neurol Neurosci Rep, 9（1）：69-75, 2009 より改変．上田剛士：総合診療，26（5）：403, 2016 より転載〕

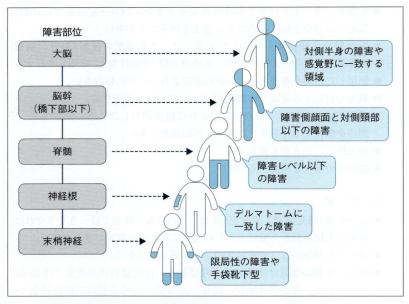

図1 感覚障害の分布による障害部位の同定

〔鈴木秀和，ほか：medicina, 51（7）：1274-1277, 2014 より転載〕

- 頻度の高い糖尿病性末梢神経障害では，下肢の振動覚低下は，アキレス腱反射低下と並んで早期から認められる所見である．
- 診察は，左右差，上下肢への広がり，顔面や体幹を含むか（脳血管障害や変形性脊椎症などとの鑑別），手袋靴下型の分布かどうか（末梢神経障害を示唆），髄節支配や末梢神経支配に一致しているか（脊髄障害や単神経障害を区別）を中心に行う．
- 手根管症候群では，手根管部の叩打痛（Tinel徴候陽性），手関節の屈曲強制で指尖部のしびれ感増強（Phalen徴候陽性）がみられる．母指掌側外転力低下，母指対立動作の障害による母指・示指のつまみ動作不良も特徴的．
- 末梢動脈の拍動も触知し，末梢閉塞性動脈疾患もスクリーニングする．
- 問診で症状の変動が大きく，診察で他覚的に異常がない場合は，心因性も念頭に置く．

3. 検査

- 血液検査で内科的疾患（糖尿病，大球性貧血，ビタミンB群欠乏症，甲状腺機能異常，サルコイドーシス，シェーグレン症候群などの膠原病関連疾患など）の検索，足関節部動脈圧と上肢血圧に対する比（ABI）算出，髄液検査，脊椎単純レントゲンや脳・脊髄MRI検査，神経伝導検査，神経生検などの病理検査，遺伝子検査などが検討される．

4. 治療

- しびれ感に対する対症療法：痛みやしびれなどの自覚症状に対しては，対症療法としてプレガバリン，デュロキセチン，三環系抗うつ薬，抗てんかん薬などを用いる．メコバラミンも有用とされる．
- 糖尿病性末梢神経障害の治療：エパルレスタット；ポリオール代謝阻害のアルドース還元酵素阻害薬で，神経障害の進展を抑制．痛みやしびれなどの自覚症状に対しては，上記対症療法に加え，メキシレチンも有効とされている．糖尿病のコントロールもあわせて行う．
- ビタミン欠乏性神経障害：対症療法を行いつつ，ビタミンB_1欠乏（サイアミン），ビタミンB_6欠乏（ピリドキシン），ビタミンB_{12}欠乏（メコバラミン），ニコチン酸アミド欠乏（ナイアシン）を各々補充する．
- アルコール性ニューロパチー：禁酒と対症療法が中心となる．
- 膠原病に対するニューロパチーに対しては，ステロイド治療が行われる．

好酸球性多発血管炎性肉芽腫症には，ガンマグロブリン大量療法が保険適用になっている。
- 手根管症候群に対しては，手関節の安静や，対症療法で改善ないときは，整形外科に紹介し，手根管内のステロイド注射や内視鏡的手術を検討してもらう。
- 間欠性跛行に対しては，シロスタゾールやセロトニン拮抗薬を用いる。
- ギラン・バレー症候群に対しては，血漿交換，ガンマグロブリン大量療法などが行われる。エクリズマブの治験も行われている。
- 慢性炎症性脱髄性多発ニューロパチーに対しては，ステロイド内服やガンマグロブリン大量療法，ガンマグロブリンの定期的治療などが行われている。
- 頚椎症や腰椎症に由来するしびれに対しては，上記対症療法を行うが，運動症状を伴う場合や，進行する場合は，整形外科で手術を検討する。
- 多発性硬化症に対するしびれ感に対しては，上記対症療法のほか，カリウムチャネル阻害薬のファンピリジンが感覚障害を軽減するとして治験が行われている。
- 脳卒中が原因の場合は，視床や橋などの病変が多い。対症療法を行うが，難治例では深部脳刺激療法などが試みられる。

めまいの鑑別と治療

- めまいとは，自分ないし周囲が運動していないのに運動しているように感じる異常感覚で，空間での身体に関する見当識が障害された状態。
- 平衡感覚を保つには，視覚系，迷路前庭系，体性感覚系の3つの系の働きが重要で，これらの系のいずれかが障害されたときにめまいとして感じる。
- 患者が訴えるめまいは，**回転型**，**動揺型**，**失神型**の3つに大きく分かれる。
- めまいは，**末梢性めまい**と，**中枢性めまい**に分類される。前者は内耳および前庭神経を含めた末梢前庭系障害による，後者は脳幹の前庭神経核および核上性の中枢前庭系障害によるめまいを指す。
- めまいの病系別頻度は，末梢性めまいが50〜60％を占め，なかでも良性発作性頭位めまい症（BPPV）が最も高頻度である。中枢性めまいは約20％程度で，そのうち脳卒中が原因であるのは1〜3％である。血圧異常などその他の原因は約25％を占める。

1. 問　診

- まず病歴では，めまいの性状，発症様式，蝸牛症状の有無や，その随伴症状，頭位・体位の変換，頸部の運動，起立性低血圧などの誘因の有無，持続時間を含めた経過，耳性疾患，循環器疾患，脳血管障害，頭部外傷，貧血，服用中の薬物などの既往歴について詳しく聞く。
- めまいを起こす薬物として，アミノ配糖体系抗菌薬が古くから有名である。また，抗うつ薬（特に三環系），抗精神病薬（特にフェノチアジン系），ベンゾジアゼピン系抗不安薬，睡眠導入薬，抗てんかん薬などがある（表2）。
- 最近では，降圧薬による過度の降圧や，抗認知症薬のメマンチン，神経障害性疼痛治療薬のプレガバリンによるめまいも多くみられる。

2. 診　察

- 特に血圧（高血圧，低血圧，起立性低血圧の有無），脈拍（両側脈拍の触知，徐脈，頻脈，不整脈の有無），栄養状態，貧血の有無，頸部から肩にかけての筋緊張の有無，聴診では心音とともに頸部，鎖骨上部での血管雑音の有無に留意する。
- 神経学的所見では，①聴力障害・耳鳴などの蝸牛症状の有無をみること，②顔面の感覚障害，顔面神経麻痺，嚥下障害，咽頭の感覚鈍麻，眼球運動障害の有無をみること，③眼振の有無と，可能であればその性状（自発眼振，注視眼振，頭位眼振，頭位変換眼振）を確認すること，④起立・歩行障害の有無，⑤四肢・軀幹の運動失調の有無，⑥深部感覚障害の有無を観察する（図2）。

3. 検　査

- 血液・生化学検査：貧血の有無，高血糖・低血糖の有無，炎症反応の有無について調べる。
- 12誘導心電図・胸部X線写真：心電図による不整脈の精査，胸部X線写真による心肺機能の精査をスクリーニング検査として施行する。
- 頭部CT：めまいを起こす小脳や脳幹の出血，クモ膜下出血，そのほかのめまい，ふらつきを伴う脳疾患，特に緊急性を要する疾患の鑑別に有用である。
- 頭部MRI：後頭蓋窩の診断に有用である。特に拡散強調画像では，脳梗塞急性期病変を検出することが可能であるため，脳梗塞を疑った場合には早期の撮影が必要である。

表2 めまいを起こす薬物

中枢神経系作用薬
• 抗てんかん薬 　　フェニトイン（アレビアチン，ヒダントールなど） 　　プリミドン 　　カルバマゼピン（テグレトールなど） • 抗不安薬，睡眠薬 　　ベンゾジアゼピン系（デパス，リーゼ，ソラナックス，ハルシオン，レンドルミン，サイレースなど） • 抗うつ薬 　　三環系（トリプタノール，アナフラニールなど） 　　四環系（テトラミド，ルジオミールなど） 　　SSRI（パキシル，ジェイゾロフトなど） 　　SNRI（トレドミンなど）
循環器系作用薬
• 血管拡張薬 　　カルシウム拮抗薬（アムロジン，ヘルベッサー，アダラートなど） 　　ACE阻害薬（レニベース，コバシルなど） 　　ニトログリセリン（ニトロペン，ニトロダームなど） 　　ヒドララジン（アプレゾリンなど） • 抗不整脈薬 　　アミオダロン（アンカロンなど），キニジン（硫酸キニジンなど），ジソピラミド（リスモダンなど）
その他
• 消炎鎮痛薬，頭痛薬 　　NSAIDs（アスピリン，ロキソニンなど） 　　トリプタン（イミグランなど） • 抗菌薬，抗結核薬 　　アミノグリコシド（ストレプトマイシン，カナマイシン，ミノマイシンなど） • 中毒 　　アルコール，たばこ，一酸化炭素，重金属（銅，水銀，鉛，タリウム），植物（グラヤノトキシン，マンダラゲ，トリカブト），麻薬・覚せい剤（マリファナ，コカイン，アヘン） • めまい治療薬 　　抗めまい薬（セファドール，メリスロンなど），浸透圧利尿薬（イソバイドなど），抗不安薬（デパスなど），抗ヒスタミン薬（トラベルミンなど） • 抗がん薬 　　シスプラチン，5-FUなど

〔横林賢一：JIM, 20 (12)：958, 2010より改変〕

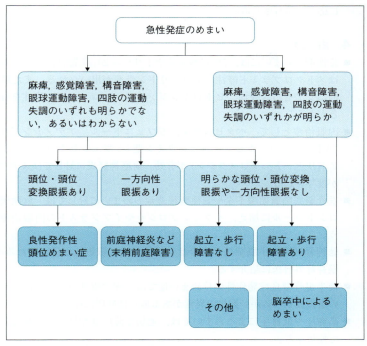

図2 脳卒中を見逃さないためのめまい診療の流れ

〔城倉健：日医雑誌，134(8)：1487，2005より〕

- MR血管造影：めまいの原因となる椎骨動脈や脳底動脈の病変の検出に有用である。
- 頸部超音波エコー検査：頸部超音波エコー検査は，安静時の両側椎骨動脈の血管径と血流速度を測定することにより，めまい患者の脳循環動態を評価するのに有用な検査である。また，特定の頭位や動作時にめまいを訴える症例については，検査中にその肢位や運動を行わせながら椎骨動脈血流の変化の評価が行えるため，鎖骨下動脈盗血症候群や，頸部回旋時に環軸椎付近で椎骨動脈の高度な狭窄により発症する脳梗塞，bow hunter症候群の診断も可能である。
- 耳性疾患を主体とする末梢性めまいの診断には，側頭骨を含めた単純X線写真，多軌道断層撮影，頭部CT・MRIなどの画像検査に加え，聴力検査，平衡機能検査，蝸電図検査，眼振検査，温度刺激検査が原因疾患

に応じて施行される。

4. 治 療

- 急性期のめまいには，7％炭酸水素ナトリウム20 mL静注，嘔吐に対してはメトクロプラミド静注，ドンペリドン坐薬が用いられる。また鎮静目的にジアゼパム静注，ヒドロキシジン静注，プロメタジン筋注を行うことがある。
- 内服治療として，ベタヒスチン，ジフェニドール，アデノシン三リン酸（ATP），イソソルビド，抗ヒスタミン薬（ジフェンヒドラミン，ジメンヒドリナート，プロメタジン）が有効。前庭神経炎に対してはステロイドが投与される。
- 椎骨脳底動脈循環不全や脳梗塞後遺症のめまいに対しては，危険因子のコントロールに加え，イフェンプロジルやイブジラストの内服治療を行う。
- 聴神経腫瘍や小脳腫瘍の場合は，手術や放射線療法が検討されるので，脳神経外科医に紹介する。
- 後半規管型良性発作性頭位めまい症では，理学療法（Epley法）も治療法の選択肢となるが，頸椎の異常がある場合は無理に行わない。
- 高血圧や低血圧によるめまいでは，適切な降圧薬や昇圧薬を必要に応じて使用する。
- 不整脈によるめまいが疑われるときは，早急に循環器専門医に連絡をとり，入院させる。
- めまいと関連する精神障害として，不安障害（パニック障害など）やうつ病がある。抗不安薬や抗うつ薬で治療を試みるが，うまくいかないときは専門医に紹介する。

参考文献

1) しびれの臨床（連載）．日医雑誌，140(2)-141(2)，2011.5-2012.5
2) 植村研一：頭痛・めまい・しびれの臨床．医学書院，pp. 105-142, 1987
3) 小川郁，北川泰久，寺本明・企画，監修：特集 めまい診療の最前線．日医雑誌，140(10)：2048-2118, 2012
4) 植村研一：頭痛・めまい・しびれの臨床．医学書院，pp. 55-103, 1987
5) 大村和弘：めまいの治療．レジデントノート，17(18)：3367-3375, 2016

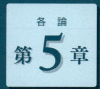

Common diseaseの治療戦略と薬の使い分け

■「治療薬リスト」で使用している剤形略称記号
薬の使い分けに際して，剤形が選択のポイントとなる疾患領域においてのみ記している。

- 末 …末剤
- 散 …散剤
- 細 …細粒剤
- 顆 …顆粒剤
- 徐放顆 …徐放性顆粒剤
- 錠 …錠剤
- OD錠 …口腔内崩壊錠
- 徐放錠 …徐放性錠剤
- 腸溶錠 …腸溶性錠剤
- カ …カプセル剤
- 徐放カ …徐放性カプセル剤
- シ …シロップ剤
- シロップ用 …懸濁性シロップ剤（ドライシロップ等）
- 内用液 …内服液剤
- 内用ゼリー …内服ゼリー剤
- 注 …注射剤
- 注射用 …注射用剤
- キット …注射用キット製剤
- チュアブル錠 …チュアブル錠
- 吸入 …吸入剤（吸入液など）
- DPI …ドライパウダー製剤
- pMDI …エアロゾル製剤
- SMI …ソフトミスト製剤
- 点鼻液 …点鼻液
- 坐 …坐剤
- 外用ゼリー …外用ゼリー剤
- 外用液 …外用液
- 貼 …貼付剤

【注意】「治療薬リスト」の 代謝 ， 排泄 ，投与に際して注意すべき特定の患者（ 妊婦 ， 授乳婦 ， 小児 ， 高齢者 ）に関する情報は，医薬品添付文書，インタビューフォーム等をもとに作成しています。 観察 （投与後，観察すべき患者の状態，モニタリングすべき検査値）などの情報は，添付文書には記載されていない臨床情報も含まれています。

第5章 Common diseaseの治療戦略と薬の使い分け

primary care
01 循環器疾患
高血圧

高血圧治療薬リスト

▶ アンジオテンシン変換酵素(ACE)阻害薬

成分名(主な商品名)	代謝・排泄,投薬に関する情報・観察など
イミダプリル (タナトリル)	排泄 主に腎, 妊婦 投与禁忌, 授乳婦 授乳中止, 高齢者 低用量(2.5mg)開始
エナラプリル (レニベース)	妊婦 投与禁忌, 授乳婦 授乳中止
カプトプリル (カプトリル,–R)	妊婦 投与禁忌, 授乳婦 授乳中止
テモカプリル (エースコール)	妊婦 投与禁忌, 授乳婦 授乳中止
リシノプリル (ロンゲス,ゼストリル)	妊婦 投与禁忌, 授乳婦 授乳中止, 高齢者 慢性心不全には2.5mgから開始

▶ アンジオテンシンⅡ受容体拮抗薬(ARB)

成分名(主な商品名)	代謝・排泄,投薬に関する情報・観察など
イルベサルタン (イルベタン,アバプロ)	代謝 主にCYP2C9で代謝。2A6,2C8,2C9,3A4を阻害, 排泄 主に胆汁, 妊婦 投与禁忌, 授乳婦 授乳中止, 観察 血圧,K値,Cr値,血算,肝機能,低血圧症状(特に利尿薬併用時)
オルメサルタン (オルメテック)	妊婦 投与禁忌, 授乳婦 授乳中止, 観察 血圧,K値,Cr値,血算,肝機能,低血圧症状(特に利尿薬併用時)
カンデサルタン (ブロプレス)	代謝 一部CYP2C9, 妊婦 投与禁忌, 授乳婦 授乳中止, 観察 血圧,K値,Cr値,血算,肝機能,低血圧症状(特に利尿薬併用時)
バルサルタン (ディオバン)	排泄 主に胆汁, 妊婦 投与禁忌, 授乳婦 授乳中止
ロサルタン (ニューロタン)	代謝 主にCYP2C9, 妊婦 投与禁忌, 授乳婦 授乳中止, 観察 血圧,K値,Cr値,血算,肝機能,低血圧症状(特に利尿薬併用時),Li併用時(Li濃度)

> Ca拮抗薬
【ジヒドロピリジン系】

成分名（主な商品名）	代謝・排泄，投薬に関する情報・観察など
アゼルニジピン （カルブロック）	代謝 主にCYP3A4，妊婦 投与禁忌，授乳婦 授乳中止，観察 血圧，肝機能（AST・ALT・γ-GTP）
アムロジピン （アムロジン，ノルバスク）	代謝 主にCYP3A4，妊婦 投与禁忌，授乳婦 授乳回避，高齢者 低用量（2.5mg/日）開始，観察 血圧，肝機能（AST・ALT・γ-GTP）
エホニジピン （ランデル）	妊婦 投与禁忌，授乳婦 授乳回避，高齢者 低用量（20mg/日）開始，過度の降圧作用や有害反応が認められたら投与量1/2等に減量，観察 血圧，肝機能（AST・ALT・γ-GTP）
ニフェジピン （アダラート，-CR，-L，セパミット，-R）	代謝 主にCYP3A4，妊婦 妊娠20週未満，妊娠の可能性あり：投与禁忌，授乳婦 授乳中止，観察 血圧，肝機能（AST・ALT・γ-GTP）
フェロジピン （スプレンジール）	代謝 主にCYP3A4，妊婦 投与禁忌，授乳婦 授乳中止，高齢者 低用量（1回2.5mgを1日2回）開始，用量調節

【ベンゾチアゼピン系】

成分名（主な商品名）	代謝・排泄，投薬に関する情報・観察など
ジルチアゼム （ヘルベッサー，-R）	代謝 主にCYP3A4，妊婦 投与禁忌，授乳婦 授乳回避，観察 血圧，肝機能（AST・ALT・γ-GTP），心電図

> 利尿薬
【サイアザイド系利尿薬】

成分名（主な商品名）	代謝・排泄，投薬に関する情報・観察など
トリクロルメチアジド （フルイトラン）	授乳婦 授乳回避，観察 体重，水分補給量・排泄量，血圧，電解質，腎機能
ヒドロクロロチアジド （ヒドロクロロチアジド「トーワ」）	排泄 尿中排泄，授乳婦 授乳中止

【サイアザイド類似利尿薬】

成分名（主な商品名）	代謝・排泄，投薬に関する情報・観察など
インダパミド （ナトリックス，テナキシル）	授乳婦 授乳中止，観察 体重，水分補給量・排泄量，血圧，電解質，腎機能
トリパミド （ノルモナール）	授乳婦 授乳中止

【ループ系利尿薬】

成分名（主な商品名）	代謝・排泄，投薬に関する情報・観察など
トラセミド（ルプラック）	授乳婦 授乳回避，高齢者 少量（4mg）開始
フロセミド（ラシックス，オイテンシン）	授乳婦 授乳回避，観察 体重，水分補給量・排泄量，血圧，電解質，尿酸値，腎機能

【選択的アルドステロン阻害薬（K保持性利尿薬）】

成分名（主な商品名）	代謝・排泄，投薬に関する情報・観察など
エプレレノン（セララ）	代謝 主にCYP3A4（外国），授乳婦 授乳中止，観察 血清K，肝機能（AST・ALT）

治療戦略

>> 治療方針

1. 血圧値の評価と降圧目標の設定
- 診察室内で椅子に座って数分間安静を保ち，その後，1〜2分の間隔をあけて少なくとも2回血圧を測定する。安定した値（測定値の差が5mmHg未満）を示した2回の平均値を血圧値とし，それに基づいて血圧値を分類する（表1）。血圧値が高血圧に分類された場合，患者の病態に応じて降圧目標を設定する（表2）。

2. 治療の開始
- 心血管疾患の危険因子（65歳以上の高齢，喫煙，脂質異常症，肥満，糖尿病，若年発症の心血管疾患の家族歴）を3個以上有するⅠ度高血圧患者，糖尿病以外の危険因子1〜2個を有するⅡ度高血圧患者およびⅢ度高血圧患者では，直ちに薬物療法を開始する。その他の患者には，減塩，減量，運動，禁煙等の生活習慣の修正を指導する（表3）。指導にもかかわらず，1〜3カ月後の血圧値が140/90mmHg以上ならば，薬物療法を開始する。
- 高血圧患者の病態に応じて，積極的適応のある降圧薬を用いる（表4）。積極的適応のない高血圧患者には，カルシウム（Ca）拮抗薬，アンジオテ

表1 成人における血圧値の分類（mmHg）

	分類	収縮期血圧		拡張期血圧
正常域血圧	至適血圧	<120	かつ	<80
	正常血圧	120〜129	かつ/または	80〜84
	正常高値血圧	130〜139	かつ/または	85〜89
高血圧	Ⅰ度高血圧	140〜159	かつ/または	90〜99
	Ⅱ度高血圧	160〜179	かつ/または	100〜109
	Ⅲ度高血圧	≧180	かつ/または	≧110
	（孤立性）収縮期高血圧	≧140	かつ	<90

〔日本高血圧学会高血圧治療ガイドライン作成委員会・編：高血圧治療ガイドライン2014．日本高血圧学会，p19，2014より転載〕

第5章 Common diseaseの治療戦略と薬の使い分け

表2 降圧目標

	診察室血圧	家庭血圧
若年，中年，前期高齢者患者	140/90 mmHg未満	135/85 mmHg未満
後期高齢者患者	150/90 mmHg未満 （忍容性があれば140/90 mmHg未満）	145/85 mmHg未満（目安） （忍容性があれば135/85 mmHg未満）
糖尿病患者	130/80 mmHg未満	125/75 mmHg未満
CKD患者 （蛋白尿陽性）	130/80 mmHg未満	125/75 mmHg未満（目安）
脳血管障害患者 冠動脈疾患患者	140/90 mmHg未満	135/85 mmHg未満（目安）

〔日本高血圧学会高血圧治療ガイドライン作成委員会・編：高血圧治療ガイドライン2014. 日本高血圧学会, p35, 2014より転載〕

表3 生活習慣の修正項目

1.	減塩	＜6 g/日
2a.	野菜・果物	野菜・果物の積極的摂取[*1, *2]
2b.	脂質	コレステロールや飽和脂肪酸の摂取を控える。魚（魚油）の積極的摂取
3.	減量	BMI＜25
4.	運動	心血管病のない高血圧患者が対象で，有酸素運動を中心に定期的（毎日30分以上が目安）に運動を行う
5.	節酒	エタノールで男性20～30 mL/日以下，女性10～20 mL/日以下
6.	禁煙	（受動喫煙の防止も含む）

*1：重篤な腎障害を伴う患者では高K血症を来すリスクがあるので，野菜・果物の積極的な摂取は推奨しない。
*2：糖分の多い果物の過剰な摂取は，肥満者や糖尿病などカロリー制限が必要な患者では勧められない。

〔日本高血圧学会高血圧治療ガイドライン作成委員会・編：高血圧治療ガイドライン2014. 日本高血圧学会, p40, 2014より改変〕

ンシンⅡ受容体拮抗薬（ARB），アンジオテンシン変換酵素（ACE）阻害薬，あるいは利尿薬のなかの1剤を選び，十分な降圧効果が得られないときは，それらから2剤，さらに3剤を組み合わせて用いる（図1）。

表4 主要降圧薬の積極的適応

	Ca拮抗薬	ARB/ACE阻害薬	サイアザイド系利尿薬	β遮断薬
左室肥大	●	●		
心不全		●[*1]	●	●[*1]
頻脈	●(非ジヒドロピリジン系)			●
狭心症	●			●[*2]
心筋梗塞後		●		●
CKD（蛋白尿−）	●	●	●	
CKD（蛋白尿＋）		●		
脳血管障害慢性期	●	●	●	
糖尿病		●		

*1：少量から開始し，注意深く漸増する。　*2：冠攣縮性狭心症には注意。

〔日本高血圧学会高血圧治療ガイドライン作成委員会・編：高血圧治療ガイドライン2014，日本高血圧学会，p46，2014 より改変〕

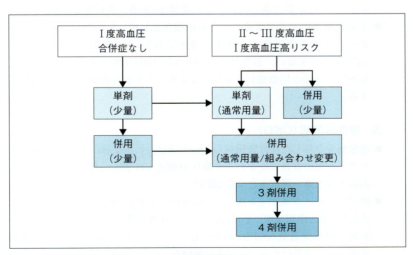

図1　降圧目標を達成するための降圧薬の使い方

〔日本高血圧学会高血圧治療ガイドライン作成委員会・編：高血圧治療ガイドライン2014，日本高血圧学会，p47，2014 より転載〕

>> 臓器障害を合併した高血圧

1. 脳血管障害（慢性期）
- 脳梗塞では140/90 mmHg未満を降圧目標（表2）とするが，ラクナ梗塞や抗血栓薬服用患者では，可能ならば130/80 mmHg未満を目指す．血圧は緩徐に低下させ，両側頸動脈高度狭窄や脳主幹動脈閉塞を認めるときは，下げすぎに注意する．
- 脳出血では140/90 mmHg未満を降圧目標とし，可能ならば130/80 mmHg未満を目指す．
- 慢性期の脳血管障害（脳梗塞，脳出血）を合併した高血圧の治療には，Ca拮抗薬，ARB，ACE阻害薬あるいは利尿薬のいずれかを用いる．

2. 心疾患
- 冠動脈疾患では140/90 mmHg未満を降圧目標（表2）とする．
- 狭心症を合併する高血圧では，冠攣縮が原因のときはCa拮抗薬，器質的冠動脈狭窄が原因のときはCa拮抗薬かβ遮断薬を選ぶ．
- 心筋梗塞後の降圧薬として，高度の器質的冠動脈狭窄を認めるときはβ遮断薬，左室拡張や左室収縮機能低下があるときはレニン・アンジオテンシン（RA）系阻害薬（ARB，ACE阻害薬）が第一選択薬である．
- 左室収縮機能不全による心不全の治療薬として，RA系阻害薬＋β遮断薬＋利尿薬の併用療法が標準的療法である．RA系阻害薬としてまずACE阻害薬を用い，忍容性がないときにARBに変更する．また，重症心不全では標準的療法にミネラルコルチコイド受容体拮抗薬を追加投与する．

3. 慢性腎臓病（CKD）
- 糖尿病を合併した慢性腎臓病（chronic kidney disease；CKD）では，アルブミン尿の有無にかかわらず降圧目標を130/80 mmHg未満とし，RA系阻害薬を第一選択薬とする（表5）．
- 糖尿病（−），アルブミン尿（−）のCKDでは降圧目標を140/90 mmHg未満とし，RA系阻害薬，Ca拮抗薬あるいは利尿薬を選ぶ．利尿薬として，推定糸球体濾過量（eGFR）が30 mL/分/1.73 m^{2}以上はサイアザイド系利尿薬，それ未満はループ利尿薬を用いる．
- 糖尿病（−），アルブミン尿（＋）のCKDでは降圧目標を130/80 mmHg未満とし，RA系阻害薬を選ぶ．

表5 慢性腎臓病患者における降圧目標と第一選択薬

糖尿病	アルブミン尿	降圧目標	第一選択薬
+		130/80mmHg未満	RA系阻害薬
−	−	140/90mmHg未満	RA系阻害薬 Ca拮抗薬 利尿薬
−	+	130/80mmHg未満	RA系阻害薬

〔日本高血圧学会高血圧治療ガイドライン作成委員会・編:高血圧治療ガイドライン2014. 日本高血圧学会,p70,2014より改変〕

>> 他の病態を合併した高血圧

1. 糖尿病合併高血圧
- 糖尿病を合併した高血圧の降圧目標は130/80mmHg未満とする(表2)。
- 血圧が140/90mmHg以上では降圧薬療法を直ちに開始する。一方,血圧が130〜139/80〜89mmHgで,生活習慣の修正(表3)によって降圧目標が達成できそうなときは,3カ月を超えない範囲で生活習慣の修正による降圧を試みる。
- RA系阻害薬(ARB,ACE阻害薬)はインスリン抵抗性を改善させ,さらに糖尿病性腎症の進展を抑制するため,糖尿病を合併した高血圧治療の第一選択薬である。

2. メタボリック症候群合併高血圧
- メタボリック症候群ではインスリン抵抗性に起因する2型糖尿病を発症するリスクが高く,インスリン抵抗性を改善する降圧薬が推奨される。
- RA系阻害薬(ARB,ACE阻害薬)はインスリン抵抗性を改善させるため,メタボリック症候群を合併した高血圧治療の第一選択薬である。

3. 高齢者高血圧
- 高齢者高血圧の降圧目標は,65〜74歳では140/90mmHg未満,75歳以上では150/90mmHg未満とする(表2)。75歳以上でも忍容性があれば140/90mmHg未満とする。
- 第一選択薬はCa拮抗薬,ARB,ACE阻害薬および利尿薬(少量)であるが,通常量の1/2量から開始し,脳や心臓の虚血症状の有無に注意して,

4週間から3カ月の間隔で増量する。
- 合併症に応じた降圧薬を選択する。例えば，ACE阻害薬は咳反射を亢進するため，誤嚥性肺炎の既往のある高齢者ではACE阻害薬が推奨される。また，サイアザイド系利尿薬は骨折頻度を減らすことが報告されており，骨粗鬆症を合併した高齢者では，積極的適応となる降圧薬がないとき，サイアザイド系利尿薬が推奨される。

▶▶ フォローアップのポイント

- 高血圧がどのような疾患であるか，治療法と治療により期待される効果，降圧薬の有害反応などを患者に説明し，患者参加型の治療を行う。
- 高血圧は自覚症状に乏しく，治療は長期間にわたるため，患者が自身の判断で治療を中止することがある。そこで家庭血圧の自己測定・記録を勧め，その評価を治療にフィードバックすることにより，患者の治療に対するモチベーションを保ち，治療が中止される頻度を減らすことができる。
- 可能な限り処方を単純化し，服薬錠数や服薬回数を減らす。

▶▶ マイナートラブルへの対応

- 健康食品やサプリメントを摂取すると，降圧薬の効果が増強あるいは減弱することがあることを患者に話し，健康食品やサプリメントを摂取するときはあらかじめ伝えるように服薬指導する。
- ACE阻害薬投与により乾咳が出現することがあるが，これはACE活性を阻害すると気管支のブラジキニンが上昇するためである。多くの患者ではACE阻害薬は朝投与されているが，その投与を夕方に変更すると乾咳が消失，あるいは減弱することがある。

▶▶ こんなときは専門医に相談を

以下の高血圧患者については，専門医に相談することが勧められる。
- 2次性高血圧（疑）
- 治療抵抗性高血圧
- 妊娠高血圧
- 高血圧緊急症・切迫症

薬の選び方・使い方

アンジオテンシン変換酵素（ACE）阻害薬

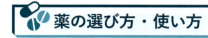

- 投与禁忌：妊娠，血管神経性浮腫，高K血症，特定の膜を用いたアフェレーシス／血液透析中*
  - *：デキストラン硫酸固定化セルロース，トリプトファン固定化ポリビニルアルコール，ポリエチレンテレフタレートを用いたアフェレーシス施行中，あるいはアクリロニトリルメタリルスルホン酸ナトリウム膜を用いた血液透析中
- 慎重投与：腎動脈狭窄症（両側性のときは投与禁忌）
- 腎機能：ACE阻害薬の多くは腎排泄（表6参照）

処方後 Check List

- 血清K濃度
- 乾咳
- 血管神経性浮腫

1．作用機序

■ 肝で合成されたレニン基質は，主に腎から分泌されたレニンの作用によってアンジオテンシンⅠに変換され，さらにアンジオテンシン変換酵素（ACE）の作用によってアンジオテンシンⅡとなる。アンジオテンシンⅡには強力な血管収縮作用，交感神経活性作用および副腎皮質におけるアルドステロン産生作用があり，これらを介して血圧を上昇させる。一方，ACE阻害薬はACE活性を阻害することによってアンジオテンシンⅡの生成を抑制し，血圧を低下させる。

2．ストロングポイントおよびウイークポイント

（1）ストロングポイント

■ インスリン抵抗性を改善させ，糖尿病腎症の進展を抑制するために，糖尿病を合併した高血圧の第一選択薬として推奨される。

表6 主な降圧薬の排泄経路（1）

薬剤名		排泄経路
ACE阻害薬	カプトプリル エナラプリル リシノプリル イミダプリル	腎排泄
	テモカプリル	肝代謝・腎排泄
ARB	ロサルタン	肝代謝・腎排泄
	カンデサルタン バルサルタン	肝代謝（CYP2C9） ・腎排泄
	オルメサルタン	肝代謝
	イルベサルタン	肝代謝（CYP2C9）

〔各医薬品添付文書，インタビューフォームを参考に作成〕

(2) ウイークポイント
- 投与禁忌などの有無をチェックする（処方前Check Listを参照）。
- 5〜20％の患者で乾咳が出現する。ただし軽度の咳であれば，誤嚥性肺炎の既往のある高齢患者では推奨される。なお，ACE阻害薬の投与時刻を変更することによって（多くは朝投与から夕方投与に変更），乾咳が消失あるいは軽減することがある。
- ACE阻害薬の多くは腎排泄型（表6）であるために，腎障害患者や高齢患者では少量から開始する。
- CKD患者では腎機能が低下することがあり，定期的に血清Kを測定する。血清Kが5.5 mEq/L以上に上昇したときはACE阻害薬の投与量を減量するか，あるいは他薬に変更する。

3. 類似薬の使い分け
- ACE阻害薬のなかでも，テモカプリルは尿中のほかに胆汁中にも排泄されるため（表6），腎機能の低下している患者でも血中薬物濃度の上昇は少ない。したがって，高齢者などの腎機能の低下している患者では安全性が高いと考えられる。

4. 十分な降圧効果が得られないとき
- 図1（p.159）を参照。

アンジオテンシンⅡ受容体拮抗薬（ARB）

処方前 Check List
- 投与禁忌：妊娠，高K血症
- 慎重投与：腎動脈狭窄症（両側性のときは投与禁忌）
- 肝機能：ARBは肝で代謝される（表6参照）

処方後 Check List
- 血清K濃度

1. 作用機序
- アンジオテンシンⅡは標的組織におけるアンジオテンシンⅡタイプ1（AT_1）受容体に結合し，血管収縮作用などを発揮する．ARBはAT_1受容体に特異的に結合することによりアンジオテンシンⅡの作用を抑制し，血圧を低下させる．

2. ストロングポイントおよびウイークポイント
(1) ストロングポイント
- インスリン抵抗性を改善させ，糖尿病腎症の進展を抑制するために，糖尿病を合併した高血圧の第一選択薬として推奨される．

(2) ウイークポイント
- 投与禁忌などの有無をチェックする（処方前Check Listを参照）．
- ARBは肝代謝型（表6）であるために，重症肝障害患者では投与量を減らすなどの対処が必要である．

3. 類似薬の使い分け
- ARBには，CYP2C9が代謝に関与している薬物（カンデサルタン，バルサルタン，イルベサルタン）と関与していない薬物（ロサルタン，オルメサルタン）がある（表6）．このなかで，CYP2C9が代謝に関与しているARBと，CYP2C9活性を阻害する薬物（抗不整脈薬アミオダロン，痛風治療薬ベンズブロマロンなど），あるいは誘導する薬物（抗結核薬リファンピシンなど）を併用すると，ARBの降圧効果が増強あるいは減弱する

危険性がある．したがって，CYP2C9活性を阻害あるいは誘導する薬物を併用するときは，ロサルタンあるいはオルメサルタンを選んだほうが安定した降圧効果が得られるものと思われる．

4．十分な降圧効果が得られないとき
- 図1（p.159）を参照．

カルシウム（Ca）拮抗薬

処方 前 Check List
- 投与禁忌：徐脈（ベンゾチアゼピン系Ca拮抗薬）
- 慎重投与：心不全
- 肝機能：Ca拮抗薬は肝で代謝される（表7参照）

処方 後 Check List
- 心不全（特にベンゾチアゼピン系Ca拮抗薬）
- 歯肉増殖
- 浮腫

1．作用機序
- Ca拮抗薬は，細胞外Caイオンの流入に関わる膜電位依存性L型Caチャネルを阻害することによって血管平滑筋を弛緩させ，その結果，末梢血管抵抗を減らして降圧効果を発揮する．

2．ストロングポイントおよびウイークポイント
(1) ストロングポイント
- 臓器血流保持作用に優れており，臓器障害合併高血圧や高齢者高血圧では第一選択薬とされている．
- Ca拮抗薬にはジヒドロピリジン系（表7）とベンゾチアゼピン系（ジルチアゼム，ベラパミル）があるが，主にジヒドロピリジン系Ca拮抗薬が降圧薬として用いられている．

表7 主な降圧薬の排泄経路（2）

	薬剤名	排泄経路
Ca拮抗薬	アムロジピン ニフェジピン ニトレンジピン エホニジピン フェロジピン	肝代謝（CYP3A4）
利尿薬	トリクロルメチアジド インダパミド	腎排泄
	トリパミド スピロノラクトン	肝代謝・腎排泄
	エプレレノン	肝代謝（CYP3A4）

〔各医薬品添付文書，インタビューフォームを参考に作成〕

(2) ウイークポイント
- 短時間作用型Ca拮抗薬を投与すると，反射性に交感神経活性を亢進させ，頻脈に伴う虚血性心疾患を誘発する危険性がある。
- Ca拮抗薬投与中に歯肉が増殖することがある。歯肉増殖の機序は明らかではないが，口腔内が不衛生な状態にあると歯肉が炎症し，薬物によって増殖しやすいとされている。Ca拮抗薬を処方するときは，患者に歯肉増殖が出現する可能性を伝え，さらに口腔内を清潔に保つように指導する。
- ジヒドロピリジン系Ca拮抗薬は，薬物代謝酵素CYP3A4で代謝されるため（表7），CYP3A4活性を阻害あるいは誘導する薬物や食物（表8）と併用すると，血中薬物濃度が上昇あるいは低下し，血圧コントロールが不良となる危険性がある。特にCa拮抗薬と食物（グレープフルーツ，セントジョーンズワート）の相互作用を患者に伝え，これを回避する必要がある。
- ベンゾチアゼピン系Ca拮抗薬は刺激伝導系を抑制するため，投与中は徐脈や心不全に注意する。

第5章　01 循環器疾患　高血圧

表8　CYP3A4活性を阻害・誘導する薬物・食物

CYP3A4活性を阻害
　①アゾール系抗真菌薬：
　　　イトラコナゾール，フルコナゾール，ボリコナゾールなど
　②マクロライド系抗菌薬：
　　　エリスロマイシン，クラリスロマイシンなど
　③抗潰瘍薬：シメチジン
　④Ca拮抗薬：ジルチアゼム，ベラパミル
　⑤食物：グレープフルーツ

CYP3A4活性を誘導
　①抗結核薬：リファンピシン
　②抗てんかん薬：
　　　フェノバルビタール，フェニトイン，カルバマゼピン
　③グルココルチコイド：デキサメタゾン
　④健康食品：セントジョーンズワート（セイヨウオトギリソウ）

3. 類似薬の使い分け

- ジヒドロピリジン系Ca拮抗薬（表7）のなかで，フェロジピン以外は狭心症に対する適応があり，狭心症を合併した高血圧の第一選択薬である。
- ジルチアゼムはベラパミルより血管拡張作用が強く，頻脈を伴う高血圧の治療に適している。

4. 十分な降圧効果が得られないとき

- 図1（p.159）を参照。

利尿薬

処方 前 Check List
- 投与禁忌：低K血症
- 慎重投与：痛風，妊娠，耐糖能異常

処方 後 Check List
- 電解質異常：低Na血症，低K血症，低Mg血症
- 代謝系異常：耐糖能低下，高尿酸血症，高中性脂肪血症
- 光線過敏症

1. 作用機序
- サイアザイド系利尿薬は，遠位尿細管におけるNa再吸収を抑制することによって循環血液量を減少させ，さらに長期的には末梢血管抵抗を低下させることにより血圧を低下させる。一方，ループ利尿薬は，ヘンレ上行脚におけるNaCl再吸収を抑制することによって利尿効果を発揮する。

2. ストロングポイントおよびウイークポイント
(1) ストロングポイント
- わが国では依然として食塩摂取量が多く，降圧治療における減塩の重要性は変わっていない。しかし，減塩を長期間持続することが困難な患者は多く，このような患者では利尿薬が有効であることが多い。
- 安価である。

(2) ウイークポイント
- 電解質異常や代謝系異常（処方後Check Listを参照）を来しやすく，これらの異常の有無を定期的にチェックする必要がある。しかし，ほかの降圧薬に利尿薬を少量併用すると有害反応の出現頻度は少なく，さらに良好な血圧コントロールが得られることが多い。

3. 類似薬の使い分け
- 腎機能の程度によって投与する利尿薬は異なり，eGFRが30 mL/分/1.73 m^{2}以上の患者にはサイアザイド系利尿薬を用い，一方，eGFRが

30 mL/分/1.73 m² 未満の患者にはループ利尿薬を用いる。
- サイアザイド系利尿薬やループ利尿薬のような第一選択薬の利尿薬ではないが，ミネラルコルチコイド受容体拮抗薬のエプレレノンは心筋線維化抑制作用を有し，心不全を伴った高血圧や心筋梗塞後の高血圧の治療に有用である。エプレレノンは，腎集合管のミネラルコルチコイド受容体を選択的に遮断し，尿中 Na 排泄量を増やす。一方，高 K 血症を来すことがあり，アルブミン尿や蛋白尿を呈する糖尿病性腎症，およびクレアチニン・クリアランス 50 mL/分未満の患者には投与禁忌である。なお，同様のミネラルコルチコイド受容体拮抗薬であるスピロノラクトンでは，月経痛や女性化乳房・陰萎（男性）などが臨床上問題となることがあるが，エプレレノンではこれらの有害反応の出現頻度は低い。

4．十分な降圧効果が得られないとき
- 図 1（p.159）を参照。

参考文献

1) 日本高血圧学会高血圧治療ガイドライン作成委員会・編：高血圧治療ガイドライン 2014．日本高血圧学会，ライフサイエンス出版，2014

循環器疾患 不整脈（心房細動）

不整脈患者の抗凝固薬リスト

ワルファリン

成分名（主な商品名）	代謝・排泄，投薬に関する情報・観察など
ワルファリンカリウム（ワーファリン）	代謝 主にCYP2C9で代謝，1A2，3A4も関与（外国） 妊婦 投与禁忌，授乳婦 授乳回避，観察 PT-INR，肝機能，腎機能

直接トロンビン阻害薬

成分名（主な商品名）	代謝・排泄，投薬に関する情報・観察など
ダビガトラン（プラザキサ）	排泄 主に尿中（外国），授乳婦 授乳中止，観察 APTT，腎機能（Ccr），P糖蛋白阻害・誘導薬併用の有無，年齢確認（70歳以上），出血症状，ヘモグロビン（Hb）

直接第Xa因子阻害薬

成分名（主な商品名）	代謝・排泄，投薬に関する情報・観察など
リバーロキサバン（イグザレルト）	代謝 主にCYP3A4，2J2．P糖蛋白，乳癌耐性蛋白の基質，妊婦 投与禁忌，授乳婦 授乳中止，観察 PT，腎機能（Ccr），強力なCYP3A4やP糖蛋白阻害・誘導薬併用の有無，出血症状，ヘモグロビン（Hb），肝機能（ALT，AST等）
アピキサバン（エリキュース）	代謝 主にCYP3A4/5．P糖蛋白・乳癌耐性蛋白の基質，授乳婦 授乳中止，観察 PT，腎機能（Scr），体重，強力なCYP3A4やP糖蛋白阻害・誘導薬併用の有無，出血症状，ヘモグロビン（Hb），肝機能（ALT，AST等）
エドキサバン（リクシアナ）	授乳婦 授乳回避，観察 PT，腎機能（Ccr），P糖蛋白阻害・誘導薬併用の有無，出血症状，ヘモグロビン（Hb），肝機能（ALT，AST等）

治療戦略

>> 治療方針

1. 基本的な考え方
- 心房細動は加齢に伴って増加するcommon diseaseであるとともに、さまざまな心血管リスク因子の蓄積によって、あるいは慢性疾患の病状の進行に伴って出現するという側面もある。したがって、心房細動患者に遭遇したら、まずは「どのような背景によって心房細動が出現したのか？」という背景を把握しておくことが大切である。背景疾患に対する治療が心房細動自体の出現を抑えることにつながることが多く、脳梗塞予防を含めた心房細動の治療方針を考えるうえでも重要だからである。
- 次に重要なことは、**心房細動による合併症としての脳梗塞予防**である。心原性脳梗塞の予後は極めて不良であるため、抗凝固薬を投与してこれを予防する。単純に考えれば、心房細動患者全員に脳梗塞予防目的の抗凝固薬を開始すればよいようにも思われる。しかし、抗凝固薬の投与は出血のリスクを伴うため、脳梗塞予防効果が十分に見込まれる患者にのみ投与開始を行うべきである、というのが基本的な考え方となる。
- 最後に、心房細動による症状のコントロールを考える。症状をコントロールする方法としては、心拍数調節と洞調律化がある。薬物療法として行う場合、両治療法に有意な予後改善効果の違いはない。しかし、カテーテルアブレーションによる洞調律化を図ると、有意な予後改善効果があるとする報告が最近複数行われるようになった。

2. 緊急受診時の判断
まず、通常の外来や救急外来において、非専門医の先生が心房細動患者に遭遇した、という場面を考えてみる。
- まず確認すべきことを以下にあげる。

> ①頻拍（100拍/分以上）
> ②心不全徴候（下肢浮腫、体重増加、肺ラ音など）
> ③心房細動の持続時間（症状の出現から48時間以上経過しているか、それとも心房細動出現のタイミングは不明か）　　　など

- ①か②のいずれかを認めれば専門医への緊急受診を促す。①と②のいず

れにも該当しない症例の多くは無症候性心房細動であるが，その場合も緊急ではなくとも一度は専門医によるスクリーニングを受けてもらう。
- ③に該当する患者は，抗凝固薬開始の緊急性が高い。すぐに専門医受診することが難しい場合には，腎機能がすぐに判断できる状況であれば，禁忌の有無や用量設定を行って，直接経口抗凝固薬（DOAC）を開始しておいたほうがよい。

>> リスクの評価と薬物選択

1. リスクの評価
(1) 弁膜症性か，非弁膜症性か
- 最近，「非弁膜症性心房細動」という用語をよく用いるようになった。ここでいう「弁膜症性」という言葉は，血栓塞栓症リスクや抗凝固薬選択を考えるうえで考慮すべき患者を区別するための用語だと理解し，定義に注意する必要がある。
- 「弁膜症性」とは，すべての弁膜症を指すわけではなく，リウマチ性僧房弁狭窄症または弁置換術後の症例を指す。弁膜症性心房細動は極めて高い塞栓症リスクを有することが知られており，抗凝固療法は必須である。また，現時点ではDOACの使用が認められていない。
- 「非弁膜症性」とは，「弁膜症性」に含まれないすべての心房細動を指す。高齢社会になるとともに増大しているのが非弁膜症性心房細動であり，そこには血栓塞栓症リスクの高い患者とそうでない患者が混在しており，層別化を図る必要がある。

(2) 非弁膜症性心房細動の血栓塞栓症リスク評価
- 非弁膜症性心房細動患者の血栓塞栓症リスク評価法として，$CHADS_2$スコア（図1）[1]やCHA_2DS_2-VAScスコア（図2）[2]がよく用いられる。
- $CHADS_2$スコア2点以上で抗凝固療法を開始する，というのが最も確実な判断基準である。
- $CHADS_2$スコア1点では，後述するがDOACは「推奨」とされる一方で，ワルファリンの場合は「考慮可」とされる。
- $CHADS_2$スコア0点の場合，抗凝固薬開始は必須とはいえない。この場合，CHA_2DS_2-VAScスコアの項目〔65～74歳，血管疾患（心筋梗塞既往，末梢動脈疾患，大動脈プラーク）〕や心筋症の合併，腎機能障害などが考慮すべき塞栓症リスクとなりうる。

	危険因子		スコア
C	Congestive heart failure/LV dysfunction	心不全，左室機能不全	1
H	Hypertension	高血圧	1
A	Age≧75y	75歳以上	1
D	Diabetes mellitus	糖尿病	1
S_2	Stroke/TIA	脳梗塞，TIAの既往	2
	合計		0～6

図1　CHADS$_2$スコアと脳梗塞発生率

〔Gage BF, et al：JAMA, 285 (22)：2864-2870, 2001より〕

	危険因子		スコア
C	Congestive heart failure/LV dysfunction	心不全，左室機能不全	1
H	Hypertension	高血圧	1
A_2	Age≧75y	75歳以上	2
D	Diabetes mellitus	糖尿病	1
S_2	Stroke/TIA/TE	脳梗塞，TIA，血栓塞栓症の既往	2
V	Vascular disease (prior myocardial infarction, peripheral artery disease, or aortic plaque)	血管疾患（心筋梗塞の既往，末梢動脈疾患，大動脈プラーク）	1
A	Age 65-74y	65歳以上74歳以下	1
Sc	Sex category (i.e. female gender)	性別（女性）	1
	合計		0～9*

＊：年齢によって0，1，2点が配分されるので合計は最高で9点にとどまる．

図2　CHA$_2$DS$_2$-VAScスコアと脳梗塞発生率

〔Lip GY, et al：Chest, 137 (2)：263-272, 2010より〕

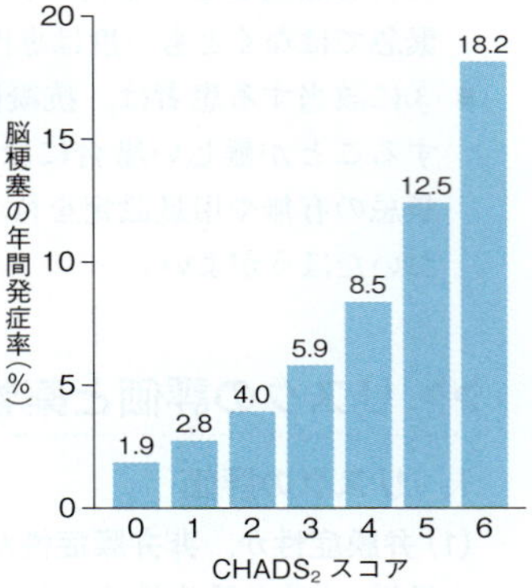

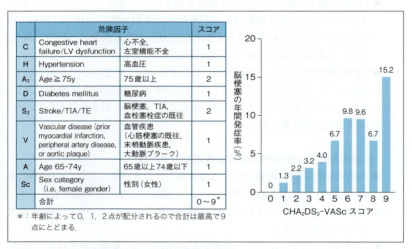

(3) 出血リスクの評価

- 抗凝固薬を投与することは，脳出血や消化管出血などの出血リスクを高めることにもなる。したがって，抗凝固薬開始にあたっては出血リスクへの配慮が必要である。
- 出血リスクを高める背景因子としては，抗血小板療法の併用，高血圧，過度の飲酒，肝機能障害，腎機能障害などがあげられる。また，脳卒中（虚血性・出血性）既往者は血管の脆弱性から出血を来しやすく，消化管出血などの出血既往者も炎症・潰瘍・がんなどの病変が残存していれば出血リスクは非常に高い。
- 出血リスクをスコア化したものとして，ESC 2010年ガイドラインで提唱されたHAS-BLEDスコア（図3）[3, 4]が頻用されてきた。しかし，出血リスクスコアの構成因子の多くは塞栓症リスクスコアの構成因子と一致しており，「塞栓症を起こしやすい患者は，そもそも出血しやすい」という矛盾がある。よって，「出血リスクスコアが高ければ，抗凝固療法を行わない」という臨床判断に必ずしも結びつくわけではない点が指摘されるようになった。
- 最新のESC 2016ガイドラインで強調されている考え方は，むしろ「抗凝

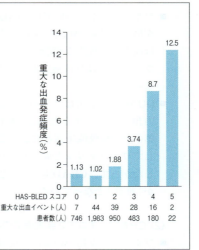

	臨床像	ポイント
H	高血圧[*1]	1
A	腎機能障害，肝機能障害（各1点）[*2]	2
S	脳卒中	1
B	出血[*3]	1
L	不安定な国際標準化（INR）[*4]	1
E	高齢者（>65歳）	1
D	薬剤，アルコール（各1点）[*5]	2
	合計	9

*1：収縮期血圧＞160 mmHg
*2：腎機能障害：慢性透析や移植，血清クレアチニン200 μmol/L（2.26 mg/dL）以上
　　肝機能異常：慢性肝障害（肝硬変など）または検査値異常（ビリルビン値＞正常上限×2倍，AST/ALT/ALP＞正常上限×3倍）
*3：出血歴，出血傾向（出血素因，貧血など）
*4：INR不安定，高値またはTTR（time in therapeutic range）＜60%
*5：抗血小板薬やNSAIDs併用，アルコール依存症

図3　HAS-BLEDスコアと重大な出血発生率（抗凝固療法中）

〔Pisters R, et al：Chest, 138：1093-1100, 2010. Lip GY, et al：J Am Coll Cardiol, 57：173-180, 2011より〕

固薬を投与するために個別の出血リスク因子を可能な限り改善する」というものである。具体的には，抗血小板薬が併用されていれば極力中止の可能性を検討し，高血圧の患者であれば血圧管理を良好にする，などといった対応を可能な限り行う。

2. 抗凝固薬の選択
- 抗凝固療法開始の判断と薬剤選択のフローチャートが，日本循環器学会のガイドライン[5]にまとめられている。このフローチャートの特徴として，

> ①CHADS$_2$スコア2点以上では，すべての抗凝固薬投与が推奨
> ②CHADS$_2$スコア1点では，ダビガトランとアピキサバンのみ推奨
> ③その他のリスク因子が設定されている
> ④僧房弁狭窄症と人工弁では，ワルファリンのみ推奨

という4点があげられる。

(1) CHADS$_2$スコア2点以上ではすべての抗凝固薬が推奨される
- ガイドラインにおける抗凝固薬の選択は，脳梗塞予防効果と出血合併症（特に頭蓋内出血）のリスク・ベネフィット評価に基づいて記載されている。
- ワルファリンにおいては，CHADS$_2$スコア2点以上では脳梗塞予防効果が出血合併症（頭蓋内出血）のリスクを明らかに上回るものの，0～1点では両者が拮抗する（図4）[6]。そのため，CHADS$_2$スコア0点に対するワルファリンの投与は適応がないとされ，1点に対する投与も考慮可にとどまっている。
- DOACについては，どのような患者層でも脳梗塞予防のメリットが頭蓋内出血のリスクを上回る（表1）[7]。また，いずれのDOACにおいても，第3相大規模臨床試験においてCHADS$_2$スコア2点以上の患者を対象としてワルファリンと同等以上の有効性および安全性が確認されている。したがって，CHADS$_2$スコア2点以上の患者に対してはすべてのDOACが「推奨」となっている。

(2) CHADS$_2$スコア2点未満での抗凝固薬選択
- ワルファリンについては，前述のごとくCHADS$_2$スコア0点では適応がないとされ，1点に対する投与も考慮可にとどまっている。
- DOACは，前述のごとくCHADS$_2$スコア2点未満でも脳梗塞予防のメリッ

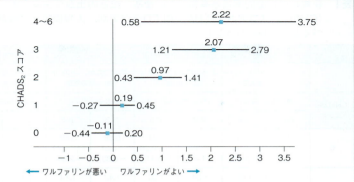

図4 ワルファリン投与有無での塞栓症・頭蓋内出血発生率の差
（CHADS$_2$別ネットクリニカルベネフィット）

〔Singer DE, et al：Ann Intern Med, 151：297-305, 2009より〕

トが頭蓋内出血のリスクを上回ることから，（抗凝固療法の適応である場合には）積極的に推奨される。

(3) ワルファリンのみが推奨される症例
①弁膜症性心房細動
- 僧房弁狭窄症合併または人工弁置換術後の心房細動患者は「弁膜症性心房細動」と定義される。現時点では，弁膜症性心房細動はワルファリンのみが抗凝固薬の適応となっている。
- DOACのトラフ時の抗凝固作用は，生理的な線溶系による抗凝固作用の補完に依拠していると考えられ，生理的内膜機能を有さない機械弁では十分な抗凝固作用を発揮できないという限界を有する。このことは，機械弁を対象としたRE-ALIGN研究[8]によって実証された。
- ただし「弁膜症性心房細動」として一括りに扱われているリウマチ性弁膜症や生体弁に対して，DOACが有効か無効かの検証はまだなされておらず，グレーゾーンとして残されている。

②重症腎機能障害
- DOACはいずれも少なくとも一部は腎排泄である。よって，腎機能低下

第5章 Common diseaseの治療戦略と薬の使い分け

表1 新規経口抗凝固薬投与有無での脳梗塞・頭蓋内出血発生率の差
（CHADS₂スコアおよびHAS-BLEDスコア別，大規模臨床試験結果に基づくシミュレーション）

CHADS₂スコア	ダビガトラン110mg ネットクリニカルベネフィット（95%信頼区間） HAS-BLEDスコア ≦2	ダビガトラン110mg ≧3	ダビガトラン150mg ネットクリニカルベネフィット（95%信頼区間） HAS-BLEDスコア ≦2	ダビガトラン150mg ≧3	リバーロキサバン ネットクリニカルベネフィット（95%信頼区間） HAS-BLEDスコア ≦2	リバーロキサバン ≧3	アピキサバン ネットクリニカルベネフィット（95%信頼区間） HAS-BLEDスコア ≦2	アピキサバン ≧3
0	1.53 (1.35〜1.76)	1.74 (0.05〜3.47)	1.20 (1.05〜1.40)	1.41 (−0.25〜3.11)	0.68 (0.57〜0.83)	0.89 (−0.73〜2.54)	0.77 (0.65〜0.93)	1.43 (−0.24〜3.13)
1	2.14 (1.92〜2.38)	1.86 (1.38〜2.34)	1.84 (1.64〜2.05)	1.56 (1.10〜2.01)	1.42 (1.25〜1.61)	1.14 (0.71〜1.57)	1.49 (1.31〜1.68)	1.59 (1.12〜2.04)
2〜6	3.03 (2.72〜3.34)	3.76 (3.35〜4.18)	2.74 (2.45〜3.04)	3.47 (3.08〜3.88)	2.42 (2.15〜2.70)	3.15 (2.78〜3.54)	2.47 (2.19〜2.75)	3.51 (3.12〜3.92)

- デンマークの国家患者登録データベースに登録された122,372人の非弁膜症性心房細動患者のデータによる。
- 各薬剤別の脳梗塞，頭蓋内出血の発生率は，大規模臨床試験の結果に基づいて以下のリスク比で計算されたシミュレーションデータが用いられている。
  脳梗塞のリスク比（対ワルファリン）：ダビガトラン110mg 0.91，ダビガトラン150mg 0.66，リバーロキサバン0.88，アピキサバン0.79。
  頭蓋内出血のリスク比（対ワルファリン）：ダビガトラン110mg 0.31，ダビガトラン150mg 0.40，リバーロキサバン0.67，アピキサバン0.42。
  （ただし，リバーロキサバンのリスク比はITT解析の結果に基づいている。）
- ネットクリニカルベネフィットは，発生率の差分_脳梗塞_−1.5×発生率の差分_頭蓋内出血_で計算。
- 発生率の差分は，脳梗塞においては（各薬剤非投与）−（各薬剤投与），頭蓋内出血においては（各薬剤投与）−（各薬剤非投与）でそれぞれ計算。

〔Banerjee A, et al：Thromb Haemost, 107（3）：584-589, 2012 より〕

に伴って血中濃度が上昇しやすくなり，その程度は腎排泄率が大きいほど高くなる。そのため固定用量で投与するDOACは，重度の腎機能障害患者には禁忌となっている。

■ 腎排泄率の大きいダビガトランはクレアチニン・クリアランス（Ccr）30mL/分未満が禁忌，ほかのDOACはCcr 15mL/分未満が禁忌である。したがって，このような重度腎機能障害を有する心房細動患者に対してはワルファリンのみが使用可能となる。

(4) DOACの使い分け
- 直接トロンビン阻害薬のダビガトラン，直接第Xa因子阻害薬のリバーロキサバン，アピキサバン，エドキサバンの間に，脳梗塞や大出血の発生率において，数例の臨床経験で見違えるような違いがあるとは思えない。特に低リスクの症例であれば，どの薬剤を使用しても正直なところ大差はないだろう。
- しかし，腎機能障害，肝機能障害，出血高リスク，脳卒中既往など，何らかのリスクを有する症例に対しては，DOACの特徴を考慮した慎重な投与が求められる。
- DOAC選択について，欧米のReviewから一例を図5に紹介する[9]。

>> フォローアップのポイント

- ワルファリンは相互作用を有する食事や薬物が非常に多く，ワルファリン自体にも光学異性体が一定量含まれるなど，効果を一定に保つことが難しい薬である。そうしたなかで，用量を微調整しながら目標治療域（PT-INR 70歳以上：1.6～2.6，70歳未満：2.0～3.0）に管理する必要がある。
- ワルファリンは少し用量を変化するだけで大きく効果が変動するので，用量の増減は基本的に0.5mg，場合によっては0.25mgにとどめておいたほうがよい。
- DOACの場合，効果は非常に安定していると考えられ，毎回の採血の値によって用量を調節するという必要はない。しかし，効き過ぎである症例が少数ではあるが存在しており，開始後早期にPT（プロトロンビン時間）やAPTT（活性化部分トロンボプラスチン時間）で1回は薬効の評価をしておくことが推奨される。
- 高齢者では複数の疾患が重なり，投与される薬剤の総数が多くなりがちである。しかし，それは腎機能や肝機能の悪化，あるいは代謝経路の競合などから薬物の体内蓄積を招くリスクを高める。このようなポリファーマシーの状態では抗凝固療法中の出血リスクが高まる（図6）[10]。

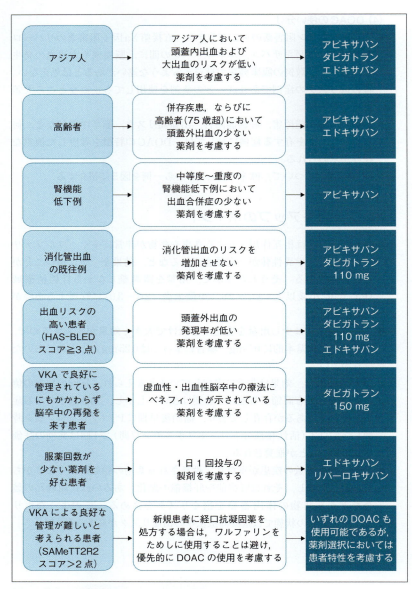

図5 患者の臨床像に応じたDOACの薬剤選択

〔Shields AM, et al：J Intern Med, 278（1）：1-18, 2015を参考に作成〕

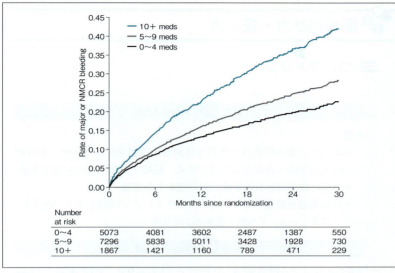

図6 ポリファーマシーと出血リスク
〔Piccini JP. et al：Circulation, 133（4）：352-360, 2016より〕

>> こんなときは専門医に相談を

- ワルファリンによる抗凝固療法の管理は，煩雑であり専門家あるいは管理に慣れた医師が行うことが望ましい。
- DOACの投与は簡便であり，非専門家でも行えるところに大きなメリットがある。ただし，特にハイリスク症例では出血有無などの問診は常時行い，半年〜1年に一度の採血による腎機能，肝機能，凝固マーカーの反応の確認を行い，安全な投薬継続に懸念がある場合には専門医に相談する。

薬の選び方・使い方

ワルファリン

処方 前 Check List

- 禁忌：
  - 出血，出血の可能性，重篤な肝障害・腎障害のある患者，中枢神経系の手術・外傷後日の浅い患者，妊婦・妊娠可能性のある患者
  - 本薬の成分に対し過敏症の既往歴のある患者
  - 骨粗鬆症治療用ビタミンK_2（メナテトレノン）製剤，イグラチモド，ミコナゾール（ゲル剤・注射剤）投与中

処方 後 Check List

- PT-INRによる用量調整（70歳以上：1.6〜2.6，70歳未満：2.0〜3.0）
- 肝機能，腎機能，ヘモグロビンなどの定期的な確認（特に高齢者やハイリスク症例）

1．作用機序

- ワルファリンは，ビタミンK依存性の血液凝固因子Ⅱ，Ⅶ，Ⅸ，Ⅹの合成を阻害することにより抗凝固作用を発揮する（図7）[11]。

2．ストロングポイントおよびウイークポイント

(1) ストロングポイント
- 用量の微調整が可能である。

(2) ウイークポイント
- 納豆などの食事，NSAIDsなどの薬物と相互作用が非常に多い。
- 頭蓋内出血の発生率がDOACに比べて相対的に高い（大規模臨床試験では約2〜3倍）。

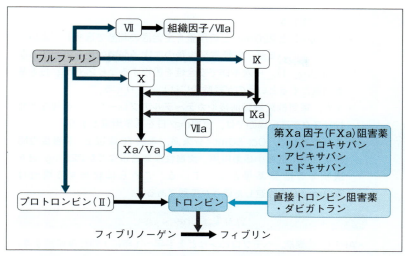

図7 血液凝固カスケードにおける経口抗凝固薬の作用点
〔Umer Usman MH, et al：J Interv Card Electrophysiol, 22（2）：129-137, 2008を参考に作成〕

直接トロンビン阻害薬：ダビガトラン

処方前 Check List

- 禁忌：
  - 本薬の成分に対し過敏症の既往歴のある患者
  - 透析患者を含む高度の腎障害（Ccr 30mL/分未満），出血，出血性素因，止血障害，臨床的に問題となる出血リスクのある器質的病変（6カ月以内の出血性脳卒中を含む），脊椎・硬膜外カテーテル留置および抜去後1時間以内
  - イトラコナゾール（経口剤）投与中
- 慎重投与：
  - 中等度の腎障害（Ccr 30〜50mL/分），経口P糖蛋白阻害薬併用中，高齢者，消化管出血・上部消化管潰瘍既往，高出血リスク患者
- 用量設定：
  - Ccr 30mL/分未満は投与禁忌であり，まずはこれに該当しないこ

とを確認する。
- 300 mg/日と220 mg/日の用量を主治医の判断で選択してよいことになっているが，脳梗塞発生後の二次予防で効果を重視するなら300 mg/日，一次予防で安全性を重視するなら220 mg/日を基本用量とするというのが経験的にはしっくりくる。
- また，電気的除細動前後やカテーテルアブレーション前後など血栓リスクが高い場面では，300 mg/日を基本用量とする。
- これに対して，Ccr 50 mL/分未満，年齢70歳以上，P糖蛋白阻害薬併用，抗血小板薬併用，出血性疾患合併などが220 mg/日を選択する推奨基準となっている。これらに該当する場合は300 mg/日を回避したほうが無難である。

処方後 Check List
- APTT，腎機能，ヘモグロビンなどを半年〜1年に1回程度確認する。

1．作用機序
- ダビガトランはトロンビンによるフィブリン産生機能を直接的に阻害する（図7）。

2．ストロングポイントおよびウイークポイント
(1) ストロングポイント
- 頻回に採血や用量調整を行う必要がない。
- 第3相臨床試験で虚血性脳卒中がワルファリンに対して有意に低かった（300 mg/日）。
- 第3相臨床試験で頭蓋内出血がワルファリンに対して有意に低かった。
- 現時点で中和剤を使用できる唯一のDOACである。

(2) ウイークポイント
- 腎代謝の割合が高く，腎機能悪化の影響を受けやすい。
- 酒石酸で包まれたプロドラッグのため，胃症状が比較的起きやすい。

3．他剤への変更を考えるタイミング
- アレルギー，腎機能障害，肝機能障害などを認めるとき。
- 経過中に弁置換術を受けたとき（ワルファリンへの変更）。

直接第Xa因子阻害薬：リバーロキサバン，アピキサバン，エドキサバン

処方前 Check List

- 禁忌：
  3剤に共通
  - 本薬の成分に対し過敏症の既往歴のある患者
  - 出血患者，凝固障害を伴う肝疾患，中等度以上の肝障害（Child-Pugh分類B/C），腎不全（Ccr 15mL/分未満）

  個別に記載があるもの
  - **リバーロキサバン**：妊婦・妊娠可能性，HIVプロテアーゼ阻害薬，オムビタスビル・パリタプレビル・リトナビル，コビシスタット含有製剤，アゾール系抗真菌薬（経口・注射剤）投与中
  - **リバーロキサバン，エドキサバン**：急性細菌性心内膜炎
- 慎重投与（3剤に共通）：
  - 高出血リスク患者，腎障害（Ccr 49mL/分以下），高齢者，低体重患者
- 用量設定：
  - **リバーロキサバン**：通常量 15mg/日，Ccr 50mL/分未満では10mg/日に減量。Ccr 15mL/分未満は禁忌。
  - **アピキサバン**：通常量 1回5mg・1日2回投与，年齢80歳以上，体重60kg以下，血清クレアチニン1.5mg/dL以上のいずれか2つに該当する場合は1回2.5mg・1日2回投与に減量，3つとも該当する場合は使用禁忌。Ccr 15mL/分未満も禁忌。
  - **エドキサバン**：通常量 60mg・1日1回投与，Ccr 50mL/分未満，体重60kg未満，P糖蛋白阻害薬併用のいずれかがあれば30mg・1日1回投与に減量。Ccr 15mL/分未満は禁忌。

処方後 Check List

- APTT，腎機能，ヘモグロビンなどを半年～1年に1回程度確認する。

1. 作用機序
- リバーロキサバン，アピキサバン，エドキサバンは，第X因子によるプロトロンビンからトロンビンへの転換を阻害する（図7）。

2. ストロングポイントおよびウイークポイント
（1）ストロングポイント
- 頻回に採血や用量調整を行う必要がない（3剤に共通）。
- 第3相臨床試験で頭蓋内出血がワルファリンに対して有意に低かった（3剤に共通）。
- 第3相臨床試験で大出血がワルファリンに対して有意に低かった（アピキサバン，エドキサバン）。

（2）ウイークポイント
- 腎代謝の割合が高く，腎機能悪化の影響を受けやすい（リバーロキサバン）。
- PTの反応性が乏しく，効果判定の目安がつかみにくい（アピキサバン）。

3. 他剤への変更を考えるタイミング
- アレルギー，腎機能障害，肝機能障害などを認めるとき。
- 経過中に弁置換術を受けたとき（ワルファリンへの変更）。

参考文献
1) Gage BF, Waterman AD, Shannon W, et al：Validation of clinical classification schemes for predicting stroke：results from the National Registry of Atrial Fibrillation. JAMA, 285 (22)：2864-2870, 2001
2) Lip GY, Nieuwlaat R, Pisters R, et al：Refining clinical risk stratification for predicting stroke and thromboembolism in atrial fibrillation using a novel risk factor-based approach：the euro heart survey on atrial fibrillation. Chest, 137 (2)：263-272, 2010
3) Pisters R, Lane DaD, Nieuwlaat R, et al：A novel user-friendly score (HAS-BLED) to assess 1-year risk of major bleeding in patients with atrial fibrillation：the Euro Heart Survey. Chest, 138 (5)：1093-1100, 2010
4) Lip GY, Frison L, Halperin JL, Lane DA：Comparative validation of a novel risk score for predicting bleeding risk in anticoagulated patients with atrial fibrillation：the HAS-BLED (Hypertension, Abnormal Renal/Liver Function, Stroke, Bleeding History or Predisposition, Labile INR, Elderly, Drugs/Alcohol Concomitantly) score. J Am Coll Cardiol, 57 (2)：173-180, 2011
5) 循環器病の診断と治療に関するガイドライン研究班：心房細動治療（薬物）ガイド

ライン（2013年改訂版），2013
6) Singer DE, Chang Y, Fang MC, et al：The net clinical benefit of warfarin anticoagulation in atrial fibrillation. Ann Intern Med, 151 (5)：297-305, 2009
7) Banerjee A, Lane DA, Torp-Pedersen C, et al：Net clinical benefit of new oral anticoagulants (dabigatran, rivaroxaban, apixaban) versus no treatment in a 'real world' atrial fibrillation population：a modelling analysis based on a nationwide cohort study. Thromb Haemost, 107 (3)：584-589, 2012
8) Eikelboom JW, Connolly SJ, Brueckmann M, et al：Dabigatran versus warfarin in patients with mechanical heart valves. N Engl J Med, 369 (13)：1206-1214, 2013
9) Shields AM, Lip GY：Choosing the right drug to fit the patient when selecting oral anticoagulation for stroke prevention in atrial fibrillation. J Intern Med, 278 (1)：1-18, 2015
10) Piccini JP, Hellkamp AS, Washam JB, et al：Polypharmacy and the Efficacy and Safety of Rivaroxaban Versus Warfarin in the Prevention of Stroke in Patients With Nonvalvular Atrial Fibrillation. Circulation, 133 (4)：352-360, 2016
11) Umer Usman MH, Raza S, Raza S, et al：Advancement in antithronbotics for stroke prevention in atrial fibrillation. J Interv Card Electrophysiol, 22 (2)：129-137, 2008

第5章 Common diseaseの治療戦略と薬の使い分け

primary care 03 循環器疾患
心不全

心不全治療薬リスト

※心不全に適用をもたない医薬品も含む。

▶ 利尿薬

【ループ利尿薬】

成分名（主な商品名）	代謝・排泄，投薬に関する情報・観察など
アゾセミド （ダイアート）	授乳婦 授乳回避，観察 体重，水分補給量・排泄量，血圧，電解質，尿酸値，肝機能，腎機能
トラセミド （ルプラック）	授乳婦 授乳回避，高齢者 少量（4mg）開始
ブメタニド （ルネトロン）	
フロセミド （ラシックス，オイテンシン）	授乳婦 授乳回避，観察 体重，水分補給量・排泄量，血圧，電解質，尿酸値，腎機能

【サイアザイド系，サイアザイド類似利尿薬】

成分名（主な商品名）	代謝・排泄，投薬に関する情報・観察など
トリクロルメチアジド （フルイトラン）	授乳婦 授乳回避，観察 体重，水分補給量・排泄量，血圧，電解質，腎機能
ヒドロクロロチアジド （ヒドロクロロチアジド「トーワ」）	排泄 尿中排泄，授乳婦 授乳中止
インダパミド （ナトリックス，テナキシル）	授乳婦 授乳中止，観察 体重，水分補給量・排泄量，血圧，電解質，腎機能

【ミネラルコルチコイド受容体拮抗薬】

心保護薬：ミネラルコルチコイド受容体拮抗薬の項（p.189）参照。

【バソプレシンV₂受容体拮抗薬】

成分名（主な商品名）	代謝・排泄，投薬に関する情報・観察など
トルバプタン （サムスカ）	代謝 主にCYP3A4．P糖蛋白の基質，阻害，妊婦 投与禁忌．妊娠する可能性：避妊を指導，授乳婦 授乳回避，観察 飲水量，尿量，口渇感，脱水，血清K，血清Na，BUN，Ccr，肝機能，尿酸

▶ 心保護薬：ACE阻害薬

成分名（主な商品名）	代謝・排泄，投薬に関する情報・観察など
エナラプリル （レニベース）	妊婦 投与禁忌，授乳婦 授乳中止
リシノプリル （ロンゲス，ゼストリル）	妊婦 投与禁忌，授乳婦 授乳中止，高齢者 慢性心不全には2.5mgから開始
カプトプリル （カプトリル，-R）	妊婦 投与禁忌，授乳婦 授乳中止

▶ 心保護薬：ARB

成分名（主な商品名）	代謝・排泄，投薬に関する情報・観察など
カンデサルタン （ブロプレス）	代謝 一部CYP2C9，妊婦 投与禁忌，授乳婦 授乳中止，観察 血圧，K値，Cr値，血算，肝機能，低血圧症状（特に利尿薬併用時）
ロサルタン （ニューロタン）	代謝 主にCYP2C9，妊婦 投与禁忌，授乳婦 授乳中止，観察 血圧，K値，Cr値，血算，肝機能，低血圧症状（特に利尿薬併用時），Li併用時（Li濃度）

▶ 心保護薬：β遮断薬

【$β_1$選択性】

成分名（主な商品名）	代謝・排泄，投薬に関する情報・観察など
ビソプロロール （メインテート）	代謝 CYP2D6，3A4，排泄 主に尿中（外国），妊婦 投与禁忌，授乳婦 授乳回避，観察 脈拍，血圧，腎機能

【$β_1$非選択性】

成分名（主な商品名）	代謝・排泄，投薬に関する情報・観察など
カルベジロール （アーチスト）	代謝 主にCYP2D6，2C9，次いでCYP3A4，1A2，2E1，排泄 胆汁，妊婦 投与禁忌，授乳婦 授乳回避，観察 脈拍，血圧，腎機能

▶ 心保護薬：ミネラルコルチコイド受容体拮抗薬

成分名（主な商品名）	代謝・排泄，投薬に関する情報・観察など
スピロノラクトン （アルダクトンA）	授乳婦 授乳回避，観察 体重，水分補給量・排泄量，血圧，電解質（特にK値），腎機能，女性化乳房
エプレレノン （セララ）	代謝 主にCYP3A4（外国），授乳婦 授乳中止，観察 血清K，肝機能（AST・ALT）

▶ 血管拡張薬

【長時間作用型ジヒドロピリジン系カルシウム拮抗薬】

成分名（主な商品名）	代謝・排泄，投薬に関する情報・観察など
アゼルニジピン （カルブロック）	代謝 主にCYP3A4，妊婦 投与禁忌，授乳婦 授乳中止，観察 血圧，肝機能（AST・ALT・γ-GTP）
アムロジピン （アムロジン，ノルバスク）	代謝 主にCYP3A4，妊婦 投与禁忌，授乳婦 授乳回避，高齢者 低用量（2.5mg/日）開始，観察 血圧，肝機能（AST・ALT・γ-GTP）

▶ ジギタリス

成分名（主な商品名）	代謝・排泄，投薬に関する情報・観察など
ジゴキシン （ジゴシン）	代謝 主にCYP3A．P糖蛋白の基質，排泄 主に腎，観察 心電図，消化器症状，K値，腎機能
メチルジゴキシン （ラニラピッド）	代謝 主にCYP3A．P糖蛋白の基質，排泄 主に腎，観察 心電図，消化器症状，K値，腎機能

▶ 経口強心薬

成分名（主な商品名）	代謝・排泄，投薬に関する情報・観察など
ドカルパミン （タナドーパ）	授乳婦 授乳中止
ピモベンダン （アカルディ）	授乳婦 授乳回避，高齢者 低用量（1回1.25mg）開始，観察 心電図

治療戦略

>> 心不全治療の意義

　わが国では超高齢化時代に突入し，心不全患者数はますます増加していると考えられている．心不全患者の予後はいまなお決して良好とはいえず，また，一度心不全で入院すると再入院を繰り返すことも多く，本人にとってはQOLの低下を招き，また多大な医療資源を必要とする．したがってその治療は症状の改善，QOLの改善もさることながら，予後の改善，再入院の予防も念頭に置いたものでなければならない．

　最近，心不全の治療においては多職種の介入による包括的疾病管理プログラムの重要性が認識されるようになってきたが，やはり治療の中心をなすのは薬物療法である．

>> 心不全の分類（HFrEFとHFpEF）

- 心不全にはさまざまな分類法があるが，重症度分類としては古典的なニューヨーク心臓協会（NYHA）の機能分類が簡便であることもあり，いまだに広く用いられる．一方最近では，米国心臓協会（AHA）および米国心臓学会（ACC）のガイドラインに提示された心不全のステージ分類もよく用いられる．これは未病の段階の心不全ハイリスク群から末期心不全までを，A〜Dの4段階に分けるものである（表1）[1,2]．
- さらに心不全は左室収縮機能が低下しているのか，保持されているのかによって，HFrEF（heart failure with reduced ejection fraction）とHFpEF（heart failure with preserved ejection fraction）に分類するのが主流となっており（表2）[3]，両者の病態や治療法はやや異なる．またその中間に位置するグループをHFmrEF（Heart failure with mid-range ejection fraction）と定義されることもある．それぞれのタイプによって薬物の使い方は異なるので，ここではHFrEFとHFpEFに分けて各々の薬物療法について述べる．

表1 心不全のステージ分類とNYHA心機能分類

心不全ステージ分類		NYHA 心機能分類	
A	器質的心疾患のないリスクステージ	該当なし	
B	器質的心疾患のあるリスクステージ	該当なし	
C	心不全ステージ	I	心疾患はあるが身体活動に制限はない。日常的な身体活動では著しい疲労，動悸，呼吸困難あるいは狭心痛を生じない。
		II	軽度ないし中等度の身体活動の制限がある。安静時には無症状。日常的な身体活動で疲労，動悸，呼吸困難あるいは狭心痛を生じる。
		III	高度な身体活動の制限がある。安静時には無症状。日常的な身体活動以下の労作で疲労，動悸，呼吸困難あるいは狭心痛を生じる。
		IV	心疾患のためいかなる身体活動も制限される。心不全症状や狭心痛が安静時にも存在する。わずかな労作でこれらの症状は増悪する。
D	治療抵抗性心不全ステージ	III	高度な身体活動の制限がある。安静時には無症状。日常的な身体活動以下の労作で疲労，動悸，呼吸困難あるいは狭心痛を生じる。
		IV	心疾患のためいかなる身体活動も制限される。心不全症状や狭心痛が安静時にも存在する。わずかな労作でこれらの症状は増悪する。

NYHA心機能分類とはニューヨーク心臓協会（New York Heart Association）が作成し，身体活動による自覚症状の程度により心疾患の重症度を分類したもので，心不全における重症度分類として広く用いられている。II度はさらにIIs度：身体活動に軽度制限のある場合，IIm度：身体活動に中等度制限のある場合に分類される。

〔Yancy CW, Jessup M, Bozkurt B et al：Circulation, 128：1810-1852, 2013 より改変，日本循環器学会，日本心不全学会・編：急性・慢性心不全診療ガイドライン（2017年改訂版），2018 より転載〕

>> 治療方針

1. HFrEF

- 左室駆出率低下の原因には，虚血性心疾患（特に心筋梗塞後），高血圧，拡張型心筋症をはじめさまざまな心疾患があるが，原因にかかわらず左室駆出率の低下に基づく心不全に対する薬物療法は共通している。まず心不全ではうっ血に基づく症状（労作時息切れ，浮腫など）がメインであるため，それを軽減するために利尿薬を用いる。一方で，HFrEFは適切

表2 HFrEF と HFpEF

心不全のタイプ		HFrEF	HFmrEF	HFpEF
クライテリア	1	心不全徴候と症状[a]	心不全徴候と症状[a]	心不全徴候と症状[a]
	2	左室駆出率40%未満	左室駆出率40〜49%	左室駆出率50%以上
	3		1. 利尿ペプチドの上昇[b] 2. 少なくとも以下のクライテリアの1つがある： 　a. 相対的な構造心疾患（左室肥大や左房拡大） 　b. 拡張機能不全	1. 利尿ペプチドの上昇[b] 2. 少なくとも以下のクライテリアの1つがある： 　a. 相対的な構造心疾患（左室肥大や左房拡大） 　b. 拡張機能不全

a：ごく早期の心不全や利尿薬で治療されている場合には，心不全の症状は欠くこともある。
b：BNP > 35 pg/mL かつ/または NT-proBNP 125 pg/mL

〔Ponikowski P, Voors AA, Anker SD et al：Eur J Heart Fail, 18：891-975, 2016を参考に作成〕

な治療が行われないと予後不良であるため，予後改善のための心保護薬を用いる。
- 心不全では心機能の低下の代償機序として，交感神経系，レニン・アンジオテンシン・アルドステロン系の亢進が起きる。これらは心筋収縮力を高め，血管を収縮し，また循環血液量を増やし一見目的にかなっているようにみえるが実は心臓の負荷を増やし，結果的には"痩せ馬に鞭打つ"こととなる。これらをブロックするβ遮断薬，レニン・アンジオテンシン系阻害薬，ミネラルコルチコイド受容体拮抗薬などの心保護薬は，実際にHFrEF患者の予後を改善することが大規模臨床試験によって証明されている。
- HFrEF治療では，これらの薬物療法が主体となるものの，それだけでは十分ではない。植込み型除細動器（ICD）や心臓再同期療法（CRT）をはじめとする非薬物療法が必要な症例では，併用することにより，さらに予後改善を期待できる。
- また心臓リハビリテーションは，心不全患者のQOLを改善するのみならず再入院を予防し，ひいては予後を改善することが期待できる。さらにこれらの治療を適切に行うとともに，多職種が協力してチームとして，患者教育や退院支援なども含めた包括的な治療を行うための疾病管理プログラムを実行することが，心不全のアウトカムを改善するために必要

であることが理解され始めた。

> **HFrEF治療のポイント**
> - うっ血に基づく症状を軽減するために利尿薬を用いる。
> - 予後の改善を目的として"心保護薬"を用いる。
>   - アンジオテンシン変換酵素阻害薬（ACE阻害薬）
>   - ACE阻害薬に忍容性がない場合のアンジオテンシンII受容体拮抗薬（ARB）
>   - β遮断薬（カルベジロールまたはビソプロロール）をACE阻害薬またはARBに追加
>   - ミネラルコルチコイド受容体拮抗薬をさらに追加
> - ジギタリスは合併する頻脈性心房細動の心拍数コントロールに主に用いる。
> - 経口強心薬は静注強心薬からの離脱やQOLの改善などの限られた目標に対して比較的短期間用いる。
> - ICD，CRTなどそれぞれの症例に適した非薬物療法の適応を考慮する。
> - 急性期のみならず運動処方に基づく回復期～維持期心臓リハビリテーションを行う。
> - 多職種チームによる包括的心不全疾病管理プログラムを実践する。

2. HFpEF

- 高齢化とともにHFpEFが特に増加している。
- HFpEFは心不全全体の30～50％を占め，患者背景としてはHFrEFに比較して高齢，女性，高血圧の既往のあるものが多く，また心房細動の合併もHFrEFより多い。
- 予後はHFrEFと同程度に不良であるが，高齢であるがゆえにさまざまな併存症（認知症，フレイル，閉塞性肺疾患，慢性腎臓病，悪性腫瘍など）を有しており，病因も多様で，単に心臓のみに治療のターゲットを絞りにくいのが問題である。
- HFrEFに対する予後改善効果の期待されているACE阻害薬，ARB，ミネラルコルチコイド受容体拮抗薬，β遮断薬の無作為試験はいずれも大規模臨床試験でネガティブな結果に終わっており，確実な効果が期待できるのは，うっ血に基づく症状を軽減するための利尿薬のみといえる状況である。

> **HFpEF治療のポイント**
> - うっ血に基づく症状の軽減にはHFrEF同様，利尿薬を用いる。
> - HFrEFのように明確に予後を改善することのできる薬物がない。
> - 基礎となっている循環器疾患，高血圧，冠動脈疾患，心筋疾患などの治療を行う。
> - 糖尿病，脂質異常症，慢性腎臓病，慢性閉塞性肺疾患(COPD)などの併存症がある場合にはその治療を行う。
> - 特に高齢者においては，認知症，フレイル，栄養障害など，高齢者に特有の併存症についての対策を行う。
> - 多職種チームによる包括的心不全疾病管理プログラムを実践する。

▶▶ 初期治療方針の決定

- 心不全を疑った患者については，まず，循環器専門医に紹介を行い，精査および治療方針の決定を依頼する。
- 急性期においては，急性・慢性心不全診療ガイドラインに準拠した治療（病態に応じた利尿薬，血管拡張薬，強心薬などの主に静脈内投与，および呼吸管理，補助循環など）を行い，HFrEFかHFpEFによってそれぞれの治療を進める。
- 同時に心不全の原因検索を行い，原因に対する治療（例えば弁膜症に対する手術，冠動脈疾患であれば血行再建など）を並行して行う。

▶▶ フォローアップのポイント

- 本節における各薬物の「薬の選び方・使い方」(p.198)を参照。
- 定期的に心電図，胸部X線，BNP（またはNT-proBNP），心エコーなどによるフォローを行う。心エコーは6カ月～1年ごと。特に左室駆出率，左室拡張末期径，さらにはドップラー法によるTRPG（肺高血圧の指標），拡張機能指標であるE/A比，E/e'なども評価する。治療が奏効すれば，左室駆出率は改善，左室径は縮小し，いわゆるリバースリモデリングが起きる。

▶▶ マイナートラブルへの対応

- 本節における各薬物の「薬の選び方・使い方」(p.198)を参照。

>> こんなときは専門医に相談を

- すでに心不全の評価が行われ，治療方針が決定している場合でも，感染症，不摂生，服薬コンプライアンスの低下，ストレスなどをきっかけに再増悪を来すことがある．再増悪の徴候を速やかに検出し，薬物療法の強化，さらには専門医へ再度コンサルトを行う必要がある．
- 心不全悪化の徴候については息切れ，浮腫などの心不全症状の増悪のみならず，体重増加も心不全悪化の重要な指標である．
- また，BNPまたはNT-proBNPを定期的にチェックし，上昇してくるようならば心不全の悪化を考える．BNPであれば200以内で推移していれば安定状態と考えてよい．

>> 非薬物療法

- 後述のACE阻害薬/ARB，β遮断薬，ミネラルコルチコイド受容体拮抗薬の心保護薬を中心とする薬物療法が普及し，HFrEFの予後は以前に比べると改善しつつある．しかしながら，いまだに重症心不全の予後は不良であり，また心不全患者は一度入院すると再入院を繰り返すことが多い．このようにまだまだHFrEFの治療は薬物療法のみでは十分とはいえず，非薬物療法が必要となる．

1. ICD，CRT

- 現時点でHFrEFに対して最も有用性の高いものはいわゆるデバイス，つまりICD（植込み型除細動器）やCRT（心臓再同期療法）などの高エネルギーペースメーカーである．
- ICD：HFrEFの二大死因は心不全そのものの悪化による心不全死と心室細動，心室頻拍による突然死であるが，ICDは致死性不整脈を検出し適切に除細動または除粗動を行い突然死を回避するものである．すでに心停止の既往がある症例の二次予防のみならず，左室収縮機能の低下を伴う心筋梗塞後あるいは非虚血性心筋症に対して一次予防を目的とした植え込みが推奨されている．
- CRT：HFrEF患者では左室全体の収縮同期不全を伴っていることが多く，そのために左室のポンプ機能はさらに低下する．このような状態に対して左室全体の収縮のタイミングを同期させることによって心機能を改善し，ひいては予後を改善するのがCRTである．特に左脚ブロックを

呈し，QRS幅が一定以上の症例ではこのような同期の効果が期待できる。
- このようなデバイスの恩恵を受けることのできる患者を見逃さず高次医療機関に紹介することが重要である。

2. 心臓リハビリテーション
- 急性期の早期離床，早期退院に向けての急性期リハビリテーションも重要であるが，心臓リハビリテーションにおいてさらに重要なのは，回復期の有酸素運動を中心とした運動療法と，それを中心とした包括的な心不全疾病管理プログラムの遂行である。
- 具体的には心不全で入院した患者が運動可能な状態となった段階で心肺運動負荷試験を行い，その結果から算出された嫌気性代謝閾値などのデータをもとに個々の患者において運動処方を作成し，週3回程度の有酸素運動やレジスタンス・トレーニングからなるプログラムを遂行する。退院後も通院でこの運動プログラムを継続することにより，QOLの改善のみならず，心不全再入院の予防，ひいてはおそらく死亡率の低下につながっていく。
- わが国では心・大血管疾患に対するリハビリテーションは保険償還がなされており，急性・慢性心不全診療ガイドラインでは運動耐容能の低下を示す慢性心不全患者への自覚症状の改善および運動耐容能の改善を目的とした運動療法の実施はクラスI（行うべき治療）として位置づけられている。ただし，わが国における現状ではこのような心臓リハビリテーションの可能な施設は限られており，今後さらなる普及が望まれる。また，高齢者でフレイルを伴うような場合には，本格的な運動療法は困難であることも多く，個々の症例に応じたプログラムの変更が必要となる。

3. 多職種による包括的心不全治療プログラム
- 医師，看護師のみならず薬剤師，理学療法士，管理栄養士，臨床心理士などの多職種が関与し，治療の最適化，生活習慣の改善，自己管理の向上，服薬指導，退院後の患者モニタリングなどの包括的心不全管理プログラムを実践することにより心不全再増悪による入院を予防できる。
- 最近，心不全患者の高齢化とともにますますこのような取り組みの重要性が認識されつつあるが，これを支援するサポート体制の整備も今後必要である。

薬の選び方・使い方

利尿薬

処方前 Check List

- 禁忌：
  - 脱水状態にある患者。過度の低血圧。
  - トルバプタンは高ナトリウム血症の患者や水分摂取のできない患者，無尿の患者。
- 臓器機能：
  - 腎機能（血清クレアチニン，BUN, eGFRなど）を評価しておく。
  - 電解質，特にNa, Kも必ず評価する。
- 年齢，患者状態：高齢者では効果が顕著に表れて脱水や血液濃縮に伴う血栓塞栓症を来しやすい。

処方後 Check List

- 効果判定：
  - まず臨床症状（浮腫，労作時息切れ，呼吸困難感，NYHA機能分類）の改善を評価する。
  - 体重の低下も体液貯留改善の重要な指標である。
  - 検査所見では胸部X線のうっ血像や胸水の軽減，心エコー上の左室径, 左房径, ドップラー法のE/A比, E/e', BNPなどをチェックする。
- 有害反応：脱水，低血圧，電解質異常〔低カリウム血症（ループ利尿薬，サイアザイド系利尿薬），低ナトリウム血症（ループ利尿薬，サイアザイド系利尿薬），高ナトリウム血症（トルバプタン）〕，高尿酸血症，腎機能悪化など。
- トルバプタンを投与する際には飲水可能かどうかをチェックする。

1. 適 応

■ 慢性心不全では，レニン・アンジオテンシン・アルドステロン系の賦活などによりナトリウムと水が蓄積され，全身のうっ血および肺うっ血が

起こる。その結果，浮腫や息切れなどの症状が起きる。うっ血に基づく心不全症状を軽減するのに最も適しているのは利尿薬である。したがってNYHA II度以上の心不全患者が利尿薬治療の対象となる。
- ただし，利尿薬はあくまで症状の改善を目的として用いるものであって，心不全患者の予後を改善することはできない。

2．作用機序
- 心不全に対して用いられる利尿薬の作用機序を，表3にまとめる。

3．ストロングポイントおよびウイークポイント
(1) ストロングポイント
- 確実に体液過剰を是正し，うっ血に基づく心不全症状を改善できる。

(2) ウイークポイント
- 処方前 Check List 参照。
- 利尿薬はあくまで症状を改善するものであって，予後を改善するものではない。むしろフロセミドに換算したループ利尿薬の量が多いほど予後が不良との報告もある。

4．相互作用
- 作用機序の異なる利尿薬を併用することは理にかなっている。
- ループ利尿薬とサイアザイド系利尿薬の併用では，低ナトリウム血症，

表3　心不全に対して用いられる利尿薬の作用機序

分類	作用機序
ループ利尿薬	近位尿細管のヘンレのループ上行脚のNa^+-K^+-$2Cl^-$共転送を阻害しナトリウムと水の排泄を促す
サイアザイド系利尿薬	近位尿細管中に分泌され，遠位尿細管においてNa^+・Cl^-の再吸収を抑制する
ミネラルコルチコイド受容体拮抗薬	遠位尿細管〜集合管のNa-K交換を阻害することによりナトリウム利尿を促す
トルバプタン	集合管の主細胞のバソプレシンV_2受容体に拮抗することにより水チャネルであるアクアポリンの細胞質から細胞表面への移動を阻害し水利尿作用を発揮する

低カリウム血症などが増強されることがある。

5. 類似薬の使い分け
- 同じループ利尿薬のなかでも長時間作用型のアゾセミドは，フロセミドよりも心不全悪化による入院などのイベントが少ないことが，わが国の臨床試験で明らかにされている。

6. 十分な効果が得られないとき
- ループ利尿薬のみで十分な効果が得られない場合，従来はサイアザイド系利尿薬が追加されることが多かったが，最近ではトルバプタンが追加される。

心保護薬：ACE阻害薬

処方前 Check List
- 第5章 01．高血圧，ACE阻害薬の項（p.163）参照。
- 禁忌：
  - 血管浮腫の既往のある患者，このクラスの薬物に対するアレルギー歴のある患者。ACE阻害薬は腎保護作用を有する一方で，高度の腎機能低下患者では一時的に腎血流を低下させ，さらに腎機能を悪化させる可能性があるので注意を要する。
  - カリウムを上昇させる作用のある薬物（例えば後述のミネラルコルチコイド受容体拮抗薬など）がすでに投与されている場合には，高カリウム血症を招来することがあるのでやはり注意を要する。

処方後 Check List
- 第5章 01．高血圧，ACE阻害薬の項（p.163）参照。
- 効果判定：長期予後を改善する薬物であるので短期間で明らかな臨床症状の改善は得られにくい。長期的には奏効すれば左室駆出率の改善，BNPの低下などが得られる。
- 有害反応：特に有名なものは乾性咳嗽，血管性浮腫である。血管性浮腫はまれではあるが重篤な有害反応で，血管神経性浮腫

（angioneurotic edema），クインケ浮腫（Quincke's edema）ともよばれ，頸部より頭側の浮腫とともに声帯浮腫を来すこともあり，疑った場合には直ちに休薬し，声帯浮腫に伴う呼吸困難を来した場合には気道確保が必要となることもある。ただし，このようなまれに生じる重篤な有害反応を過度に懸念して，必要な患者に最初から使用されないということがないようにすべきである。

1. 適 応
- 左室収縮機能の低下を有する患者では，症状の有無にかかわらず予後改善を目的として用いる。

2. 作用機序
- 慢性心不全においては交感神経系やレニン・アンジオテンシン系の亢進が起きるが，これらの神経内分泌系の亢進が結局は心臓の負荷を増大し，心不全を悪化させることになる。ACE阻害薬はアンジオテンシンIからアンジオテンシンIIへの変換を阻害することにより，アンジオテンシンの作用をブロックして心保護作用を発揮する。
- ACE阻害薬のHFrEF患者の予後改善作用は，1980年代からの複数の大規模臨床試験により明らかとなっている。

3. ストロングポイントおよびウイークポイント
(1) ストロングポイント
- HFrEF患者において，心不全症状のないステージBの患者も含めて予後改善効果が大規模臨床試験によって確立されている。
- 薬価は後述のARBよりも一般に安い。

(2) ウイークポイント
- 約10％程度の患者に上記の乾性咳嗽がみられる。
- 血管性浮腫の出現にも注意する。
- 一時的な腎機能低下を来すこともあるので，開始後2週間程度で，腎機能，血清カリウム値などをチェックすることが勧められる。
- 相対的に過量となると，過度の血圧低下とそれに基づく立ちくらみなどの症状が出現する。
- 高齢者においては，特に少量より開始するなどの注意が必要である。

4. 類似薬の使い分け
- ACE阻害薬で心不全に対する保険適用があるのは，エナラプリル，リシノプリルである．
- また，カプトプリル，トランドラプリル，ラミプリル（日本未承認）は，心筋梗塞後の心機能低下患者の予後を改善することが大規模臨床試験によって明らかにされている．
- ただしACE阻害薬の予後改善効果はいわゆるクラス効果，つまり個々の薬物の種類ではなく，このグループの薬物全体の効果と考えられる．
- ACE阻害薬が咳などの有害反応のため継続困難である場合は，ARBに切り換える．

5. 十分な効果が得られないとき
- ACE阻害薬の効果は予後改善であり，個々の症例においてそれが早期に目にみえて表れるものではないので，忍容性をみながら可能な限り増量し継続する．

心保護薬：ARB

処方前 Check List
- 第5章 01. 高血圧，ARBの項（p.165）参照．
- NYHA Ⅱ度以上では，利尿薬で体液の適正化が行われていることが必要．

処方後 Check List
- 第5章 01. 高血圧，ARBの項（p.165）参照．

1. 適 応
- HFrEFに対して予後の改善を目的として用いる．
- わが国で心不全に保険適用があるARBはカンデサルタンのみである．

2. 作用機序
- アンジオテンシンⅡタイプ1受容体に結合することによってアンジオテンシンⅡの作用をブロックし，心保護作用を発揮する．

- 大規模臨床試験ではACE阻害薬と同等の効果があり，またACE阻害薬に忍容性のない患者ではプラセボと比較して有意の予後改善効果があることが確認されている．しかしながら，予後改善効果においてACE阻害薬に勝るというエビデンスがないこと，ACE阻害薬に比べて高価であることなどから，ガイドラインではACE阻害薬をまず使用し，忍容性に問題がある場合にはARBに切り替えることが推奨されている．
- わが国で心不全に対して保険適用のあるARBはカンデサルタンのみである．なおACE阻害薬とARBの併用については，効果は限定されておりガイドラインによる推奨度は高くない．

3. ストロングポイントおよびウイークポイント

(1) ストロングポイント
- ACE阻害薬のようにブラジキニン分解を阻害することはないので，咳，血管性浮腫などの有害反応が起こりにくく，忍容性においてACE阻害薬よりも優れる．

(2) ウイークポイント
- ACE阻害薬に比べて薬価がやや高い．
- 心不全予後改善という点において，ACE阻害薬を上回る効果は得られていない．
- 血圧低下に伴う有害反応や，一時的な腎機能低下に対する注意はACE阻害薬と同様．

4. 類似薬の使い分け
- わが国で心不全に対する保険適用があるARBは，カンデサルタンのみである．
- ただし，高齢慢性心不全に対してロサルタンはACE阻害薬と同等であること，また心筋梗塞後の心機能低下患者に対してバルサルタンはACE阻害薬と同等であることが大規模臨床試験によって確認されている．
- ACE阻害薬との併用により心不全による入院が減少することが大規模臨床試験で確認されているが，その効果は顕著ではなく，むしろ低血圧のリスクが増強されるためガイドラインにおける推奨度は高くない．

5. 十分な効果が得られないとき
- ACE阻害薬と同様，HFrEFの長期予後を改善するので，投与後すぐに

"目にみえる"効果は表れない。したがって，腎機能や血圧をみながら可能な範囲で増量する。

心保護薬：β遮断薬

処方前 Check List

- 禁忌：
  - 高度房室ブロック，高度の徐脈，低血圧。
  - 閉塞性動脈硬化症（重症），コントロール不良の気管支喘息，アレルギー。COPDや安定状態にある気管支喘息，軽症の閉塞性動脈硬化症は禁忌ではない。
- 患者状態：
  - 原則として利尿薬によってうっ血がある程度コントロールされていること。
  - また，ACE阻害薬またはARBがすでに投与されていること。

処方後 Check List

- 効果判定：ACE阻害薬と同様，長期予後を改善する薬物であるので，翌日から症状が目にみえて改善するというわけではない。
- ただし比較的短期間（数カ月）で左室駆出率が改善し，左室径は縮小し，いわゆるネガティブリモデリングがみられることもある。
- 用量設定：
  - 少量より開始し，段階的に増量する。
  - β遮断薬をHFrEFに用いる場合，少量より段階的に増量していく必要がある。最初から高用量を投与すると心機能抑制作用が前面に出て心不全の悪化を来すからである。したがって効果判定というよりも，増量するごとに心不全悪化の徴候がないかどうかチェックすることが重要である。
  - カルベジロールであれば2.5mgまたは1.25mgから，ビソプロロールであれば0.625mgまたは0.3125mgから数日～数週間ごとに段階的に増量する。
  - また，増量の目安として洞調律患者の場合，心拍数60を目標に増量していく。

1. 適応
- すべてのHFrEF患者に，症状の有無にかかわらず，ステージBから予後を改善する目的で用いる。

2. 作用機序
- 慢性心不全において亢進する交感神経系，特にβ_1受容体を介した作用をブロックすることにより心保護作用を発揮し，HFrEFの予後を改善する。
- ACE阻害薬と異なり，心不全患者の二大死因である心不全死と心臓突然死の両方を予防できる。

3. ストロングポイントおよびウイークポイント
(1) ストロングポイント
- 年齢，性別など患者背景にかかわらず，すべてのHFrEF患者において，ステージBから投与することによって予後の改善が期待できる。HFrEFの予後改善効果の最も大きい心保護薬である。
- ACE阻害薬/ARBと異なり，心不全死のみならず致死性不整脈による心臓突然死も大幅に減少できる。

(2) ウイークポイント
- 処方前チェックリストで述べたとおり，導入が困難な患者が存在する。
- ただしCOPDや閉塞性動脈硬化症（PAD）など，禁忌ではないが禁忌と拡大解釈され，必要な患者に投与されない場合がいまだにあることは残念である。

4. 類似薬の使い分け
- HFrEFの予後改善効果が大規模臨床試験で立証されている薬物のうち，わが国で保険適用が認められているのはカルベジロールとビソプロロールである。
- カルベジロールのβ遮断作用は非選択性であるので，COPDなどの呼吸器疾患を合併する場合にはβ_1選択性の高いビソプロロールが勧められる。
- PADを合併する症例では，β_1選択性の高いビソプロロール，α遮断作用を介しての血管拡張作用を有するカルベジロールのいずれでもよい。
- もともと徐脈傾向にある症例では，徐拍効果が相対的に弱いカルベジロールが適する。
- 中等度以上の腎機能障害を有する場合には，肝代謝のカルベジロールが

勧められる。

5. 十分な効果が得られないとき
- 可能な限り増量する。その際，洞調律であれば心拍数60 bpmを目標に増量していく。

心保護薬：ミネラルコルチコイド受容体拮抗薬

処方前 Check List
- 血清カリウム値が5.0 mEq/Lを超える症例，クレアチニン・クリアランス30 mL/分未満の症例では禁忌となる。
- 腎機能，血清カリウム値を必ずチェックしておく。
- ループ利尿薬，ACE阻害薬/ARB，β遮断薬などの基本的治療薬が投与されていることを確認。
- スピロノラクトンの場合，タクロリムス，ミトタンとは併用禁忌。
- エプレレノンの場合，イトラコナゾール，リトナビルおよびネルフィナビルとは併用禁忌。

処方後 Check List
- 血清カリウム値を，投与開始後1〜2週間以内に少なくとも一度は測定する。その後も腎機能，血清カリウム値は定期的にチェックする。
- 女性化乳房：特にスピロノラクトンを男性に投与する場合，女性化乳房の出現に注意する。

1. 作用機序
- 心不全患者において亢進するレニン・アンジオテンシン・アルドステロン系を最下流でブロックすることにより，心不全の進行を抑制し予後を改善する。
- 利尿効果については，本節の利尿薬の項，表3（p.199）にて既述。

2. ストロングポイントおよびウイークポイント
(1) ストロングポイント
- ACE阻害薬/ARBおよびβ遮断薬がすでに投与されているHFrEF患者

において，予後をさらに改善する。

(2) ウイークポイント
- スピロノラクトンでは，女性化乳房が比較的頻繁にみられる。
- 腎機能低下患者では高カリウム血症を来しやすく，致命的な徐脈性不整脈に結びつく可能性がある。ACE阻害薬やARBとの併用，高齢者でも注意を要する。

3. 類似薬の使い分け
- スピロノラクトン，エプレレノンの2種のミネラルコルチコイド受容体拮抗薬が，わが国では心不全に対する保険適用が認められている。
- スピロノラクトンは安価であるが，男性の場合，10％程度に女性化乳房がみられる。そのような場合は，ミネラルコルチコイド受容体選択性の高いエプレレノンに切り替える。
- 大規模臨床試験結果に厳密に従えば，スピロノラクトンはNYHA Ⅲ度以上のHFrEF患者，エプレレノンはNYHA Ⅱ度以上のHFrEF患者のエビデンスがある。
- ただし，スピロノラクトンは利尿薬としてループ利尿薬と併用する形で以前より心不全患者に用いられている。

4. 十分な効果が得られないとき
- 利尿作用もあるが基本的には心保護薬であるので，十分に効果が得られていないかどうかの判定は個々の症例では困難である。

血管拡張薬

- HFrEF患者に対する血管拡張薬の大規模試験が数多く行われてきたが，単独の血管拡張薬でHFrEFの予後を改善できるものは見出されていない。ただし，ヒドララジンと硝酸イソソルビドは欧米で行われた臨床試験でHFrEF患者の予後を改善することが明らかになっており，欧米のガイドラインではACE阻害薬が使用できない患者に対して推奨されているが，わが国ではほとんど使用されない。
- 代表的な血管拡張薬であるカルシウム拮抗薬については，非ジヒドロピリジン系カルシウム拮抗薬，つまりベラパミルとジルチアゼムは心筋収縮抑制作用があり心不全を悪化させるためHFrEFには禁忌である。ジヒ

ドロピリジン系カルシウム拮抗薬については，短時間作用型の薬物は反射性の交感神経亢進をもたらし，心イベントを増やす可能性があるので使用は勧められない。
- アムロジピンをはじめとする長時間作用型ジヒドロピリジン系カルシウム拮抗薬は，HFrEFの予後を改善するというエビデンスはないが，少なくとも心不全の予後を悪化させることはないため，高血圧を伴うHFrEF患者に降圧を目的として用いる場合には推奨される。

ジギタリス

処方前 Check List

- ジゴキシンは腎排泄であるので，腎機能低下患者では血中濃度が上昇しジギタリス中毒を来すこともあるので特に注意を要する。
- 低カリウム血症もジギタリス中毒を起こしやすくする要因であるので，血清カリウム値は投与前に必ずチェックする。
- さまざまな薬物との相互作用（お互いの血中濃度を上昇させたり低下させたりする）があり，他科からの処方も含めた服用薬剤の確認が必要。

処方後 Check List

- 腎機能，血清カリウム値などを定期的にチェックする
- ジゴキシンの血中濃度を定期的にチェックし，治療域（0.6〜2.0 ng/mL）に入っていることを確認。なお，ジゴキシンの血中濃度が高いと予後が悪化するとの報告もあることから，わが国のガイドラインでは心不全による入院の予防を期待して洞調律患者に用いる場合は，血中濃度0.8ng/mL以下で維持との条件付きでクラスⅡaとなっている。

1. 作用機序

- ジゴキシンを代表とするいわゆる強心配糖体は細胞膜のNa^+-K^+ATPase活性を阻害することにより，細胞内Na^+濃度を高め，その結果Na^+-Ca^{2+}交換を介しての細胞外からのCa^{2+}流入を増やし強心作用を発揮する。しかしながらその強心作用は強くない。一方，ジゴキシンは房室伝導を抑制するため頻脈を伴う心房細動の心拍数コントロールに用いられる。

- なお，HFrEF患者における予後改善作用はなく，むしろ血中濃度が高い状況では予後を悪化させるとの報告もある。

2. ストロングポイントおよびウイークポイント

(1) ストロングポイント
- 心機能のさらなる抑制を気にせずに，心房細動のレートコントロールに用いることができる。
- HFrEF患者においては，最初から高用量のβ遮断薬で心房細動の心拍数コントロールを行うことは心不全悪化のリスクを伴い，また非ジヒドロピリジン系カルシウム拮抗薬も禁忌である。このような場合に心機能の低下を伴わず心拍数を下げられるのがジゴキシンである。

(2) ウイークポイント
- 上記のように腎機能低下を伴う患者では，血中濃度が上昇しジギタリス中毒を来すことがあるので注意を要する。
- さまざまな薬物との相互作用がある。

経口強心薬

1. 適　応
- 低心拍出状態を伴う急性心不全や末期心不全に対しては点滴静注で用いられるが，慢性のHFrEFに対する経口強心薬の長期投与はむしろ予後を悪化させることが複数の大規模臨床試験によって明らかにされており，欧米のガイドラインでは禁忌となっている。
- 一方，わが国のガイドラインではQOLの改善のため，あるいは静注強心薬からの離脱を目的として短期に使用することは容認されている。基本的には収縮機能の低下したHFrEFに用いる。

2. 作用機序
- 経口薬としては$β_1$受容体刺激薬（ドカルパミン），β受容体を介さずcAMPの分解を抑えることによって強心作用を発揮するPDE-III阻害薬（ピモベンダン）などがある。いずれも細胞内カルシウムを増加し強心作用を発揮する。
- ピモベンダンは細胞内Ca感受性を増強する作用もあわせもつ。

> 参考文献

1) 急性・慢性心不全診療ガイドライン（2017年改訂版），日本循環器学会／日本心不全学会合同ガイドライン，班長 筒井裕之，2018
（http://www.j-circ.or.jp/guideline/pdf/JCS2017_tsutsui_h.pdf）
2) Yancy CW, Jessup M, Bozkurt B et al：2013 ACCF/AHA guideline for the management of heart failure：executive summary：a report of the American College of Cardiology Foundation/American Heart Association Task Force on practice guidelines. Circulation, 128：1810-1852, 2013
3) Ponikowski P, Voors AA, Anker SD et al：2016 ESC Guidelines for the diagnosis and treatment of acute and chronic heart failure：The Task Force for the diagnosis and treatment of acute and chronic heart failure of the European Society of Cardiology (ESC). Developed with the special contribution of the Heart Failure Association (HFA) of the ESC. Eur J Heart Fail, 18：891-975, 2016
4) 循環器病の診断と治療に関するガイドライン（2010年度合同研究班報告）．不整脈の非薬物治療ガイドライン（2011年改訂版），班長 奥村謙
（http://www.j-circ.or.jp/guideline/pdf/JCS2011_okumura_h.pdf）

第5章 Common diseaseの治療戦略と薬の使い分け

primary care 04 循環器疾患
狭心症・心筋梗塞

狭心症・心筋梗塞治療薬リスト

▶ 硝酸薬

成分名（主な商品名）	代謝・排泄，投薬に関する情報・観察など
一硝酸イソソルビド （アイトロール）	半減期 5時間（20 mg），授乳婦 授乳回避，高齢者 1回10 mgから開始
硝酸イソソルビド （ニトロール，-R，フランドル）	授乳婦 授乳回避，観察 [注] 血圧，心拍数
ニトログリセリン （ニトロペン，ミリスロール，バソレーター，ミオコール，ニトロダームTTS，ミリス）	授乳婦 授乳中止，観察 [注] 血圧，心拍数

▶ β遮断薬

【β遮断薬（β₁選択性）】

成分名（主な商品名）	代謝・排泄，投薬に関する情報・観察など
アテノロール （テノーミン）	排泄 主に腎（外国），授乳婦 授乳中止，観察 脈拍，血圧，腎機能
ビソプロロール （メインテート）	〈経口〉代謝 CYP2D6，3A4，排泄 主に尿中（外国），妊婦 投与禁忌，授乳婦 授乳回避，観察 脈拍，血圧，腎機能
ベタキソロール （ケルロング）	妊婦 投与禁忌，授乳婦 授乳回避，高齢者 高血圧症2.5 mg，狭心症5 mgから開始，観察 脈拍，血圧，腎機能
メトプロロール （セロケン，ロプレソール）	代謝 主にCYP2D6，排泄 主に腎（外国），妊婦 投与禁忌，授乳婦 授乳中止，観察 脈拍，血圧，腎機能

【β遮断薬（β₁非選択性）】

成分名（主な商品名）	代謝・排泄，投薬に関する情報・観察など
ナドロール （ナディック）	排泄 主に尿中，妊婦 投与禁忌，授乳婦 授乳回避，観察 腎機能
プロプラノロール （インデラル）	代謝 主にCYP2D6，1A2，2C19，授乳婦 授乳回避，観察 脈拍，血圧，腎機能

【αβ遮断薬】

成分名（主な商品名）	代謝・排泄，投薬に関する情報・観察など
アロチノロール （アロチノロール塩酸塩「DSP」）	[妊婦]投与禁忌，[授乳婦]授乳回避，[高齢者]少量（5mg）開始，[観察]脈拍，血圧，腎機能
カルベジロール （アーチスト）	[代謝]主にCYP2D6，2C9，次いでCYP3A4，1A2，2E1，[排泄]胆汁，[妊婦]投与禁忌，[授乳婦]授乳回避，[観察]脈拍，血圧，腎機能

> Ca拮抗薬
【ジヒドロピリジン系】

成分名（主な商品名）	代謝・排泄，投薬に関する情報・観察など
アムロジピン （アムロジン，ノルバスク）	[代謝]主にCYP3A4，[妊婦]投与禁忌，[授乳婦]授乳回避，[高齢者]低用量（2.5mg/日）開始，[観察]血圧，肝機能（AST・ALT・γ-GTP）
エホニジピン （ランデル）	[妊婦]投与禁忌，[授乳婦]授乳回避，[高齢者]低用量（20mg/日）開始，過度の降圧作用や有害反応が認められたら投与量1/2等に減量，[観察]血圧，肝機能（AST・ALT・γ-GTP）
ニソルジピン （バイミカード）	[代謝]主にCYP3A4，[妊婦]投与禁忌，[授乳婦]授乳中止，[観察]血圧，肝機能（AST・ALT・γ-GTP）
ニトレンジピン （バイロテンシン）	[代謝]主にCYP3A4，[妊婦]投与禁忌，[授乳婦]授乳回避，[観察]血圧，肝機能（AST・ALT・γ-GTP）
ニフェジピン （アダラート，-CR，-L，セパミット，-R）	[代謝]主にCYP3A4，[妊婦]妊娠20週未満，妊娠の可能性あり：投与禁忌，[授乳婦]授乳中止，[観察]血圧，肝機能（AST・ALT・γ-GTP）
ベニジピン （コニール）	[代謝]主にCYP3A4，[妊婦]投与禁忌，[授乳婦]授乳回避，[高齢者]低用量（2mg/日）開始，[観察]血圧，肝機能（AST・ALT・γ-GTP），低血圧症状や動悸

【ベンゾチアゼピン系】

成分名（主な商品名）	代謝・排泄，投薬に関する情報・観察など
ジルチアゼム （ヘルベッサー，-R）	[代謝]主にCYP3A4，[妊婦]投与禁忌，[授乳婦]授乳回避，[観察]血圧，肝機能（AST・ALT・γ-GTP），心電図

【フェニルアルキルアミン系】

成分名（主な商品名）	代謝・排泄，投薬に関する情報・観察など
ベラパミル （ワソラン）	[代謝]主にCYP3A4，P糖蛋白の基質で阻害作用も有す，[妊婦]［錠］投与禁忌，[授乳婦]授乳中止，[観察]心電図，脈拍，血圧，動悸

▶抗血小板薬

成分名（主な商品名）	代謝・排泄，投薬に関する情報・観察など
アスピリン （バイアスピリン）	妊婦 出産予定日12週以内：投与禁忌，授乳婦 授乳回避，小児 低出生体重児，新生児，乳児：投与禁忌，観察 肝機能，出血徴候
チクロピジン （パナルジン）	プロドラッグである。代謝 CYP2C9，2C19，3A4，授乳婦 授乳回避，観察 血液検査，出血徴候
クロピドグレル （プラビックス）	プロドラッグである。代謝 主にCYP2C19，1A2，2B6，3A4，授乳婦 授乳回避，観察 血液検査，出血徴候，Hb・Hct
プラスグレル （エフィエント）	プロドラッグである。代謝 主にCYP3A，2B6，授乳婦 授乳回避，観察 出血傾向，貧血症状
チカグレロル （ブリリンタ）	代謝 CYP3A，P糖蛋白の基質かつ弱い阻害薬，授乳婦 授乳回避
シロスタゾール （プレタール）	代謝 主にCYP3A4，一部CYP2D6，2C19，妊婦 投与禁忌，授乳婦 授乳回避，観察 狭心症状

▶スタチン系薬（HMG-CoA還元酵素阻害薬）

成分名（主な商品名）	代謝・排泄，投薬に関する情報・観察など
アトルバスタチン （リピトール）	代謝 主にCYP3A4，妊婦 投与禁忌，授乳婦 投与禁忌，観察 腎機能，筋肉痛，CK値，尿，肝機能
ロスバスタチン （クレストール）	代謝 主にCYP2C9，2C19で代謝。OATP1B1およびBCRPの基質，妊婦 投与禁忌，授乳婦 投与禁忌，観察 腎機能，筋肉痛，CK値，尿，肝機能
ピタバスタチン （リバロ）	代謝 わずかにCYP2C9，妊婦 投与禁忌，授乳婦 投与禁忌，観察 腎機能，筋肉痛，CK値，尿，肝機能
シンバスタチン （リポバス）	代謝 主にCYP3A4，排泄 主に胆汁，妊婦 投与禁忌，授乳婦 投与禁忌，観察 腎機能，筋肉痛，CK値，尿，肝機能
フルバスタチン （ローコール）	代謝 主にCYP2C9，妊婦 投与禁忌，授乳婦 投与禁忌，観察 腎機能，筋肉痛，CK値，尿，肝機能
プラバスタチン （メバロチン）	妊婦 投与禁忌，授乳婦 投与禁忌，観察 腎機能，筋肉痛，CK値，尿，肝機能

▶冠血管拡張薬

成分名（主な商品名）	代謝・排泄，投薬に関する情報・観察など
ニコランジル （シグマート）	高齢者 少量から投与，観察 肝機能（AST，ALT，γ-GTP）

治療戦略

>> 治療方針

1．狭心症
- 狭心症は，動脈硬化性プラークなどにより冠動脈内腔が狭くなることから冠血流低下に伴う心筋への酸素供給が減少する病態である．典型的な労作性狭心症は労作・運動時に心拍数や血圧が上昇し，酸素需要が高まると供給・需要のバランスが崩れ，痛みなどの胸部症状を訴える．
- 狭心症の薬物療法の目的は，心仕事量を減らして心筋の酸素需要を減少させることと，冠動脈を拡張し心筋への血液・酸素供給を増加させることである．この目的のために硝酸薬，β遮断薬，カルシウム拮抗薬がある．それとともに冠動脈硬化病変の進行抑制と心血管イベント（心筋梗塞，脳卒中など）を抑制するために抗血小板薬，脂質代謝異常治療薬（スタチン）を用いる．
- 冠攣縮性狭心症は，冠動脈が攣縮（スパスム）するため，一時的に高度の狭窄を来し，心筋へ十分な血液，酸素供給が行えなくなったために起こる．発作は夜間から早朝にかけ安静時に出現することが多い．
- 冠攣縮性狭心症の発作時は，即効性の硝酸薬による冠動脈の拡張が必要である．発作予防にはカルシウム拮抗薬が有効である．カルシウム拮抗薬のみで効果が乏しいときは，硝酸薬やカリウムチャネル開口薬ニコランジル，スタチンの併用も行う．

2．心筋梗塞
- 急性心筋梗塞とは冠動脈の内腔が完全に閉塞してしまい，血流が一定時間途絶してしまったことにより，その先に灌流される領域の心筋細胞が壊死を起こしてしまった病態をいう．冠動脈プラークの破綻と血栓形成が共通の基盤として発症するため，冠動脈内に形成された血栓が中心的に関与した病態である．
- 急性心筋梗塞の治療目的は，救命と心筋保護である．通常は心筋梗塞発症後6時間以内であれば，再疎通により心筋壊死を予防できる可能性が高い．このため，再灌流療法〔血栓溶解療法，バルーンやステントによる経皮的冠動脈インターベンション（percutaneous coronary intervention；PCI），血栓吸引法〕が行われる．抗凝固療法は冠動脈内

に形成された血栓の進展を予防する目的で使用する。また、血小板機能も亢進していることから抗血小板薬を併用する。
- 急性期を脱した慢性期の心筋梗塞（陳旧性心筋梗塞）に対する治療方針は、生命予後の改善（致死性心筋梗塞、心臓突然死、心不全死などの心臓死）と心血管イベント（非致死性心筋梗塞の再発、狭心症、心不全、脳卒中など）の予防であり、心筋梗塞二次予防という。
- 心筋梗塞の二次予防として、アスピリンとスタチン系薬（HMG-CoA還元酵素阻害薬）のエビデンスがある。

3. 冠動脈ステント治療と抗血小板薬の併用
- 冠動脈ステント留置直後はステント（金属）が血管内腔にむき出しとなっているため、ステント血栓症予防と新規冠動脈疾患を含めた心血管イベント予防を目的に抗血小板薬を用いる。
- アスピリン（81〜162 mg/日）は、PCIの後で虚血性合併症の頻度を減らすことが知られており、出血のリスクに注意して生涯にわたり継続投与する。
- 通常のステント（ベアメタルステント）ではアスピリン（81〜162 mg/日）とクロピドグレル（75 mg/日）の併用を少なくとも1カ月、薬剤溶出性ステントではステント周囲に新生内膜による被覆が遅れるため両者併用を12カ月行うことが推奨される。ただし、近年ステントの進化とともに抗血小板薬の出血性有害反応の軽減から2者併用期間を短縮する考えもあり、その期間についてはステント留置した専門医と相談することが必要である。

>> 合併症や患者背景に応じたアプローチ

1. 心不全
- 心不全あるいは低心機能（左室駆出率40％未満）を有する虚血性心疾患に対しては、アンジオテンシン変換酵素阻害薬とβ遮断薬を使用する。
- アンジオテンシン変換酵素阻害薬が咳などの有害反応で忍容性がない場合は、アンジオテンシンⅡ受容体拮抗薬を使用する。
- 中等症以上の心不全では、ミネラルコルチコイド受容体拮抗薬も併用する。

2. 高齢者
- β遮断薬は低用量（通常量の1/4〜1/2）から開始する。

- 高齢者では生理的に洞結節や房室結節など刺激伝導系の機能が低下している可能性があり、β遮断作用が強く出て、高度な徐脈、房室ブロックを来すことがある。症状に変化がなくても定期的な心電図チェック（心拍数、PQ間隔など）を行う。
- β遮断薬は陰性変力作用がある。高齢になると心筋のコンプライアンスが低下しており、β遮断薬により心機能低下を助長し、心不全を発現することがある。狭心症に対しては、ジヒドロピリジン系カルシウム拮抗薬、硝酸薬、カリウムチャネル開口薬ニコランジル、あるいはこれらの併用療法を行う。
- 高齢者では腎機能が低下しており、アンジオテンシン変換酵素阻害薬／アンジオテンシンⅡ受容体拮抗薬やミネラルコルチコイド受容体拮抗薬では高カリウム血症の危険性があり、低用量（通常量の1/2）から開始することが望ましい。

3. 気管支喘息、慢性閉塞性肺疾患
- β遮断薬は気管支攣縮を引き起こすことから、気管支喘息や閉塞性肺疾患を悪化させるため使用を避ける。必要な場合は、心臓に存在する$β_1$受容体の選択性が高い$β_1$遮断薬を選択する。

4. 心房細動
- 抗血小板薬と抗凝固薬の併用はなるべく避ける。特に抗血小板薬2剤併用（dual antiplatelet therapy；DAPT）と抗凝固薬との3剤併用は出血合併症の危険性が高いため避ける。
- 冠動脈ステント留置後は基本的にベアメタルステントで1ヵ月間、薬剤溶出性ステントで6ヵ月DAPT＋抗凝固薬、以降1年までは抗血小板薬1剤（アスピリンあるいはクロピドグレル）＋抗凝固薬を併用、それ以降は抗凝固薬1剤にする。
- 心筋梗塞後、心不全・低心機能例では、洞調律維持のための抗不整脈薬治療としてはアミオダロンを選択する。

5. 心室性不整脈
- 基本的にはβ遮断薬を用いる。
- 心室性不整脈の抑制、心室頻拍予防には、突然死予防効果のあるアミオダロンを選択する。心機能が保たれている場合はメキシレチンあるいはソタロールも使用可能であるが、突然死予防効果はない。

>> フォローアップのポイント

- 硝酸薬の舌下あるいは口腔内噴霧による投与時には，急激な血圧低下による失神が起こることがあるため，臥位あるいは座位での対処を指導しておく。
- 抗狭心症薬は服薬を忘れたり，突然中止すると，発作頻度が増えたり悪化することがあることを説明しておく。特にβ遮断薬の突然の中止は狭心症が悪化する危険性がある。
- 胸痛発作の頻度，持続時間，薬への反応に変化がないかどうかについて聞くことが必要である。
- 症状に変化がなくても定期的な心電図チェックを行う。
- 抗血小板薬使用例には出血傾向の有無を聞く。

>> マイナートラブルへの対応

- 硝酸薬やジヒドロピリジン系カルシウム拮抗薬は，血管拡張作用に伴う頭痛，血圧低下，めまい，頻脈がある。この場合は，カリウムチャネル開口薬ニコランジルやジルチアゼムへの変更を検討する。
- アスピリンアレルギーによる喘息の患者や，アスピリンによる胃腸障害を有する患者には，$P2Y_{12}$阻害薬あるいはシロスタゾールを使用する。

>> こんなときは専門医に相談を

- 狭心症の不安定化は心筋梗塞へ移行する可能性が高いため，狭心痛発作の頻度，持続時間，薬への反応が変化するようならすぐ相談する。
- 侵襲的検査や治療の際に出血のリスクが高い場合，抗血小板薬の扱いについては冠動脈病変の部位やステントの種類，留置の状況を考慮する必要があるため相談をする。

薬の選び方・使い方

硝酸薬

処方前 Check List

- 投与禁忌：重篤な低血圧または心原性ショック，閉塞隅角緑内障，頭部外傷または脳出血
- 慎重投与：低血圧，肺動脈性肺高血圧症，肥大型閉塞性心筋症
- 併用禁忌：ホスホジエステラーゼ5阻害作用を有する薬
- 肝機能：主に肝で代謝される

処方後 Check List

- 頭痛
- 血圧低下
- 動悸
- 肝機能障害，黄疸

1．作用機序

- 硝酸薬は平滑筋細胞内で一酸化窒素（NO）を生成し，NOがグアニル酸シクラーゼを活性化することで細胞内cGMP濃度が上昇する。これは，細胞内カルシウム濃度を減少させることになり，血管平滑筋が弛緩する。この作用が，下記のような効果をもたらす。
  ①冠動脈を拡張させて冠血流量を増加させ，冠攣縮（スパスム）も緩解させる。
  ②全身の動脈を拡張することで血圧を低下させ，心臓への後負荷を軽減して心仕事量を減少させる。
  ③全身の静脈を拡張し，血液を身体の末梢に留めて心臓への静脈還流量を減らすことから（前負荷軽減），心室容積を縮小し，心仕事量を減少させる。

2. ストロングポイントおよびウイークポイント

(1) ストロングポイント
- 狭心症発作寛解には，速効性のニトログリセリンや硝酸薬の舌下投与，静注が有効である。
- うっ血性心不全を合併した広範囲梗塞の患者に対して，前負荷・後負荷軽減作用を有する硝酸薬は，心不全治療薬としての役割も有する。

(2) ウイークポイント
- 長時間投与すると耐性が生じる。硝酸耐性発現を防ぐためには，硝酸薬血中濃度が消失する時間帯を設定する間欠投与が有用である。
- 心筋梗塞慢性期の二次予防としての硝酸薬長期投与の有効性について，エビデンスとなる大規模無作為割付臨床試験はない。
- 急性心筋梗塞患者に対する硝酸薬のルーチンの持続投与は推奨されていない。

3. 類似薬の使い分け
- ニトログリセリンは経口投与すると，ほとんどが肝臓で初回通過効果による代謝を受け，循環血中に出てこない。この初回通過効果を避けるために，舌下，経皮，静脈注射などの投与経路を用いる。消失半減期は約5分。即効性を期待するときに使用。口腔内乾燥や上手く舌下錠を使えないときはスプレー（噴霧）が有効。
- 予防的使用の場合は，硝酸イソソルビドあるいは一硝酸イソソルビドを使用する。硝酸イソソルビドは初回通過効果を受ける。一硝酸イソソルビドは初回通過効果を受けにくく，生体利用率が100％で，消失半減期は5〜6時間と長い。

4. 十分な効果が得られないとき
- 原疾患の進行を考える。専門医へ紹介する。
- 冠攣縮狭心症などでは，カルシウム拮抗薬やニコランジルの併用も行う。

β遮断薬

> **処方 前 Check List**
> - 投与禁忌：重篤な低血圧または心原性ショック，気管支喘息，高度徐脈，非代償性心不全
> - 慎重投与：低血圧，徐脈，房室ブロック，低血糖，末梢循環障害
> - 肝機能：アテノロール，ナドロール以外は主に肝で代謝される

> **処方 後 Check List**
> - 徐脈
> - 血圧低下
> - 喘息様症状
> - 肝機能障害，黄疸
> - 浮腫
> - 脱力感，疲労感，うつ症状

1. 作用機序
- β遮断薬は心拍数と血圧，心筋収縮力を低下させ，心臓の仕事量および心筋酸素需要を減らす。
- 心筋梗塞例については，交感神経活性の抑制から心筋のリモデリング予防と突然死予防，心不全予防を示す。

2. ストロングポイントおよびウイークポイント
(1) ストロングポイント
- β遮断薬は心筋梗塞の急性期治療としてだけではなく，心筋梗塞の再発予防（二次予防）にも有効である。
- 心筋梗塞の長期予後は，虚血イベント，心臓突然死を含む致死性不整脈，左室機能不全による心不全といった因子によって規定されるが，β遮断薬はこれらすべての因子に対して有効であり，二次予防において重要な位置を占めている。

(2) ウイークポイント
- 冠攣縮の関与が明らかな患者に対して，β遮断薬を単独投与すると冠攣縮を誘発する。
- 陰性変時作用から徐脈,房室ブロックを来す。ペースメーカーによるバックアップがない洞不全症候群や房室ブロック例には，β遮断薬を十分量使用できない。
- 陰性変力作用があるため，心不全非代償期・急性期での導入や低心機能例に対する初期量として高用量は使用しにくい。中等度ないし高度の左心機能低下のある患者に，徐々に増量しながらβ遮断薬を投与する。

3. 類似薬の使い分け
- β_2遮断薬は気管支攣縮を引き起こす作用をもち，非選択性β遮断薬は気管支喘息や閉塞性肺疾患の病態を悪化させるため避ける。
- α受容体遮断作用を有するカルベジロールやアロチノロールは末梢血管抵抗を低下させる。
- カルベジロールとビソプロロールは，心筋梗塞例や心不全例の総死亡，突然死を減らす。
- 多くのβ遮断薬は脂溶性で肝代謝を受ける。脂溶性が高いと血液脳関門を通過し，倦怠感などの中枢性有害反応が多い。肝臓や中枢への影響に懸念がある場合は，脂溶性が低い（水溶性）アテノロールやナドロールを選択するのも一つの方法である。
- 水溶性の薬は主に腎排泄であることから，腎障害例や高齢者には注意が必要である。

4. 十分な効果が得られないとき
- 原疾患の進行を考える。専門医へ紹介する。
- 硝酸薬やカリウムチャネル開口薬ニコランジルの併用も行う。

カルシウム拮抗薬

処方 前 Check List
- 投与禁忌：重篤な低血圧または心原性ショック
- 慎重投与：低血圧，大動脈弁狭窄症，肺動脈性肺高血圧症
- 肝機能：主に肝で代謝される

処方 後 Check List
- 頭痛
- 血圧低下
- 動悸
- 徐脈（ジルチアゼム，ベラパミル使用時）
- 肝機能障害，黄疸

1. 作用機序
- カルシウム拮抗薬はカルシウムの細胞内流入を抑制し，細胞内カルシウム濃度が低下することで冠動脈を弛緩させ，心筋の血液灌流を増加させる。また，動脈の拡張も来すことで後負荷軽減に働いて心仕事量を減少させる。さらに，冠血流を増加させることと血圧を低下させることで抗狭心症作用を示す。
- 冠攣縮性狭心症の発作予防にはその種類や作用時間にかかわらず，狭心症発作の予防において有効であるとされている。

2. ストロングポイントおよびウイークポイント
(1) ストロングポイント
- 日本人の虚血性心疾患の背景に多いといわれる冠攣縮に対して，カルシウム拮抗薬は強力な予防作用を有する。
- コントロールが不十分な高血圧あるいは狭心症を合併する心筋梗塞患者に対し，長時間作用型ジヒドロピリジン系カルシウム拮抗薬は降圧作用と抗狭心症作用の面から有用である。
- β遮断薬が禁忌または忍容性がない虚血性心疾患（ただし，低心機能やうっ血性心不全，房室ブロックがない例に限り）患者に対する心筋虚血軽

減目的，あるいは頻脈性心房細動合併時の脈拍コントロール目的として，ベラパミルまたはジルチアゼムの使用は有用である。

(2) ウイークポイント
- 労作性狭心症に対し，β遮断薬より抗狭心症作用は弱い。
- 心筋梗塞に対し，予後改善作用・突然死予防作用なし。
- 短時間作用型ジヒドロピリジン系カルシウム拮抗薬は，低血圧，交感神経の反射活性化（頻脈）から心筋虚血を誘発する可能性がある。
- ジルチアゼムあるいはベラパミルは，心抑制や徐脈を引き起こす。
- ジヒドロピリジン系カルシウム拮抗薬は薬物代謝酵素CYP3A4で代謝される。CYP3A4活性を阻害あるいは誘導する薬物や食物を併用すると，血中濃度が上昇あるいは低下し，効果が変わる可能性がある［第5章 01. 高血圧，表7，p.167参照］。特に誘導薬との併用は効果が失われる。
- ジルチアゼムを併用すると，CYP3A4で代謝される薬（ジヒドロピリジン系カルシウム拮抗薬，シンバスタチン，トリアゾラム，ミダゾラム，カルバマゼピン，テオフィリン，シロスタゾール，アピキサバン，シクロスポリン，タクロリムス，HIVプロテアーゼ阻害薬など）の血中濃度が上昇する可能性がある。

3. 類似薬の使い分け
- 頻脈傾向にある場合は，ジルチアゼムが有用である。
- 徐脈傾向にある場合は，ジヒドロピリジン系カルシウム拮抗薬を使用する。
- ベラパミル（日本での使用剤形）は徐脈作用や心抑制が強く，血管系への作用は弱い。このため，抗狭心症薬として単独で使用されることはほとんどない。

4. 十分な効果が得られないとき
- 原疾患の進行を考える。専門医へ紹介する。
- 冠攣縮性狭心症では，長時間作用型から比較的作用時間の短いカルシウム拮抗薬に変更し，発作が多い時間帯の血中濃度を上昇させ，血管拡張作用を最大に効かせる。
- ジヒドロピリジン系カルシウム拮抗薬にジルチアゼムを併用すると，ジヒドロピリジン系カルシウム拮抗薬の血中濃度が上昇し，相乗効果が期待できる。
- 硝酸薬やニコランジルの併用を考慮する。

抗血小板薬

処方前 Check List

- 投与禁忌：出血している患者，消化性潰瘍，アスピリン喘息
- 慎重投与：消化性潰瘍の既往，血液疾患，出血傾向，肝障害，気管支喘息
- 肝機能：主に肝で代謝される

処方後 Check List

- 出血，特に頭蓋内出血（頭痛，悪心・嘔吐，意識障害，片麻痺等），消化管出血，肺出血，鼻出血など
- 喘息
- 消化性潰瘍（下血など）
- 肝機能障害，黄疸
- 貧血
- 血小板減少
- 皮膚症状（皮下出血のみならず紅斑や膿疱など）：中毒性表皮壊死融解症，皮膚粘膜眼症候群（Stevens-Johnson症候群），多形滲出性紅斑，急性汎発性発疹性膿疱症など
- 動悸，胸痛（シロスタゾール使用時）
- 腎障害
- 低体重

1. 作用機序

- 抗血小板薬は，アラキドン酸代謝，ADP受容体，cAMP代謝に作用するものがあり，主に血小板凝集の抑制に作用する。
- アスピリンは血小板のシクロオキシゲナーゼ（cyclooxygenase；COX）-1を阻害（アセチル化）し，強力な血小板凝集活性を有する血小板トロンボキサンA_2の産生を抑制することで，抗血小板作用を示す。
- チクロピジンやクロピドグレル，プラスグレル，チカグレロルは，アデノシン二リン酸（adenosine diphosphate；ADP）受容体の$P2Y_{12}$を阻害することでアデニル酸シクラーゼを活性化して血小板内の環状アデノシン一リン酸（cyclic adenosine monophosphate；cAMP）を増加し，血小

板機能を抑制する。
- シロスタゾールは，ホスホジエステラーゼIIIを阻害することで血小板内cAMPを増加させ，抗血小板作用を示す。

2. ストロングポイントおよびウイークポイント

(1) ストロングポイント
- 急性冠症候群では，冠動脈プラークの破綻と引き続く血小板凝集による血栓形成とそれによる冠動脈閉塞が主病態であり，抗血小板薬による抗血栓治療が重要である。
- ステント留置後のステント血栓予防には，抗血小板薬が有効である。

(2) ウイークポイント
- アスピリンはCOX-1と，チクロピジン，クロピドグレル，プラスグレルはADP受容体（$P2Y_{12}$）と不可逆的に結合し，抗血小板作用を示すために，中止後もその作用持続時間は血小板寿命が規定する。このため，抗血小板作用の消失に時間がかかる（10〜14日）。
- チクロピジンやクロピドグレル（主にCYP2C19で代謝），プラスグレル（主にCYP3A4で代謝）はプロドラッグであり，効果発現までに3日ほど要する。このため，緊急時はローディングが必要（表1）。
- シロスタゾールは血中濃度依存性に抗血小板作用を示すため，その作用は可逆的で，中止後速やかに効果は消失する。そのため，服薬を忘れると効力がなくなる。

3. 類似薬の使い分け

- アスピリンアレルギーによる喘息の患者や，アスピリンによる胃腸障害を有する患者には，$P2Y_{12}$阻害薬あるいはシロスタゾールを使用する。
- シロスタゾールは効果が血中濃度依存性であり，早期効果発現あるいは中止期間を短縮したいときは有利である。また心拍数が上昇するため，徐脈の人に使いやすい。
- プラスグレルは，チクロピジンやクロピドグレルより効果発現が早い。ただし，適応はPCIが適用される急性冠症候群，安定狭心症，陳旧性心筋梗塞に限られる（表1）。
- チカグレロルはプロドラッグでなく，$P2Y_{12}$阻害が可逆的なので，早期効果発現あるいは中止期間を短縮したいとき（最低5日）は有利である。ただし，適応はPCIが適用される急性冠症候群と陳旧性心筋梗塞（かつア

表1 主な抗血小板薬の特徴

	アスピリン	チクロピジン	クロピドグレル	プラスグレル	チカグレロル	シロスタゾール
保険適用	・狭心症（慢性安定狭心症，不安定狭心症） ・心筋梗塞 ・虚血性脳血管障害（一過性脳虚血発作，脳梗塞） ・冠動脈バイパス術（あるいはPCI施行後） ・川崎病	・慢性動脈閉塞症に基づく潰瘍，疼痛および冷感などの虚血性諸症状 ・虚血性脳血管障害（一過性脳虚血発作，脳梗塞） ・血管手術および血液体外循環に伴う血栓・塞栓ならびに血流障害	・PCIが適用される急性冠症候群，安定狭心症，陳旧性心筋梗塞 ・虚血性脳血管障害（心原性脳塞栓症を除く） ・末梢動脈疾患	・PCIが適用される急性冠症候群，安定狭心症，陳旧性心筋梗塞	・急性冠症候群 ・陳旧性心筋梗塞（65歳以上，薬物療法を必要とする糖尿病，2回以上の心筋梗塞の既往，血管造影で確認された多枝病変を有する冠動脈疾患，または末期でない慢性の腎機能障害）	・慢性動脈閉塞症に基づく潰瘍，疼痛および冷感などの虚血性諸症状 ・脳梗塞（心原性脳塞栓症を除く）
1日用量	81～100mg 分1	200～300mg 分2	75mg分1 PCI時初回300mg	3.75mg分1 初回20mg	急性冠症候群：初回180mg，180mg分2 陳旧性心筋梗塞：120mg分2	100～200mg 分2
作用機序	COX-1阻害	ADP受容体 P2Y$_{12}$	ADP受容体 P2Y$_{12}$	ADP受容体 P2Y$_{12}$	ADP受容体 P2Y$_{12}$	PDE Ⅲ阻害
結合	不可逆的	不可逆的	不可逆的	不可逆的	可逆的	可逆的
プロドラッグ		○	○	○		
代謝酵素		CYP2C19	CYP2C19	CYP3A4	CYP3A4	CYP3A4, 2D6, 2C19
活性代謝物		○	○	○	○	○

PCI：経皮的冠動脈形成術，COX：シクロオキシゲナーゼ，ADP：アデノシンニリン酸，
PDE：ホスホジエステラーゼ，CYP：チトクロムP450

テローム血栓症の発現リスクが特に高い患者）に限られる（表1）。

4. 十分な効果が得られないとき

- 機序の異なる抗血小板薬と併用する。
- CYP2C19の酵素欠損者が日本人には10％いるといわれ，プロドラッグであるチクロピジンやクロピドグレルは活性代謝物の濃度が十分に上がらない可能性がある。これらの薬の効果が十分に得られないときは，プラスグレル，チカグレロルやシロスタゾールを使用してみるのも一つの方法である（表1）。

スタチン系薬

処方 前 Check List

- 投与禁忌：妊婦
- 慎重投与：低血圧，原発性肺高血圧症，肥大型閉塞性心筋症
- 併用禁忌：フィブラート系薬（腎機能障害患者）
- 肝機能：プラバスタチン以外は主に肝で代謝される
- 腎機能：横紋筋融解症のリスクになる

処方 後 Check List

- 筋肉痛，脱力感：筋症状として
- CK値上昇
- 熱，咳，呼吸困難，胸部X線異常：薬剤性間質性肺炎
- 肝機能障害
- 腎機能障害：横紋筋融解症のリスクになる
- 血小板減少

1．作用機序

- HMG-CoA還元酵素阻害薬（スタチン）は肝臓でアセチルCoAからコレステロールを合成する経路の律速酵素で，ヒドロキシメチルグルタリルCoA（HMG-CoA）からメバロン酸に変換するHMG-CoA還元酵素を阻害し，結果的にコレステロール生成を抑制する。
- また，肝臓でのコレステロールが減るため，コレステロール恒常性維持のため肝臓の低比重リポ蛋白（LDL）受容体の数が上昇し，血液から肝臓へのLDLコレステロールの取り込みが促進される。このため血中のLDLコレステロール値が低下する。
- LDLコレステロール低下作用以外の作用（多面的作用）として血管平滑筋への遊走・増殖抑制作用や血管内皮細胞機能改善作用，抗炎症作用などがあるといわれる。
- LDLコレステロール低下作用と非コレステロール低下作用（多面的作用）により，動脈硬化を抑制するといわれる。

表2 スタチン系薬の特徴

	アトルバスタチン	ロスバスタチン	ピタバスタチン	シンバスタチン	フルバスタチン	プラバスタチン
1日用量	10〜40mg	2.5〜20mg	1〜4mg	5〜20mg	20〜60mg	10〜20mg
作用	ストロング			レギュラー		
尿中未変化体排泄率	1.2%	4.9%	<0.6%	0.4%	<0.02%	12%
代謝酵素	CYP3A4	CYP2C9, 2C19（わずか）	UGT（主）, CYP2C9（わずか）	CYP3A4	CYP2C9	CYPの関与なし
物理化学的性質	脂溶性	水溶性	脂溶性	脂溶性	脂溶性	水溶性

CYP：チトクロムP450, UGT：UDP-グルクロン酸転移酵素

2. ストロングポイントおよびウイークポイント

(1) ストロングポイント
- LDLコレステロール低下作用のみならず，虚血性心疾患患者の心血管イベントを抑制する二次予防のエビデンスがある。
- 急性心筋梗塞を含む急性冠症候群患者には，早期からの厳格なLDLコレステロール低下治療が心血管イベントの抑制に寄与する。

(2) ウイークポイント
- 肝障害，筋障害，横紋筋融解症がある。
- 催奇形性が報告されている。

3. 類似薬の使い分け

- LDLコレステロール低下作用の強さにより，ストロング，レギュラーに分類される。冠動脈疾患既往例や家族性高コレステロール血症，冠動脈疾患二次予防の管理目標値であるLDLコレステロール値100mg/dL未満に到達しない例はストロングスタチンを用いる。
- 脂溶性スタチンはあらゆる臓器・組織の細胞内へ移行し，肝代謝を受ける。このため，肝障害，多臓器への障害が懸念される場合は，水溶性スタチン（プラバスタチンなど）を選択する。
- CYPを介した薬物相互作用を回避したい場合は，プラバスタチンか，薬物代謝にCYPの関与が少ないロスバスタチンか，ピタバスタチンを選択する（表2）。

4. 十分な効果が得られないとき
- 小腸でのコレステロール吸収を抑制する小腸コレステロールトランスポーター阻害薬を併用する。
- 陰イオン交換樹脂と併用する。
- 家族性高コレステロール血症あるいは狭心症・心筋梗塞の既往があり，スタチンを用いても効果不十分な場合は，PCSK9（プロ蛋白転換酵素サブチリシン/ケキシン9型）阻害薬（アリロクマブ，エボロクマブ）を追加し，スタチンとの併用を考慮する。

第5章 Common disease の治療戦略と薬の使い分け

primary care 05

消化器疾患
消化性潰瘍

消化性潰瘍治療薬リスト

▶ プロトンポンプ阻害薬（PPI）

成分名（主な商品名）	代謝・排泄，投薬に関する情報・観察など
エソメプラゾール（ネキシウム）	代謝 主にCYP2C19，一部3A4，排泄 主に肝，授乳婦 授乳回避，観察 血液像，肝機能，腎機能，内視鏡検査
オメプラゾール（オメプラール，オメプラゾン）	代謝 主にCYP2C19，一部3A4，授乳婦 授乳回避，観察 血液像，肝機能，腎機能，[腸溶錠]内視鏡検査，[注射用]血管痛
ラベプラゾール（パリエット）	代謝 CYP2C19，3A4，授乳婦 授乳回避，観察 血液像，肝機能，腎機能，内視鏡検査
ランソプラゾール（タケプロン）	代謝 主にCYP2C19，3A4，授乳婦 授乳回避，観察 血液像，肝機能，腎機能，内視鏡検査

▶ カリウムイオン競合型アシッドブロッカー（P-CAB）

成分名（主な商品名）	代謝・排泄，投薬に関する情報・観察など
ボノプラザン（タケキャブ）	代謝 主にCYP3A4，一部2B6，2C19，2D6で代謝。2B6，2C19，3A4/5を阻害。CYP1A2をわずかに誘導，授乳婦 授乳回避，観察 血液像，肝機能，腎機能，内視鏡検査

▶ H₂受容体拮抗薬（H₂RA）

成分名（主な商品名）	代謝・排泄，投薬に関する情報・観察など
シメチジン（タガメット）	代謝 CYP3A4，2D6を強く阻害（外国），排泄 主に腎，授乳婦 授乳回避，観察 血液像，肝機能，腎機能
ニザチジン（アシノン）	排泄 腎排泄，授乳婦 授乳回避，観察 血液像，肝機能，腎機能
ファモチジン（ガスター）	排泄 主に腎，授乳婦 授乳回避，観察 血液像（特に白血球減少），肝機能，腎機能
ラニチジン（ザンタック）	授乳婦 授乳回避，観察 血液像，肝機能，腎機能
ラフチジン（プロテカジン）	代謝 主にCYP3A4，一部CYP2D6，排泄 肝排泄，授乳婦 授乳回避，観察 血液像（特に血小板減少），肝機能，腎機能
ロキサチジン（アルタット）	排泄 主に腎，授乳婦 授乳回避，観察 血液像，肝機能，腎機能

ヘリコバクター・ピロリ除菌薬

成分名（主な商品名）	代謝・排泄，投薬に関する情報・観察など
ボノプラザン・アモキシシリン・クラリスロマイシン（ボノサップ）	授乳婦 授乳回避
ラベプラゾール・アモキシシリン・クラリスロマイシン（ラベキュア）	授乳婦 授乳回避
ランソプラゾール・アモキシシリン・クラリスロマイシン（ランサップ）	授乳婦 授乳回避
ボノプラザン・アモキシシリン・メトロニダゾール（ボノピオン）	妊婦 妊娠3カ月以内：投与禁忌，授乳婦 授乳中止
ラベプラゾール・アモキシシリン・メトロニダゾール（ラベファイン）	代謝 ラベプラゾールナトリウム：CYP2C19，3A4が関与，妊婦 妊娠3カ月以内：投与禁忌，授乳婦 授乳中止
ランソプラゾール・アモキシシリン・メトロニダゾール（ランピオン）	妊婦 妊娠3カ月以内：投与禁忌，授乳婦 授乳中止

粘膜防御因子増強薬

【プロスタグランジン製剤】

成分名（主な商品名）	代謝・排泄，投薬に関する情報・観察など
ミソプロストール（サイトテック）	妊婦 投与禁忌，観察 肝機能

【プロスタグランジン製剤以外の粘膜防御因子増強薬】

成分名（主な商品名）	代謝・排泄，投薬に関する情報・観察など
アズレンスルホン酸ナトリウム（アズノール）	
アルギン酸ナトリウム（アルロイドG）	
イルソグラジン（ガスロンN）	
エカベトナトリウム（ガストローム）	排泄 主に糞便中，授乳婦 授乳中止
エグアレンナトリウム（アズロキサ）	排泄 主に腎，授乳婦 授乳中止，観察 腎機能

（次頁へ続く）

第5章　05　消化器疾患　消化性潰瘍

【プロスタグランジン製剤以外の粘膜防御因子増強薬】（続き）

成分名（主な商品名）	代謝・排泄，投薬に関する情報・観察など
スクラルファート（アルサルミン）	観察 腎機能（Al，P，Ca，Al-P等）
テプレノン（セルベックス）	観察 肝機能
ポラプレジンク（プロマック）	授乳婦 授乳回避，高齢者 減量（1日100 mg），観察 肝機能
レバミピド（ムコスタ）	授乳婦 授乳回避，観察 肝機能，血算（白血球，血小板）
アズレンスルホン酸ナトリウム・L-グルタミン（マーズレン）	

▶ 制酸薬

成分名（主な商品名）	代謝・排泄，投薬に関する情報・観察など
水酸化アルミニウムゲル・水酸化マグネシウム（マーロックス）	観察 腎機能（Al，P，Ca，Al-P等），高Mg血症
乾燥水酸化アルミニウムゲル（アルミゲル）	観察 長期投与によるAl脳症，Al骨症
沈降炭酸カルシウム（沈降炭酸カルシウム，炭カル）	観察 Ca値

治療戦略

>> 治療方針

1. 消化性潰瘍の診断
- 食前，食後の心窩部痛，貧血，黒色便などがあった場合，上部消化管疾患を疑い，上部消化管内視鏡検査が施行される。
- 内視鏡検査にて潰瘍性病変を認めた場合，悪性病変との鑑別が難しい場合には生検による病理診断を行う。
- 通常の良性潰瘍は，内視鏡的に診断可能である。

2. 治療の開始
- 消化性潰瘍の治療は，消化性潰瘍診療ガイドライン[1]に準じて行うことが好ましい（図1）。

>> 合併症と，通常の潰瘍に対するアプローチ

1. 合併症の治療
- 消化性潰瘍では，出血や穿孔などの合併症を有する場合がある。そうした状況が疑われる場合には，バイタルサインの確認，輸血に耐えうる太さの輸液ラインを確保し，血液検査（クロスマッチを含む）を提出する。
- 輸液ラインは，急速輸液も可能な1号輸液をつなげ，速やかに胃酸分泌抑制薬であるプロトンポンプ阻害薬（proton pump inhibitor；PPI）やH_2受容体拮抗薬（H_2RA）の静注を行いつつ，上部消化管内視鏡検査を行う。
- 出血源の有無を確認し，出血性の潰瘍の場合には止血処置が最優先である。
- 内視鏡下での止血方法を表1に示す。クリップ法，高張ナトリウムエピネフリン液（HSE）局注，トロンビン散布がよく用いられている。
- たいていの出血性潰瘍は，内視鏡検査下で止血が可能であるが，不可能な場合には，血管造影下での止血（IVR）や手術が必要である。
- 穿孔している場合では，腹膜刺激症状に注意し，手術の適応を速やかに判断する必要がある。
- 後壁の潰瘍の場合などで，汎発性の腹膜炎となっておらず，痛みが限局している場合には，保存的にみることは可能であるが，外科医との連携

第5章 Common diseaseの治療戦略と薬の使い分け

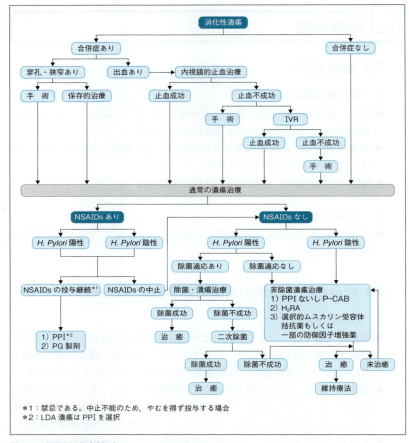

図1 消化性潰瘍治療のフローチャート
〔日本消化器病学会・編：消化性潰瘍診療ガイドライン2015（改訂第2版）．p. xvii, 2015 南江堂より許諾を得て転載〕

は必要である。
- 出血性潰瘍の止血後や穿孔性潰瘍を保存的にみる場合には，絶食管理となり，輸液での栄養管理に加えて胃酸分泌抑制薬の静脈投与を継続する。
- 穿孔のない出血性潰瘍では，少量の水分摂取は可能で，またアルギン酸ナトリウムなどの止血効果のある粘膜保護薬の内服を併用する場合が多い。

表1 内視鏡的止血方法

分類	方法	備考
加熱凝固	電気凝固，ヒータープローブ，アルゴンプラズマ凝固（APC）	
血管収縮	HSE局注，エピネフリン局注	
血液硬化	エタノール局注，ポリドカノール局注	
血管直接結紮	クリップ法	
薬剤散布	トロンビン，アルギン酸ナトリウムなど	露出血管例には無効

HSE：高張ナトリウムエピネフリン液

2. 通常の潰瘍の治療

- 出血や穿孔といった合併症がない場合や，これらの合併症に対する治療が一段落した場合は，通常の潰瘍治療を行うこととなる（図1）。
- 通常の潰瘍の治療に関しては，NSAIDsを内服している場合とそうでない場合にまず分かれる。
- NSAIDsを内服しており，しかもそれが休薬できない場合には，*H. pylori*感染の有無にかかわらず，PPIもしくはカリウムイオン競合型アシッドブロッカー（potassium-competitive acid blocker；P-CAB）であるボノプラザン（VPZ），あるいはプロスタグランジン製剤であるミソプロストールが用いられる。
- NSAIDsを内服していない場合，もしくは休薬できる場合には，*H. pylori*感染の有無で治療方針が異なり，*H. pylori*感染があれば*H. pylori*除菌療法を行う。
- *H. pylori*の除菌に成功し，治癒した潰瘍に対しては，原則，維持療法は不要である。
- *H. pylori*陰性の消化性潰瘍に対しては，胃酸分泌抑制薬（PPIなど）での治療を行い，治癒した場合では，再発予防の目的で維持療法が行われる。

>> フォローアップのポイント

- *H. pylori*陽性の消化性潰瘍，特に胃潰瘍では，除菌療法時にすでに萎縮性変化が進行しており，胃がんのリスクが高い場合がある。したがって，除菌に成功し，維持療法が必要なくなっても定期的な上部消化管内視鏡

表2 PPIの長期投与で留意すべき問題点

初期の頃に懸念されていた有害反応	・胃カルチノイド腫瘍の発生 ・ビタミンB$_{12}$の吸収障害 ・鉄の吸収障害 ・胃がんの発生 ・大腸がんの発生
PPI長期投与によって懸念される主な有害反応	・腸管感染 ・胃がん ・骨折 ・肺炎 ・ビタミンB$_{12}$欠乏 ・薬物相互作用 ・低マグネシウム血症

検査は欠かしてはならない。
- *H. pylori*の除菌後には胃酸分泌が改善し，逆流性食道炎を発症することもある。多くは一過性であるが，事前の説明は必要である。
- 維持療法での長期の胃酸分泌抑制に伴う有害反応の危惧が最近報告されている（表2）。漫然としたPPIの長期投与に注意が必要である。

>> マイナートラブルへの対応

- *H. pylori*の除菌の際に，皮疹などが出現することがある。多くはアモキシシリン（AMPC）に起因するが，ほかの薬物である場合もあり注意が必要である。

>> こんなときは専門医に相談を

- 二次除菌でも除菌成功に至らない場合，ペニシリンアレルギーでの除菌は保険診療の範囲内で治療することは難しく，専門医へ紹介することが勧められる。
- 合併症が多く，薬物相互作用が危惧される場合も，専門医へ紹介することが勧められる。

薬の選び方・使い方

胃酸分泌抑制薬：プロトンポンプ阻害薬（PPI）

処方前 Check List

- PPIの強力な胃酸分泌抑制作用によって，アゾール系の抗真菌薬〔イトラコナゾール（ITCZ）など〕，テトラサイクリン系やセフェム系抗菌薬，抗血小板薬のジピリダモールはその吸収が低下する。
- 逆にスルホニル尿素（SU）薬やジギタリス製剤などは胃酸による破壊から逃れるため，血中濃度が上昇する。
- 表3に胃酸分泌抑制にて吸収が影響する薬物例を示す。
- PPIはチトクロムP450を介する薬物相互作用を引き起こすことが知られている。ワルファリンとの相互作用が知られているが，近年では，クロピドグレルとの相互作用が話題を集めている。クロピドグレルはCYP2C19で活性化されるために，PPIとの併用で活性化が低下し，効果が低下するというものである[2]。こうした薬物の併用の有無のチェックは重要である。

処方後 Check List

- 長期に投与する場合の有害反応にも注意が必要である（表2）。

1. 概要と作用機序

- 日本で用いられているPPIは，オメプラゾール（OPZ），ランソプラゾール（LPZ），ラベプラゾール（RPZ），エソメプラゾール（EPZ）の4種類である。
- PPIは壁細胞における胃酸分泌機序の最終段階にあるH^+/K^+-ATPase（プロトンポンプ）に非可逆的に結合して不活化することによって胃酸分泌を強力に抑制する（図2）。
- PPIは活性化したプロトンポンプのみを不活化するため，静止状態であったプロトンポンプは阻害しない。したがって，夜間よりも食事によってプロトンポンプが活性されている日中のほうで胃酸分泌抑制が優れている。

第5章 Common diseaseの治療戦略と薬の使い分け

表3 胃酸分泌抑制にて吸収が影響する薬物

	薬物（主な商品名）
増加するもの	・ジギタリス ・スルホニル尿素（SU）薬　ほか
低下するもの	・ケトコナゾール（ニゾラール），イトラコナゾール（イトリゾール） ・ジピリダモール（ペルサンチン） ・ドンペリドン（ナウゼリン） ・テトラサイクリン系抗菌薬 ・セフェム系抗菌薬：セフジトレンピボキシル（メイアクト），セフポドキシム（バナン），セフロキシム（オラセフ） ・ゲフィチニブ（イレッサ），エルロチニブ（タルセバ） ・レジパスビル（ハーボニー），リトナビル（ノービア）　ほか

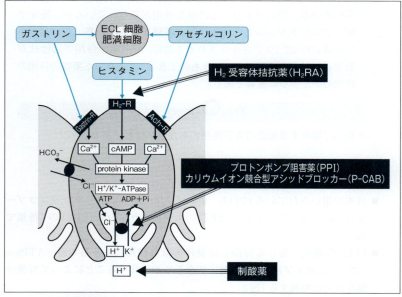

図2　壁細胞の胃酸分泌機構と，制酸薬，H_2受容体拮抗薬，ならびにプロトンポンプ阻害薬，カリウムイオン競合型アシッドブロッカーの作用部位

2. ストロングポイントとウイークポイント

(1) ストロングポイント
- PPIの胃酸分泌抑制作用は，H_2受容体拮抗薬を上回る。

(2) ウイークポイント
- PPIは主に肝のチトクロムP450の一つであるCYP2C19で代謝され，そのCYP2C19には遺伝的に決定された活性の個体差が存在するため，PPIの血中動態，その胃酸分泌抑制効果，さらにはPPIによる胃食道逆流症（GERD）の治療効果や *H. pylori* の除菌療法にも影響する。
- よって通常量のPPIで効果が不十分な場合には，PPI増量が効果的なことがある。
- 図3に，OPZ 20 mg内服時の血中OPZ濃度，および胃内pHの推移をCYP2C19遺伝子多型別に示す。CYP2C19のrapid metabolizer（RM）では血中のOPZ濃度は低く，5～6時間で血中から消失するのに対し，poor metabolizer（PM）では最高血中濃度も高く，長く血中に存在する[3]。こうした血中濃度の違いは，胃酸分泌抑制効果にも現れ，胃内pHもRM群で低く，PM群で高くなる。そしてintermediate metabolizer（IM）は全体としてはRMとPMの中間に位置するが，実際は個々のばらつきが大きい。CYP2C19遺伝子多型に基づく胃酸分泌抑制効果の違いは *H. pylori* の除菌率に影響し，潰瘍の初期治療にも影響する。

3. 類似薬の使い分け
- PPIのなかで，RPZはチトクロムP450に対する阻害作用が小さいといわれている。

胃酸分泌抑制薬：カリウムイオン競合型アシッドブロッカー（P-CAB）

処方 前 & 後 Check List

- 強力な胃酸分泌抑制は，他剤の吸収に影響するため，表3の薬物に注意が必要である。

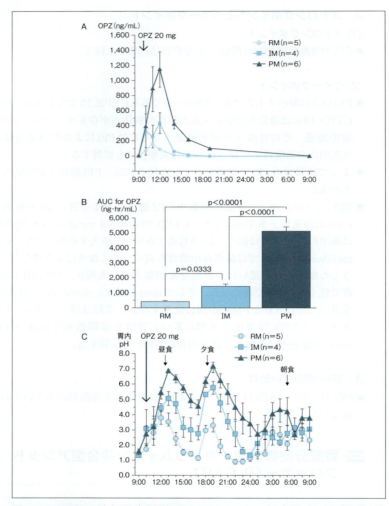

図3 CYP2C19遺伝子多型群におけるOPZ 20 mg内服時の血中OPZ濃度の推移(A), AUC (area under the plasma concentration-time curve)(B), および胃内pHの推移(C)

OPZ内服時の血中濃度はCYP2C19のタイプ別で有意に異なる。
RM：rapid metabolizer of CYP2C19 (＊1/＊1)
IM：intermediate metabolizer of CYP2C19 (＊1/＊2 or ＊1/＊3)
PM：poor metabolizer of CYP2C19 (＊2/＊2, ＊2/＊3, or ＊3/＊3)

〔Furuta T, et al：Clin Pharmacol Ther, 65 (5)：552-561, 1999 より一部改変〕

1. 概要と作用機序
- 2015年より日本にて新しい胃酸分泌抑制薬としてP-CABであるボノプラザン (VPZ) が臨床応用された。VPZはこれまでのPPIと異なり、壁細胞のプロトンポンプのカリウムイオンチャネルを競合的に結合し、カリウムイオンと水素イオンの交換を阻害して胃酸分泌を抑制する。

2. ストロングポイントとウイークポイント
(1) ストロングポイント
- VPZの胃酸分泌抑制作用はPPIを上回る。EPZとVPZの胃酸分泌抑制作用の直接比較の結果を図4に示す。VPZの胃酸分泌抑制効果はEPZを上回っている[4]。

(2) ウイークポイント
- VPZはCYP3A4で主に代謝される。長期投与も可能であるが、薬物相互作用などに関しては十分に検討されていない。

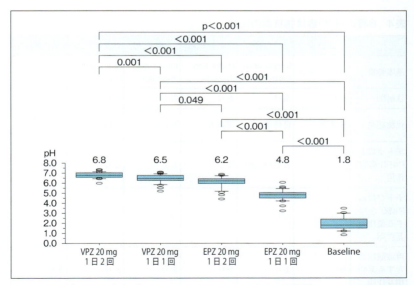

図4　ボノプラザン (VPZ) 20 mg・1日1回もしくは2回投与、エソメプラゾール (EPZ) 20 mg・1日1回もしくは2回投与での24時間胃内pHの比較

〔Kagami T, et al：Aliment Pharmacol Ther, 43 (10)：1048-1059, 2016 より一部改変〕

胃酸分泌抑制薬：H₂受容体拮抗薬（H₂RA）

> **処方 前 & 後 Check List**
>
> - 腎障害の患者では，投与量を減ずるか投与間隔をあける必要がある。
> - H₂RAのうちシメチジンは，チトクロムP450などの薬物代謝酵素を阻害して，併用薬の血中濃度を上昇させることが知られているので，併用薬には注意が必要である。

1. 概要と作用機序

- H₂RAはPPIより先に臨床応用され，治療成績もよいため，PPIが臨床応用された後も臨床現場でよく使われている。日本ではファモチジン，ラニチジン，ニザチジン，ロキサチジン，ラフチジン，シメチジンの6種類のH₂RAが臨床応用されているが，特性が微妙に異なる（表4）。

表4　6種のH₂受容体拮抗薬の比較

	シメチジン	ラニチジン	ファモチジン	ニザチジン	ロキサチジン	ラフチジン
基本骨格	イミダゾール	furans and thiazoles	guanidino-thiazole	furans and thiazoles	aminoalkyl phenoxy	ピリジン環
注射剤	あり	あり	あり	なし	あり	なし
代謝経路	腎排泄	腎排泄	腎排泄	腎排泄	腎排泄	CYP3A4 CYP2D6
チトクロムP450抑制作用	あり	わずかにあり	なし	なし	なし	なし
チトクロムP450を介する薬物相互作用	あり	なし	なし	なし	なし	なし
胃液酸度を介する薬物相互作用	あり	あり	あり	あり	あり	あり
その他	抗腫瘍作用					胃粘膜保護作用

- H_2RAは，壁細胞のH_2受容体を競合的に阻害して，胃酸分泌を抑制する（図2, p.238）。

2. ストロングポイントとウイークポイント
(1) ストロングポイント
- H_2RAは，比較的胃酸分泌の効果発現が早いとされている。

(2) ウイークポイント
- H_2RAは使用経過に従い，壁細胞上のH_2受容体の数が増えてしまい，徐々に胃酸分泌抑制効果が減弱する（トレランス現象）。
- 一方で，急に内服を中止すると一過性に胃酸分泌が亢進することがあり（リバウンド現象），中止後1～5日続くといわれている。

3. 類似薬の使い分け
- シメチジンは肝薬物代謝酵素への阻害作用が強く，併用薬の多い患者では薬物相互作用に対する配慮が特に必要である。

≡ *H. pylori*除菌療法

> **除菌療法 前 Check List**
> - 使用する薬物に対してアレルギー歴がないか，チェックが必要である。腎機能低下例では，AMPCの減量を考慮すべきである。
>
> **除菌療法 後 Check List**
> - 除菌後は，除菌の成否をきちんと評価する必要がある。

1. 概要と作用機序
- *H. pylori*の除菌には，日本ではPPIもしくはP-CABにアモキシシリン（AMPC）とクラリスロマイシン（CAM）を併用した3剤療法が標準療法である。
- 一次除菌に失敗した場合には，もう一度だけPPI/AMPC/CAMによる除菌が許容されているが，同じレジメンによる再除菌の成功率は低いため，CAMに代えてメトロニダゾール（MNZ）を用いた3剤PPI/AMPC/MNZ

療法が二次除菌療法として行われる。
- 2015年からは胃酸分泌抑制薬としてボノプラザン（VPZ）が使用可能となり，PPIと同等以上の除菌率の報告がされている[5]。
- 二次除菌療法で失敗した場合の三次除菌療法として，2016年の日本ヘリコバクター学会のガイドラインでは，高用量のPPI/AMPC療法や，キノロンを用いた除菌療法も推奨されている[6]。
- PPIやP-CABを*H. pylori*の除菌に用いる理由は，
  - 胃内のpHを中性域にすることによって抗菌薬の胃内での崩壊を防ぐ
  - 胃からの抗菌薬の排出を遅らせる
  - 胃液中の抗菌薬の濃度を高める
  - 胃液が中性域となり*H. pylori*は増殖期となり，アモキシシリンのような抗菌薬により感受性となる
  - PPI自体に抗*H. pylori*作用がある（VPZには抗*H. pylori*作用はない）

  などが考えられる。
- CAMはマクロライド系の抗菌薬である。リボソームに結合して蛋白合成を阻害して抗菌作用を発揮する。*H. pylori*の23S rRNA遺伝子の2142位や2143位が点突然変異を引き起こすと，23S rRNAの形状が変化しCAMが結合できなくなり，CAMに対して耐性化する。
- CAMは濃度依存性にも抗菌作用を発揮し，*H. pylori*のようなグラム陰性菌に対してpost antibiotic effect（PAE）があり，しかも血中消失半減期は4～5時間であるが，感受性の場合のMICは非常に低いため，1日2回投与で行われる。
- AMPCはペニシリン系の抗菌薬であり，細菌の細胞壁の合成を抑えることで殺菌的に作用する。増殖期の細菌に作用する。ミノサイクリンとの併用で効果が減弱する。
- AMPCは，主に腎から排泄され，血中消失半減期は1時間程度しかなく，その作用は時間依存性であり，すなわちTime Above MICに依存する。しかも*H. pylori*のようなグラム陰性桿菌に対してはPAEがないため，通常は分3～分4で投与されるべきである。しかし，*H. pylori*の除菌療法においては2分割で投与されている。したがって，*H. pylori*がCAMに耐性の場合には，除菌をAMPCの2回投与のみで行うこととなり，Time Above MICは不十分となりやすく，AMPCの効果も十分に発揮できず，除菌に失敗する。
- MNZは海外で最もよく*H. pylori*の除菌に併用されている薬物であるが，日本では二次除菌でCAMに代わって用いられる。この薬物も*H. pylori*

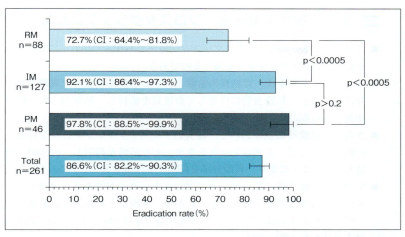

図5 3剤PPI/AMPC/CAM療法におけるCYP2C19遺伝子多型群の除菌率
〔Furuta T, et al：Clin Pharmacol Ther, 69（3）：158-168, 2001より一部改変〕

が耐性を獲得しやすいことが知られている。MNZも肝のCYP2D6とともにCYP3A4でも代謝されるため，OPZとの薬物相互作用の関与が示唆されるが具体的な報告はない。MNZには晩発性の発がんのリスクが報告されているため，投与は慎重にすべきとの意見もある。

2. ストロングポイントとウイークポイント

- 前述のPPIの項（p.237）で述べたが，PPIの効果はCYP2C19の遺伝子多型の影響を受けるため，CYP2C19のrapid metabolizer（RM）では，胃酸分泌抑制が不十分になりやすく，PPIの効果が十分に得られないため，除菌に失敗しやすい[7]。すなわち，*H. pylori*除菌の失敗要因の一つにCYP2C19多型に基づくPPIの効果の個人差がある[4]。図5に3剤PPI/AMPC/CAM療法での除菌率をCYP2C19多型別に示す。CYP2C19のRMで除菌率が低くなっている。
- PPIの代謝に一部CYP3A4が関与しており，*H. pylori*の除菌治療中にはPPIとCAMの間に薬物相互作用が起こっている。CAMはCYP3A4の強力な阻害薬であるため，CYP3A4で代謝される薬物が併用されている場合には，十分に薬物相互作用に注意が必要であり，薬によっては休薬が必要となる場合がある。

粘膜防御因子増強薬：プロスタグランジン製剤

- ミソプロストールはプロスタグランジン製剤であり，NSAIDsによって低下したプロスタグランジンを補うものである。
- ミソプロストールは，胃粘膜の粘液および十二指腸粘膜の重炭酸イオン分泌を促進し，粘膜血管に作用して血流量を維持し，粘膜層のもつ酸中和能を高める。
- さらに胃粘膜壁細胞において，特異的プロスタグランジンE型受容体との結合を介して，アデニレートシクラーゼの活性を抑制し，cAMPの増加を抑えることにより，胃酸分泌を抑制する作用も有している。
- NSAIDs潰瘍予防において，ミソプロストールとPPIのランソプラゾールはほぼ同等に再発を抑制する。しかし，下痢などの有害反応頻度はミソプロストールのほうが高く，しかも内服が1日4回と多いため，PPIのほうがはるかに使いやすい。

粘膜防御因子増強薬：プロスタグランジン製剤以外

- プロスタグランジン製剤以外の粘膜防御因子増強薬は，内因性のプロスタグランジンの産生を促して粘液分泌を促進したり，それ自体が損傷した粘膜を被覆したり，細胞間の接着を強固にするなどして粘膜損傷の治癒を促す作用を有し，傷害粘膜修復を促進したり，粘膜傷害を引き起こしやすい薬物内服中の粘膜傷害を予防する目的で用いられる。
- 種々の薬物が日本で用いられている。消化性潰瘍の治療においては，単剤でPPIやH_2RAの効果を凌ぐものはなく，併用薬として用いられることが多い。

制酸薬

- 制酸薬は酸を中和することによって制酸作用が発揮され（図2, p.238），胃酸の攻撃から胃粘膜を保護する。水酸化アルミニウムゲル，水酸化マグネシウムが代表的である。
- 臨床現場では，これらは制酸薬としてのみではなく粘膜保護薬としても用いられている。
- 効果の持続時間は短い。
- 内視鏡的なEEの治癒率はプラセボと比較して差はないが，自覚症状の改

- 善には優れている。
- 水酸化アルミニウムゲルは，PPIとキレートを形成してPPIの吸収を抑制するため，同時投与は好ましくなく，時間をずらしての投与設計が必要である。
- さらに，アルミニウムがリン酸塩とリン酸アルミニウムを形成することにより，リンの吸収が阻害され，血中のリン酸塩濃度の低下を来すことがある。
- 水酸化マグネシウムの緩下作用により，下痢を促進するおそれがある。
- また，腎障害のある患者では，高マグネシウム血症，長期投与によりアルミニウム脳症，アルミニウム骨症が現れるおそれがある。

参考文献

1) 日本消化器病学会・編：消化性潰瘍診療ガイドライン2015（改訂第2版）．南江堂，2015
2) Ho PM, Maddox TM, Wang L, et al：Risk of adverse outcomes associated with concomitant use of clopidogrel and proton pump inhibitors following acute coronary syndrome. JAMA, 301（9）：937-944, 2009
3) Furuta T, Ohashi K, Kosuge K, et al：CYP2C19 genotype status and effect of omeprazole on intragastric pH in humans. Clin Pharmacol Ther, 65（5）：552-561, 1999
4) Kagami T, Sahara S, Ichikawa H, et al：Potent acid inhibition by vonoprazan in comparison with esomeprazole, with reference to CYP2C19 genotype. Aliment Pharmacol Ther, 43（10）：1048-1059, 2016
5) Murakami K, Sakurai Y, Shiino M, et al：Vonoprazan, a novel potassium-competitive acid blocker, as a component of first-line and second-line triple therapy for Helicobacter pylori eradication：a phase Ⅲ, randomised, double-blind study. Gut, 2016
6) 日本ヘリコバクター学会ガイドライン作成委員会：H. pylori 感染の診断と治療のガイドライン2016改訂版．日本ヘリコバクター学会誌，2016
7) Furuta T, Shirai N, Takashima M, et al：Effect of genotypic differences in CYP2C19 on cure rates for Helicobacter pylori infection by triple therapy with a proton pump inhibitor, amoxicillin, and clarithromycin. Clin Pharmacol Ther, 69（3）：158-168, 2001

第5章　Common disease の治療戦略と薬の使い分け

primary care 06　呼吸器疾患
気管支喘息，慢性閉塞性肺疾患

気管支喘息・慢性閉塞性肺疾患治療薬リスト

▶ 吸入ステロイド（ICS）

成分名（主な商品名）	代謝・排泄，投薬に関する情報・観察など
シクレソニド （オルベスコ pMDI）	代謝 主にCYP3A4，観察 好酸球（↑）
ブデソニド （パルミコート DPI，吸入液）	代謝 主にCYP3A4，観察 好酸球（↑），身長等（小児長期投与時）
フルチカゾン （フルタイド DPI pMDI，アニュイティ DPI）	代謝 主にCYP3A4，授乳婦 本剤の重要性を考慮し授乳または投与中止，観察 アナフィラキシーの可能性，好酸球（↑），身長等（小児長期投与時）
ベクロメタゾン （キュバール pMDI）	排泄 尿・糞便中，観察 好酸球（↑），身長等（小児長期投与時）
モメタゾン （アズマネックス DPI）	代謝 CYP3A4，観察 アナフィラキシーの可能性，好酸球（↑），身長等（小児長期投与時）

▶ β₂刺激薬

【吸入剤：長時間作用型β₂刺激薬（LABA）】

成分名（主な商品名）	代謝・排泄，投薬に関する情報・観察など
インダカテロール （オンブレス DPI）	代謝 主にCYP3A4，UGT1A1で代謝。P糖蛋白の基質，観察 K値（↓），心拍数
サルメテロール （セレベント DPI）	代謝 主にCYP3A4，小児〔ディスカス〕50μg製剤，必要な場合のみ投与，授乳婦 本剤の重要性を考慮し授乳中止または投与中止，観察 K値（↓），心拍数
ホルモテロール （オーキシス DPI）	代謝 主にグルクロン酸抱合，観察 K値（↓），心拍数

【吸入剤：短時間作用型 β_2 刺激薬（SABA）】

成分名（主な商品名）	代謝・排泄，投薬に関する情報・観察など
サルブタモール （ベネトリン[吸入液]， サルタノール[pMDI]）	[観察] K値（↓），心拍数
プロカテロール （メプチン[DPI][pMDI][吸入液]）	[代謝] 主にCYP3A4，[授乳婦] 授乳回避，[観察] K値（↓），心拍数
フェノテロール （ベロテック[pMDI]）	[観察] K値（↓），心拍数

【吸入剤以外】

成分名（主な商品名）	代謝・排泄，投薬に関する情報・観察など
サルブタモール （ベネトリン[錠][シ]）	[観察] K値（↓），心拍数
プロカテロール （メプチン[顆][錠][シ][シロップ用]）	[代謝] 主にCYP3A4，[授乳婦] 授乳回避，[観察] K値（↓），心拍数
フェノテロール （ベロテック[錠][シ]）	[観察] K値（↓），心拍数
クレンブテロール （スピロペント[顆][錠]）	[授乳婦] 授乳回避，[高齢者] 低用量（1回10μg，1日2回）開始，[観察] K値（↓），心拍数
ツロブテロール （ホクナリン[錠][シロップ用][貼]， ベラチン[錠][シロップ用]）	[授乳婦] 授乳回避，[観察] K値（↓），心拍数

＞ ICS/LABA 配合剤

成分名（主な商品名）	代謝・排泄，投薬に関する情報・観察など
フルチカゾン・サルメテロール （アドエア[DPI][pMDI]）	[代謝] 主にCYP3A4，[授乳婦] 本剤の重要性を考慮し授乳中止または投与中止，[観察] アナフィラキシーの可能性，K値（↓），心拍数，好酸球（↑），身長等（小児長期投与時）
ブデソニド・ホルモテロール （シムビコート[DPI]）	[代謝] ブデソニド：主にCYP3A4。ホルモテロール：主にグルクロン酸抱合，[観察] アナフィラキシーの可能性，K値（↓），心拍数，好酸球（↑），身長等（小児長期投与時）
フルチカゾン・ビランテロール （レルベア[DPI]）	[代謝] 主にCYP3A4，[授乳婦] 本剤の重要性を考慮し授乳中止または投与中止，[観察] アナフィラキシーの可能性，K値（↓），心拍数，好酸球（↑），身長等（小児長期投与時）
フルチカゾン・ホルモテロール （フルティフォーム[pMDI]）	[代謝] ホルモテロール：主にグルクロン酸抱合。フルチカゾン：主にCYP3A4，[授乳婦] 授乳回避，[観察] アナフィラキシーの可能性，K値（↓），心拍数，好酸球（↑），身長等（小児長期投与時）

▶ テオフィリン製剤

成分名（主な商品名）	代謝・排泄，投薬に関する情報・観察など
アミノフィリン （ネオフィリン 末 錠 注 キット， アプニション 注）	代謝 主にCYP1A2，授乳婦 授乳回避，観察 肝機能
テオフィリン （テオドール 徐放顆 徐放錠 シ シロップ用， テオロング 徐放顆 徐放錠，スローピッド 徐放顆 徐放カ，アプネカット 内用液，ユ ニフィル 徐放錠）	代謝 主にCYP1A2，授乳婦 授乳回避

▶ 抗アレルギー薬：ロイコトリエン受容体拮抗薬（LTRA）

成分名（主な商品名）	代謝・排泄，投薬に関する情報・観察など
プランルカスト （オノン カ シロップ用）	代謝 主にCYP3A4，排泄 主に糞中，高齢者 減量 （[カ] 1回1カプセル），観察 血算，肝機能，CPK
モンテルカスト （キプレス，シングレア 細 錠 チュアブル錠 OD錠）	代謝 主にCYP2C8，2C9，3A4，観察 肝機能． 本剤投与中，経口ステロイドの減量・中止時， Churg-Strauss症候群様の血管炎発現に注意

▶ 抗コリン薬

【長時間作用型抗コリン薬（LAMA）】

成分名（主な商品名）	代謝・排泄，投薬に関する情報・観察など
アクリジニウム （エクリラ pMDI）	授乳婦 授乳回避
ウメクリジニウム （エンクラッセ DPI）	代謝 主にCYP2D6，授乳婦 本剤の重要性を考慮 し授乳中止または投与中止
グリコピロニウム （シーブリ DPI）	
チオトロピウム （スピリーバ DPI，-レスピマット SMI）	授乳婦 授乳中止

【短時間作用型抗コリン薬（SAMA）】

成分名（主な商品名）	代謝・排泄，投薬に関する情報・観察など
イプラトロピウム （アトロベント pMDI）	

▶ LAMA/LABA配合剤

成分名（主な商品名）	代謝・排泄，投薬に関する情報・観察など
ウメクリジニウム・ビランテロール （アノーロ DPI）	代謝 ビランテロール：主にCYP3A4，ウメクリジニウム：主にCYP2D6，授乳婦 本剤の重要性を考慮し授乳中止または投与中止，観察 K値（↓），心拍数
グリコピロニウム・インダカテロール （ウルティブロ DPI）	代謝 インダカテロール：主にCYP3A4，UGT1A1。P糖蛋白の基質（外国），観察 K値（↓），心拍数
チオトロピウム・オロダテロール （スピオルト SMI）	授乳婦 授乳中止

治療戦略

　気管支喘息と慢性閉塞性肺疾患(chronic obstructive pulmonary disease；COPD)は日常臨床で遭遇する頻度が高い呼吸器疾患である．両者とも咳，痰，呼吸困難や息切れなどを主訴に受診し，急性増悪時には喘鳴を来しうる．また，気管支喘息をもちながら喫煙歴があり，気管支喘息とCOPDが合併している患者も増えている．さらに，管理治療薬として吸入ステロイドや各種気管支拡張薬は双方に共通しており，病態と治療法を理解し，プライマリ・ケア医が早期に治療介入することで，呼吸機能の低下や急性増悪を予防することは大変重要である．

気管支喘息

≫ 治療方針

- 発作性の呼吸困難，咳嗽，喘鳴を繰り返し，可逆性の気流制限（スパイロメーターでβ_2刺激薬吸入前後(15〜30分経過後)でのFEV 1.0を比較し，200 mL以上，12％以上の改善）があれば気管支喘息と診断する．
- 未治療の喘息の場合は，発作頻度，睡眠や日常生活の障害，夜間の症状，呼吸機能から重症度(表1)[1]を評価し，ステップに応じて吸入ステロイド薬(inhaled corticosteroid；ICS)を中心とした治療を開始する(表2)．
- 非薬物療法としてはアレルゲンや喫煙，職業性感作物質，呼吸器感染症，食品，薬物などの増悪因子に対する予防を行う．

≫ 合併症や患者背景に応じたアプローチ

- アレルギー性鼻炎：喘息患者の80％前後にアレルギー性鼻炎の合併がみられ，抗ヒスタミン薬，ロイコトリエン受容体拮抗薬や鼻噴霧ステロイド薬を併用しコントロールする．
- 慢性副鼻腔炎：喘息に高率に合併するが，アスピリン喘息では90％以上に鼻茸が合併している．好酸球性副鼻腔炎は特に喘息，アスピリン不耐症と関連しており，重症の場合は耳鼻咽喉科専門医へ紹介する．

表1 未治療の臨床所見による喘息重症度の分類（成人）

重症度[*1]		軽症間欠型	軽症持続型	中等症持続型	重症持続型
喘息症状の特徴	頻度	週1回未満	週1回以上だが毎日ではない	毎日	毎日
	強度	症状は軽度で短い	月1回以上日常生活や睡眠が妨げられる	週1回以上日常生活や睡眠が妨げられる	日常生活に制限
				しばしば増悪	しばしば増悪
	夜間症状	月に2回未満	月に2回以上	週1回以上	しばしば
PEF FEV$_1$[*2]	%FEV$_1$, %PEF	80％以上	80％以上	60％以上80％未満	60％未満
	変動	20％未満	20〜30％	30％を超える	30％を超える

[*1]：いずれか1つが認められればその重症度と判断する。
[*2]：症状からの判断は重症例や長期罹患例で重症度を過小評価する場合がある。
呼吸機能は気道閉塞の程度を客観的に示し，その変動は気道過敏性と関連する。
%FEV$_1$＝（FEV$_1$測定値/FEV$_1$予測値）×100，
%PEF＝（PEF測定値/PEF予測値または自己最良値）×100
〔日本アレルギー学会喘息ガイドライン専門部会・監：喘息予防・管理ガイドライン2015，p6，2015より転載〕

>> フォローアップのポイント

- 気管支喘息は治療介入で自覚症状の改善が得られることが多く，「治った」と患者が自己判断して服薬を中断してしまうことがある。気管支喘息は慢性的な気道炎症の増悪により症状が表出することを念頭に，維持療法の重要性を説明する。ピークフローメーターを用いた喘息日誌を勧め，自己管理のモチベーションを高める。

>> マイナートラブルへの対応

- ICSを中心とした吸入薬治療でしばしば嗄声を認めることがあるため，副反応についてあらかじめ説明する。
- 吸入手技が不十分なために改善を得られない例があり，薬剤師や看護師との連携を図る。

表2 喘息治療ステップ

		治療ステップ1	治療ステップ2	治療ステップ3	治療ステップ4
長期管理薬	基本治療	吸入ステロイド薬（低用量）	吸入ステロイド薬（低〜中用量）	吸入ステロイド薬（中〜高用量）	吸入ステロイド薬（高用量）
		上記が使用できない場合は以下のいずれかを用いる ・LTRA ・テオフィリン徐放製剤 ※症状が稀なら必要なし	上記で不十分な場合に以下のいずれか1剤を併用 ・LABA（配合剤使用可[*5]） ・LTRA ・テオフィリン徐放製剤	上記に下記のいずれか1剤、あるいは複数を併用 ・LABA（配合剤使用可[*5]） ・LTRA ・テオフィリン徐放製剤 ・LAMA[*6]	上記に下記の複数を併用 ・LABA（配合剤使用可） ・LTRA ・テオフィリン徐放製剤 ・LAMA[*6] ・抗IgE抗体[*2,7] ・経口ステロイド薬[*3,7]
	追加治療	LTRA以外の抗アレルギー薬[*1]	LTRA以外の抗アレルギー薬[*1]	LTRA以外の抗アレルギー薬[*1]	LTRA以外の抗アレルギー薬[*1]
発作治療[*4]		吸入SABA	吸入SABA[*5]	吸入SABA[*5]	吸入SABA

ICS：吸入ステロイド薬，LABA：長時間作用性β_2刺激薬，LAMA：長時間作用性抗コリン薬，LTRA：ロイコトリエン受容体拮抗薬，SABA：短時間作用性β_2刺激薬

*1：抗アレルギー薬は，メディエーター遊離抑制薬，ヒスタミンH₁拮抗薬，トロンボキサンA₂阻害薬，Th2サイトカイン阻害薬を指す。

*2：通年性吸入アレルゲンに対して陽性かつ血清総IgE値が30〜1,500 IU/mLの場合に適用となる。

*3：経口ステロイド薬は短期間の間欠的投与を原則とする。短期間の間欠投与でもコントロールが得られない場合は，必要最小量を維持量とする。

*4：軽度の発作までの対応を示し，それ以上の発作についてはガイドラインの「急性増悪（発作）への対応（成人）」の項を参照。

*5：ブデソニド/ホルモテロール配合剤で長期管理を行っている場合には，同剤を発作治療にも用いることができる。長期管理と発作治療を合わせて1日8吸入までとするが，一時的に1日合計12吸入まで増量可能である。ただし，1日8吸入を超える場合は速やかに医療機関を受診するよう患者に説明する。

*6：チオトロピウム臭化物水和物のソフトミスト製剤。

*7：LABA，LTRAなどをICSに加えてもコントロール不良の場合に用いる。

〔日本アレルギー学会喘息ガイドライン専門部会・監：喘息予防・管理ガイドライン2015，p140，2015より転載〕

>> こんなときは専門医に相談を

以下の喘息患者については，専門医に相談することが勧められる。
- 中用量以上の吸入ステロイド薬などを使用してもコントロールができない症例：重篤な心疾患など合併症の検索，診断や治療戦略の見直しを行う必要があるため。
- コントロール不良なアレルギー性鼻炎：必要に応じてアレルギー専門医に紹介し，スギやダニ抗原に対する舌下免疫療法を検討する。
- 好酸球性多発肉芽腫症
- アレルギー性気管支肺アスペルギルス症やそのほかの真菌感作が疑われる病態

慢性閉塞性肺疾患

>> 治療方針

- わが国は潜在的な慢性閉塞性肺疾患（COPD）患者が数多く，プライマリ・ケア医を受診している。疾患の性質が慢性的経過を経ることから，他疾患で通院中の患者に対しても積極的にCOPDを疑い，診断し治療介入することが大切である。
- COPDの発症と進行を抑制するために，まずはたばこの煙や有害物質からの回避を指導する。禁煙は最も有効かつ費用効率がよく，COPDの進行を抑制し急性増悪を減少させ，生命予後を改善する。医療従事者が短時間の禁煙アドバイスをするだけで患者の禁煙率が上がるという報告があり，プライマリ・ケア医が禁煙を指導する意義は大きい。
- 確定診断（FEV 1.0/FVCが70％未満であり，ほかの気流閉塞を来す疾患を除外），病期診断（図1）のためにスパイロメトリーによる評価を行い，症状，急性増悪の頻度に応じて治療薬を選択する。
- インフルエンザワクチンや肺炎球菌ワクチンは，COPDの急性増悪の予防に有用である。
- 非薬物療法として，呼吸リハビリテーションをプライマリ・ケア医が系統的に実践するのは難しいが，在宅でできる歩行を中心とした下肢筋トレーニングや呼吸筋のストレッチなどを促す。
- COPD患者では，特にIII期以上で栄養障害が認められることが多く，適切な食事摂取量を指導し，必要があれば栄養補助療法を考慮する（図2）[2]。

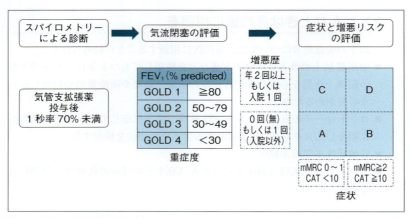

図1 新しいCOPDの評価フロー

〔GOLD 2018 report, p33より改変〕

- 薬物療法は，GOLD（Global Initiative for Chronic Obstructive Lung Disease）で2018年に新しく改訂された[3]。自覚症状（CAT）や息切れ（mMRC）のスコア（図3）と急性増悪の頻度を参考にABCDのカテゴリーに分類し（図1），症状の軽い場合（A）は，気管支拡張薬（短時間作用型気管支拡張薬で効果不十分の場合は長時間作用型）単剤を使用し，症状点数が高くなれば（B），LAMA，LABAどちらから開始してもよい。また，年2回以上の急性増悪，または1回以上の入院があり症状点数が低いときは（C），LAMAから開始し，増悪を繰り返すときはLABAを追加する。急性増悪を繰り返し症状が強い症例（D）は，まずLAMA＋LABAから開始し，増悪を繰り返すときはLAMA＋LABA＋ICSが推奨されている。ICSを併用して効果がなければICSは中止することができる。気管支喘息合併例や血中好酸球数が高い人は，LABA＋ICSから開始することも考慮される。1剤から導入するときは，LAMAから開始する（図4）。

>> フォローアップのポイント

- 治療介入後も呼吸困難感などの自覚症状が十分コントロールできず，アドヒアランスが低下することがある。気管支拡張薬を中心とする薬物療法は運動耐用能や身体活動性の維持，増悪の予防に有用であることを説明し，患者がモチベーションを維持できるよう努める。

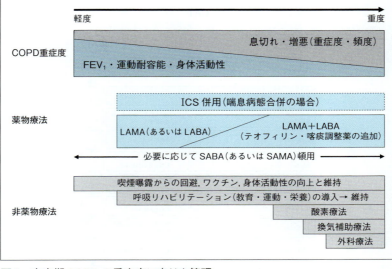

図2 安定期COPDの重症度に応じた管理

- COPDの重症度はFEV₁の低下程度（病期）のみならず運動耐容能や身体活動性の障害程度，さらに息切れの強度や増悪の頻度と重症度を加算し総合的に判断する。
- 通常，COPDが重症化するにしたがいFEV₁・運動耐容能・身体活動性が低下し，息切れの増加，増悪の頻回化を認めるがFEV₁と他の因子の程度に乖離がみられる場合は，心疾患などの併存症の存在に注意を要する。
- 治療は，薬物療法と非薬物療法を行う。薬物療法では，単剤で不十分な場合は，LAMA，LABA併用（LAMA/LABA配合薬の使用も可）とする。
- 喘息病態の合併が考えられる場合はICSを併用するが，LABA/ICS配合薬も可。

〔日本呼吸器学会 COPDガイドライン第5版作成委員会・編：COPD（慢性閉塞性肺疾患）診断と治療のためのガイドライン2018 第5版，日本呼吸器学会，メディカルレビュー社，p88，2018より転載〕

>> マイナートラブルへの対応

- COPD患者では喀痰の喀出困難を訴えることが多い。喀痰調整薬の併用で急性増悪が減少した報告もあり，喀痰調整薬を併用する。

>> こんなときは専門医に相談を

- 初期診断と治療指針が必要なときや，急性増悪時は専門医に相談することが勧められる。
- その他，呼吸リハビリテーションの導入，在宅酸素療法や非侵襲的換気療法の適応判定も専門医への相談を検討する。

第5章　Common diseaseの治療戦略と薬の使い分け

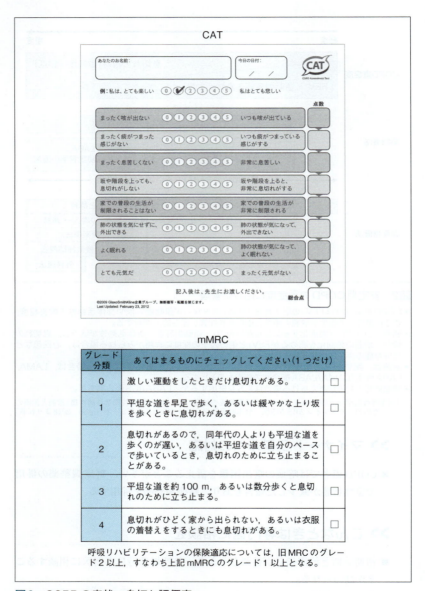

図3　COPDの症状・息切れ評価表

〔上図：COPDアセスメントテスト，http://www.catestonline.org/images/pdfs/JapanCATest.pdfより改変〕

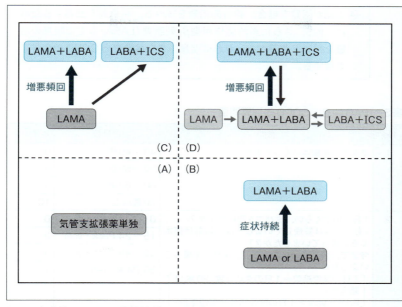

図4 安定期COPDの薬物療法

〔GOLD 2018 report, p83 より改変〕

>> 気管支喘息かCOPDかわからないとき

- 喘息とCOPDが合併するなどして診断が困難な場合もあるため，鑑別および治療について下記にまとめた。

> ①慢性の経過で，感染症や呼吸器以外の疾患を否定した後，IPAG（International Primary Care Airways Group）の鑑別質問票(表3)[4]を使用し，17点以上はCOPDが疑われる。
> ②スパイロメーターがあればβ_2刺激薬吸入前後(15～30分経過後)でのFEV 1.0を比較し，200 mL以上かつ12％以上の改善がみられれば，吸入ステロイド薬(ICS)を基本とした治療を選択する。
> ③呼気中一酸化窒素濃度(FeNO)が測定できる場合，高値であれば（成人健常者平均15 ppb)[5]気管支喘息またはその合併を疑う。また，ICS治療への反応が期待できる(FeNO > 35 ppbが指標とされるが22 ppbという提唱もある)[6]。

④上記が困難な場合，診断的治療を試みる．喘息死を回避するために，ICS，さらに長時間作用型β_2刺激薬（LABA）などで喘息の治療を行い，改善がみられれば喘息，または喘息とCOPDの合併を考慮する．

表3 IPAG喘息・COPD鑑別質問票

No.	質問	選択肢	ポイント
1	あなたの年齢はいくつですか？	40〜49歳	0
		50〜59歳	4
		60〜69歳	8
		70歳以上	10
2	1日に何本くらい，タバコを吸いますか？（もし，今は禁煙しているならば，以前は何本くらい吸っていましたか？）今まで，合計で何年間くらい，タバコを吸っていましたか？〔1日の喫煙箱数＝1日のタバコ数/20本（1箱入数）Pack・year＝1日の喫煙箱数×喫煙年数〕	0〜14 Pack・year	0
		15〜24 Pack・year	2
		25〜49 Pack・year	3
		50 Pack・year以上	7
3	あなたの体重は何キログラムですか？あなたの身長は何センチメートルですか？〔BMI＝体重（kg）/身長（m）^{2}〕	BMI＜25.4	5
		BMI 25.4〜29.7	1
		BMI＞29.7	0
4	天候により，せきがひどくなることがありますか？	はい，天候によりひどくなることがあります	3
		いいえ，天候は関係ありません	0
		せきは出ません	0
5	風邪をひいていないのに痰がからむことがありますか？	はい	3
		いいえ	0
6	朝起きてすぐに痰がからむことがよくありますか？	はい	0
		いいえ	3
7	喘鳴（ゼイゼイ，ヒューヒュー）がよくありますか？	いいえ，ありません	0
		時々，もしくはよくあります	4
8	今現在（もしくは今まで）アレルギーの症状はありますか？	はい	0
		いいえ	3

〔IPAG（International Primary Care Airways Group）：診断・治療ハンドブック日本語版，p12，2005より引用〕

薬の選び方・使い方

吸入ステロイド（ICS）

処方前 Check List
- 吸入薬の使用が可能な状態か確認する。
（呼吸状態，呼吸機能，吸入薬の使用法の理解）

処方後 Check List
- 副作用の有無：口腔カンジダ症，咽喉頭症状（疼痛，違和感，刺激感，異物感），嗄声
- 服薬アドヒアランス：カウンターのないものがあり，吸入手技と吸入薬の使用状況の確認を行う。

1．作用機序
- 吸入ステロイド（inhaled corticosteroid；ICS）は主に気道や肺で炎症細胞浸潤や血管透過性，気道分泌，サイトカイン産生などを抑制し，気道炎症や喘息症状，気道過敏性を軽減する。
- また，気道リモデリングを抑制する効果がある。

2．ストロングポイントおよびウイークポイント
(1) ストロングポイント
- ICSはすべての喘息患者に対し，長期管理薬の第一選択薬である。
- COPDに対しては気管支拡張薬が優先され，急性増悪を繰り返す重篤な患者や喘息合併患者に使用する。

(2) ウイークポイント
- 吸入後のうがいを怠ると，口腔カンジダ症を発症する危険がある。
- 個人差があるものの嗄声を呈することがあり，その際は使用量や製剤の変更で改善するか試みる。

3. 類似薬の使い分け

- 大きく2種類の製剤，パウダー製剤（dry powder inhaler；DPI）とエアロゾル製剤（pressurized metered-dose inhaler；pMDI）があり，製薬会社によりデバイスが異なる（表4）。
- DPIは粉末状の製剤で，自分のタイミングで吸入することができるが，ある程度の吸入流速が必要である。pMDIはエアロゾル化するため噴霧に合わせてゆっくり吸入するが，同期が困難な患者もみられ，その際にはスペーサーを用いるとよい。双方とも吸入後5秒程度の息止めを指導する。
- シクレソニド（オルベスコ®），フルチカゾン（アニュイティ®）は1日1回の投与が可能である。
- 各々のデバイスの最大投与量が高用量，その半分が中用量，さらに中用量の半分が小用量となっている。

4. 十分な効果が得られないとき

- 気管支喘息の患者に用いる場合はICSのみを高用量とせずに，LABAや，抗ロイコトリエン薬，LAMAなどの他剤との併用を検討する。

表4 吸入ステロイド（ICS）・長時間作用型 β_2 刺激薬（LABA）配合剤の種類

	商品名	剤形	デバイス名	一般名 ステロイド	一般名 LABA
ICS	アズマネックス	DPI	ツイストヘラー	モメタゾン	
	オルベスコ	pMDI		シクレソニド	
	キュバール	pMDI		ベクロメタゾン	
	パルミコート	DPI	タービュヘイラー	ブデソニド（BUD）	
	フルタイド	DPI/pMDI	ディスカス	フルチカゾンプロピオン酸エステル（FP）	
	アニュイティ	DPI	エリプタ	フルチカゾンフランカルボン酸エステル	
ICS+LABA配合剤	アドエア	DPI/pMDI	ディスカス	FP	サルメテロール
	シムビコート	DPI	タービュヘイラー	BUD	ホルモテロール
	レルベア	DPI	エリプタ	フルチカゾンフランカルボン酸エステル	ビランテロール
	フルティフォーム	pMDI		FP	ホルモテロール

β_2刺激薬：長時間作用型β_2刺激薬（LABA），短時間作用型β_2刺激薬（SABA）

処方前 Check List
- 投与禁忌：乳糖にアレルギーがある患者
- 慎重投与：甲状腺機能亢進症，高血圧，心疾患，糖尿病，てんかんの既往がある患者

処方後 Check List
- 副作用の有無：頻脈，手指振戦，動悸，頭痛，嘔吐，代謝性アシドーシス，低カリウム血症，高血糖
- 吸入薬は吸入手技を確認する

1. 作用機序
- 気道平滑筋に存在するβ_2受容体に作用し，平滑筋を弛緩させることで気管支拡張作用を現し，繊毛運動による気道分泌液の排泄を促す。

2. ストロングポイントおよびウイークポイント
(1) ストロングポイント
- ICSが長期管理の基本薬剤であるが，コントロールが不十分な場合，ステロイドの増量やキサンチン製剤の併用と比較し，LABAによるピークフローの改善効果は高い。
- SABAは気管支拡張作用の発現が早く，気管支喘息発作時に使用できる。自覚症状の軽い軽症のCOPDや，運動時の呼吸困難の予防に有効である。

(2) ウイークポイント
- 気管支喘息患者でβ_2刺激薬単独使用による喘息死との関連が報告されており，気道に対し抗炎症効果は期待できないため単独投与は避ける。
- 近年はβ_2選択性の高い薬物もあり，心刺激作用は少なくなっているが，動悸や手指振戦が出現することがある。

3. 類似薬の使い分け
- LABAは，剤形として吸入薬，貼付剤，経口薬があり，アドヒアランス

をみて選択するが，基本は吸入薬を使用する。
- LABAの吸入薬はサルメテロール（セレベント®），インダカテロール（オンブレス®），ホルモテロール（オーキシス®）がある。セレベント®は12時間以上の作用持続があるが，効果発現に15分程度要するので気管支喘息やCOPDの長期管理薬として使用する。オンブレス®，オーキシス®の保険適応はCOPDのみである。オーキシス®は効果発現が早く，オンブレス®は24時間効果が持続する。
- SABAはプロカテロール（メプチン®），サルブタモール（サルタノール®，ベネトリン®）などがある。喘息発作時は吸入薬やネブライザーで吸入液を使用する。

4. 十分な効果が得られないとき
- 1日量を超えた投与は不整脈や心停止などの有害事象のリスクが高まるため避け，他剤の併用を検討する。作用機序の異なるテオフィリン薬やLAMAを併用することにより上乗せ効果が期待できる。
- 気管支喘息でSABAが1日に頻回必要であれば，治療ステップを上げる必要がある。喘息発作時は1～2噴霧を1時間までは20分おきに吸入し，効果が不十分であれば医療機関を受診するよう指示する。
- COPDではLAMAの使用を検討する。

ICS/LABA配合剤

- 処方前後のCheck List，作用機序などは，前述のICS（p.261），β_2刺激薬（p.263）の項を参照。

1. ストロングポイントおよびウイークポイント
(1) ストロングポイント
- 吸入ステロイド薬が気道平滑筋のβ_2受容体を増加させ，β_2刺激薬はステロイド薬の核内移行を促進し，お互いの作用を増強する。組み合わせることで，吸入ステロイド薬の必要量が減量可能となる。
- 配合剤は吸入の操作回数が減るため，アドヒアランスの向上が期待できる。

(2) ウイークポイント
- ICS（p.261），β_2刺激薬（p.263）の項を参照。

2. 類似薬の使い分け

- 吸入ステロイド薬と同様にパウダー製剤（DPI）とエアロゾル製剤（pMDI）がある。
- フルチカゾン・サルメテロール（アドエア®）にはDPIとpMDIの製剤があり，ブデソニド・ホルモテロール（シムビコート®）とフルチカゾン・ビランテロール（レルベア®）はDPI，フルチカゾン・ホルモテロール（フルティフォーム®）はpMDIである（表4，p.262）。
- シムビコート®は長期管理薬として使用しながら，発作時にも追加吸入することができ（SMART療法），レルベア®は1日1回使用のため高いアドヒアランスが期待できる。フルティフォーム®は吸気流速にかかわらず肺全体への高い到達率が期待できる。

3. 十分な効果が得られないとき

- 気管支喘息に対しては吸入ステロイドの含有量が多い製剤への変更や，ロイコトリエン受容体拮抗薬またはほかの気管支拡張薬の併用を検討する。
- COPDではキサンチン製剤やLAMAの追加を検討する。

≡ テオフィリン製剤

処方前 Check List

- 投与禁忌：キサンチン系に対し重篤な副作用歴のある患者
- 慎重投与：てんかん，甲状腺機能亢進症，うっ血性心不全，肝障害，高齢者，小児

処方後 Check List

- 副作用の有無
    - 消化器症状：悪心，嘔吐，心窩部痛
    - 中枢神経症状：痙攣，興奮，昏睡
    - 循環器症状：頻脈，心室細動，心停止
    - その他：尿酸値上昇，高血糖，横紋筋融解症
- 血中濃度のモニタリングを行い 20 μg/mL を超えないようにする

1. 作用機序
- 非特異的ホスホジエステラーゼ（PDE）阻害作用により，気管支拡張，粘液繊毛輸送能の促進，肺血管の拡張作用や，ステロイド感受性の回復効果がある．また，細胞膜上のアデノシン拮抗作用により呼吸中枢の刺激作用，横隔膜の収縮力増強作用がある．

2. ストロングポイントおよびウイークポイント
(1) ストロングポイント
- 抗炎症効果や気管支拡張作用はICSやLABAに劣るが，上乗せ効果が期待できる．

(2) ウイークポイント
- 有効血中濃度域が狭く，副作用は血中濃度に依存しているため，定期的な血中モニタリングを行い20 μg/mLを超えないようにする．一般的には15 μg/mL程度を目標とするが，抗炎症効果は5〜10 μg/mLでも得られる．種々の薬物との併用で血中濃度が変動しやすく，高齢者は血中濃度を低めに設定する．

3. 類似薬の使い分け
- 錠剤，散剤，注射薬がある．錠剤は1日1回製剤と2回製剤があり，生活様式に合わせて使用する．

4. 十分な効果が得られないとき
- 気管支喘息，COPDともに併用薬の増量や追加を検討する．

抗アレルギー薬：ロイコトリエン受容体拮抗薬（LTRA）

処方 前 Check List
- 投与禁忌：含有成分に対し過敏症の既往がある患者

処方 後 Check List
- 副作用の有無：消化器症状（下痢，嘔気，腹痛，胸やけ），肝機能異

常，過敏症（皮疹，そう痒，アナフィラキシー），血管浮腫，劇症肝炎，中毒性表皮壊死融解症，血小板減少症，頭痛

1. 作用機序
- 抗アレルギー薬のうち，気管支喘息の基本治療として長期管理薬に用いられるのはロイコトリエン受容体拮抗薬（leukotriene receptor antagonist；LTRA）のみであるが，ケミカルメディエーター遊離抑制薬やH₁受容体拮抗薬などは追加治療として記載されている。LTRAはシステイニルロイコトリエン（CysLT）受容体を介した反応を抑制し，マスト細胞や好塩基球，好酸球などから産生されるCysLTによって生じる気管支平滑筋の収縮，気管支腺の分泌，血管透過性の亢進を抑制する。

2. ストロングポイントおよびウイークポイント
(1) ストロングポイント
- 気管支拡張作用と気道炎症の抑制作用により，喘息症状，呼吸機能，気道炎症，気道過敏性，喘息の増悪回数を有意に改善させる。
- アレルギー性鼻炎の合併例やアスピリン喘息，運動誘発喘息に有用である。
- 内服薬のためアドヒアランスが比較的高い。

(2) ウイークポイント
- 抗炎症効果の発現は緩やかなため，有効性は2～4週後に判定する。

3. 類似薬の使い分け
- プランルカスト（オノン®），モンテルカスト（シングレア®，キプレス®）があり，前者の形状はカプセル，ドライシロップ製剤で1日2回，後者は錠剤，チュアブル錠，細粒で1日1回投与である。

4. 十分な効果が得られないとき
- ICSの併用薬としての位置づけであり，他剤の追加やICSの増量を検討する。

抗コリン薬

> **処方 前 Check List**
>
> - 投与禁忌：緑内障（閉塞隅角緑内障），前立腺肥大症，アトロピン過敏症
> - 慎重投与：心不全，心房細動，期外収縮等のある患者，腎機能が中等度から高度低下している患者，前立腺肥大がある患者
>
> **処方 後 Check List**
>
> - 副作用の有無：口渇，嗄声，心不全，心房細動，期外収縮，イレウス，閉塞隅角緑内障，アナフィラキシー，排尿障害

1. 作用機序

- 気道平滑筋のムスカリン（M_3）受容体への刺激を阻害し，気管支拡張作用を示し，粘液分泌腺からの粘液排出を抑制する。

2. ストロングポイントおよびウイークポイント

(1) ストロングポイント

- 気管支喘息ではチオトロピウムソフトミスト製剤（スピリーバ®レスピマット®）のみ適応がある。
- 抗コリン薬はLABAと作用点が異なるため，ICSだけでなく，ICS/LABAで喘息症状が残る患者にも上乗せ効果が期待できるが，喘息に対する気管支拡張作用や効果発現の速さはLABAが優る。
- 一方，抗コリン薬のCOPDに対する最大の気管支拡張作用はLABAに優る。
- 長期連用しても効果は持続し，症状増悪や進行を抑制し運動耐用能を改善する。

(2) ウイークポイント

- 眼圧上昇のリスクがあり，閉塞隅角緑内障には使用しない。開放隅角緑内障に関しては，眼科と相談し使用することが可能である。
- 前立腺肥大症の患者では排尿障害が悪化する危険があるため，問診で確認し，異常があれば速やかに中止するよう指導する。

3. 類似薬の使い分け

- 従来の抗コリン薬であるイプラトロピウム（アトロベント®）は作用時間が6〜8時間であるが，チオトロピウム（スピリーバ®），グリコピロニウム（シーブリ®），ウメクリジニウム（エンクラッセ®），アクリジニウム（エクリラ®）はムスカリン受容体から解離が緩やかなため，気管支拡張作用が24時間持続する。長期管理薬として後者は，ソフトミスト製剤，パウダー製剤があり，アドヒアランスと吸入流速を考慮し選択する。

4. 十分な効果が得られないとき

- 気管支喘息ではICSの増量や，ほかの薬剤の追加を考慮し，COPDではLABAの追加を考慮する。

長時間作用型抗コリン薬（LAMA）/LABA配合剤

- 処方前後のCheck List，作用機序などは，前述のLABA（p.263），抗コリン薬（p.268）の項を参照。
- 現在日本では下記の3種類が使用可能であり，いずれもCOPDのみが保険適応である。
  - ウメクリジニウム・ビランテロール（アノーロ®）
  - グリコピロニウム・インダカテロール（ウルティブロ®）
  - チオトロピウム・オロダテロール（スピオルト®）

1. 類似薬の使い分け

- アノーロ®，ウルティブロ®はパウダー製剤で1日1回1吸入，スピオルト®はソフトミスト製剤で1日1回2吸入行う。ウルティブロ®はカプセルのセットが必要だが吸入後確認をすることができる。

2. 十分な効果が得られないとき

- 年に2回以上の急性増悪を繰り返す患者や，気管支喘息の合併が疑われる患者はICSの併用を考慮する。

参考文献
1) 日本アレルギー学会喘息ガイドライン専門部会・監：喘息予防・管理ガイドライン2015，協和企画，2015

2) 日本呼吸器学会COPDガイドライン第5版作成委員会・編：COPD（慢性閉塞性肺疾患）診断と治療のためのガイドライン 第5版．メディカルレビュー社，2018
3) GOLD 2018：Global Strategy for Diagnosis, Management, and Prevention of Chronic Obstructive Pulmonary Disease, 2018 Report
4) International Primary Care Airways Group：IPAG診断・治療ハンドブック日本語版 慢性気道疾患プライマリケア医用ガイド2005
5) Matsunaga K et al：Exhaled Nitric Oxide Cutoff Values for Astma Diagnosis Acording to Rhinits and Smoking Status in Japanese Subjects. Allergol Int, 60 (3)：331-337, 2011
6) 日本呼吸器学会：喘息とCOPDのオーバーラップ診断と治療の手引き 2018，メディカルレビュー社，2017

第5章 Common disease の治療戦略と薬の使い分け

primary care 07 　内分泌・代謝疾患
糖尿病

糖尿病治療薬リスト

▶ ビグアナイド薬

成分名（主な商品名）	代謝・排泄，投薬に関する情報・観察など
ブホルミン（ジベトンS）	妊婦 投与禁忌，高齢者 投与禁忌，観察 乳酸値，下痢，嘔吐等の消化器症状，血糖値，肝機能
メトホルミン（グリコラン，メトグルコ）	排泄 尿中，妊婦 投与禁忌，授乳婦 授乳中止，高齢者［グリコラン］投与禁忌，［メトグルコ］慎重投与，観察 腎機能，肝機能，乳酸値，下痢，嘔吐等の消化器症状，血糖値，尿糖

▶ チアゾリジン薬

成分名（主な商品名）	代謝・排泄，投薬に関する情報・観察など
ピオグリタゾン（アクトス）	代謝 CYP1A1，1A2，2C8，2C9，2C19，2D6，3A4，妊婦 投与禁忌，授乳婦 授乳中止，高齢者 1日1回15mgから開始，観察 動悸，浮腫，肝機能，血糖値

▶ スルホニル尿素（SU）薬

成分名（主な商品名）	代謝・排泄，投薬に関する情報・観察など
アセトヘキサミド（ジメリン）	排泄 主に尿中，妊婦 投与禁忌，授乳婦 授乳回避
グリクロピラミド（デアメリンS）	妊婦 投与禁忌
クロルプロパミド（アベマイド）	妊婦 投与禁忌
グリクラジド（グリミクロン，-HA）	排泄 主に尿中，妊婦 投与禁忌，授乳婦 授乳中止，観察 血糖値，血算，肝機能
グリベンクラミド（オイグルコン，ダオニール）	代謝 主にCYP2C9，3A4，妊婦 投与禁忌，授乳婦 授乳回避，観察 血糖値，血算，肝機能
グリメピリド（アマリール）	代謝 主にCYP2C9，妊婦 投与禁忌，観察 血糖値，血算，肝機能

▶ 速効型インスリン分泌促進薬（グリニド薬）

成分名（主な商品名）	代謝・排泄，投薬に関する情報・観察など
ナテグリニド （スターシス， ファスティック）	代謝 主にCYP2C9，妊婦 投与禁忌，授乳婦 授乳回避， 高齢者 低用量（60 mg/回）開始，観察 動悸，血糖値，血算， 肝機能
ミチグリニド （グルファスト）	代謝 主にUGT1A9および1A3によるグルクロン酸抱合， 妊婦 投与禁忌，授乳婦 授乳回避，高齢者 低用量（1回5mg） 開始，観察 動悸，血糖値，血算，肝機能
レパグリニド （シュアポスト）	代謝 主にCYP2C8，一部3A4，妊婦 投与禁忌，授乳婦 授乳中 止，観察 動悸，血糖値，血算，肝機能

▶ DPP-4阻害薬

成分名（主な商品名）	代謝・排泄，投薬に関する情報・観察など
アナグリプチン （スイニー）	排泄 主に腎，授乳婦 授乳中止，観察 血糖値
アログリプチン （ネシーナ）	代謝 CYP2D6，排泄 主に腎，授乳婦 授乳中止，観察 血糖値， 腎機能
オマリグリプチン （マリゼブ）	排泄 主に尿中，授乳婦 授乳回避
サキサグリプチン （オングリザ）	代謝 主にCYP3A4/5，授乳婦 授乳中止，観察 血糖値，腎機 能
シタグリプチン （ジャヌビア，グラクティブ）	排泄 主に尿中，授乳婦 授乳回避，観察 血糖値，腎機能
テネリグリプチン （テネリア）	代謝 主にCYP3A4，フラビン含有モノオキシゲナーゼ（FMO1 およびFMO3）で代謝．CYP2D6，3A4，FMOを弱く阻害， 授乳婦 授乳回避，観察 血糖値，心電図（QT延長）
トレラグリプチン （ザファテック）	代謝 主にCYP2D6で代謝．3A4/5を弱く阻害．P糖蛋白の 基質，排泄 主に腎，授乳婦 授乳中止，観察 血糖値
ビルダグリプチン （エクア）	授乳婦 授乳中止，観察 血糖値，腎機能
リナグリプチン （トラゼンタ）	代謝 主にCYP3A4，排泄 主に糞中，授乳婦 授乳中止， 観察 血糖値

▶ α-グルコシダーゼ（α-GI）阻害薬

成分名（主な商品名）	代謝・排泄，投薬に関する情報・観察など
アカルボース （グルコバイ）	妊婦 投与禁忌，高齢者 低用量（1回50 mg）開始，観察 肝機 能，血糖値，腸閉塞症状
ボグリボース （ベイスン）	授乳婦 授乳回避，高齢者 低用量（1回0.1 mg）開始，観察 肝機 能，血糖値，腸閉塞症状
ミグリトール （セイブル）	排泄 主に腎，妊婦 投与禁忌，授乳婦 授乳回避，高齢者 低用量 （1回25 mg）開始，観察 肝機能，血糖値，腸閉塞症状

> SGLT阻害薬

成分名（主な商品名）	代謝・排泄，投薬に関する情報・観察など
イプラグリフロジンL-プロリン（スーグラ）	代謝 主にUGT2B7。2B4，1A8，1A9も寄与，妊婦 本薬を投与せずインスリン製剤等を使用，授乳婦 授乳回避，観察 検査値，皮膚症状，多尿，口渇，脱水
エンパグリフロジン（ジャディアンス）	代謝 一部UGT2B7，1A3，1A8，1A9。P糖蛋白，乳癌耐性蛋白の基質，妊婦 本薬を投与せずインスリン製剤等を使用，授乳婦 授乳回避，観察 血糖値，腎機能，皮膚症状，多尿，口渇，脱水
カナグリフロジン（カナグル）	代謝 グルクロン酸抱合：主にUGT1A9，2B4。酸化代謝：主にCYP3A4，2D6。CYP2B6，2C8，2C9，3A4を弱く阻害，妊婦 本薬を投与せずインスリン製剤等を使用，授乳婦 授乳回避，観察 血糖値，腎機能，皮膚症状，多尿，口渇，脱水
ダパグリフロジンプロピレングリコール（フォシーガ）	代謝 主にUGT1A9，妊婦 本薬を投与せずインスリン製剤等を使用，授乳婦 授乳中止，観察 血糖値，腎機能，皮膚症状，多尿，口渇，脱水
トホグリフロジン（アプルウェイ，デベルザ）	代謝 主にCYP2C18，4A11，4F3B，妊婦 本薬を投与せずインスリン製剤等を使用，授乳婦 授乳回避，観察 血糖値，腎機能，皮膚症状，多尿，口渇，脱水
ルセオグリフロジン（ルセフィ）	代謝 主にCYP3A4/5，4A11，4F2，4F3B，UGT1A1，妊婦 本薬を投与せずインスリン製剤等を使用，授乳婦 授乳回避，観察 血糖値，腎機能，皮膚症状，多尿，口渇，脱水

> GLP-1受容体作動薬

成分名（主な商品名）	代謝・排泄，投薬に関する情報・観察など
エキセナチド（バイエッタ，ビデュリオン）	妊婦 本薬を投与せずインスリン製剤を使用，授乳婦 授乳中止，観察 血糖値，肝機能，腎機能，胃腸障害．モニタリングすべき副作用の初期症状：急性膵炎の初期症状（嘔吐を伴う持続的な激しい腹痛等）
デュラグルチド（トルリシティ）	妊婦 本薬を投与せずインスリン製剤を使用，授乳婦 授乳中止，観察 血糖値，肝機能，腎機能，胃腸障害．モニタリングすべき副作用の初期症状：急性膵炎の初期症状（嘔吐を伴う持続的な激しい腹痛）
リキシセナチド（リキスミア）	妊婦 本薬を投与せずインスリン製剤を使用，授乳婦 授乳中止，観察 血糖値，肝機能，腎機能，胃腸障害．モニタリングすべき副作用の初期症状：急性膵炎の初期症状（嘔吐を伴う持続的な激しい腹痛等）
リラグルチド（ビクトーザ）	妊婦 本薬を投与せずインスリン製剤を使用，授乳婦 授乳回避

治療戦略

>> 治療方針

1. 糖尿病治療の目標
- 良好な血糖コントロール状態を維持することにより，糖尿病細小血管合併症（網膜症，腎症，神経障害）および動脈硬化性疾患（冠動脈疾患，脳血管障害，末梢動脈疾患）の発症，進展を阻止する。
- 良好な血糖コントロール状態の維持は，健常人と変わらないQOLの維持や寿命の確保につながる。
- 血糖コントロール目標は，年齢，罹病期間，臓器障害，低血糖の危険性，サポート体制などを考慮して個別に設定する（図1）。

2. 治療の開始
- 未治療のインスリン非依存状態〔空腹時血中C-ペプチド（CPR）：1.0 ng/mL以上〕の糖尿病では，十分な食事療法および運動療法を2～3カ月間続けても目標の血糖コントロールを達成できない場合に経口薬治療を考慮する。

目標	血糖値正常化を 目指す際の目標 [注1)]	合併症予防 のための目標 [注2)]	治療強化が 困難な際の目標 [注3)]
HbA1c(%)	6.0% 未満	7.0% 未満	8.0% 未満

コントロール目標値 [注4)]

治療目標は年齢，罹病期間，臓器障害，低血糖の危険性，サポート体制などを考慮して個別に設定する．
注1）適切な食事療法や運動療法だけで達成可能な場合，または薬物療法中でも低血糖などの副作用なく達成可能な場合の目標とする．
注2）合併症予防の観点からHbA1cの目標値を7%未満とする．対応する血糖値としては，空腹時血糖値 130 mg/dL 未満，食後2時間血糖値 180 mg/dL 未満をおおよその目安とする．
注3）低血糖などの副作用，その他の理由で治療の強化が難しい場合の目標とする．
注4）いずれも成人に対しての目標値であり，また妊娠例は除くものとする．

図1 血糖コントロール目標（65歳以上の高齢者については図2を参照）

〔日本糖尿病学会 編・著：糖尿病治療ガイド 2016-2017，p27，文光堂，2016より転載〕

- インスリン治療の絶対的適応〔インスリン依存状態（空腹時血中CPR：0.6ng/mL未満）の1型糖尿病，糖尿病合併妊娠，糖尿病性ケトアシドーシスや高血糖高浸透圧症候群など〕がある場合には経口薬治療は行ってはならない。
- 耐糖能異常の程度のみならず，年齢，BMI（体格指数），慢性合併症の有無，肝腎機能，インスリン分泌能や抵抗性の程度により，個々の病態に合わせて薬物を選択する。

>> ほかの病態を合併した糖尿病

1. 慢性腎不全
- 腎不全では，経口薬使用により遷延性低血糖を惹起しやすいので気をつける。
- ビグアナイド薬は腎排泄が主体であり，乳酸アシドーシスを惹起するので腎不全例においては使用禁忌である。代謝産物が血糖降下作用を有するスルホニル尿素（SU）薬も使用禁忌とされる。
- DPP-4阻害薬は，主な排泄経路が腎臓ではないものでは通常量を処方可能であるが，慎重に使用する必要がある。
- SU薬との併用例では重症低血糖例が報告されているため，併用薬には細心の注意を払う。
- 腎不全で，経口薬少量使用において血糖コントロールが改善しない場合には，インスリンの併用あるいは切り替えを考慮するべきである。

2. 高齢者糖尿病
- 高齢者糖尿病での血糖コントロール目標は，認知機能や基本的日常生活動作（ADL），手段的日常生活動作（IADL），併存疾患なども考慮して個別に設定する（図2）。
- 高齢者ではシックデイに陥りやすく，低血糖を起こしやすいため，使用する経口薬は慎重に考慮する必要がある。
- また，定期的に肝機能，腎機能を測定し，患者の状態と合わせたうえで投与量の調節や継続の有無を検討する必要がある。
- SU薬は低血糖に注意して慎重投与とする。
- メトグルコ®を除くビグアナイド薬は高齢者では禁忌であり，メトグルコ®は慎重投与となっている。
- チアゾリジン薬は骨折（女性）や心不全のリスクがあるため，心不全の既

第5章 Common diseaseの治療戦略と薬の使い分け

患者の特徴・健康状態 注1)		カテゴリーⅠ ①認知機能正常 かつ ②ADL自立	カテゴリーⅡ ①軽度認知障害〜軽度認知症 または ②手段的ADL低下, 基本的ADL自立	カテゴリーⅢ ①中等度以上の認知症 または ②基本的ADL低下 または ③多くの併存疾患や機能障害
重症低血糖が危惧される薬剤（インスリン製剤, SU薬, グリニド薬など）の使用	なし 注2)	7.0%未満	7.0%未満	8.0%未満
	あり 注3)	65歳以上 75歳未満 7.5%未満 （下限6.5%） / 75歳以上 8.0%未満 （下限7.0%）	8.0%未満 （下限7.0%）	8.5%未満 （下限7.5%）

治療目標は，年齢，罹病期間，低血糖の危険性，サポート体制などに加え，高齢者では認知機能や基本的ADL，手段的ADL，併存疾患なども考慮して個別に設定する．ただし，加齢に伴って重症低血糖の危険性が高くなることに十分注意する．

注1）認知機能や基本的ADL（着衣，移動，入浴，トイレの使用など），手段的ADL（IADL：買い物，食事の準備，服薬管理，金銭管理など）の評価に関しては，日本老年医学会のホームページ（http://www.jpn-geriat-soc.or.jp/）を参照する．エンドオブライフの状態では，著しい高血糖を防止し，それに伴う脱水や急性合併症を予防する治療を優先する．

注2）高齢者糖尿病においても，合併症予防のための目標は7.0%未満である．ただし，適切な食事療法や運動療法だけで達成可能な場合，または薬物療法の副作用なく達成可能な場合の目標を6.0%未満，治療の強化が難しい場合の目標を8.0%未満とする．下限を設けない．カテゴリーⅢに該当する状態で，多剤併用による有害作用が懸念される場合や，重篤な併存疾患を有し，社会的サポートが乏しい場合などには，8.5%未満を目標とすることも許容される．

注3）糖尿病罹病期間も考慮し，合併症発症・進展阻止が優先される場合には，重症低血糖を予防する対策を講じつつ，個々の高齢者ごとに個別の目標や下限を設定してもよい．65歳未満からこれらの薬剤を用いて治療中であり，かつ血糖コントロール状態が図の目標や下限を下回る場合には，基本的に現状を維持するが，重症低血糖に十分注意する．グリニド薬は，種類・使用量・血糖値等を勘案し，重症低血糖が危惧される薬剤に分類される場合もある．

【重要な注意事項】糖尿病治療薬の使用にあたっては，日本老年医学会編「高齢者の安全な薬物療法ガイドライン」を参照すること．薬剤使用時には多剤併用を避け，副作用の出現に十分に注意する．

図2 高齢者糖尿病の血糖コントロール目標（HbA1c値）

〔日本老年医学会・日本糖尿病学会 編・著：高齢者糖尿病診療ガイドライン2017，p46，南江堂，2017より転載〕

往がある場合，あるいは心不全の患者には使用するべきではない．使用する場合には少量から開始する．
- α-グルコシダーゼ阻害薬は，高齢者において下痢や腹部膨満などの消化器症状が多く認められるため，腸閉塞などの有害反応に注意する．
- SGLT阻害薬に関しては慎重に適応を考慮したうえで投与し，脱水などの有害反応に十分留意し，利尿薬との併用は避けるようにする．

3. 肥満症を合併した糖尿病

- 肥満症（BMI：25以上）を合併した糖尿病の場合には，インスリン分泌能の低下よりもインスリン抵抗性が主体であるので，インスリン抵抗性を改善するような薬物（ビグアナイド薬やSGLT阻害薬，チアゾリジン薬など）の使用が推奨される。
- 薬物療法と同時に，食事療法および運動療法にて減量指導を行う。
- インスリン療法は体重が増加するため，肥満合併症例では（ソフトドリンクケトーシスなどで一時的に使用する場合を除いて）推奨されない。

>> フォローアップのポイント

- 経口薬は少量から投与を開始し，患者の血糖値やHbA1cの値をみながら適宜増量する。食事・運動療法および1剤のみで3カ月以上，目標の血糖コントロールが達成できない場合には，ほかの経口薬の使用やほかの治療法を考慮する。
- それぞれの経口薬の有害反応を十分に理解し，症状や検査値の異常に注意する。

>> マイナートラブルへの対応

- 有害反応として，チアゾリジン薬での骨折の発症頻度上昇や浮腫，SGLT阻害薬での尿路・性器感染症のように，特に女性に頻度が多い症状があるので注意が必要である。

>> こんなときは専門医に相談を

以下の糖尿病患者については，専門医に相談することが勧められる。
- 妊娠糖尿病，糖尿病合併妊娠
- 治療効果が得られない内服あるいはインスリン療法中の患者
- 慢性合併症の進行した患者
- 手術が必要な患者

薬の選び方・使い方

- 経口薬はその効果により，①インスリン抵抗性改善薬，②インスリン分泌促進薬，③糖吸収・排泄調節薬の大きく3つに分けられる。患者の病態に合わせて適切な経口血糖降下薬を選択する（図3）。

インスリン抵抗性改善薬：ビグアナイド薬

処方前 Check List

- 低用量（500mg以下）から開始しして，徐々に増量することが望ましい。
- ビグアナイド薬の重篤な有害反応として乳酸アシドーシスが知られているが，適正に使用した場合には乳酸アシドーシスの発生リスクは極めて低い。

処方後 Check List

- 発熱時，下痢など脱水のおそれがある場合には，直ちに休薬する。
- ヨード造影剤投与前は投与を中止し（緊急検査時を除く），検査後48時間は投与を再開しない。

1. 作用機序

- 主な作用は肝臓での糖新生の抑制であるが，詳しい作用機序はいまだ十分に解明されていない。そのほか，消化管からの糖吸収の抑制，末梢組織でのインスリン感受性の改善などの膵外作用により，血糖降下作用を有するとされている。

2. ストロングポイントおよびウイークポイント

(1) ストロングポイント

- 安全性およびコストに優れており，また血糖コントロール改善に際して体重が増加しにくいため，過体重・肥満2型糖尿病患者では第一選択薬となることが多い。
- 非肥満症例においても同様の血糖降下作用を示す。

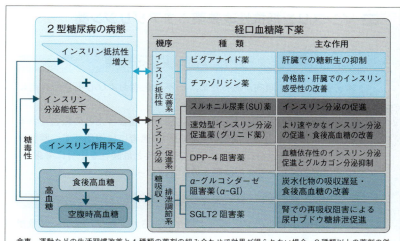

図3 病態に合わせた経口血糖降下薬の選択

〔日本糖尿病学会編・著:糖尿病治療ガイド2016-2017, p31, 文光堂, 2016より転載〕

- 単剤使用では低血糖を来す可能性は極めて低い。

(2) ウイークポイント
- 適正に使用しなければ乳酸アシドーシスを来すおそれがある。

3. 類似薬の使い分け
- メトグルコ®を除くビグアナイド薬は高齢者, 軽度腎障害, 軽度・中等度肝障害の患者では原則禁忌であり, メトグルコ®は慎重投与とされている。

4. 十分な血糖降下効果が得られないとき
- 徐々に増量 (2,250 mg/日まで可能) し, それでも効果が得られない場合には他剤との併用 (SGLT阻害薬, DPP-4阻害薬など) を考慮する。

インスリン抵抗性改善薬：チアゾリジン薬

処方前 Check List

- 水分貯留を示す傾向があるため，心不全患者および心不全既往者には使用しない。
- 海外の疫学研究で膀胱がんの発症リスクが高まったとの報告があるため，添付文書上は，膀胱がん治療中の患者には使用せず，膀胱がん既往患者へは十分に説明のうえ，有効性と危険性を十分に考慮し，慎重に判断をしたうえで使用することになっている。

処方後 Check List

- 女性において骨折の発症頻度上昇が報告されており，十分に注意が必要である。

1. 作用機序

- 核内受容体型転写因子であるPPARγ(peroxisome proliferator-activated receptor γ)を活性化することにより脂肪細胞分化を誘導し，白色脂肪組織における脂肪蓄積を促進する。
- インスリンによる骨格筋におけるブドウ糖取り込み増加や，肝臓におけるブドウ糖産生抑制により血糖降下作用を示す。

2. ストロングポイントおよびウイークポイント

(1) ストロングポイント
- 単剤投与では低血糖のリスクが少ない。
- インスリン抵抗性の関与がある患者，例えば肥満症例，内臓脂肪蓄積が疑われる症例，HOMA-IR〔＝空腹時インスリン値(μU/mL)×空腹時血糖値(mg/dL)/405〕高値の症例などには有効性が高い。

(2) ウイークポイント
- 投与により体重が増加しやすく，肥満や体重増加助長により血糖改善効果が減弱，消失してしまう可能性があるので，体重増加が顕著な場合には減量するか，投与を中止したほうがよい。

- 特徴的な有害反応として体液貯留に伴う浮腫（特に中年女性に多い）がある。

3. 類似薬の使い分け
- 現在わが国で使用可能なチアゾリジン薬は，ピオグリタゾン（アクトス®）のみである。

4. 十分な血糖降下効果が得られないとき
- 同じインスリン抵抗性効果を有するビグアナイド薬や，体重低下作用が期待されるSGLT阻害薬などとの併用を考慮する。
- インスリン分泌能の低下が疑われる場合には，DPP-4阻害薬やSU薬との併用を考慮する。

インスリン分泌促進薬：スルホニル尿素（SU）薬

処方前 Check List
- インスリン分泌能が比較的保たれているが，食事療法・運動療法によっても十分良好な血糖コントロールが得られないインスリン非依存状態の患者に用いる。
- 腎・肝障害のある患者および高齢者は，遷延性低血糖を来すリスクがあるので注意を要する。
- 妊娠中，授乳中の患者には，通常は投与しない。
- SU薬の低血糖は遷延しやすいので，その対応について患者に十分指導する必要がある。

処方後 Check List
- 症例によっては投与量が少量でも，低血糖を起こすことがある。

1. 作用機序
- 膵β細胞上にあり，K_{ATP}チャネルを構成する膜蛋白の一つであるスルホニル尿素受容体1（sulfonylurea receptor 1；SUR1）に直接結合し，K_{ATP}チャネルを閉鎖させることによりインスリン分泌を促進する。

表1　インスリン分泌促進薬により低血糖を助長する可能性のある薬物一覧

- プロベネシド
- ワルファリン
- 消炎鎮痛薬（アリール酢酸系薬，オキシカム系薬，サリチル酸薬，ピラゾロン薬，プロピオン薬など）
- β遮断薬
- MAO阻害薬
- サルファ薬
- クロラムフェニコール
- テトラサイクリン
- フィブラート系薬
- グアネチジン
- アゾール系真菌薬

2. ストロングポイントおよびウイークポイント

(1) ストロングポイント
- 服用後短時間で血糖降下作用を発揮する。

(2) ウイークポイント
- 作用機序から考えて，1型糖尿病などβ細胞機能が著明に低下した症例は適応とならない。
- 投与により体重が増加しやすいので，高度肥満などインスリン抵抗性の高い患者にはよい適応ではない。
- 2種類以上のSU薬の併用やグリニド薬との併用は，薬理作用上，意味がないので行わない。
- SU薬やグリニド薬のインスリン分泌促進薬では，糖尿病薬以外の薬物との併用においても，相互作用により低血糖の頻度や強度を増加させる場合があるので注意が必要となる（表1）。

3. 類似薬の使い分け
- 現在わが国で使用可能なSU薬は6種類あり，それぞれ作用持続時間，代謝・排泄経路，相対力価などが異なるので，患者の状態に合わせて使用する。

4. 十分な血糖降下効果が得られないとき
- 増量か，他剤との併用を考慮するが，低血糖のリスクは当然高まるので十分に注意が必要である。インスリン分泌能の低下が疑われる患者には，GLP-1製剤やインスリン製剤の使用を考慮する。

インスリン分泌促進薬：
速効型インスリン分泌促進薬（グリニド薬）

処方 前 Check List

- インスリン非依存状態で，食事療法・運動療法で十分に血糖値が下がらない場合に，まず単独で使用する。
- 肝・腎障害のある患者では，低血糖が発生するリスクが高まるため慎重に使用する。
- 1日3回，必ず毎食直前に服用する。
- 妊娠中，授乳中の患者には通常は投与しない。

処方 後 Check List

- 1日3回，必ず毎食直前に服用する。

1. 作用機序

- SU薬と同様に膵β細胞膜上のSUR1に直接結合し，インスリン分泌を促進する。SU薬に比べて作用発現時間が速く，作用持続時間は短い。

2. ストロングポイントとウイークポイント

(1) ストロングポイント
- 食後高血糖の是正によい適応である。
- SU薬と比べて相対力価が低く，作用持続時間が短いため低血糖の頻度は比較的少ない。

(2) ウイークポイント
- SU薬と同様，1型糖尿病などβ細胞機能が著明に低下した症例は適応とならない。

3. 類似薬の使い分け

- ナテグリニド（スターシス®，ファスティック®），ミチグリニド（グルファスト®）の場合，インスリン分泌刺激作用は3時間以内で消失するが，レパグリニド（シュアポスト®）の作用時間はこれらよりやや長い。
- 透析患者の場合は添付文書上，ナテグリニド（スターシス®，ファスティッ

ク®)は禁忌，ミチグリニド(グルファスト®)とレパグリニド(シュアポスト®)は慎重投与となっている。

4. 十分な血糖降下効果が得られないとき
- 他剤（同じインスリン分泌促進薬であるDPP-4阻害薬など）併用，GLP-1製剤やインスリン製剤の併用などを考慮する。

インスリン分泌促進薬：DPP-4阻害薬

処方前 Check List
- インスリン分泌不全を主体とする2型糖尿病患者が適応となる。
- SU薬使用例に追加で処方する場合，重篤な低血糖を惹起する可能性があるので注意が必要である。
- DPP-4阻害薬使用患者において因果関係の否定できない腸閉塞の報告があることから，開腹手術や腸閉塞の既往がある場合には慎重に投与する必要がある。

処方後 Check List
- 因果関係の否定できない間質性肺炎の報告もあるため，関連する症状が認められる場合には速やかに投与を中止し，専門医にコンサルトする。

1. 作用機序
- 経口摂取した栄養素に応答して消化管から分泌され，血糖依存的にインスリン分泌を促進する消化管ホルモンはインクレチンと総称されており，これまでにGIP (glucose-dependent insulinotropic polypeptide) およびGLP-1 (glucagon-like peptide-1) が確認されている。
- GIP, GLP-1のインスリン分泌作用は，グルコース代謝により活性化されるインスリン分泌の惹起経路に依存するため，低血糖を生じにくい。
- GIPおよびGLP-1は分泌後，DPP-4 (dipeptidyl peptidase-4) により急速に分解を受けて生理活性を失う。DPP-4阻害薬はDPP-4活性を阻害し，GIPおよびGLP-1の不活化を抑制することで血糖降下作用を発揮する。

2. ストロングポイントおよびウイークポイント

(1) ストロングポイント
- 単剤で用いた場合，低血糖リスクが低い。
- 血糖改善に際して体重増加を来しにくい。
- 食事摂取の影響を受けないので，食前・食後いずれも投与可能である。

(2) ウイークポイント
- SU薬との併用により重症低血糖を起こすリスクがあるため，SU薬使用例にDPP-4阻害薬を追加投与する場合にはSU薬の減量が望ましい。

3. 類似薬の使い分け
- 現在わが国で使用可能なDPP-4阻害薬は9種類であり（表2），それぞれのHbA1c低下作用に大きな差異は認められない。
- 効果持続時間の関係から1日1回もしくは2回製剤，最近では週1回製剤も使用可能となっており，患者のライフスタイルや嗜好に合わせて適切

表2 DPP-4阻害薬一覧

一般名	商品名	血中消失半減期（時間）	作用時間（時間）	1日の使用量（mg）
アログリプチン安息香酸塩	ネシーナ	17	24	25
サキサグリプチン水和物	オングリザ	7	24	2.5〜5
シタグリプチンリン酸塩水和物	グラクティブ，ジャヌビア	12	24	50〜100
テネリグリプチン臭化水素酸塩水和物	テネリア	24.2	24	20〜40
ビルダグリプチン	エクア	2.4	12〜24	100
リナグリプチン	トラゼンタ	105	24	5
アナグリプチン	スイニー	2	12〜24	200〜400
オマリグリプチン	マリゼブ	82.5	168	25 mgを週に1回
トレラグリプチンコハク酸塩	ザファテック	54.3	168	100 mgを週に1回

なDPP-4阻害薬を選択するとよい。
- ビルダグリプチン（エクア®）は主に肝臓で代謝されるため，重度の肝障害がある患者では禁忌である。
- 胆汁排泄型のリナグリプチン（トラゼンタ®）および肝臓代謝と腎排泄の両者であるテネリグリプチン（テネリア®）は，高度腎機能低下（Ccr＜30）の場合でも通常量で使用可能である。

4. 十分な血糖降下効果が得られないとき
- 他剤（同じインスリン分泌促進薬であるSU薬，グリニド薬など）の併用，GLP-1製剤やインスリン製剤の併用などを考慮する。

糖吸収・排泄調節薬：α-グルコシダーゼ（α-GI）阻害薬

処方前 Check List
- 食後のみに高血糖を示す初期の糖尿病で，インスリン非依存状態の患者に血糖改善効果が期待できる。
- 必ず毎食直前に服用する。
- SU薬やインスリン製剤との併用により低血糖が起こる可能性があるため，該当患者には低血糖のリスクを説明したうえ，ブドウ糖を処方し，対処方法を説明しておくとよい。

処方後 Check List
- SU薬やインスリン製剤との併用により，低血糖が起こる可能性がある。その場合にはブドウ糖を速やかに経口投与する。

1. 作用機序
- 小腸内でα-グルコシダーゼの活性を阻害し，二糖類（ショ糖，マルトースなど）の分解を阻害して糖質の吸収を遅延させ，食後の血糖上昇を抑制する。糖質吸収のほとんどは通常小腸上部で行われており，インスリン初期分泌の障害された患者では食後高血糖を呈するが，α-GI阻害薬により糖質吸収を小腸下部に移動させることにより血糖推移をなだらかにする。

2. ストロングポイントおよびウイークポイント

(1) ストロングポイント
- 食後高血糖の改善が期待できる。
- 血糖コントロールに際して体重が増加しにくい。
- インスリンやほかの糖尿病経口薬で食後高血糖がコントロールできていない場合，α-GI阻害薬の追加投与により改善が期待できる。
- 経口糖尿病薬のなかで，1型糖尿病でも使用可能な唯一の治療薬である。

(2) ウイークポイント
- 比較的よくみられる有害反応として，消化器症状（腹部膨満感，放屁，下痢，便秘など）がある。
- 消化器症状は，α-GI阻害薬の投与を少量から開始し，様子をみて少しずつ増量することにより出現をおさえることができる。また，消化器症状が出現した場合でも投与を継続することにより症状が消失することもある。患者にはこれらについて投与前にきちんと説明しておく。

3. 類似薬の使い分け
- 糖尿病域と診断されていない耐糖能異常症例にα-GI阻害薬を使用することにより糖尿病の進展予防につながるということがわかっており，現在，ボグリボース（先発医薬品のベイスン®のみ）が，2型糖尿病の発症予防として高血圧症，脂質異常症，肥満，2親等以内の糖尿病家族歴のいずれかを有する耐糖能異常症例において投与が保険上認められている。
- アカルボース（グルコバイ®）では重篤な肝障害例が報告されているため，定期的な肝機能検査が必要である。

4. 十分な血糖降下効果が得られないとき
- 他剤併用により様子をみる。

糖吸収・排泄調節薬：SGLT阻害薬

処方前 Check List

- 腎機能低下患者では，糸球体濾過率が低下しているため効果が減弱する。そのためよい適応ではない。
- 尿糖排泄が増加することによりカロリーロスを来し，体重が減少する。そのため肥満合併症例にはよい適応となる。
- SGLT阻害薬そのもので低血糖を起こすことはほとんどないが，インスリンやSU薬などと併用する場合には低血糖に十分注意し，それらの用量を減じる。患者には低血糖についての教育を十分に行う。
- 高齢者（75歳以上，もしくは65歳から74歳で老年症候群のある場合）には慎重に投与する。
- 尿中ブドウ糖排泄促進作用により浸透圧利尿作用が働き，その結果，頻尿・多尿が認められることがある。そのため朝に投与することが勧められる。
- 体液量の減少により脱水症状を起こす可能性があるため，水分補給の重要性を患者にあらかじめ説明しておく必要がある。

処方後 Check List

- 発熱，下痢，嘔吐などがあるとき，およびシックデイなどで食事が十分にとれないときには，直ちに休薬する。
- 本薬の薬理作用により，血糖コントロールが良好であっても尿糖陽性を示す。尿糖や1,5-AGの検査結果は血糖コントロールの指標とならない。

1. 作用機序

■ 近位尿細管でのブドウ糖再吸収を抑制することにより尿糖排泄を促進し，血糖低下作用を発揮する。

2. ストロングポイントおよびウイークポイント

(1) ストロングポイント

■ 体重減少効果が期待されるため，インスリン抵抗性を伴う肥満症例にはよい適応となる。

表3 SGLT-2阻害薬一覧

一般名	商品名	血中消失半減期（時間）	作用時間（時間）	1日の使用量（mg）
イプラグリフロジンL-プロリン	スーグラ	15	24	50〜100
エンパグリフロジン	ジャディアンス	14〜18	24	10〜25
カナグリフロジン水和物	カナグル	10.2	24	100
ダパグリフロジンプロピレングリコール水和物	フォシーガ	8〜12	24	5〜10
トホグリフロジン水和物	アプルウェイ,デベルザ	5.4	24	20
ルセオグリフロジン水和物	ルセフィ	11	24	2.5〜5

- 非肥満患者でも長期未治療により糖毒性を来している症例には，糖毒性を改善する効果が期待される．
- 単剤使用では低血糖を起こす可能性は低い．

(2) ウイークポイント
- 尿路感染症および性器感染症（特に女性に多い）を認めることがある．
- 血糖値がそれほど高くないケトアシドーシスが報告されており，注意が必要である．
- 薬疹が出現することがある．

3. 類似薬の使い分け
- 現在わが国で使用可能なSGLT阻害薬は6成分7製剤であり，薬価に大きな差はみられない．
- 作用時間はどれも24時間と同じだが，血中消失半減期が異なっている（表3）．血中消失半減期は短いほうが夜間頻尿の症状は減少する可能性がある．治療効果に関しては各々発売されてから数年であり，今後詳細な比較検討が必要と考えられる．

4. 十分な血糖降下効果が得られないとき
- 他剤の併用，GLP-1製剤やインスリン製剤の併用などを考慮する．

第5章 Common diseaseの治療戦略と薬の使い分け

primary care
08 内分泌・代謝疾患
脂質異常症

脂質異常症治療薬リスト

▶スタチン（HMG-CoA還元酵素阻害薬）

成分名（主な商品名）	代謝・排泄，投薬に関する情報・観察など
アトルバスタチン（リピトール）	代謝 主にCYP3A4，妊婦 投与禁忌，授乳婦 投与禁忌，観察 腎機能，筋肉痛，CK値，尿，肝機能
シンバスタチン（リポバス）	代謝 主にCYP3A4，排泄 主に胆汁，妊婦 投与禁忌，授乳婦 投与禁忌，観察 腎機能，筋肉痛，CK値，尿，肝機能
ピタバスタチン（リバロ）	代謝 CYP2C9でわずかに代謝，妊婦 投与禁忌，授乳婦 投与禁忌，観察 腎機能，筋肉痛，CK値，尿，肝機能
プラバスタチン（メバロチン）	妊婦 投与禁忌，授乳婦 投与禁忌，観察 腎機能，筋肉痛，CK値，尿，肝機能
フルバスタチン（ローコール）	代謝 主にCYP2C9，妊婦 投与禁忌，授乳婦 投与禁忌，観察 腎機能，筋肉痛，CK値，尿，肝機能
ロスバスタチン（クレストール）	代謝 主にCYP2C9，2C19で代謝，2D6，3A4も関与の可能性。OATP1B1およびBCRPの基質，妊婦 投与禁忌，授乳婦 投与禁忌，観察 腎機能，筋肉痛，CK値，尿，肝機能

▶フィブラート系薬

成分名（主な商品名）	代謝・排泄，投薬に関する情報・観察など
クリノフィブラート（リポクリン）	排泄 主に糞中，妊婦 投与禁忌，授乳婦 投与禁忌，観察 腎機能，筋肉痛，CK値，尿
クロフィブラート（クロフィブラート）	排泄 主に腎，妊婦 投与禁忌，授乳婦 投与禁忌，観察 腎機能，筋肉痛，CK値，尿
フェノフィブラート（リピディル，トライコア）	代謝 活性：（フェノフィブリン酸）CYP2C9による代謝を阻害，排泄 腎，妊婦 投与禁忌，授乳婦 投与禁忌，高齢者 53.3 mgから開始，観察 腎機能，筋肉痛，CK値，尿
ベザフィブラート（ベザトールSR）	排泄 主に尿中，妊婦 投与禁忌，授乳婦 授乳回避，観察 腎機能，筋肉痛，CK値，尿
ペマフィブラート（パルモディア）	代謝 CYP2C8，CYP2C9，CYP3A4，CYP3A7，UGT1A1，UGT1A3及びUGT1A8の基質，排泄 尿および糞中，妊婦 投与禁忌，授乳婦 授乳中止

ニコチン酸誘導体

成分名（主な商品名）	代謝・排泄，投薬に関する情報・観察など
トコフェロールニコチン酸エステル （ユベラN）	
ニコモール （コレキサミン）	観察 耐糖能
ニセリトロール （ペリシット）	観察 血算，耐糖能

陰イオン交換樹脂

成分名（主な商品名）	代謝・排泄，投薬に関する情報・観察など
コレスチミド （コレバイン，－ミニ）	観察 便秘，腹痛
コレスチラミン （クエストラン）	観察 便秘

小腸コレステロールトランスポーター阻害薬

成分名（主な商品名）	代謝・排泄，投薬に関する情報・観察など
エゼチミブ （ゼチーア）	授乳婦 授乳中止

オメガ-3脂肪酸エチル

成分名（主な商品名）	代謝・排泄，投薬に関する情報・観察など
イコサペント酸エチル （エパデール，-S，ソルミラン）	授乳婦 授乳回避，観察 出血
オメガ-3脂肪酸エチル （ロトリガ）	排泄 主に呼気，授乳婦 授乳回避，観察 出血

治療戦略

>> 治療方針

1. 脂質異常症の診断

- 脂質異常症の診断基準を表1に示す。基本的には空腹時採血を行い，血清中の総コレステロール(TC)，HDLコレステロール(HDL-C)，トリグリセライド(TG)を測定する。ただし，食後採血の場合にnon-HDL-Cを用いて評価すること(表1)やTCの代わりに直接法で測定したLDLコレステロール(LDL-C)を用いることも可能である。
- 脂質異常症はさまざまな疾患や薬物に伴って発症することがある(表2)。続発性高脂血症の場合には，その対応を優先する。特に，女性で高コレステロール血症を認める場合には，甲状腺機能低下症の鑑別が必要である。

2. 脂質管理目標値の設定

- 高LDL-C血症の治療の必要性を判断するためには，まず，患者の動脈硬

表1 脂質異常症診断基準(空腹時採血)[*]

LDL-C	140 mg/dL 以上	高LDL-C血症
	120〜139 mg/dL	境界域高LDL-C血症[**]
HDL-C	40 mg/dL 未満	低HDL-C血症
TG	150 mg/dL 以上	高TG血症
Non-HDL-C	170 mg/dL 以上	高non-HDL-C血症
	150〜169 mg/dL	境界域高non-HDL-C血症[**]

[*] ：10時間以上の絶食を「空腹時」とする。ただし，水やお茶などカロリーのない水分の摂取は可とする。
[**]：スクリーニングで境界域高LDL-C血症，境界域高non-HDL-C血症を示した場合は，高リスク病態がないか検討し，治療の必要性を考慮する。

- LDL-CはFriedewald式(TC－HDL-C－TG/5)または直接法で求める。
- TGが400 mg/dL以上や食後採血の場合はnon-HDL-C(TC－HDL-C)かLDL-C直接法を使用する。ただしスクリーニング時に高TG血症を伴わない場合はLDL-Cとの差が＋30 mg/dLより小さくなる可能性を念頭においてリスクを評価する。

〔日本動脈硬化学会・編：動脈硬化性疾患予防ガイドライン2017年版．日本動脈硬化学会，p26，2017より転載〕

表2 主な続発性脂質異常症

- 甲状腺機能低下症
- ネフローゼ症候群
- 腎不全・尿毒症
- 原発性胆汁性肝硬変
- 閉塞性黄疸
- 糖尿病
- クッシング症候群
- 肥満
- アルコール
- 自己免疫疾患（全身性エリテマトーデスなど）
- 薬剤性（利尿薬，β遮断薬，ステロイド，エストロゲン，レチノイン酸，サイクロスポリンなど）
- 妊娠

〔日本動脈硬化学会・編：動脈硬化性疾患予防ガイドライン2017年版．日本動脈硬化学会，p113, 2017 より転載〕

化性疾患の発症リスクを評価し，LDL-Cの管理目標値を設定する[1]。具体的には，すでに冠動脈疾患を認める場合には100 mg/dL未満を，糖尿病，慢性腎臓病（CKD），非心原性脳梗塞，末梢動脈疾患のいずれかを認める場合には120 mg/dL未満を目標値とする。それ以外の場合には，その他のリスク（高血圧，喫煙，低HDL-C血症，早発性冠動脈疾患家族歴，耐糖能異常）を勘案し，リスクの高さに応じてLDL-C 120, 140, 160 mg/dL未満のいずれかに設定する。
- HDL-CとTGに関しては，リスクの高さにかかわらず，それぞれ基準値である40 mg/dL以上と150 mg/dL未満を目標とする。

3. 治療の開始
- 脂質異常症の治療の基本は生活習慣の是正であり，禁煙，食事療法，飲酒の制限，運動療法，肥満の改善を指導する（表3）。
- 患者が冠動脈疾患を有する場合（二次予防の場合）には，直ちに薬物療法も開始するのが望ましい。
- 一次予防の患者では，生活習慣の改善による効果が不十分な場合に薬物療法を考慮する。

4. 薬物の選択
- 脂質異常症治療薬はLDL-C低下薬とTG低下薬に大別でき，現在はそれぞれ6クラス，3クラスの薬物が使用されている（表4）。
- LDL-C低下薬は，効果と安全性に優れ，エビデンスが最も豊富なスタチンが第一選択薬となる。スタチンが有害反応のために投与できない場合には，レジン（陰イオン交換樹脂）やエゼチミブを投与する。ただし，こ

表3 動脈硬化性疾患予防のための生活習慣の改善

1. 禁煙し，受動喫煙を回避する
2. 過食と身体活動不足に注意し，適正な体重を維持する
3. 肉の脂身，動物脂，鶏卵，果糖を含む加工食品の大量摂取を控える
4. 魚，緑黄色野菜を含めた野菜，海藻，大豆製品，未精製穀類の摂取量を増やす
5. 糖質含有量の少ない果物を適度に摂取する
6. アルコールの過剰摂取を控える
7. 中等度以上の有酸素運動を，毎日合計30分以上を目標に実施する

〔日本動脈硬化学会・編：動脈硬化性疾患予防ガイドライン2017年版．日本動脈硬化学会，p58，2017 より転載〕

表4 主な脂質異常症治療薬の種類と特徴

分類		一般名	主な標的部位と作用		血清脂質値に対するおおよその効果*		
					LDL-C	TG	HDL-C
LDL-C低下薬	スタチン	第一・第二世代	プラバスタチン，シンバスタチン，フルバスタチン	肝	コレステロールの合成阻害	−20〜−30%	0〜−10%	+5〜+10%
		第三世代	アトルバスタチン，ピタバスタチン，ロスバスタチン			−40〜−50%	−15〜−25%	+5〜+10%
	レジン（陰イオン交換樹脂）		コレスチミド，コレスチラミン	腸管内	胆汁酸の吸着	−20〜−25%	(+20%)	+5〜+10%
	小腸コレステロールトランスポーター阻害薬		エゼチミブ	小腸	コレステロールの吸収阻害	−15〜−20%	0〜−5%	+5%
	プロブコール		プロブコール	肝	コレステロールの異化亢進	−15〜−20%	—	(−20〜−30%)
	PCSK9阻害薬		エボロクマブ，アリロクマブ	肝	LDL受容体の増加	−65〜−75%	−15〜−25%	+10〜+15%
	MTP阻害薬		ロミタピド	肝・小腸	VLDL・カイロミクロンの形成阻害	−40%	−45%	—
TG低下薬	フィブラート系薬		ベザフィブラート，フェノフィブラート	肝・脂肪組織	リポ蛋白リパーゼの活性化	−10〜−20%	−30〜−55%	+25〜+50%
			クリノフィブラート，クロフィブラート	肝	TGの合成抑制			
	オメガ-3脂肪酸エチル		オメガ-3脂肪酸エチル，イコサペント酸エチル	肝	TGの合成抑制	—	−10〜−25%	—
	ニコチン酸誘導体		ニセリトロール，ニコモール，トコフェロールニコチン酸エステル	脂肪組織	ホルモン感受性リパーゼの抑制	−10%	−20〜−25%	+5〜+20%

＊：日本人のデータ（主に治験時）をもとに作成（PCSK9阻害薬はスタチン等投与時と比較した併用時の効果）

れらの薬物は肝細胞内でコレステロール合成を亢進させると考えられるため，本来は，コレステロール合成阻害薬であるスタチンとの併用が合理的である。
- TG低下薬の選択は，有害反応のリスクや低HDL-C血症の有無を勘案して行う。使用を避けたほうがよい病態としては，フィブラート系薬〔腎障害，胆石〕，ニコチン酸誘導体〔耐糖能異常，糖尿病〕，オメガ-3脂肪酸エチル〔出血傾向〕がある。HDL-C増加作用はフィブラート系薬が強く，ニコチン酸誘導体にも認められる。
- 高LDL-C血症と高TG血症の合併例に対しては，エビデンスの観点からスタチンで開始するのが一般的である。スタチンでTGが十分に下がらない場合には，TG低下薬の併用を考慮するが，スタチンとフィブラート系薬の併用は有害反応のリスクが高く，十分な注意が必要である。

>> 合併症や患者背景に応じたアプローチ

1. 腎障害を合併する患者
- CKDは動脈硬化性疾患の重大な危険因子であるため，前述のように，CKD患者では脂質異常症をより厳格に治療する必要がある。
- CKD患者においても，高LDL-C血症の第一選択薬はスタチンである。
- 腎障害時には，フィブラート系薬は筋障害（横紋筋融解症）を来しやすい。特にスタチンとの併用はリスクが高く，原則的に禁忌である。
- ネフローゼ症候群では，一般的に病態に伴う高LDL-C血症が認められるが，副腎皮質ステロイド薬やシクロスポリンによる続発性高脂血症の要素が加わる場合もある。シクロスポリンはスタチンを肝細胞内に取り込むトランスポーター（OATP1B1）を阻害するため，両者の併用は，血中スタチン濃度が上昇して筋障害リスクが増加するので避けるべきである。

2. 肝疾患を合併する患者
- ほとんどの脂質異常症治療薬は，肝障害を惹起，増悪させることがあるため，肝疾患を合併する患者への投与は慎重に行う。肝硬変（特に中等度以上）の患者では，コレステロールの合成能が低下するため，脂質異常症治療薬が必要となることはほとんどない。
- 原発性胆汁性肝硬変や閉塞性黄疸では，胆汁うっ滞に伴い，高LDL-C血症を認めることがある。しかしこの場合にも，動脈硬化性疾患の予防のためにLDL-C低下薬が必要となることはまれである。

- 非アルコール性脂肪性肝疾患を有する患者は，動脈硬化性疾患の発症リスクが高いことが多い。したがって肝機能が保たれている場合には，肝障害の増悪に注意しながら，非合併例と同様に薬物療法を行う。
- フィブラート系薬は胆石を形成することがあるため，胆石またはその既往のある患者への投与は推奨されない。

3. 糖尿病を合併する患者

- 糖尿病は動脈硬化性疾患の重大な危険因子であることから，糖尿病患者では脂質異常症を厳格に治療する必要がある。
- 糖尿病患者においても，高LDL-C血症の第一選択薬はスタチンである。ただし，スタチンは耐糖能を悪化させることがあり，特に高用量を用いる場合には注意が必要である[2]。
- ニコチン酸誘導体はインスリン感受性を低下させるため，糖尿病患者への積極的な投与は推奨されない。

4. 高齢者

- 治療は生活習慣の是正を基本とするが，厳格な食事療法や過度の運動療法は栄養状態の悪化や運動器の障害をもたらしうることに注意する。
- 高齢者においても，スタチンにはイベント発症抑制効果が認められている。したがって，日常生活動作（ADL）が保たれている患者では，脂質異常症治療薬の適応となる。
- ただし，その必要性は，加齢に伴う薬物動態の変化（肝機能・腎機能の低下）や理解力・判断力の低下，使用薬剤数など高齢者特有の留意点を勘案したうえで判断する。

5. 女 性

- スタチンには催奇形性があるため，妊婦や妊娠する可能性のある女性への投与は禁忌である。
- 閉経前の女性では，動脈硬化性疾患の発症リスクは低く，家族性高コレステロール血症など一部の高リスク患者を除いては，脂質異常症治療薬の投与は一般的でない。

>> フォローアップのポイント

- 脂質異常症がどのような疾患であるのか，治療法と治療により期待され

る効果，脂質異常症治療薬の有害反応などを患者に十分に説明し，患者参加型の治療を行う。
- 脂質異常症自体には通常は症状がないため，血清脂質値を確認しながら，その時々で治療方針を決定する。薬物療法により血清脂質値が改善すると，患者はしばしば薬物療法の中止を希望する。脂質異常症の治療は長期間にわたるため，患者の理解を得るために必要であれば，薬物療法を一時中断するのもよい（ただし，イベント発症リスクが低い場合に限る）。
- 脂質異常症の治療目的は，血清脂質値を低下させることではなく，あくまで動脈硬化性疾患の発症予防である。したがって，動脈硬化症の診断・評価のための検査（12誘導心電図，胸部レントゲン写真，頸動脈超音波検査，脈波伝播速度，負荷心電図など）は，治療開始時のみならず，定期的に実施すべきである（検査項目や検査間隔はリスクに応じて判断する）。
- 脂質異常症治療薬を投与中は，常に有害反応に留意する。筋障害や肝障害は投与開始後，長期間を経過した後に出現することもある。
- したがって，定期的に血液生化学検査を行い，血清脂質値のみならず，肝機能，腎機能，耐糖能（血糖），筋障害（クレアチンキナーゼ）をチェックすることが望ましい。

>> マイナートラブルへの対応

- 脂質異常症治療薬（特にスタチン）の使用中に，血清クレアチンキナーゼの上昇を伴わずに筋肉痛やこむら返りなどの筋痛を認めることは比較的多い[3]。その頻度はプラセボ投与時と同等とされているが，脂質異常症の治療は長期にわたることから，筋痛が出現した際には治療薬の一時中断や変更を患者に提案し，アドヒアランスの維持を図るのがよい。

>> こんなときは専門医に相談を

以下の脂質異常症患者については，専門医に相談することが勧められる。
- 家族性高コレステロール血症が疑われる場合（特に，ホモ接合体，薬物療法抵抗性の重症ヘテロ接合体，女性，小児の場合）
- 続発性高脂血症が疑われる場合（原疾患に対する相談が必要な場合）
- 動脈硬化性疾患が疑われる場合（他施設での検査や治療が必要な場合）

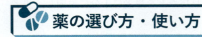

薬の選び方・使い方

スタチン

処方前 Check List※

- 投与禁忌（基本的に投与を避けたほうがよいものを含む）：重篤な肝障害またはその既往，妊婦または妊娠している可能性のある女性，授乳婦，シクロスポリン投与中
- 慎重投与：腎障害またはその既往（筋障害のリスクが高まる）
- 甲状腺機能低下症

処方後 Check List※

- 肝機能
- 筋障害（自覚症状，把握痛，血清クレアチンキナーゼ）
- 耐糖能（血糖値など）
- 腎機能

※（血清脂質値以外）

1. 作用機序

- コレステロール合成の律速酵素である3-hydroxy-3-methylglutaryl-CoA（HMG-CoA）還元酵素を拮抗的に阻害する。肝細胞内でコレステロールが減少すると，フィードバック機構により細胞膜のLDL受容体発現量が増加し，血中から肝細胞へのLDLの取り込み量が増加して血清LDL-Cが減少する。

2. ストロングポイントおよびウイークポイント

(1) ストロングポイント
- LDL-C低下作用に優れ，安全性も高い。
- 動脈硬化性疾患予防のエビデンスが最も豊富であり，その効果も高い。

(2) ウイークポイント
- 筋障害を来すことがあり，まれに横紋筋融解症に至ることもある。

- 耐糖能を悪化させることがある。

3. 類似薬の使い分け
- 第三世代（表4；いわゆるストロングスタチン）は，LDL-C低下作用とTG低下作用がより強力である．したがって，LDL-Cを40％以上低下させる必要がある場合やTGが高値の場合には，第三世代を選択するのがよい．
- 複数の薬物を内服中の患者には，薬物相互作用の少ないプラバスタチン，ピタバスタチン，ロスバスタチンがより安全である．シンバスタチンとアトルバスタチンはチトクロムP450 3A4で代謝されるため，さまざまな薬物や食品（アゾール系抗真菌薬，マクロライド系抗菌薬，グレープフルーツジュースなど）との相互作用を認める．

4. 十分な効果が得られないとき
- 通常量のスタチンで効果が不十分な場合は，まず，スタチンの増量を考慮する．
- 高LDL-C血症に対しては，レジンまたはエゼチミブの併用も効果的である．
- 高TG血症に対しては，TG低下薬の併用を考慮するが，スタチンとフィブラート系薬の併用は筋障害のリスクが高いことに留意する．

フィブラート系薬

処方 前 Check List※
- 投与禁忌（基本的に投与を避けたほうがよいものを含む）：中等度以上の腎機能障害，胆石またはその既往，妊婦または妊娠している可能性のある女性，授乳婦
- 慎重投与：肝障害（フェノフィブラートでは禁忌）またはその既往

処方 後 Check List※
- 肝機能（胆石形成を含む）
- 筋障害（自覚症状，把握痛，血清クレアチンキナーゼ）
- 腎機能

※（血清脂質値以外）

1. 作用機序
- 核内受容体 peroxisome proliferator-activated receptor (PPAR) α を介して，リポ蛋白リパーゼ活性を亢進し，血中TGの分解を促進する。また，肝細胞内において，TG合成を抑制するとともに，HDLを構成するアポA-Ⅰ，A-Ⅱの産生を増加させ，血中のTG低下とHDL-C増加をもたらす。

2. ストロングポイントおよびウイークポイント

(1) ストロングポイント
- TG低下作用およびHDL-C増加作用が最も強い。

(2) ウイークポイント
- 筋障害を来すことがある。特に，腎機能障害患者では横紋筋融解症のリスクが高い。
- 胆汁中へのコレステロール排泄を促進するため，胆石の頻度が増加する。
- 蛋白結合率が高いため，蛋白結合率の高い薬物（スルホニル尿素薬，ワルファリンなど）との相互作用を認めることがある。

3. 類似薬の使い分け
- フェノフィブラートには尿酸低下作用も認められる。
- フェノフィブラートは肝機能異常を生じやすく，肝障害患者には禁忌である。

4. 十分な効果が得られないとき
- ほかのクラスの脂質異常症治療薬を併用してもよいが，高TG血症は糖尿病，肥満，アルコールによる続発性高脂血症であることが多く，それらの要因への対処が重要である。

ニコチン酸誘導体

処方前 Check List[※]

- 投与禁忌：重症低血圧または動脈出血（末梢血管拡張作用により症状が増悪するおそれ）
- 耐糖能（血糖値など）

> **処方後 Check List**※
> - 顔面紅潮（服薬タイミングの確認）
> - 耐糖能（血糖値など）
> - その他の有害反応（筋障害，貧血，肝障害，腎障害）
>
> ※（血清脂質値以外）

1. 作用機序

- 脂肪細胞内でホルモン感受性リパーゼの活性を抑制し，TGの分解抑制，遊離脂肪酸の肝への流入減少を介して，肝細胞でのリポ蛋白合成を抑制する．また，アポA-Iの異化を抑制し，HDLを増加させる．

2. ストロングポイントおよびウイークポイント

(1) ストロングポイント

- HDL-C増加作用がある．
- 動脈硬化性疾患の危険因子であるLp(a)を低下させる．

(2) ウイークポイント

- インスリン感受性を低下させるため，耐糖能の悪化に注意が必要である．
- 顔面紅潮や発赤を認めやすい．特に空腹時に内服した場合に多く，食直後に内服するよう指導する．

参考文献

1) 日本動脈硬化学会・編：動脈硬化性疾患予防ガイドライン2017年版．日本動脈硬化学会，2017
2) Dormuth CR, et al：Higher potency statins and the risk of new diabetes；Multicentre, observational study of administrative databases. BMJ, 348：g3244, 2014
3) 安藤仁，他：ミオパシー．日本臨牀，65（増刊号8）：390-393, 2007

第5章　Common diseaseの治療戦略と薬の使い分け

内分泌・代謝疾患
痛風・高尿酸血症

痛風・高尿酸血症治療薬リスト

▶痛風発作緩解薬

成分名（主な商品名）	代謝・排泄，投薬に関する情報・観察など
コルヒチン （コルヒチン）	[代謝] 主にCYP3A4で代謝，P糖蛋白の基質，[排泄] 胆汁中，尿中，[妊婦] 投与禁忌（家族性地中海熱の場合を除く），[観察] 血算

▶尿酸排泄促進薬

成分名（主な商品名）	代謝・排泄，投薬に関する情報・観察など
ベンズブロマロン （ユリノーム）	[代謝] 主にCYP2C9で代謝，2C9を阻害，[妊婦] 投与禁忌，[授乳婦] 授乳回避，[観察] 肝機能，腎機能
プロベネシド （ベネシッド）	[授乳婦] 授乳中止，[小児] 2歳未満：投与禁忌，[観察] 肝機能，腎機能

▶尿酸生成抑制薬

成分名（主な商品名）	代謝・排泄，投薬に関する情報・観察など
アロプリノール （ザイロリック）	[排泄] 主に腎，[授乳婦] 授乳回避，[観察] 血算，肝機能，腎機能
フェブキソスタット （フェブリク）	[授乳婦] 授乳回避，[観察] 肝機能，腎機能
トピロキソスタット （ウリアデック，トピロリック）	[代謝] 主にUGT1A9，[排泄] 糞・尿中（外国），[授乳婦] 授乳回避，[観察] 肝機能，腎機能

▶尿アルカリ化薬

成分名（主な商品名）	代謝・排泄，投薬に関する情報・観察など
クエン酸カリウム・ クエン酸ナトリウム水和物 （ウラリット，-U）	[観察] K値

治療戦略

>> 治療方針

　以下に示す治療方針は，日本痛風・核酸代謝学会発行の「高尿酸血症・痛風の治療ガイドライン」の第2版[1]およびその追補版[2]に基づくものである。

1. 診　断
- 痛風は高尿酸血症を基礎にもち，尿酸塩結晶の析出による痛風関節炎や痛風結節を来す疾患であり，診断にはその臨床的特徴が参考となる。

(1) 痛風の臨床的特徴
- 痛風関節炎は激烈な疼痛で突然に発症する単関節炎であり，圧倒的に男性に多い。
- 痛風関節炎の好発部位としては第1中足趾節関節であり，同部位に発赤，腫脹，圧痛，局所熱感を認める。発作は24時間以内にピークに達し，通常10日～2週間で完全に消失する。

(2) 痛風の検査の特徴
- 高尿酸血症は男女を問わず，血清尿酸値が7.0mg/dLを超えるときに定義される。
- 関節液検査において，偏光顕微鏡にて負の複屈折性を有する尿酸塩の針状結晶を認める。
- 尿酸塩による肉芽腫である痛風結節を認める。痛風関節炎を繰り返す症例や痛風結節をもつ症例では，骨・関節のX線検査において尿酸塩による骨破壊像であるpunched out像やoverhanging marginを認める。

(3) 高尿酸血症の病型診断
- 尿中尿酸排泄量が0.51mg/kg/時より大きいときに尿酸産生過剰型とし，尿酸クリアランスが7.3mL/分より小さいときに尿酸排泄低下型とする（表1）。
- 簡便法としては，随時尿の尿中尿酸・クレアチニン比（UUA/Ucr）が0.5を超えると尿酸産生過剰型，UUA/Ucrが0.5以下であれば尿酸排泄低下型と診断する方法もある。

表1 高尿酸血症の病型分類と頻度

病　型	尿中尿酸排泄量 (mg/kg/時)		尿酸クリアランス (mL/分)	頻度(%)
尿酸産生過剰型	＞0.51	および	≧7.3	12
尿酸排泄低下型	＜0.48	あるいは	＜7.3	60
混合型	＞0.51	および	＜7.3	25

〔日本痛風・核酸代謝学会ガイドライン改訂委員会・編：高尿酸血症・痛風の治療ガイドライン 第2版．メディカルレビュー社，2010より改変〕

表2 痛風関節炎の診断基準

1. 尿酸塩結晶が関節液中に存在すること
2. 痛風結節の証明
3. 以下の項目のうち6項目以上を満たすこと
   a) 2回以上の急性関節炎の既往がある
   b) 24時間以内に炎症がピークに達する
   c) 単関節炎である
   d) 関節の発赤がある
   e) 第一MTP関節の疼痛または腫脹がある
   f) 片側の第一MTP関節の病変である
   g) 片側の足関節の病変である
   h) 痛風結節(確診または疑診)がある
   i) 血清尿酸値の上昇がある
   j) X線上の非対称性腫脹がある
   k) 発作の完全な寛解がある

〔Wallace SL, et al：Preliminary criteria for the classification of the acute arthritis of primary gout. Arthritis Rheum, 20(3)：895-900, 1977より引用〕

- 鑑別診断としては，関節リウマチ，回帰性リウマチ，偽痛風，感染性関節炎，蜂窩織炎，外反母趾などがあげられる。
- 痛風の診断基準を表2に示す。

2. 治　療
(1) 薬物療法
- 痛風発作の前兆期にはコルヒチン1錠(0.5mg)を用い，発作を頓挫させる。
- 痛風発作が頻発する場合には，コルヒチン1日1錠を連日内服させるコルヒチン・カバー法が有効である。

表3 痛風関節炎に適応のあるNSAIDs一覧

一般名	商品名	剤　形	痛風発作に推奨される投与法
インドメタシン	㊡インテバンSP ほか	25mg, 37.5mg 徐放性カプセル	1回25mgを1日2回, 症状により1回37.5mgを1日2回
ナプロキセン	ナイキサン	100mg錠	初回400〜600mg, その後1回200mgを1日3回または300mgを3時間ごとに3回まで
オキサプロジン	アルボ　ほか	100mg, 200mg錠	通常量400mg, 最高量600mg
プラノプロフェン	ニフラン ㊡プラノプロフェン錠「トーワ」 ㊡プラノプロフェンカプセル「日医工」 ほか	75mg錠	1回150〜225mgを1日3回, 翌日から1回75mgを1日3回

〔日本痛風・核酸代謝学会ガイドライン改訂委員会・編：高尿酸血症・痛風の治療ガイドライン 第2版．メディカルレビュー社，2010より引用〕

- 痛風発作時の1日目には通常量の倍量のNSAIDs（NSAIDsパルス法），2日目からは通常量のNSAIDsを使用する．痛風関節炎に適応のあるNSAIDsを表3に示す．
- NSAIDsが使用できない場合，NSAIDs投与が無効であった場合，多発性関節炎などには，経口にて副腎皮質ステロイドを投与する．
- 痛風発作時に血清尿酸値を変動させると，発作の増悪を認めることが多いため，痛風発作中に尿酸降下薬を開始しない．
- 高尿酸血症が認められた場合には，直ちに薬物治療が適応になるのではなく，血清尿酸値に加えて，痛風発作・痛風結節の有無や，高尿酸血症に高頻度で合併する合併症（腎障害，尿路結石，高血圧，虚血性心疾患，糖尿病，メタボリック症候群など）の有無により治療方針（図1）が異なってくる．
- 高尿酸血症の治療では，高尿酸血症の発症に関連する生活習慣を改善することが最も重要になる．
- 尿酸降下薬は痛風発作が軽快した後，さらに約2週間後から少量より開始する（漸増する）．
- 尿酸降下薬の投与初期は，痛風関節炎を防止するために，少量のコルヒ

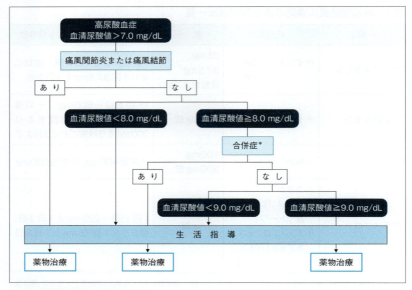

図1　高尿酸血症の治療指針
＊：腎障害，尿路結石，高血圧，虚血性心疾患，糖尿病，メタボリックシンドロームなど（腎障害と尿路結石以外は血清尿酸値を低下させてイベント減少を検討した介入試験は未施行）
〔日本痛風・核酸代謝学会ガイドライン改訂委員会・編：高尿酸血症・痛風の治療ガイドライン 第2版．メディカルレビュー社，2010より引用〕

　　チン（1日0.5mg）を併用投与するのもよい（コルヒチン・カバー法）。
- 痛風結節の治療では摘出術が考慮されることもあるが，摘出術をした場合でも薬物療法は必要である。
- 尿酸降下薬で治療中に起こる痛風発作では，尿酸降下薬はそのまま継続または減量を行い，中止しない。
- 急激に血清尿酸値を下げることは痛風再発作を誘発する可能性があるので，3～6カ月間かけてゆっくりと下げる。
- 痛風・高尿酸血症の治療では，高尿酸血症を伴いやすく，予後に関係する肥満，高血圧，糖・脂質代謝異常などの生活習慣病対策が重要である。
- 血清尿酸値と痛風関節炎の再発率の関係（図2）などから，目標血清尿酸値は6.0mg/dL以下とされている[3]。
- 無症候性高尿酸血症では，血清尿酸値8.0mg/dL以上を薬物治療開始の目安とするが，適応は慎重にすべきである。

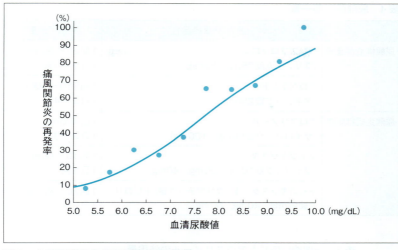

図2　血清尿酸値と痛風関節炎再発率

〔Shoji A, et al：Arthritis Rheum, 51：321-325, 2004 より引用〕

- 尿酸降下薬には尿酸排泄促進薬と尿酸生成抑制薬があり（表4），尿酸降下薬の選択は原則として高尿酸血症の病型に応じて行う．すなわち尿酸排泄低下型には尿酸排泄促進薬（ベンズブロマロン，プロベネシド），尿酸産生過剰型には尿酸生成抑制薬（アロプリノール，フェブキソスタット，トピロキソスタット）を選択することが原則となる．
- 中等度以上の腎機能障害例〔クレアチニン・クリアランスまたは推定糸球体濾過量（eGFR）30 mL/分/1.73 m^{2}未満〕では，尿酸生成抑制薬を選択する．
- アロプリノールおよびその活性代謝産物であるオキシプリノールは腎排泄型（単一経路）であるので，腎機能低下状態ではオキシプリノールが蓄積し，有害反応を来す懸念がある．
- アロプリノールを腎障害患者に使用するときには，腎障害の程度に合わせて投与量を調節する（表5）．
- フェブキソスタットとトピロキソスタットは肝腎排泄型であるので，腎機能障害例にも使用でき，クレアチニン・クリアランスまたはeGFR 30 mL/分/1.73 m^{2}未満までは通常量が使用可能である．
- フェブキソスタットとトピロキソスタットは高尿酸血症の病型（尿酸産生

表4 尿酸降下薬一覧

	一般名（代表商品名）	用法・用量
尿酸排泄促進薬	ベンズブロマロン （ユリノーム錠25mg，50mg）	1回25〜50mg， 1日1〜3回
	プロベネシド （ベネシッド錠250mg）	1回250〜500mg， 1日2〜4回
尿酸生成抑制薬	アロプリノール （ザイロリック錠50mg，100mg）	1回100mg， 1日2〜3回
	フェブキソスタット （フェブリク錠10mg，20mg，40mg）	1回10〜60mg， 1日1回
	トピロキソスタット（ウリアデック錠，トピロリック錠20mg，40mg，60mg）	1回20〜80mg， 1日2回

表5 腎機能に応じたアロプリノールの使用量

腎機能	アロプリノール投与量
Ccr＞50mL/分	100〜300mg/日
30mL/分＜Ccr≦50mL/分	100mg/日
Ccr≦30mL/分	50mg/日
血液透析施行例	透析終了時に100mg
腹膜透析施行例	50mg/日

Ccr：クレアチニン・クリアランス

〔日本痛風・核酸代謝学会ガイドライン改訂委員会・編：高尿酸血症・痛風の治療ガイドライン第2版．メディカルレビュー社，2010より引用〕

　　過剰型，尿酸排泄低下型）に関わりなく使用できる。
- 尿路結石の既往ないし合併がある場合は，尿酸生成抑制薬を選択する。
- 尿酸排泄促進薬を使用する場合は尿路結石の発現に注意し，尿アルカリ化薬を併用する。

(2) 生活指導
- 高尿酸血症に対する生活指導は，肥満の解消，食事療法（摂取エネルギーの適正化，プリン体・果糖の摂取制限，尿をアルカリ化する食品の摂取，十分な飲水），飲酒制限，運動の推奨が中心となる（表6）。

表6　高尿酸血症の生活指導

1. 食事療法
   - 適正なエネルギー摂取（肥満の解消）
   - プリン体・果糖の過剰摂取制限
   - 十分な水分摂取（尿量2000mL/日以上の確保）
2. 飲酒制限
   - 日本酒では1合/日，ビールでは500mL/日，ウイスキーでは60mL/日
3. 運動の推奨
   - 有酸素運動（ジョギング，ウォーキングなど）を推奨する
   - 無酸素運動（ウェイトトレーニング，単距離走など）を控える

〔日本痛風・核酸代謝学会ガイドライン改訂委員会・編：高尿酸血症・痛風の治療ガイドライン第2版．メディカルレビュー社，2010を参考に作成〕

>> 合併症や患者背景に応じたアプローチ

尿路結石合併例

- 痛風，高尿酸血症には尿路結石症の合併が多い。
- 尿路結石症治療には，低プリン食を主体とした食事療法と尿酸生成抑制薬による尿酸排泄量のコントロールに加えて，尿量の確保（1日尿量を2,000mL以上に保つように飲水指導）を行う。
- 高尿酸尿症は尿酸結石ばかりではなく，シュウ酸カルシウム結石形成の危険因子である。
- 尿酸結石形成の抑制には酸性尿の是正が必要となる。食事療法による酸性尿の是正（野菜や海草などのアルカリ食品の摂取，蛋白質の過量摂取の制限）に加えて，必要に応じて重曹やクエン酸製剤などにより酸性尿の是正を図る。
- 至適尿pHはpH 6.0〜7.0である。

>> フォローアップのポイント

- 高尿酸血症治療に際しては，利尿薬の中止，尿酸低下作用のある降圧薬（ロサルタン）や脂質異常症治療薬（フェノフィブラートまたはスタチン）の使用を考慮する。
- 尿酸降下療法における目標血清尿酸値は6mg/dL以下であり，目標値を達成するように尿酸降下薬投与量を調節する。

- 目標血清尿酸値を達成しない例では，尿酸生成抑制薬と尿酸排泄促進薬の併用療法を行う。

>> マイナートラブルへの対応

- アロプリノール使用中に皮疹が出現した際には，アロプリノールを中止し，皮疹が改善した後でフェブキソスタットを使用する。フェブキソスタットはアロプリノール由来の皮疹出現例に対する安全性や有効性が報告されている。

>> こんなときは専門医に相談を

以下の痛風・高尿酸血症患者については，専門医に相談することが勧められる。
- 高尿酸血症の原因が不明
- 治療抵抗性痛風
- 目標血清尿酸値達成困難（特に腎障害患者）
- 尿酸降下薬による多発性または重症の有害反応が発現
- 尿流障害・水腎症のある尿路結石併発例
- 遺伝性疾患（家族性若年性高尿酸血症性腎症，HPRT部分欠損症など）

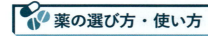

薬の選び方・使い方

尿酸排泄促進薬：ベンズブロマロン

処方前 Check List

- 投与禁忌として，肝障害，腎結石，高度腎機能障害，妊婦があるので，投与前にこれらのチェックを行う。
- 可能であれば高尿酸血症の病型を確認する。

処方後 Check List

- 有害反応として，まれに劇症肝炎などの重篤な肝障害を来すことがあるので，定期的な肝機能検査を要する。

1. 作用機序

- 近位尿細管管腔側に存在する尿酸トランスポーター1（URAT1）を阻害し，尿酸の再吸収を阻害することによって尿酸降下作用を示す。このことから，尿酸排泄低下型高尿酸血症に適応がある。

2. ストロングポイントおよびウイークポイント

(1) ストロングポイント
- 確実な尿酸降下作用を示す。

(2) ウイークポイント
- 尿中尿酸排泄量を増加させるので，尿路結石症を防止するために，尿量の増加や尿のアルカリ化などの尿路管理が重要となる。
- CYP2C9を阻害するために，CYP2C9で代謝される薬物（特にワルファリン）との併用に注意する。

3. 類似薬の使い分け

- 類似薬のプロベネシドには各種薬物との相互作用が多いので，通常は尿酸排泄促進薬としてベンズブロマロンを使用することが多い。

4. 十分な効果が得られないとき
- 尿酸生成抑制薬に変更するか，尿酸生成抑制薬との併用投与を行う。

尿酸排泄促進薬：プロベネシド

処方前 Check List
- 投与禁忌として，腎結石，高度腎機能障害があるので，投与前にこれらのチェックを行う。
- 可能であれば高尿酸血症の病型を確認する。

処方後 Check List
- 血清尿酸値，腎機能，検尿などの定期検査を行う。

1. 作用機序
- 近位尿細管管腔側に存在する尿酸トランスポーター1（URAT1）を阻害し，尿酸の再吸収を阻害することによって尿酸降下作用を示す。このことから，尿酸排泄低下型高尿酸血症に適応がある。

2. ストロングポイントおよびウイークポイント
(1) ストロングポイント
- 米国をはじめ，多数の国で使用されている。

(2) ウイークポイント
- 尿中尿酸排泄量を増加させるので，尿路結石症の防止のために尿量の増加や尿のアルカリ化などの尿路管理が重要となる。
- 高度腎機能障害（特にeGFR 30 mL/分/1.73 m^{2}以下）では無効となる。
- ほかの薬物との相互作用が多いので併用薬に注意を要する。

3. 類似薬の使い分け
- ほかの薬物との相互作用が多いこともあり，位置づけとしては第二選択の尿酸排泄促進薬である。

4. 十分な効果が得られないとき
- ベンズブロマロンや尿酸生成抑制薬に変更するか，尿酸生成抑制薬との併用投与を行う。

尿酸生成抑制薬：アロプリノール

処方前 Check List
- 投与前に腎機能のチェックを行う。
- 可能であれば高尿酸血症の病型を確認する。

処方後 Check List
- 血清尿酸値，腎機能，検尿などの定期検査を行う。

1. 作用機序
- キサンチン酸化酵素を阻害することによって尿酸降下作用を示す。
- 尿酸産生過剰型高尿酸血症，尿路結石合併例に適応がある。

2. ストロングポイントおよびウイークポイント
(1) ストロングポイント
- 痛風や高尿酸血症の治療薬として全世界的に使用されており，エビデンスが豊富である。

(2) ウイークポイント
- アロプリノールおよび活性代謝産物であるオキシプリノールが腎排泄型（単一経路）であるので，腎機能低下ではオキシプリノールが蓄積し，有害反応を来す懸念がある。
- したがって，腎機能障害例では投与量を調節する（表5，p.308）。
- キサンチン酸化酵素で代謝されるメルカプトプリン，アザチオプリンとの併用ではこれらの用量を1/3〜1/4に減量する。
- まれに重症薬疹を来すことがある。

3. 類似薬の使い分け
- 腎機能低下例には，フェブキソスタットやトピロキソスタットを使用する。

4. 十分な効果が得られないとき
- 尿酸排泄促進薬との併用を行う。
- ほかの尿酸生成抑制薬に変更する。

尿酸生成抑制薬：フェブキソスタット

処方前 Check List
- 可能であれば高尿酸血症の病型を確認する。

処方後 Check List
- 血清尿酸値，腎機能，検尿などの定期検査を行う。

1. 作用機序
- キサンチン酸化酵素を阻害することによって尿酸降下作用を示す。プリン型であるアロプリノールと異なり，非プリン型のためにほかのプリン・ピリミジン代謝酵素に対する影響が少ない。
- 尿酸産生過剰型高尿酸血症，尿路結石合併例などに適応がある。
- 排泄経路が肝腎排泄型であるので，腎機能障害例（eGFR 30 mL/分/1.73 m^{2}までは通常量が使用可能）にも使用できる。

2. ストロングポイントおよびウイークポイント
(1) ストロングポイント
- 確実な尿酸降下作用を示す。
- 高尿酸血症の病型（尿酸産生過剰型，尿酸排泄低下型）に関わりなく使用できる。
- 全世界的に使用されており，エビデンスが豊富である。

(2) ウイークポイント
- 禁忌として，キサンチン酸化酵素で代謝されるメルカプトプリン，アザチオプリンとの併用がある。

3. 類似薬の使い分け
- 腎機能低下例，高尿酸血症の病型不明例には，第一選択薬としてフェブ

キソスタットを使用する。

4. 十分な効果が得られないとき
- 尿酸排泄促進薬と併用する。
- トピロキソスタットに変更する。

尿酸生成抑制薬：トピロキソスタット

処方前 Check List
- 可能であれば高尿酸血症の病型を確認する。

処方後 Check List
- 血清尿酸値，腎機能，検尿などの定期検査を行う。

1. 作用機序
- キサンチン酸化酵素を阻害することによって尿酸降下作用を示す。プリン型であるアロプリノールと異なり，非プリン型のためにほかのプリン・ピリミジン代謝酵素に対する影響が少ない。
- 尿酸産生過剰型高尿酸血症，尿路結石合併例などに適応がある。
- 排泄経路が肝腎排泄型であるので，腎機能障害例（eGFR 30 mL/分/1.73 m^2 までは通常量が使用可能）にも使用できる。

2. ストロングポイントおよびウイークポイント

（1）ストロングポイント
- 確実な尿酸降下作用を示す。
- 高尿酸血症の病型（尿酸産生過剰型，尿酸排泄低下型）に関わりなく使用できる。
- 高尿酸血症を伴う慢性腎臓病では，アルブミン排泄低下作用を示す。

（2）ウイークポイント
- 投与禁忌として，キサンチン酸化酵素で代謝されるメルカプトプリン，アザチオプリンとの併用があげられる。
- 肝代謝酵素を阻害するために，肝代謝酵素で代謝される薬物（特にワル

ファリン）との併用に注意を要する。
- 日本だけで使用されており，エビデンスが少ない。

3. 類似薬の使い分け
- 腎機能低下例，高尿酸血症の病型不明例には，第一選択薬としてトピロキソスタットを使用する。

4. 十分な効果が得られないとき
- 尿酸排泄促進薬と併用する。
- フェブキソスタットに変更する。

参考文献
1) 日本痛風・核酸代謝学会ガイドライン改訂委員会・編：高尿酸血症・痛風の治療ガイドライン第2版．メディカルレビュー社，2010
2) 日本痛風・核酸代謝学会ガイドライン改訂委員会・編：高尿酸血症・痛風の治療ガイドライン第2版［2012年追補版］．メディカルレビュー社，2012
3) Shoji A, Yamanaka H, Kamatani N：A retrospective study of the relationship between serum urate level and recurrent attacks of gouty arthritis；Evidence for reduction of recurrent gouty arthritis with antihyperuricemic therapy. Arthritis Rheum, 51：321-325, 2004

第5章 Common diseaseの治療戦略と薬の使い分け

primary care 10 内分泌・代謝疾患
甲状腺機能亢進症（バセドウ病）

甲状腺機能亢進症治療薬リスト

▶ 抗甲状腺薬

成分名（主な商品名）	代謝・排泄，投薬に関する情報・観察など
チアマゾール （メルカゾール）	妊婦 妊娠15週まで投与しない，授乳婦 10mg/日以下であれば児への影響はない，観察 血算（特に血小板），肝機能
プロピルチオウラシル （プロパジール，チウラジール）	観察 血算（特に血小板），肝機能

▶ 無機ヨウ素

成分名（主な商品名）	代謝・排泄，投薬に関する情報・観察など
ヨウ化カリウム （ヨウ化カリウム）	授乳婦 授乳回避
ヨウ素レシチン （ヨウレチン）	排泄 主に尿中

第5章 Common diseaseの治療戦略と薬の使い分け

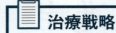
治療戦略

>> 治療方針

1. 未治療バセドウ病患者を診たとき
- 未治療のバセドウ病患者を診たときの主なチェック項目は，以下の4つである。それぞれの項目について，以下に簡潔にまとめる。

> ①緊急治療をする必要はないか？
> ②合併症はないか？
> ③妊娠または授乳中でないか？
> ④バセドウ病の病勢はどの程度か？

①緊急治療をする必要はないか？
- 心不全や心房細動の合併はないか，甲状腺クリーゼの疑いを確認する。

②合併症はないか？
- 気管支喘息がある場合はβブロッカーを使用できない。
- 眼痛，視力低下がある場合は，重篤なバセドウ病眼症を合併している可能性があり，専門眼科医を紹介する。
- バセドウ病でも約1％程度の甲状腺がんの合併があり，甲状腺エコーを行う。

③妊娠または授乳中でないか？
- 妊娠15週までは催奇形性の観点から，チアマゾール（メルカゾール®）は使用しない。
- 授乳中はチアマゾール10mg/日以下であれば児への影響はないが，それ以上であれば児の甲状腺機能に影響する可能性がある。
- プロピルチオウラシル（チウラジール®，プロパジール®）は，児の甲状腺機能に影響するおそれはないので，妊娠中，授乳中はプロピルチオウラシルを使用する。

④バセドウ病の病勢はどの程度か？
- 具体的には，スケールオーバーするほどの遊離トリヨードサイロニン

(FT₃), 遊離サイロキシン (FT₄) を認める場合, 視診で明らかな甲状腺腫を認める場合, TSHレセプター抗体 (TSH receptor antibody；TRAb) が強陽性の場合は, 病勢が強いと考える.

2. 甲状腺機能亢進症に対する治療のポイント
- 甲状腺機能亢進症に対する治療では, 次の3つのポイントに注意して行う.

> ①甲状腺機能亢進症を抗甲状腺薬にて早期に確実に正常化させる
> ②抗甲状腺薬の有害反応を可能な限り減らす
> ③抗甲状腺薬で寛解に入る例と入らない例を, できるだけ早期に鑑別する

①甲状腺機能亢進症を抗甲状腺薬にて早期に確実に正常化させる
- はじめの機能亢進症の程度にもよるが, 1〜2カ月で甲状腺機能を正常化させる.
- あまり急激に甲状腺機能を正常化させると筋肉痛を起こすことがある.

②抗甲状腺薬の有害反応を可能な限り減らす
- 抗甲状腺薬には約10〜20%くらいの, 薬を中断せざるをえない有害反応がある.
- 無顆粒球症など重篤な有害反応があり, 使用中は細心の注意が必要である.

③抗甲状腺薬で寛解に入る例と入らない例を, できるだけ早期に鑑別する
- 抗甲状腺薬によるバセドウ病の寛解率は報告によりかなり異なるが, 2〜3年の治療で多くても40〜50%くらいである.

>> 初期治療の実際

1. 診察と検査
- はじめの2カ月間は2週間ごとに診察と血算と肝機能検査を行い, 有害反応が出現していないか確認する.
- 無顆粒球症, 重症肝障害はほとんどの場合, 服用開始後3カ月以内に発症する.
- 甲状腺機能検査は, はじめの3カ月間は1カ月に1回くらいの割合で行う.

2. 抗甲状腺薬の選択
- 第一選択は，効果と重篤な有害反応の観点からチアマゾールである。
- 妊娠15週目までは，チアマゾールは催奇形性があるのでプロピルチオウラシルを使用する。

3. チアマゾールの初期投与量と投与方法
- 添付文書には「通常成人に対しては初期量1日30mgを3～4回に分割経口投与する。症状が重症のときは，1日40～60mgを使用する」と記載されているが，FT_4値によって投与方法を変える。なお，1日1回投与で有効であり，わざわざ分割投与する必要はない。

> **実際の処方**
> - FT_4 5.0ng/dL未満：チアマゾール　15mg/日
> - FT_4 5.0ng/dL以上：チアマゾール　15mg/日と
>   　　　　　　　　　　　ヨウ化カリウム丸　1錠
>
> 服用は朝1回でよい。分割投与する必要はない。

- チアマゾール30mg/日は15mg/日より効果は強いが有害反応は多い。重症甲状腺機能亢進症でもチアマゾール15mg/日とヨウ化カリウム丸1錠の併用は，チアマゾール30mg/日の単剤投与よりもFT_4が正常化するまでの期間が短く有害反応も少ない（図1）[1]。

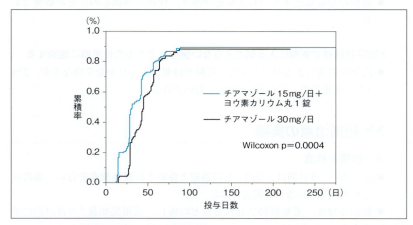

図1　FT_4＞5ng/dLの患者でのチアマゾール15mg/日＋ヨウ化カリウム丸1錠とチアマゾール30mg/日投与群でのFT_4正常化の累積率

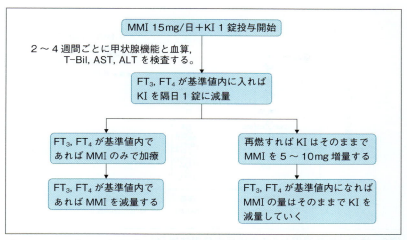

図2 チアマゾール(MMI)15mg/日＋ヨウ化カリウム丸(KI)1錠併用療法のプロトコール

- 併用療法の減量方法は，FT_4が基準値内(できれば基準値内の下半分)に入ってからヨウ化カリウム丸を隔日1錠に減量していく。その後チアマゾールだけになれば，FT_4の値をみながらチアマゾールを減量していく(図2)。

4. プロピルチオウラシルの初期投与量と投与方法

- FT_4値によってプロピルチオウラシルの投与量をどのように変更するかという成績はない。経験的にFT_4 5.0 ng/dL以上であれば300 mg/日の朝夕分2で，FT_4 5.0 ng/dL未満であれば，FT_4値に応じて50〜200 mg/日投与する。
- プロピルチオウラシルは作用時間が短いので分2で処方する。

▶▶ 有害反応への対応

- 抗甲状腺薬の有害反応は，ほとんどは服薬後3カ月以内に発症するが，ANCA関連血管炎，pseudo SLEは3カ月以降に発症する場合が多い(図3，図4)。

第5章 Common diseaseの治療戦略と薬の使い分け

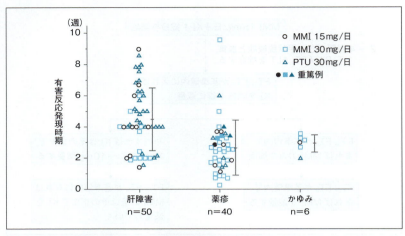

図3 抗甲状腺薬服用からの有害反応発現時期(1)

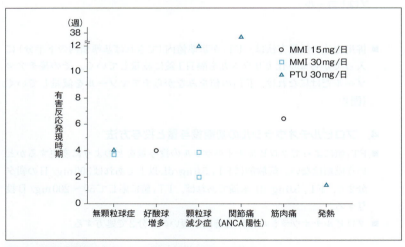

図4 抗甲状腺薬服用からの有害反応発現時期(2)

①**皮膚掻痒感，薬疹**
- 甲状腺機能亢進症だけでもかゆみは起こる。
- 未治療時からかゆみを訴える患者には，抗甲状腺薬に抗ヒスタミン薬をはじめから併用する。また，軽いかゆみや発疹は抗ヒスタミン薬で抑え

られることがある。
- 重症の薬疹では直ちに抗甲状腺薬を中止し，ステロイド剤を開始する（プレドニン15〜20mg/日）。この間はヨウ化カリウム丸を使用する。

②肝機能障害
- 抗甲状腺薬によるAST，ALT上昇は一過性のものがほとんどである。AST，ALTの150 IU/Lまでの上昇であれば慎重に経過観察する。
- T-Bilが3mg/dL以上になった場合は，胆汁うっ滞型肝障害の可能性が強いので直ちに抗甲状腺薬を中止する。
- 劇症肝炎，胆汁うっ滞型肝障害はまれである。

③無顆粒球症
- 服薬開始後，最短でも発症まで約2週間かかる。
- 服薬開始数日後に顆粒球減少が認められた場合は，ウイルス感染など他の原因を疑う。
- 服薬開始から3カ月以降に発症することもあるので，38℃以上の発熱を認めた場合は直ちに受診するように説明しておく。

>> 抗甲状腺薬中止の目安

- 日本甲状腺学会のバセドウ病薬物療法のガイドラインでは，維持量（1錠/日以下）の抗甲状腺薬で半年以上コントロールが良好な場合に中止を考慮するとなっている。現時点では確実な寛解の指標はないため，中止してから経過観察を行っていく。
- 抗甲状腺薬中止後1年以内の再発が多いので，3〜4カ月ごとに経過観察する。1年間再発しなければ半年ごとに2回経過観察する。2年間再発がなければ1年に1回の経過観察を行う。
- まれではあるが，甲状腺機能低下症になる例があるので，定期検査は生涯必要である。

>> こんなときは専門医に相談を

- 眼痛，視力低下がある場合，重篤なバセドウ病眼症を合併している可能性があり，専門眼科医に紹介する。

薬の選び方・使い方

抗甲状腺薬（チアマゾール，プロピルチオウラシル）およびヨウ素

処方前 Check List

- 緊急治療をする必要はないか？
- 合併症はないか？
- 妊娠または授乳中でないか？
- バセドウ病の病勢はどの程度か？
  ［治療方針「1．未治療バセドウ病患者を診たとき」(p.318) 参照］

処方後 Check List

- 血算と肝機能検査：はじめの2カ月間は2週間ごとに行う（無顆粒球症，重症肝障害など）。
- 甲状腺機能検査：はじめの3カ月間は1カ月に1回くらいの割合で行う。

1. 作用機序

(1) チアマゾール，プロピルチオウラシル

- 作用機序は，いずれも甲状腺ホルモンの合成酵素であるペルオキシダーゼの活性阻害である。ヨウ素の酸化阻害，サイログロブリン上のチロシン残基へのヨウ素結合（有機化）阻害，ヨウ素チロシンのカップリングの抑制である。
- バセドウ病患者の甲状腺には大量の甲状腺ホルモンが存在しているので，血液中甲状腺ホルモンが減少し始めるまでには，1～3週間必要である。

(2) 無機ヨウ素

- 無機ヨウ素として2mg/日以上を投与すると，甲状腺濾胞細胞からの甲状腺ホルモン分泌を抑制する。
- 臨床で使用できる無機ヨウ素はヨウ化カリウム丸であり，1錠50mg中に無機ヨウ素は38mg含まれている。

- 甲状腺ホルモン分泌抑制が主な作用であるので，即効性である。
- バセドウ病の病勢が軽い場合は，無機ヨウ素のみでもコントロール可能である。

2．抗甲状腺薬の使い分け
- 効果と重篤な有害反応の観点から，チアマゾールが第一選択薬となる。
- チアマゾールは催奇形性があるので，妊娠15週目まではプロピルチオウラシルを使用する。
- チアマゾール，プロピルチオウラシルは，血液中甲状腺ホルモンが減少し始めるまでに，1〜3週間必要である。
- 無機ヨウ素は，甲状腺ホルモン分泌抑制が主な作用で，即効性である。

参考文献
1) Sato S, et al：Comparison of Efficacy and Adverse Effects Between Methimazole 15 mg + Inorganic Iodine 38 mg/Day and Methimazole 30 mg/Day as Initial Therapy for Graves' Disease Patients with Moderate to Severe Hyperthyroidism. Thyroid, 25 (1)：43-50, 2015

第5章 Common disease の治療戦略と薬の使い分け

primary care 11 内分泌・代謝疾患
甲状腺機能低下症（橋本病）

甲状腺機能低下症治療薬リスト

▶ 甲状腺ホルモン製剤

成分名（主な商品名）	代謝・排泄，投薬に関する情報・観察など
リオチロニンナトリウム，T_3（チロナミン）	高齢者 少量開始，通常より長期間かけ増量
レボチロキシンナトリウム，T_4（チラーヂンS）	高齢者 少量開始，通常より長期間かけ増量

治療戦略

>> 治療方針

1. 甲状腺機能の評価

- 検査会社や医療機関が提供しているFT₃, FT₄, 甲状腺刺激ホルモン(TSH)の基準値は20歳から60歳くらいまでの健康と思われる対象で作成されている。小児, 妊娠中, 高齢者での基準値は, この年代の基準とは異なるので注意が必要である。

(1) 小児の基準値
- 筆者の所属する施設で作成した小児の基準値を示す(表1, Roche社 ECLusys FT₃, FT₄, TSH)[1]。
- 表1より4〜8歳では, TSHの基準値上限は成人と比較して高いことがわかる。これに対して, FT₃は15歳まで基準値上限は成人より高い。成人の基準値を使用するとFT₃, TSHとも高値と診断されることがある。

(2) 20歳以上のFT₄, TSHの基準値
- FT₄の基準値は, 加齢による変動がほとんどない(表2)。
- 一方, TSHは40歳頃から基準値下限, 上限とも少し高くなっており, 70歳以上ではTSHの基準値上限は6.15である(表3)[2]。85歳以上の超高齢者の成績は日本にはないが, 海外の報告では加齢に伴い上昇している[3]。

表1 小児期FT₃, FT₄, TSHの基準値

Age Group (years)	FT₃(pg/mL) n	FT₄(ng/dL) n	TSH(μIU/mL) n
Adult	2.20〜4.30	0.80〜1.60	0.20〜4.50
4〜6	2.95〜4.75 60	1.13〜1.56 60	0.73〜4.84 60
7〜8	3.11〜5.10 45	1.07〜1.56 45	0.54〜5.06 45
9〜10	3.10〜5.00 66	0.96〜1.60 67	0.86〜4.48 67
11〜12	2.99〜4.90 78	1.02〜1.52 80	0.66〜3.30 80
13〜14	2.82〜4.58 86	0.97〜1.53 90	0.56〜3.14 90
15	2.50〜4.49 60	0.96〜1.53 61	0.35〜3.18 61

表2　年齢別FT$_4$の基準値

年齢	症例数	平均(ng/dL)	± 2SD
全年齢	1388	1.23	0.91〜1.55
20〜29	477	1.25	0.91〜1.58
30〜39	440	1.24	0.92〜1.55
40〜49	218	1.20*	0.91〜1.50
50〜59	132	1.21	0.90〜1.52
60〜69	94	1.22	0.89〜1.56
>70	27	1.22	0.93〜1.51

＊20代と比較して有意に低値である年代群

表3　年齢別TSHの基準値

年齢	症例数	平均(μIU/mL)	± 2SD
全年齢	1388	1.48	0.44〜4.93
20〜29	477	1.30	0.39〜4.29
30〜39	440	1.53	0.34〜3.90
40〜49	218	1.67*	0.56〜5.02
50〜59	132	1.65*	0.51〜5.30
60〜69	94	2.10*	0.60〜4.85
>70	27	1.96*	0.63〜6.15

＊20代と比較して有意に高値である年代群

(3) 妊娠中の基準値

- 妊娠するとエストロゲンが上昇する。エストロゲンは肝臓でのサイロキシン結合グロブリン(TBG)の合成を促進する。このためtotal T$_4$ (TT$_4$)は上昇する。
- また，妊娠初期はヒト絨毛性ゴナドトロピン(hCG)が上昇する。hCGは甲状腺刺激作用があるために妊娠初期はFT$_3$, FT$_4$は上昇する。このために妊娠初期は，TSHは減少する(図1)。
- 妊娠中のFT$_4$, TSHの軽度の異常も，妊娠転帰，児の発育に影響するの

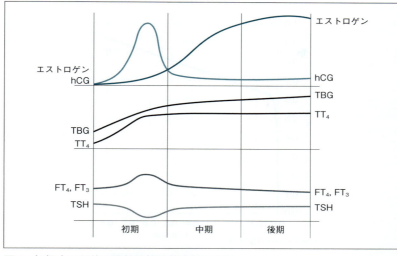

図1 妊娠中の母体の甲状腺機能検査値の変動

で細心の注意が必要である。妊娠中の基準値はほとんどの施設で提供されていない。海外のガイドラインでは，妊娠初期は TSH < 2.5 µIU/mL にコントロールすることが推奨されている。

2. 橋本病診断における抗サイログロブリン抗体 (TgAb)，抗甲状腺ペルオキシダーゼ抗体 (TPOAb) の意義

- 橋本病の診断は病理組織でなされる。しかしながら，これは実臨床では困難である。それに代わるものとして TgAb, TPOAb が利用されている。
- ここで問題になるのは，TgAb, TPOAb が組織変化をどの程度正確に反映しているかである。良性腫瘍の周囲組織における橋本病の変化と TgAb, TPOAb で ROC 曲線 (receiver operating characteristic curve) を引いたところ，AUC はそれぞれ 0.80, 0.76 であり，カットオフ値を作成しても感度，特異度はそれほどよいものではない (図2)。
- また，TgAb, TPOAb が測定感度以下であっても組織で橋本病を示すものもある。カットオフ値以上であれば確実に橋本病と診断できる特異度100％の値を求めて，それ以上を橋本病と診断するようにしたほうが，過剰診断を防ぐことができる。各施設で使用されている測定試薬のカットオフ値がどのように設定されているかを確認しておく必要がある。

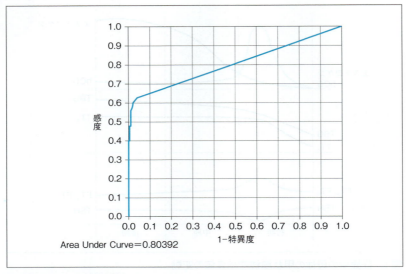

図2　TgAbのROC曲線

3. L-サイロキシンの実際の投与方法

- 投与前に確認すべきチェック項目は，以下①〜③の3つである。

①一過性ではないか？
- 無痛性甲状腺炎後の機能低下症は，自然に正常に戻る場合が多い。
- 無機ヨウ素の過剰摂取（昆布の大量摂取，イソジンガーグルの常用など）の場合は，中止して1カ月後に甲状腺機能を確認してから投与するかどうかを決める。

②副腎不全の合併はないか？
- 血清ナトリウム値低下，血清カリウム値上昇，好酸球数増多，低血糖などを確認する。副腎不全があればそちらの治療を優先する。

③甲状腺機能低下症を引き起こす薬物の服用はないか？
- アミオダロン，炭酸リチウムなどは，甲状腺機能低下症が現れることがある。

薬の選び方・使い方

L-サイロキシン

処方 前 Check List

- 一過性ではないか？
- 副腎不全の合併はないか？
- 甲状腺機能低下症を引き起こす薬物の服用はないか？
  [治療方針「3. L-サイロキシンの実際の投与方法」(p.330) 参照]
- 起床時，または眠前に水で服用するように指導する。

処方 後 Check List

- FT_3，FT_4，TSH検査：治療開始2～4週間後に行う。その後は，改善程度に応じて4～8週間後に行う。

1. 処方時の注意点

- 野菜ジュースなどの高繊維食品，コーヒーなどで服用すると吸収が悪くなるので，起床時，または眠前に水で服用するように指導する。
- 1日1回投与でよい。分割投与する必要はない。

2. 病態，年齢による投与方法の違い

- 虚血性心疾患，妊娠，加齢などで，初期投与量，増量の速度，維持投与量が異なる。
- L-サイロキシンを投与してTSHが安定するまで，1～2カ月必要である。

(1) 妊娠中に甲状腺機能低下症と診断された場合

- 児の成長，妊娠の継続に甲状腺機能低下症は大きく影響するので，できるだけ速やかにFT_4の正常化を目指す。
- TSHが10 μIU/mL以上では，L-サイロキシンを75～100 μgから投与開始する。

(2) 近い将来妊娠希望，または妊娠中の場合
- 妊娠前，first trimesterではTSH＜2.5 μIU/mL，それ以降はTSH＜3.0 μIU/mLを目指す。

(3) 原発性甲状腺機能低下症でTSHが10 μIU/mL以上
- 原則としてチラーヂン®Sを開始する。

> **実際の処方**
> ①40歳未満で虚血性心疾患を認めない場合：
>   L-サイロキシン50 μgから開始
> ②40歳以上：
>   L-サイロキシン25 μgから開始
> ③虚血性心疾患を認める場合：
>   L-サイロキシン12.5 μgより開始
>
> ①〜③のいずれの場合も，2〜4週ごとにFT$_3$，FT$_4$，TSHの検査を行い，12.5〜25 μgずつ増量していく。

- TSHの正常化はFT$_3$，FT$_4$より遅れる。
- FT$_3$，FT$_4$が基準値内に入れば，そのままのL-サイロキシンの量で1カ月後くらいに検査を行い，TSHが目標値に入らなければチラーヂン®Sを増量する。

(4) 原発性甲状腺機能低下症でTSHが10 μIU/mL未満
- 80歳以上では経過観察を行う。
- 80歳以下で動脈硬化性心疾患，心不全があるときは治療を開始する。
- その他，喫煙，糖尿病，脂質異常症，高血圧などの虚血性心疾患の増悪因子を認めるときや，大きな甲状腺腫がある場合は治療を考える。

参考文献

1) Iwaku K, et al：Determination of pediatric reference levels of FT3, FT4 and TSH measured with ECLusys kits. Endocr J, 60 (6)：799-804, 2013
2) Yoshihara A, et al：Reference limits for serum thyrotropin in a Japanese population. Endocrine journal, 58 (7)：585-588, 2011
3) Atzmon G, et al：Extreme longevity is associated with increased serum thyrotropin. J Clin Endocrinol Metab, 94 (4)：1251-1254, 2009

第5章 Common diseaseの治療戦略と薬の使い分け

primary care 12 感染症
細菌感染症

細菌感染症治療薬リスト

▶ペニシリン系

成分名（主な商品名）	代謝・排泄，投薬に関する情報・観察など
アモキシシリン （パセトシン，サワシリン，アモリン）	授乳婦（サワシリン）授乳回避，観察 皮疹，下痢，長期使用時には間質性腎炎（血尿）
アモキシシリン・クラブラン酸 （オーグメンチン，クラバモックス）	観察 皮疹，下痢，長期使用時には間質性腎炎（血尿）

▶セファロスポリン系

成分名（主な商品名）	代謝・排泄，投薬に関する情報・観察など
セファレキシン （ケフレックス，L-）	排泄 主に尿中，観察 皮疹，下痢
セファクロル （ケフラール，L-）	授乳婦 授乳中止，観察 皮疹，下痢

▶マクロライド系

成分名（主な商品名）	代謝・排泄，投薬に関する情報・観察など
クラリスロマイシン （クラリス，クラリシッド）	代謝 主にCYP3A4。3A4・P糖蛋白を阻害，授乳婦 授乳回避，観察 CRP，投与期間，皮疹，下痢，肝機能，黄疸，腎機能，心電図検査（QT延長，心室性頻脈），PIE症候群・間質性肺炎
アジスロマイシン （ジスロマック，-SR）	授乳婦 授乳中止，小児 ［細］［カ］1日服用量（概算）は15〜25kg：200mg，26〜35kg：300mg，36〜45kg：400mg，46kg以上：500mg（［カ］15kg未満には［細］を投与），観察 CRP，投与期間，皮疹，下痢，好酸球数，肝機能，WBC，心電図検査（QT延長，心室性頻脈）

333

▶ ニューキノロン系

成分名（主な商品名）	代謝・排泄，投薬に関する情報・観察など
レボフロキサシン （クラビット）	排泄 主に尿中，妊婦 投与禁忌（炭疽等の重篤疾患は治療上の有益性を考慮），授乳婦 授乳回避，小児 投与禁忌（炭疽等の重篤疾患は治療上の有益性を考慮），観察 皮疹，下痢，神経・筋症状，不整脈（QT延長），腎機能，肝機能

▶ テトラサイクリン系

成分名（主な商品名）	代謝・排泄，投薬に関する情報・観察など
ドキシサイクリン （ビブラマイシン）	授乳婦 授乳中止，観察 皮疹，下痢，めまい，投与期間，WBC，CRP，肝機能，血液検査（顆粒球減少，血小板減少，溶血性貧血，好酸球増多）

▶ スルファメトキサゾール・トリメトプリム（ST合剤）

成分名（主な商品名）	代謝・排泄，投薬に関する情報・観察など
スルファメトキサゾール・トリメトプリム （バクトラミン，バクタ）	排泄 主に腎，妊婦 投与禁忌，授乳婦 授乳回避，小児 低出生体重児，新生児：投与禁忌，観察 皮疹，投与期間，肝機能，腎機能，血液障害（貧血，出血傾向等），血中・尿中ミオグロビン上昇，CK，電解質

▶ メトロニダゾール

成分名（主な商品名）	代謝・排泄，投薬に関する情報・観察など
メトロニダゾール （アネメトロ，フラジール）	アネメトロ：妊婦 妊娠3カ月以内：投与禁忌（有益性が危険性を上回ると判断される疾患の場合は除く），授乳婦 授乳中止，フラジール：代謝 ［錠］主に肝。CYP2A6も関与，妊婦 ［錠］妊娠3カ月以内：投与禁忌（有益＞危険と判断される疾患除く），授乳婦 ［錠］授乳中止，観察 皮疹，悪心・嘔吐，神経症状

▶ オキサゾリジノン系

成分名（主な商品名）	代謝・排泄，投薬に関する情報・観察など
リネゾリド （ザイボックス）	授乳婦 授乳回避，観察 皮疹，下痢，検査値，投与期間，WBC，CRP，血小板減少は14日を超えた使用で増加，間質性肺炎，腎不全（Cr・BUN），紫斑，アミラーゼ増加，高血糖，高K血症，低K血症，低Cl血症，リパーゼ増加，高尿酸血症，代謝性アシドーシス，CK増加，低Na血症，28日以上の長期使用の場合は視神経障害が現れることがある，偽膜性腸炎（発熱，腹痛，白血球増多，粘液・血液便を伴う激症下痢）

治療戦略

>> 治療方針

1. 抗菌薬適正使用
- 外来診療で抗菌薬を使用すべき状況は限られている。外来では不適切な処方が多く，抗菌薬の適正使用が重要である[1]。
- 不必要な抗菌薬によってもたらされるのは，アレルギーや薬剤耐性菌出現の問題だけではない。腸内細菌叢破壊による二次的健康被害のリスク，経済的負担など多くの負の側面をもっている。
- 経口抗菌薬で改善する感染症のほとんどは，「①ウイルス感染症で，そもそも抗菌薬が必要なかった」，「②細菌感染症だったが，抗菌薬がなくても自然治癒した」症例である。外来で出会う感染症の多くが①ということは，多くの読者の知るところであろう。②については少し説明が必要かもしれない。

2. 細菌感染症には抗菌薬治療が必須か？
- 一種のパターナリズムとして，「細菌感染症＝抗菌薬」という誤った図式がある。確かに中等症以上の細菌感染症では速やかな抗菌薬投与の有無が患者の予後を決定する。しかしながら，軽症感染症の多くは自然治癒するものであり，抗菌薬は不要である。
- 「二次性肺炎が心配なので」，「腎盂腎炎かもしれないので」と，「念のための抗菌薬」の処方をよく見かける。しかし，心配に思うほどの肺炎，腎盂腎炎であれば抗菌薬は静脈投与で治療する必要があるため，経口抗菌薬で頑張らないほうがよい。
- 診断のつかない発熱に対する安易な経口抗菌薬投与も，患者に大きな不利益を与える。「とりあえず」の経口抗菌薬を投与された結果，原因菌がわからぬまま発見が遅れた感染性心内膜炎や骨髄炎，膿瘍などを，筆者は年中目の当たりにしている。これらの治療は専門家でも難渋することが多い。

3. 外来で使用する抗菌薬とは？
- 外来における抗菌薬として筆者が推奨するのは表1のとおりである[2,3]。
- 抗菌薬は，一定以上の組織濃度ではじめて効果をもつため，低用量とい

表1　外来使用を想定した抗菌薬と特徴

抗菌薬(バイオアベイラビリティ)	主な抗菌スペクトラム	特　徴
①ペニシリン系 　アモキシシリン(60〜90%)	レンサ球菌，腸球菌，肺炎球菌，梅毒	スペクトラムは狭く，梅毒や肺炎球菌，レンサ球菌感染症などのターゲット治療に用いられる。目的菌以外への影響が少ないため，感染症科医は好んで使用する。
アモキシシリン・ 　クラブラン酸(60〜90%)	黄色ブドウ球菌，レンサ球菌，腸球菌，肺炎球菌，大腸菌，クレブシエラ，プロテウス，偏性嫌気性菌	細菌が産生するペニシリン分解酵素を阻害するクラブラン酸が配合されているため，市中感染症で問題となる細菌をほぼカバーできる。ただし，アモキシシリン：クラブラン酸が2：1の製剤では，アモキシシリンをさらに併用してアモキシシリン量を増やさないと効果は低い。
②セファロスポリン系 　セファレキシン 　(60〜90%)	黄色ブドウ球菌，レンサ球菌，大腸菌，プロテウス	第一世代セファロスポリン。 主に黄色ブドウ球菌やレンサ球菌をターゲットに使用される。グラム陰性菌は一部に効果があるが苦手。
③マクロライド系 　アジスロマイシン 　(60〜90%)	レンサ球菌，クラミジア，マイコプラズマ，レジオネラ，リケッチア，ピロリ菌，カンピロバクター，非定型抗酸菌	主に異型肺炎や，性感染症(性器クラミジア)に対して用いられる。多くの一般細菌にも効果があるが，耐性株が多いため，単独で使用するケースは限られる。
④ニューキノロン系 　レボフロキサシン 　(90%以上)	肺炎球菌，黄色ブドウ球菌，レンサ球菌，緑膿菌を含むグラム陰性桿菌，クラミジア，マイコプラズマ，レジオネラ，リケッチア，結核菌	肺炎球菌およびマイコプラズマ，クラミドフィラ，レジオネラなどに広く有効なため，市中肺炎でよく用いられる。ただし結核にも効いてしまうので，必ず結核を否定してから使用する。また，スペクトラムは広すぎるので，乱用は慎むこと。最近キノロン耐性菌が増加し，問題となっている。
⑤テトラサイクリン系 　ドキシサイクリン 　(90%以上)	緑膿菌を除くグラム陰性桿菌，肺炎球菌，ブドウ球菌，偏性嫌気性菌，梅毒，クラミジア，マイコプラズマ，リケッチア，スピロヘータ	かなり広いスペクトラムを有するが，感受性率はよくないので，第一選択で使用することは少ない。
⑥ST合剤(90%以上)	グラム陽性球菌，緑膿菌以外のグラム陰性桿菌，ニューモシスチス，原虫	かなり広いスペクトラムを有するが，感受性率はよくないので，第一選択で使用することは少ない。
⑦メトロニダゾール(90%以上)	偏性嫌気性菌 原虫，ピロリ菌	一般感染症診療では，主に嫌気性菌感染症治療に用いられる。ディフィシル菌感染症治療の第一選択薬でもある。
⑧オキサゾリジノン系 　リネゾリド(90%以上)	MRSAを含むグラム陽性菌	MRSA感染症治療に用いられる。

想定される市中感染症	役立ち度	処方例
レンサ球菌性咽頭炎, 細菌性副鼻腔炎, 中耳炎, 梅毒	★★★★	アモキシシリン1,000mg/日・分4 (※ペニシリン耐性肺炎球菌による中耳炎や副鼻腔炎, 梅毒に対しては, 3,000mg/日必要)
市中肺炎, 誤嚥性肺炎, 歯科領域感染症, 難治性/再発性の細菌性咽頭炎, 細菌性副鼻腔炎, 中耳炎, 尿路感染症, 皮膚軟部組織感染症, 軽度の膿瘍, ヒト/イヌ/ネコ/ブタ咬傷後の予防投与	★★★★★	アモキシシリン・クラブラン酸 　250mg製剤の場合 　3錠/日・分3 上記に併用して アモキシシリン750〜1,500mg/日・分3
皮膚軟部組織感染症, レンサ球菌性咽頭炎, 膀胱炎	★★★★	セファレキシン1,000〜2,000mg・分4
性器クラミジア感染症, 異型肺炎, βラクタム系薬アレルギー患者における以下の感染症(レンサ球菌咽頭炎, 細菌性副鼻腔炎, 中耳炎), カンピロバクター腸炎, 非定型抗酸菌症, ピロリ菌の除菌療法	★★★	アジスロマイシン 　徐放製剤の場合2g 1回のみ 　錠剤の場合, 用量は疾患により異なるので, 都度確認。 　一般的には500mg/回を3日間投与
市中肺炎, 異型肺炎, 性器クラミジア感染症, βラクタム系薬アレルギー患者における以下の感染症(細菌性副鼻腔炎, 中耳炎, 尿路感染症, 皮膚軟部組織感染症)	★★★★★	レボフロキサシン500mg/日・分1
異型肺炎, 梅毒, 性器クラミジア感染症, リケッチア感染症, スピロヘータ感染症, βラクタム系薬アレルギー患者における皮膚軟部組織感染症	★★	ドキシサイクリン200mg/日・分2
ニューモシスチス肺炎(治療および予防), トキソプラズマ症(治療および予防), 膀胱炎, 皮膚軟部組織感染症	★★★	疾患によって投与量が異なるため, 都度確認が必要
嫌気性菌感染症, ディフィシル菌感染症, ピロリ菌の除菌療法。嫌気性菌に活性を有しない抗菌薬と併用されることも多い。	★★★★	メトロニダゾール 　1,500mg/日・分3または 　2,000mg/日・分4
MRSA感染症	★	リネゾリド1,200mg/日・分2

う概念は存在しない。抗菌薬は，常に十分な量が必要である。しかしながら，経口投与できる用量には限界があるため，生物学的利用率（バイオアベイラビリティ：bioavailability）の高い薬物を選択する必要がある。表1の抗菌薬は，いずれもバイオアベイラビリティが90％前後と良好である[4]。

- よく頻用（乱用）されている第三世代セファロスポリン系抗菌薬のバイオアベイラビリティは50％以下であり，耐性菌出現の原因ともなるので極めて特殊な例を除いて筆者は使用していない。もちろん経口のペネム系抗菌薬も，抗菌薬適正使用の観点から使用していない。

4．外来で治療できる細菌感染症
- 筆者が考える「外来で治療可能な細菌感染症」を表2にあげた。
- 繰り返すが，経口抗菌薬の能力には限界がある。無理をしないことが重要である。
- 細菌感染症に関し，静注治療したほうがよいと思いながら，やむをえない事情により外来で管理するケースがときどきある。この場合，投与が1日1回で済む静注抗菌薬をうまく利用することを勧める。治療初期の1～2日だけでも静注治療にすると，効果の上昇が期待できる。第三世代セファロスポリン系静注薬のセフトリアキソンは，市中感染症の原因微生物に広く効果を有し，腎機能にかかわらず投与できることから，外来や在宅で使用する選択肢としてあげられる。

5．治療の原則
- 抗菌薬治療の原則は，「どのような背景（免疫状態）の患者の」，「どの臓器に」，「どの微生物が感染しているか？」を必ず想起して行うことである[5]。
- 「熱があるから」，「CRPが高いから」は，抗菌薬治療の理由にならない。

>> 合併症や患者背景に応じたアプローチ

1．免疫不全患者
- 免疫不全患者は，免疫正常者では問題とならない微生物によっても感染症を起こす。また，多剤耐性菌感染症のリスクも高い。このため免疫不全患者では，原因微生物の特定がより重要な戦略となる。

表2 経口抗菌薬で治療可能な一般感染症の例

感染症	主な原因微生物	治療のポイント	選択肢となる抗菌薬
① レンサ球菌性咽頭炎	A群レンサ球菌（まれにC群，G群）	・成人の咽頭炎の大部分はウイルス性であり，抗菌薬は不要である。 ・A群レンサ球菌用診断キットが有力なツールとなる。 ・アモキシシリン単剤で効果がない，または再発を繰り返す場合には，アモキシシリン・クラブラン酸を試してもよい。 ・伝染性単核症を否定できない場合には，アモキシシリンの投与を避ける。	第一選択薬： 　アモキシシリン 代替薬： 　セファレキシン 　アモキシシリン・クラブラン酸 　クラリスロマイシン 　アジスロマイシン
② 細菌性副鼻腔炎	肺炎球菌，インフルエンザ菌，モラキセラ，偏性嫌気性菌	・急性副鼻腔炎の多くは，抗菌薬治療なしでも改善する。 ・10日以上症状が改善しない場合には，抗菌薬を使用する。 ・治療期間は5〜7日間程度。 ・抗菌薬の効果が鈍い場合，穿刺ドレナージや，ポリープの切除など，根本的治療が必要であることが多い。	第一選択薬： 　高用量アモキシシリン 　またはアモキシシリン・クラブラン酸 代替薬： 　レボフロキサシン 　ドキシサイクリン
③ 細菌性中耳炎	肺炎球菌，インフルエンザ菌，モラキセラ	・多剤耐性肺炎球菌が原因の場合，経口治療に失敗することもある。この場合，セフトリアキソン静注を検討する。 ・治療期間は5〜7日程度。 ・滲出性中耳炎には抗菌薬の有効性が低い。	第一選択薬： 　高用量アモキシシリン 　またはアモキシシリン・クラブラン酸 代替薬： 　レボフロキサシン 　セファレキシン
④ 市中肺炎	肺炎球菌，インフルエンザ菌，モラキセラ，マイコプラズマ，レジオネラ，クラミドフィラ	・市中肺炎の原因としてウイルスがかなり関与していることがわかってきている。 ・中等症以上の肺炎では，静注治療を行ったほうがよい。 ・市中肺炎に肺結核が紛れ込んでいることに常に注意すべき。 ・単剤治療では，耐性肺炎球菌をカバーできない可能性があるため，状況に応じて併用治療を選択する。	単剤治療： 　アジスロマイシン 　クラリスロマイシン 　レボフロキサシン 併用治療： 　アモキシシリン・クラブラン酸に上記3剤のいずれか，またはドキシサイクリンを併用
⑤ 皮膚軟部組織感染症	レンサ球菌，黄色ブドウ球菌	・壊死性筋膜炎に常に注意すること。 ・糖尿病など免疫不全患者の皮膚軟部組織感染症，水などに曝露した傷のある皮膚軟部組織感染症では，原因微生物が多岐にわたり，経口治療に不向きである。 ・ヒト／イヌ／ネコ／ブタなどによる咬傷後の予防投与として有効なのはアモキシシリン・クラブラン酸である。 ・外傷を伴う場合，破傷風の予防を忘れないこと。	第一選択薬： 　セファレキシン 代替薬： 　アモキシシリン・クラブラン酸 　レボフロキサシン 　アジスロマイシン 　ドキシサイクリン 　ST合剤

（次頁へ続く）

表2 経口抗菌薬で治療可能な一般感染症の例（続き）

感染症	主な原因微生物	治療のポイント	選択肢となる抗菌薬
⑥単純性膀胱炎	大腸菌，クレブシエラ，プロテウス，腐性ブドウ球菌，エンテロバクター	・複雑性尿路感染症では，原因精査が必要である。	第一選択薬： 　セファレキシン 代替薬： 　アモキシシリン・クラブラン酸 　ST合剤 　レボフロキサシン
⑦腎盂腎炎	大腸菌，クレブシエラ，プロテウス，腐性ブドウ球菌，エンテロバクター	・腎盂腎炎は，思いのほか重症化することが多い。このため，筆者は腎盂腎炎では患者へ静注治療を勧める。最初の1〜2日を静注治療にするだけでも経口治療のみよりはよい。 ・尿路感染症の主要な原因である大腸菌は近年耐性化が進んでおり，薬剤感受性試験の実施は全例で必要である。特に，レボフロキサシン耐性株が全国で問題となっている。	第一選択薬： 　セフトリアキソン静注 代替薬： 　アモキシシリン・クラブラン酸 　ST合剤 　レボフロキサシン

- また重症化しやすいため，培養結果が出そろうまでの初期治療には入院し，静注治療を選択したほうが安全かもしれない。

2. 医療環境への曝露

- 入院や通院によって医療環境に曝露されると，さまざまな微生物を保菌するリスクが上昇し，通常の市中感染症とは異なる微生物が原因となることがある。免疫不全患者同様に，原因微生物の検索が特に重要である。

3. 高齢者

- 通常の薬物治療では，高齢者に対して低用量から投与を開始することが多い。しかし細菌感染症治療においては，上記のように抗菌薬の中途半端な組織濃度は治療不良・耐性菌出現の原因となるため，高齢者においても腎不全患者以外は通常の成人と同等の投与量を用いる。有害反応が問題になるのなら，減量するのではなく，抗菌薬のクラスそのものを変更する。
- 高齢者はさまざまな薬物を常用している可能性が高く，薬物相互作用を常に考えるようにする。特にキノロン系抗菌薬やマクロライド系抗菌薬で注意が必要である。

>> フォローアップのポイント

- 想定している感染症ごとに，治癒のスピードが異なることに注意する。
- 感染症における全身パラメータ（発熱，白血球数，CRPなど）は，必ず臓器パラメータ（コラム参照）と併用して評価する。CRPのみをフォローしないこと[6]。

> **コラム：感染症における臓器パラメータ**
>
> 　一般的に感染症専門医は，感染臓器ごとにパラメータを設定し，治療に伴って観察することを重視する。例えば尿路感染症では，頻尿などの症状，背部叩打痛などの身体所見，尿中細菌数や尿中白血球などの検査所見をパラメータとして参考にする。白血球数やCRPといった全身パラメータだけを追っていると，治療経過が正しく判断できない場合も多い。詳細は文献6）を参照いただきたい。

>> マイナートラブルへの対応

- 消化器症状（嘔気や下痢，腹満感）が問題となることが多い。これらの症状は，服用時間帯を変える，服用時の飲水量を増やすなどによって改善することがある。

>> こんなときは専門医に相談を

- 感染臓器が特定できない発熱が続く場合は，安易に抗菌薬投与を行わず，入院して精査したほうがよい。感染性心内膜炎，骨髄炎，膿瘍などが見つかることがある。
- 免疫不全患者の発熱も，専門医に相談したほうが無難かもしれない。

薬の選び方・使い方

ペニシリン系：アモキシシリン，アモキシシリン・クラブラン酸

処方前 Check List
- ペニシリンアレルギーがないこと
- 伝染性単核症でないこと
- 腎機能

処方後 Check List
- 服用直後のⅠ型アレルギー症状
- 皮疹
- 下痢
- 長期使用時には間質性腎炎（血尿）

1. 作用機序
- βラクタム系薬の一種なので，細菌細胞壁の合成酵素（ペニシリン結合蛋白：PBP）と結合し，その活性を阻害する。その結果，細胞壁は薄くなって増殖抑制が起こり，細菌は細胞内外の浸透圧差から溶菌死滅する。殺菌的に効果を示す。

2. ストロングポイントおよびウイークポイント
(1) ストロングポイント
- アモキシシリン：スペクトラムが狭いので，余計な細菌を死滅させない。
- アモキシシリン・クラブラン酸：市中感染症の原因菌に広く効果を有する。嫌気性菌にも効果がある。
- アモキシシリン・クラブラン酸は，ヒト，イヌ，ネコ，ブタによる咬傷後の予防投与に有用である。

(2) ウイークポイント
- アモキシシリン：細菌性咽頭炎や，梅毒など，原因菌がほぼ特定できる

表3 経口抗菌薬で治療がうまくいかないときに考えること

① 診断は正しいか？
　感染症vs非感染症，感染臓器の間違い
② 解除すべき物理的問題がないか？
　尿路感染症における結石や尿管異常，肺炎における腫瘍など
③ 外科的処置が必要ないか？
　ドレナージできる膿瘍の存在，壊死組織の存在など
④ 経口治療で不十分な病態でないか？
　菌血症の合併，骨髄炎や心内膜炎の合併など
⑤ 抗菌薬そのものによる合併症でないか？
　クロストリジウム・ディフィシル感染症や，薬剤熱など
⑥ 耐性菌が原因となっていないか？
　最近市中で流行しているESBL産生菌や，ペニシリン耐性肺炎球菌など

感染症以外では使用しづらい。
- アモキシシリン・クラブラン酸：配合比2：1の製剤では，アモキシシリンをさらに併用してアモキシシリン量を増量させないと効果が低い。また，嫌気性菌に効果があるため，腸内細菌叢へ大きなダメージをもたらす。下痢を起こしやすい。

3. 類似薬の使い分け
- 筆者は，ペニシリンが使用できる状況では，ペニシリンを優先して使用する。ちなみに筆者が海外へ行く際，もしものために携帯しているのは，アモキシシリン・クラブラン酸とレボフロキサシンである。

4. 十分な効果が得られないとき
- 表3を参照。

セファロスポリン系：セファレキシン，セファクロル

処方前 Check List

- アレルギーがないこと（ペニシリンアレルギー患者の10％で交差反応あり）
- 腎機能

処方後 Check List

- 服用直後のⅠ型アレルギー症状
- 皮疹
- 下痢

1. 作用機序

- ペニシリン同様，βラクタム系薬の一種なので，細菌細胞壁の合成酵素（PBP）と結合し，その活性を阻害する。殺菌的に作用する。

2. ストロングポイント

- 前述の「治療方針」で述べたとおり，経口第三世代セファロスポリンは推奨しない。第一世代のセファレキシンを推奨する。
- セファクロルはセファレキシンよりもグラム陽性球菌への活性が劣るが，セファレキシンが手に入らなければセファクロルも代替になる。
- セファレキシン：黄色ブドウ球菌やレンサ球菌へ高い活性を有する。このため，皮膚軟部組織感染症治療に適している。市中尿路感染症の原因菌にも一部効果を有するため，筆者は膀胱炎に使用することもある。

3. 類似薬の使い分け

- 黄色ブドウ球菌への活性が高いため，皮膚軟部組織感染症においては，筆者はセファレキシンを優先して選択している。
- 咽頭炎において伝染性単核症が否定できない場合，筆者はアモキシシリンを避けてセファレキシンを選択している。

4. 十分な効果が得られないとき

- 表3（p.343）を参照。

マクロライド系：クラリスロマイシン，アジスロマイシン

処方前 Check List
- アレルギーがないこと
- 肝機能
- 併用薬リスト

処方後 Check List
- 服用直後のⅠ型アレルギー症状
- 皮疹
- 下痢
- 肝機能
- 不整脈（QT延長）

1．作用機序
- 細菌の50Sリボソームに結合し，蛋白合成を阻害することで増殖を抑制する。一般的には静菌的に働く。

2．ストロングポイントおよびウイークポイント
(1) ストロングポイント
- 細胞内にも移行するため，マイコプラズマ，クラミジア，レジオネラ，リケッチア，非定型抗酸菌などにも効果を有する。このため，異型肺炎や性器クラミジア感染症などに対して用いられることが多い。
- 食中毒の原因菌の一つであるカンピロバクターは，ペニシリン系やセファロスポリン系抗菌薬に自然耐性を示すため，本菌による腸炎はマクロライド系抗菌薬で治療する。
- アジスロマイシンは，血中消失半減期が長い。性器クラミジア感染症治療では1回で投与が完結する徐放製剤が重宝する。

(2) ウイークポイント
- 悪心，嘔吐，下痢などが起こりやすい。
- 薬物相互作用が問題となりやすいため，併用薬を必ずチェックすること。

- 黄色ブドウ球菌やレンサ球菌といった一般細菌は，マクロライド耐性株が多い。このため一般的な感染症に対しては，感受性検査なしに使用するケースは限られる（ペニシリンアレルギーのある患者のレンサ球菌性咽頭炎の治療など）。

3. 類似薬の使い分け
- 一般的な外来診療を行うにあたっては，クラリスロマイシンとアジスロマイシンに大きな差はないと思ってよい。
- アジスロマイシンのほうが投与回数が少なくて済み，国際標準同等の投与量が認可されていることから，筆者はアジスロマイシンがあれば，特別なケースを除いてはクラリスロマイシンを必要としていない。

4. 十分な効果が得られないとき
- 表3（p.343）を参照。

ニューキノロン系：レボフロキサシン

処方前 Check List
- アレルギーがないこと
- 腎機能
- 併用薬リスト

処方後 Check List
- 服用直後のⅠ型アレルギー症状
- 皮疹
- 下痢
- 神経・筋症状
- 不整脈（QT延長）

1. 作用機序
- 細菌のDNA複製に必須の酵素であるDNAジャイレースを阻害し，殺菌的に作用する。

2. ストロングポイントおよびウイークポイント

(1) ストロングポイント

※ここではレボフロキサシンに代表される，肺炎球菌にも活性を有するキノロン系抗菌薬について述べている。シプロフロキサシンは該当しない。

- 緑膿菌に対しても活性を有し，経口薬としては最も広いスペクトラムを有する。
- 細胞内にも移行するため，マイコプラズマ，クラミジア，レジオネラ，リケッチアなどにも効果を有する。このため，異型肺炎や性器クラミジア感染症などに対しても用いられる。
- 耐性株が増えつつあるが，肺炎球菌にも高い活性を有し，市中肺炎治療において肺炎球菌，インフルエンザ菌，モラキセラなどの一般細菌と，レジオネラやマイコプラズマなどの異型肺炎原因菌を同時にカバーできる。
- 1日1回の投与で済む。
- アレルギーが比較的少ない。

(2) ウイークポイント

- 使用しやすいため，乱用されやすい。
- 妊婦・小児では使用禁忌である。
- 薬物相互作用が問題となりやすいため，併用薬を必ずチェックすること。
- アルミニウムやマグネシウム，鉄といった2価または3価の陽イオンの存在下では著しく吸収率が低下する。制酸薬や鉄剤を投与されている患者では，これらの薬物は最低2時間あけてから投与する。
- 高齢者やNSAIDs併用患者では，痙攣やめまいなどの神経症状が起こりやすい。
- 腱炎や腱断裂，関節痛，筋痛，末梢神経障害も問題となっている。
- 近年，キノロン耐性株が増加し問題となっている。特に，淋菌や大腸菌における耐性株の増加によって，これらによる感染症をキノロン系抗菌薬で外来治療することが困難となった。
- 結核にも効果を有する点に注意が必要である。肺炎患者にニューキノロン系抗菌薬を投与して一時的によくなり，再度悪化した際に結核と判明するケースも少なくない。結核は単剤治療が禁忌である。肺炎では，必ず結核の否定をしてから使用するよう心がける。

3. 類似薬の使い分け
- ガレノキサシンなど，ほかのニューキノロン系抗菌薬も，基本的にはレボフロキサシンと同等の振る舞いをする。
- モキシフロキサシンは，嫌気性菌にも活性を有する。ただし，尿路移行性は不良なので，尿路感染症には用いられない。

4. 十分な効果が得られないとき
- 表3（p.343）を参照。

テトラサイクリン系：ドキシサイクリン

処方前 Check List
- アレルギー
- 肝機能
- 併用薬リスト

処方後 Check List
- 服用直後のⅠ型アレルギー症状
- 皮疹
- 下痢
- めまい

1. 作用機序
- 細菌の30Sリボソームに結合し，蛋白合成を阻害することで増殖を抑制する。一般的には静菌的に働く。

2. ストロングポイントおよびウイークポイント
(1) ストロングポイント
- グラム陽性菌，グラム陰性菌，嫌気性菌，さらにはレジオネラ，マイコプラズマ，クラミジア，リケッチアなどに広く効果をもつが，一般細菌では耐性株も多い。
- 組織移行性が良好である。
- アレルギーが比較的少ない。

- ドキシサイクリンは，腎障害時にも用量調整が不要である。

(2) ウイークポイント
- 妊婦・小児では使用禁忌である。
- 消化器症状，めまいなどの症状が起こりやすい。空腹時には食道炎が起こる。
- 薬物相互作用が問題となりやすいため，併用薬を必ずチェックすること。
- アルミニウムやマグネシウム，鉄といった2価または3価の陽イオンの存在下では著しく吸収率が低下する。制酸薬や鉄剤を投与されている患者では，これらの薬物は最低2時間をあけてから投与する。

3. 類似薬の使い分け
- ドキシサイクリンは腎・肝以外の大腸などからも排泄されるので，腎障害時にも用量調整が不要である。日本でよく使用されているミノサイクリンは，腎排泄型の薬物なので用量調整が必要である。

4. 十分な効果が得られないとき
- 表3（p.343）を参照。

ST合剤

処方前 Check List
- アレルギーがないこと
- 腎機能
- 電解質
- 併用薬リスト

処方後 Check List
- 服用直後のⅠ型アレルギー症状
- 皮疹
- 電解質
- 肝機能
- 血算

1. 作用機序
- 細菌の葉酸合成阻害により増殖を抑制する。

2. ストロングポイントおよびウイークポイント
(1) ストロングポイント
- バイオアベイラビリティが高く，組織移行性も良好である。
- グラム陽性菌，グラム陰性菌に広く活性を有する。
- 本薬の最大の特徴は，ノカルジア，真菌のニューモシスチス，原虫のトキソプラズマなどにも効果があることである。

(2) ウイークポイント
- アレルギー以外の機序でも皮疹が起こりやすい。
- 妊婦では使用を避ける。

3. 類似薬の使い分け
- AIDSなどの細胞性免疫不全者において，ニューモシスチス肺炎の予防にST合剤を用いる。
- 長期ステロイド使用者にもニューモシスチス肺炎が起こるため，ST合剤

による予防投与が必要である．ST合剤投与を受けずに，長期ステロイド治療が行われた結果，ニューモシスチス肺炎を発症してしまった患者をいまだに見かける．

4. 十分な効果が得られないとき
- 表3（p.343）を参照．

≡ メトロニダゾール

処方前 Check List
- アレルギーがないこと
- 腎機能
- 併用薬リスト

処方後 Check List
- 服用直後のⅠ型アレルギー症状
- 皮疹
- 悪心・嘔吐
- 神経症状

1. 作用機序
- DNA障害といわれているが，不明な部分も多い．

2. ストロングポイントおよびウイークポイント
(1) ストロングポイント
- バイオアベイラビリティが高く，組織移行性も良好である．
- 偏性嫌気性菌と原虫に活性を有する．

(2) ウイークポイント
- 小児や妊婦では避けたほうがよい．
- 長期使用で，めまいやしびれなどが起こる．
- ジスルフィラム作用（嫌酒作用）がある．

3. 類似薬の使い分け

- メトロニダゾールは，嫌気性菌感染症および原虫感染症に用いられる。膿瘍など，一般細菌と嫌気性菌の複数菌が原因となっている場合の治療において，嫌気性菌に活性を有しない抗菌薬と併用されることが多い。
- メトロニダゾールは，偽膜性腸炎などのクロストリジウム・ディフィシル感染症治療の第一選択薬でもある。

4. 十分な効果が得られないとき

- 表3（p.343）を参照。

≡ オキサゾリジノン系：リネゾリド

処方 前 Check List
- アレルギー
- 併用薬リスト

処方 後 Check List
- 服用直後のⅠ型アレルギー症状
- 皮疹
- 下痢
- 血算

1. 作用機序

- 細菌の50Sリボソームに結合し，蛋白合成を阻害することで増殖を抑制する。一般的には静菌的に働く。

2. ストロングポイントおよびウイークポイント

(1) ストロングポイント
- MRSAを含むグラム陽性菌に広く活性をもつ。
- アレルギーが比較的少ない。
- 腎障害時にも用量調整が不要である。

(2) ウイークポイント
- 高価である。
- 長期使用時に血小板減少が起こりやすい。
- 薬物相互作用が問題となりやすいため，併用薬を必ずチェックすること。

3. 類似薬の使い分け
- 本薬は，MRSA感染症をやむをえず外来で治療する場合の選択肢の一つである。

4. 十分な効果が得られないとき
- 表3（p.343）を参照。

参考文献
1) Fleming-Dutra KE, et al：Prevalence of Inappropriate Antibiotic Prescriptions Among US Ambulatory Care Visits, 2010-2011. JAMA, 315：1864-1873, 2016
2) 菊池賢，橋本正良・監：日本語版サンフォード感染症治療ガイド2016（第46版）．ライフサイエンス出版，2016
3) 矢野晴美・監訳：やさしい抗菌薬（原著第3版）．シナジー，2016
4) Jissa Maria Cyriac, Emmanuel James：Switch over from intravenous to oral therapy：A concise overview. J Pharmacol Pharmacother, 5：83-87, 2014
5) 笹原鉄平：13．感染症．第1章 よくある疾患に対する薬の使い分け，月刊薬事，59（2）：120-127, 2017
6) 笹原鉄平：Q25 抗菌薬治療の効果判定はどのようにすればよいですか？．抗菌薬について内心疑問に思っていることQ&A（大曲貴夫・編），羊土社，174-180, 2009

第5章 Common disease の治療戦略と薬の使い分け

primary care 13 感染症
インフルエンザ

インフルエンザ治療薬リスト

＞ ノイラミニダーゼ阻害薬

成分名（主な商品名）	代謝・排泄，投薬に関する情報・観察など
ザナミビル （リレンザ 吸入）	授乳婦 授乳回避，観察 口腔咽頭浮腫，精神神経症状，気管支攣縮
ラニナミビル （イナビル 吸入）	授乳婦 授乳回避，観察 精神神経症状，気管支攣縮
オセルタミビル （タミフル カ シロップ用）	授乳婦 授乳回避，観察 精神神経症状，血圧，呼吸状態，顔色，ALT・AST・Bil，皮膚症状，腎機能，白血球，血小板，便
ペラミビル （ラピアクタ 注）	排泄 主に尿中，授乳婦 授乳回避，観察 精神神経症状，肝機能，腎機能，白血球，好中球

治療戦略

>> 治療方針

1. はじめに
- 健常人において，インフルエンザは自然に軽快する疾患であるため，必ずしも抗ウイルス薬を使用する必要はないが，抗ウイルス薬が必須であると誤解されている風潮があり，日本では使われ過ぎの懸念がある。近年，静注薬も使用可能となり，健常人に対し外来で静注薬を頻用する医師を散見する。インフルエンザの確実な診断と抗ウイルス薬の適正使用を心がけるべきである。
- 一方で高リスク患者には，抗ウイルス薬投与によって肺炎の合併や，入院のリスクを減らす効果が期待されるので，合併症のリスクがある患者には発症早期に抗ウイルス薬を使用する。

2. 臨床症状と経過
- インフルエンザはA型・B型のインフルエンザウイルスが原因となる急性呼吸器感染症で，主に冬季に集団感染を引き起こす。
- 1〜4日（平均2日）の潜伏期間の後に，突然の発熱，頭痛，筋肉痛，不快感などの全身症状で発症する。そして，乾性咳嗽，咽頭痛，鼻漏などの上気道症状を伴う。
- 1〜2病日に症状がピークとなり，3〜4病日から解熱傾向がみられ，発症から1週間程度で軽快する。
- 高齢者は典型的な症状を出しにくいことが知られており，食欲不振，不快感，脱力感，幻暈などを訴えることもある。
- 発熱は通常37.8〜40℃程度で，小児はより高温になる。また小児の10〜20％に嘔吐や下痢などの消化器症状を伴う[1]。
- 高リスク患者では，インフルエンザが死亡率の上昇に関係している[2]。

3. ウイルスの排出期間
- 健常な成人は，発症する24〜48時間前からウイルスを排出している。ただし症状があるときに比べて，ウイルスの排出量は少ない[3]。
- ウイルスの排出量は，発症して半日〜1日の間に急速に増加し，2日目をピークにその後急激に減少する。ウイルスの排出期間は平均4.8日で，発

355

症から6〜7日経過するとほとんど排出しなくなる。なかには10日以上排出する例もある[4]。
- 小児や高齢者，慢性疾患がある人，免疫不全の人は，より長期間ウイルスを排出することがわかっている[2]。
- 無症状でもウイルスを排出している場合がある。RT-PCRで陽性者のうち14％は無症状であったという報告があるが，それらは有症状者よりもウイルス排出量は少なかった[5]。

4. 合併症
- 副鼻腔炎や肺炎が，最も多くみられる合併症である。
- 筋炎や横紋筋融解症，脳炎をはじめとする中枢神経障害なども知られる。

5. 診 断
- インフルエンザがアウトブレイク（限られた範囲において流行）しているときは，臨床症状だけで高率に診断できる。
- 治療などマネジメントに影響があると思われる場合は検査を行う。また免疫不全患者や入院患者が急に発熱した場合などについても検査を行う。
- 流行がピークのときにコミュニティで発症者が出た場合は，インフルエンザに特徴的な症状があるほかの患者において検査の必要はなく，インフルエンザと診断できる。また，咽頭後壁におけるリンパ濾胞の有無も診断の助けとなる。
- 検査方法は，RT-PCRが感度・特異度とも優れているが，実際の診療で用いることはほとんどない。
- 迅速抗原検査が使用しやすく，多くの臨床現場で用いられているが，感度が低いことが問題である。159件のメタアナリシスによると感度は62.3％（95％信頼区間57.9〜66.6％）で，特異度が98.2％（95％信頼区間97.5〜98.7％）であった。また，成人に比べて小児で感度が高く（53.9％対66.6％），A型がB型より高かった（64.6％対52.2％）[6]。

6. 治 療
- 代表的なノイラミニダーゼ阻害薬であるオセルタミビルは，健常人においてプラセボと比べて有症状期間を平均1日前後短縮するが，入院や肺炎など重篤な合併症を減らさないとするコクランレビュー[7]がある。一方，肺炎や入院を減少させるとするメタアナリシス[8]も存在するため，健常人に抗ウイルス薬を処方すべきかについては議論の余地がある。

表1 インフルエンザ合併症発症の高リスク患者

- 5歳未満の小児（特に2歳未満）
- 65歳以上の高齢者
- 慢性肺疾患（気管支喘息含む），慢性心血管疾患（高血圧症のみは除く），慢性腎疾患，慢性肝疾患，慢性血液疾患，代謝性疾患（糖尿病など），神経疾患・神経発達障害がある者
- 薬物またはHIV感染症などにより免疫抑制状態にある者
- 妊婦，産褥婦（分娩後2週間以内）
- 18歳以下で長期にアスピリン内服中の者
- 病的肥満者（BMI 40以上）
- ナーシングホームやその他長期療養施設入所者

〔MMWR Recommendations and reports. 60：1-24, 2011 より引用〕

>> 合併症や患者背景に応じたアプローチ

- インフルエンザに罹患すると，肺炎などの重症合併症や基礎疾患が増悪する可能性が高い高リスクの患者（表1）には，抗ウイルス薬を処方する。また，それらの集団においては予防投与も考慮される。ただし，予防の基本はワクチン接種であることを忘れてはいけない。
- 小児の発熱にはアセトアミノフェンを処方する。NSAIDsは，インフルエンザ脳症を引き起こす可能性がある。

>> フォローアップのポイント

- 抗ウイルス薬を服用することにより，自然経過に比べ1日程度有熱期間が短縮する。しかし，ウイルスを排出する期間は変わらないため，解熱しても引き続き感染対策に注意する必要がある。
- 学校保健法では，発症から5日を超え，かつ解熱後2日経過したら登校可能とされている。就業についてはその限りではないが，これが基準となる。

>> マイナートラブルへの対応

- 抗ウイルス薬を内服すると，嘔気や嘔吐，精神症状，腎機能障害などの有害作用が現れることがある。

>> こんなときは専門医に相談を

- 意識障害や異常言動，痙攣などがあればインフルエンザ脳症を疑う。

薬の選び方・使い方

ノイラミニダーゼ阻害薬

処方 前 Check List

- 吸入薬（ザナミビル，ラニナミビル）は，気管支攣縮の可能性があるので，気管支喘息や慢性閉塞性肺疾患の患者に使用するときは注意を要する。
- また，乳糖を含んでいるため牛乳アレルギーを確認する。
- オセルタミビル，ペラミビルは腎機能障害の程度を確認する。

- ザナミビル（リレンザ®）：気管支喘息・慢性閉塞性肺疾患，牛乳アレルギー
- ラニナミビル（イナビル®）：気管支喘息・慢性閉塞性肺疾患，牛乳アレルギー
- オセルタミビル（タミフル®）：腎機能障害
- ペラミビル（ラピアクタ®）：腎機能障害，心負荷

処方 後 Check List

- ザナミビル（リレンザ®）：異常行動，気管支攣縮
- ラニナミビル（イナビル®）：異常行動，気管支攣縮
- オセルタミビル（タミフル®）：異常行動，白血球減少，肝機能障害・黄疸，急性腎不全
- ペラミビル（ラピアクタ®）：異常行動，白血球減少，肝機能障害・黄疸，急性腎不全

1. 抗インフルエンザ薬の概要
- A型ウイルスに対して有効なM2蛋白阻害薬のアマンタジン（シンメトレル®）とA型とB型の両ウイルスに有効なノイラミニダーゼ阻害薬，RNAポリメラーゼ阻害薬のファビピラビル（アビガン®）がある。
- アマンタジンは中枢神経系の有害反応があるうえ，A型ウイルスの耐性が進み，臨床現場で処方されることがほとんどなくなった。
- ファビピラビルは，インフルエンザ以外にもエボラウイルスや重症熱性血小板減少症候群（SFTS）ウイルスなどに効果があるとされているが，新型インフルエンザをはじめとするノイラミニダーゼ阻害薬が無効なインフルエンザウイルスが発生したときに厚生労働大臣の要請で製造・販売を行うため，現状では一般向けに販売ができない状態である。
- 本項では，ノイラミニダーゼ阻害薬について概説する。

2. 作用機序
- インフルエンザウイルスは，細胞内に侵入し複製された後に，細胞外へ遊離される。その遊離過程においてノイラミニダーゼが重要な働きをしており，ノイラミニダーゼ阻害薬を使用することでウイルスが細胞外へ遊離されるのを防ぐことができる。
- インフルエンザウイルスを不活性化するわけではなく，増殖を抑える作用であるため，ウイルスがすでに増殖した後では薬の効果は乏しく，発症早期に使用することが必要である。

3. ストロングポイントおよびウイークポイント
(1) ストロングポイント
- 耐性株があまり認められていない。

(2) ウイークポイント
- 有熱期間が1日程度短縮する効果しかないため，有害反応とのバランスを考慮すると，健常人においては積極的に処方する意義が乏しい。

4. 類似薬の使い分け
- いずれもA型・B型の両ウイルスに効果がある。
- 発症後できるだけ早く（48時間以内）使用する。ペラミビル（ラピアクタ®）は，合併症などにより重症化するおそれのある場合に，連日反復投与ができる。

- ザナミビル（リレンザ®）は5日間の吸入，ラニナミビル（イナビル®）は単回の吸入，オセルタミビル（タミフル®）は5日間の内服，ペラミビルは単回の点滴静注で投与する（表2）。
- 予防薬の承認を受けているのは，ザナミビル，ラニナミビル，オセルタミビルであるが，保険適応ではない。

(1) ザナミビル：zanamivir（リレンザ®）
- 肺に13.2%，気管支に1.2%，口腔・咽頭に77.6%が沈着する。
- 吸入されたザナミビルの10%程度は肺あるいは腸から吸収されて血中に移行し，尿から排泄される。中枢神経系への移行はない。
- オセルタミビルと臨床効果はほぼ同等である。併用することにより効果が減弱したとの報告があるので，併用は避ける。
- 肺炎を併発した重症患者では使用を控える。

(2) ラニナミビル：laninamivir（イナビル®）
- 日本で開発された長時間作用型の吸入薬で2010年に承認された。
- ラニナミビルはプロドラッグで，吸入後に呼吸器細胞に吸収され細胞内で活性物質となり，徐々に気道に排出されるので長時間作用する。
- 治療初日1回の吸入で，オセルタミビル5日間投与と同等の治療効果が報告されている。
- 肺炎を併発した重症患者では使用を控える。
- 治療初日の1回の吸入から10日以降の予防効果は確認されていない。

(3) オセルタミビル：oseltamivir（タミフル®）
- プロドラッグであり，体内に吸収されると肝臓で活性代謝物となり，70%程度が尿中から排泄される。高度の腎障害患者では減量が必要である。
- 因果関係は不明だが（後述），服用後の異常行動に注意し，未成年者は発症から2日間1人にしない。原則として10代には処方しない。
- ドライシロップは吸湿性があるため，開封後は密栓し10℃以下で保存する。
- 悪心・嘔吐，下痢などの有害反応は，食物とともに内服すると軽減される。

(4) ペラミビル：peramivir（ラピアクタ®）
- 2010年に静注用のノイラミニダーゼ阻害薬として承認された。
- ウイルスのノイラミニダーゼ活性化部位に付着してほとんど解離しない

表2 ノイラミニダーゼ阻害薬の使用方法

ノイラミニダーゼ阻害薬の種類(商品名)		用法
ザナミビル (リレンザ)	治療	成人・小児(5歳以上):1回2吸入,1日2回,5日間
	予防	成人・小児:1回2吸入,1日1回,10日間
ラニナミビル (イナビル)	治療	10歳以上:2容器で計4吸入を1回のみ 10歳未満:1容器で計2吸入を1回のみ
	予防	10歳以上:1容器で計2吸入を1日1回,2日間 　　　　　あるいは2容器で計4吸入を1回のみ 10歳未満:1容器で計2吸入を1回のみ
オセルタミビル (タミフル)	治療	成人(または体重37.5kg以上の小児): 　1カプセル(75mg)1日2回,5日間 10<Ccr≦30:1回1カプセルを1日1回,5日間 1歳以上の幼小児(体重37.5kg未満): 　1回2mg/kg(最大75mg)を1日2回,5日間
	予防	成人:1カプセル(75mg) 1日1回,7〜10日間 10<Ccr≦30:1カプセル 隔日1回,7〜10日間 小児(体重37.5kg以上):1カプセル 1日1回,10日間 1歳以上の幼小児(体重37.5kg未満): 　1回2mg/kg(最大75mg)を1日1回,10日間
ペラミビル (ラピアクタ)	治療	15分以上かけて点滴静注300mgを単回 　(重症化のおそれ600mg) 　症状に応じ連日投与 30≦Ccr<50:100mg(重症化のおそれ200mg) 10≦Ccr<30:50mg(重症化のおそれ100mg) 小児:10mg/kg単回(最大1回600mgまで) 　症状に応じ連日投与

ため,長時間作用する。
- 治療は,点滴静注を1回だけ行う。
- 高齢者で内服も吸入もできない患者などに用いるが,嘔吐や下痢を伴う患者などに対し外来でも使用できる。

- あくまでも静注で投与できる剤形が特徴であり，ほかのノイラミニダーゼ阻害薬で治療後に重症化した場合の治療薬ではない。
- 有効性はオセルタミビルと同等である。
- 腎機能に合わせて，投与量の調節が必要である。
- 有害反応として，好中球減少の報告がある。
- 静注後24時間後には血中からほとんど検出されなくなるので，予防的な効果は期待できない。
- 本薬の乱用は避けるべきである。処方する医師は，抗ウイルス薬の必要性，周囲への感染リスク，耐性を誘導するリスク，医療費の問題，繁忙期のスタッフへの負担などを総合的に判断する必要がある。

5. 十分な効果が得られないとき
- 自然経過と合わない場合は，注意深く診察し合併症の有無に注意する。

6. ノイラミニダーゼ阻害薬と異常行動
- 2007年3月にオセルタミビル投与後の異常行動が問題となり，厚生労働省は10代のインフルエンザ患者に対してオセルタミビル使用を事実上禁止した。
- オセルタミビルが脳へ移行し脳内細胞のノイラミニダーゼに作用し，異常行動を引き起こすと推測されていた。しかし，中枢神経系への薬物移行がほとんどないザナミビルやラニナミビル使用者においても，飛び降り事故などの異常行動が起きている。
- インフルエンザと診断された18歳未満の約1万人を対象にした大規模疫学調査（廣田班）では，軽度の異常行動の発生率がオセルタミビル服用群で10％，服用しない群で22％であった。
- 異常行動や転落事故は，インフルエンザウイルス感染症自体により引き起こされている可能性が高いので，ノイラミニダーゼ阻害薬投与の有無にかかわらず，小児インフルエンザ患者では発症後48時間は異常行動の発現について保護者の監視が必要である。

参考文献

1) Bennett JE, et al (Eds)：Principles and Practice of Infectious Diseases, 8th ed. Elsevier Saunders, 2015
2) Memoli MJ, et al：The natural history of influenza infection in the severely immunocompromised vs nonimmunocompromised hosts. Clin Infect Dis, 58 (2)：214-224, 2014
3) World Health Organization Writing Group, et al：Non-pharmaceutical interventions for pandemic influenza, international measures. Emerg Infect Dis, 12 (1)：81-87, 2006
4) Carrat F, et al：Time lines of infection and disease in human influenza: a review of volunteer challenge studies. Am J Epidemiol, 167 (7)：775-785, 2008
5) Lau LL, et al：Viral shedding and clinical illness in naturally acquired influenza virus infections. J Infect Dis, 201 (10)：1509-1516, 2010
6) Chartrand C, et al：Accuracy of rapid influenza diagnostic tests: a meta-analysis. Ann Intern Med, 156 (7)：500-511, 2012
7) Tom Jefferson, et al：Neuraminidase inhibitors for preventing and treating influenza in healthy adults and children. Cochrane Database Syst Rev, CD008965, 2014
8) Joanna Dobson, et al：Oseltamivir treatment for influenza in adults: a meta-analysis of randomised controlled trials. Lancet, 385：1729-1737, 2015

第5章 Common diseaseの治療戦略と薬の使い分け

primary care 14 感染症
単純疱疹，帯状疱疹

単純疱疹，帯状疱疹 治療薬リスト

▶ 抗ヘルペス薬

成分名（主な商品名）	代謝・排泄，投薬に関する情報・観察など
アシクロビル （ゾビラックス，アストリック）	排泄 主に腎，授乳婦（内服・注射）授乳回避，観察 体温，白血球，顆粒球，血小板，皮膚症状，呼吸状態，意識障害，精神神経症状，Cr，尿量，肝機能，Bil，アミラーゼ
バラシクロビル （バルトレックス）	排泄 主に腎，観察 体温，白血球，顆粒球，血小板，皮膚症状，呼吸状態，意識障害，精神神経症
ファムシクロビル （ファムビル）	排泄 主に腎，授乳婦 授乳回避，観察 精神神経症状，皮膚症状，呼吸状態，意識障害，血小板，Cr，アミラーゼ，肝機能，Bil
ビダラビン （アラセナ-A）	排泄 ［注射用］主に腎，授乳婦 ［注射用］授乳回避，観察 精神神経症状，赤血球，白血球，血小板，Hb，血圧，脈拍，肝機能，腎機能

治療戦略

単純疱疹（ヘルペス性歯肉口内炎，口唇ヘルペス）

- 単純疱疹は，単純ヘルペスウイルス（herpes simplex virus；HSV）により皮膚や粘膜に水疱を形成する感染症である。
- HSVは1型，2型に分けられ，1型は主に頭頸部や前胸部，2型は腰部以下に関与する。
- HSVの初感染による疾病以外に，感染後長期間神経に潜伏し，宿主の免疫低下などで再活性化され，繰り返し発症することが特徴である。

>> 治療方針

1. ヘルペス性歯肉口内炎
- 乳幼児に発症し，HSV1型の初感染によることが多い。
- 発熱，咽頭痛の後，口腔粘膜，舌，口唇に痛みを伴った小水疱やびらんが多発し，2週間程度で自然治癒する。
- 抗ウイルス薬の内服は，発症早期に開始すると効果が高い。
- アシクロビル（ゾビラックス®）は，発症から72時間以内に開始し1週間内服した二重盲検プラセボ試験において，発熱，粘膜病変，嚥下痛の期間を減少させた[1]。
- バラシクロビル（バルトレックス®）とファムシクロビル（ファムビル®）での臨床試験はないが，効果は同等と考えられている。

2. 口唇ヘルペス
- 最もよく知られたHSVの回帰感染像である。HSV1型によるものが多い。
- 口唇や口周囲などに軽度の掻痒や違和感が出現した後に浮腫性紅斑が生じ，同部位に小水疱が集簇する。水疱は潰瘍，痂皮へと進展し，5～10日程度で治癒する。
- 症状が軽く，治療を必要としないことも多い。
- 外用薬の使用で，病変や痛みが持続する期間を短縮することができる[2]。
- アシクロビル，バラシクロビル，ファムシクロビルの内服は，いずれもプラセボと比較して有病期間の短縮効果があった[3-5]。
- 抗ウイルス薬を直接比較した試験はない。

>> 合併症や患者背景に応じたアプローチ

- 再発抑制療法は，再発により重篤な合併症（多形紅斑，疱疹状湿疹，無菌性髄膜炎）を生じる患者などが適応となる。

>> こんなときは専門医に相談を

- 眼病変（角膜炎，急性網膜壊死），神経病変（脳炎，髄膜炎），肝炎，呼吸器感染症（喉頭蓋炎）などの合併症があれば，専門医に相談する。

帯状疱疹

- 小児期に水痘・帯状疱疹ウイルス（varicella-zoster virus；VZV）に感染するとまず水痘を生じ，その後脊髄知覚神経節に潜伏する。VZVは宿主の高齢化や免疫不全などにより再活性化され，回帰感染像として神経支配領域に帯状疱疹を生じる。
- 片側の一定神経領域に，神経痛様疼痛と多数の紅暈を有する小水疱が帯状に出現する。
- 免疫が正常な患者では，水疱は7～10日で痂皮化し始める。発症から1週間経過しても新たな水疱が出現している場合は，免疫不全を疑う。
- 顔面の三叉神経第一枝領域では外眼筋麻痺，耳介や外耳道では顔面神経麻痺（Ramsay-Hunt症候群）や内耳神経障害が合併しやすい。
- 皮膚病変が治癒した後に疼痛が残る帯状疱疹後神経痛（post-herpetic neuralgia；PHN）になることがある。

>> 治療方針

- 抗ウイルス薬を使用することにより，皮膚病変の治癒の促進，神経炎の期間の短縮や痛みの軽減，新たな水疱形成の抑制などができる[6,7]。
- 発症から72時間以内に治療を開始するべきである。
- アシクロビル（ゾビラックス®），バラシクロビル（バルトレックス®），ファムシクロビル（ファムビル®）のいずれかを内服をする。
- 抗ウイルス薬により，PHNのリスクを減少できるかどうかはよくわかっていない。

>> 合併症や患者背景に応じたアプローチ

- 免疫不全患者に播種性病変が認められる場合は，入院にてアシクロビルやビダラビン（アラセナ-A）の点滴静注を行う．
- 高齢者ほどPHNを生じやすいため，ワクチン接種が効果的である．

>> フォローアップのポイント

- 皮膚のびらんに細菌感染を生じることがある．
- 脳炎や髄膜炎などの神経症状にも注意する．

>> こんなときは専門医に相談を

- 眼の周囲に病変がある場合は眼科に，耳介にあれば耳鼻科に速やかに紹介する．
- PHNは難治性のことが多いため，皮膚科や麻酔科など診療経験が豊富な医師へ紹介する．

薬の選び方・使い方

抗ヘルペスウイルス薬

処方前 Check List

- アシクロビル（ゾビラックス®）：腎機能，肝機能
  - 併用薬：プロベネシド・シメチジンで排泄抑制
    セルセプト（両薬の血中濃度上昇）
    テオフィリンの血中濃度上昇
- バラシクロビル（バルトレックス®）：アシクロビルと同様
- ファムシクロビル（ファムビル®）：腎機能
  - 併用薬：プロベネシドで排泄抑制
- ビダラビン（アラセナ-A）：腎機能，膠原病（有害反応が起きやすい）
  - 併用薬：アロプリノール・フェブキソスタットで排泄障害
- 他剤と混注しない（結晶の析出）

処方後 Check List

- アシクロビル（ゾビラックス®）：授乳は避ける，急性腎不全，意識障害
- バラシクロビル（バルトレックス®）：水分を十分補給する（尿に結晶が析出），意識障害
- ファムシクロビル（ファムビル®）：授乳を避ける，意識障害
- ビダラビン（アラセナ-A）：骨髄抑制

1．作用機序

- アシクロビルは，ウイルスに感染した細胞内でリン酸化されると，ウイルスのデオキシグアノシン三リン酸と構造が似通っているためウイルスに取り込まれ細胞増殖を抑制する。ビダラビンが細胞の増殖を抑制する機序はアシクロビルと同様だが，すべての細胞内でリン酸化される。
- バラシクロビルはアシクロビルの，ファムシクロビルはペンシクロビル（国外では外用薬として発売されている）のプロドラッグである。
- プロドラッグであるバラシクロビルとファムシクロビルは，アシクロビル

に比べてバイオアベイラビリティがよい。

2. ストロングポイントおよびウイークポイント

(1) ストロングポイント
- 細胞内でリン酸化され活性となるため，正常細胞への毒性は低い。

(2) ウイークポイント
- ウイルスを不活化する作用はないため，発症早期(5日以内)に使用する必要がある。
- 高価である。

3. 類似薬の使い分け
- 単純疱疹，帯状疱疹に対する抗ウイルス内服薬の使用方法を表1，表2に示す。
- アシクロビルは低いバイオアベイラビリティと服用回数が多いことから，バラシクロビルとファムシクロビルに取って代わられている。

表1 単純疱疹に対する抗ウイルス内服薬の使用方法

薬物名(商品名)	用　法
アシクロビル (ゾビラックス)	1回1錠(200mg)，1日5回，5日間 Ccr＜10：1日2回 小児：1回20mg/kg(最大200mg)を1日4回
バラシクロビル (バルトレックス)	成人，小児(体重40kg以上)： 　1回1錠(500mg)，1日2回，12時間ごと Ccr＜30：1日1回，24時間ごと 小児(体重10kg以上)：1回25mg/kg(最大500mg)，1日2回 小児(体重10kg未満)：1回25mg/kg(最大500mg)，1日3回
ファムシクロビル (ファムビル)	1回1錠(250mg)，1日3回，5日間 20≦Ccr＜40：1日2回 　　Ccr＜20：1日1回

表2　帯状疱疹に対する抗ウイルス内服薬の使用方法

薬物名（商品名）	用　法
アシクロビル （ゾビラックス）	1回4錠（200 mg×4）あるいは2錠（400 mg×2），1日5回， 　7日投与し無効のときは中止 10≦Ccr≦25：1日3回 　　Ccr＜10：1日2回 小児：1回20 mg/kg（最大800 mg）を1日4回
バラシクロビル （バルトレックス）	成人，小児（体重40 kg以上）：1回2錠（500 mg×2），1日3回， 　7日投与し無効のときは中止 30≦Ccr＜50：1回2錠，1日2回，12時間ごと 10≦Ccr＜30：1回2錠，1日1回，24時間ごと 　　Ccr＜10：1回1錠，1日1回，24時間ごと 小児：1回25 mg/kg（最大1,000 mg），1日3回
ファムシクロビル （ファムビル）	1回2錠（250 mg×2），1日3回，7日間 40≦Ccr＜60：1回2錠，1日2回 20≦Ccr＜40：1回2錠，1日1回 　　Ccr＜20：1回1錠，1日1回

(1) アシクロビル：aciclovir（ゾビラックス®）
- 外用薬（軟膏とクリーム）がある。
- 中等度から重度の腎機能障害に対して，投与量の調節が必要である。

(2) バラシクロビル：valaciclovir（バルトレックス®）
- 吸収が向上し，1日3回の内服でよい。
- 本薬は肝臓で代謝されるが，代謝物のアシクロビルは腎排泄である。
- 腎障害がある患者では特に，精神神経系の有害反応に注意する。

(3) ファムシクロビル：famciclovir（ファムビル®）
- バイオアベイラビリティがほかの2剤よりもよく，剤形も小さい。

(4) ビダラビン：vidarabine（アラセナ-A）
- 外用薬と注射薬があるが，内服薬はない。

4. 十分な効果が得られないとき
■ 自然経過と合わない場合は，免疫不全を疑う。

参考文献

1) Amir J, et al：Treatment of herpes simplex gingivostomatitis with aciclovir in children：a randomised double blind placebo controlled study. BMJ, 314 (7097)：1800-1803, 1997
2) Spruance SL, et al：Penciclovir cream for the treatment of herpes simplex labialis. A randomized, multicenter, double-blind, placebo-controlled trial. JAMA, 277 (17)：1374-1379, 1997
3) Spruance SL, et al：Treatment of recurrent herpes simplex labialis with oral acyclovir. J Infect Dis, 161 (2)：185-190, 1990
4) Spruance SL, et al：High-dose, short-duration, early valacyclovir therapy for episodic treatment of cold sores：results of two randomized, placebo-controlled, multicenter studies. Antimicrob Agents Chemother, 47 (3)：1072-1080, 2003
5) Spruance SL, et al：Single-dose, patient-initiated famciclovir：a randomized, double-blind, placebo-controlled trial for episodic treatment of herpes labialis. J Am Acad Dermatol, 55 (1)：47-53, 2006
6) Gnann JW Jr, et al：Clinical practice. Herpes zoster. N Engl J Med, 347 (5)：340-346, 2002
7) Dworkin RH, et al：Recommendations for the management of herpes zoster. Clin Infect Dis, 44 (Suppl. 1)：S1-26, 2007

第5章 Common disease の治療戦略と薬の使い分け

primary care 15 骨・関節疾患
骨粗鬆症

骨粗鬆症治療薬リスト

▶ ビスホスホネート製剤：経口剤

成分名（主な商品名）	代謝・排泄，投薬に関する情報・観察など
アレンドロン酸（フォサマック，ボナロン）	授乳婦 授乳回避
リセドロン酸（アクトネル，ベネット）	妊婦 投与禁忌，授乳婦 授乳中止
イバンドロン酸（ボンビバ）	妊婦 投与禁忌，授乳婦 授乳中止
ミノドロン酸（ボノテオ，リカルボン）	妊婦 投与禁忌，授乳婦 授乳中止

▶ ビスホスホネート製剤：静注製剤

成分名（主な商品名）	代謝・排泄，投薬に関する情報・観察など
アレンドロン酸（ボナロン）	授乳婦 授乳回避
イバンドロン酸（ボンビバ）	妊婦 投与禁忌，授乳婦 授乳中止
ゾレドロン酸（リクラスト）	妊婦 投与禁忌，授乳婦 授乳中止

▶ ヒト型抗RANKLモノクローナル抗体

成分名（主な商品名）	代謝・排泄，投薬に関する情報・観察など
デノスマブ（ランマーク，プラリア）	妊婦 投与禁忌，妊娠する可能性：避妊を指導，授乳婦 授乳中止

選択的エストロゲン受容体モジュレーター（SERM）

成分名（主な商品名）	代謝・排泄，投薬に関する情報・観察など
ラロキシフェン （エビスタ）	妊婦 投与禁忌，授乳婦 投与禁忌
バゼドキシフェン （ビビアント）	排泄 主に糞中（外国），妊婦 投与禁忌，授乳婦 投与禁忌

副甲状腺ホルモン製剤

成分名（主な商品名）	代謝・排泄，投薬に関する情報・観察など
テリパラチド（遺伝子組換え） （フォルテオ）	妊婦 投与禁忌．妊娠する可能性：投与期間中は避妊を指導，授乳婦 投与禁忌，小児 小児等・若年者で骨端線が閉じていない患者：投与禁忌，観察 Ca値
テリパラチド （テリボン）	妊婦 投与禁忌．妊娠する可能性：投与期間中は避妊を指導，小児 小児等・若年者で骨端線が閉じていない：投与禁忌

活性型ビタミンD_3製剤

成分名（主な商品名）	代謝・排泄，投薬に関する情報・観察など
アルファカルシドール （アルファロール，ワンアルファ）	授乳婦 授乳回避，観察 高Ca血症
エルデカルシトール （エディロール）	妊婦 投与禁忌．妊娠する可能性：投与中は避妊させる，授乳婦 投与禁忌，観察 高Ca血症
カルシトリオール （ロカルトロール）	授乳婦 授乳回避，観察 血中・尿中Ca管理

治療戦略

>> 治療方針

1. 治療の目的

- 骨粗鬆症治療の目的は骨折の予防である。その目的を達成するためには，正しく診断された患者に，骨折抑制効果の確かな薬物を適切に用いることが重要である。骨折予防が必要とされるのは，50歳以上の男女，とりわけ高齢者で骨折リスクの高い患者である。
- 窒素含有ビスホスホネート製剤の代表であるアレンドロン酸登場以降に承認された骨粗鬆症治療薬は，すべて骨折抑制効果が実証されたものである。また，ほとんどの薬物では，プラセボを対照とした2〜3年間の二重盲検無作為割付臨床試験の結果で骨折抑制効果が確認されている。しかしながら，作用機序や薬剤特性はそれぞれ異なっており，個々の患者に適した薬剤を選択することが大切である。
- 骨折抑制効果は短期間の治療で得られるものではなく，少なくとも1年以上の確実な治療継続が必要とされる。とりわけ大腿骨近位部骨折の予防には，長期にわたる治療継続が求められる。したがって，薬剤の特性としては，その無作為割付臨床試験の結果で実証された骨折抑制効果（efficacy）とともに，個々の患者にとっての継続可能性を含めた実効性（effectiveness）を考慮することが大切である。

2. 診断および検査のポイント

- 原発性骨粗鬆症の診断は，2012年度に公表された診断基準（表1）に従うことが一般的である[1]。その概要は以下の3点に要約される。

  > ①続発性骨粗鬆症の鑑別
  >   病歴，併存症の治療薬，血算・血液生化学検査などから，続発性骨粗鬆症の可能性を可能な限り除外する。
  > ②既存脆弱性骨折の積極的確認
  >   骨粗鬆症性骨折は大腿骨近位部，胸腰椎，橈骨遠位部，上腕骨近位部，肋骨など特定の部位に好発する。胸腰椎の圧迫骨折は単純X線像でその有無を確認し，それ以外は問診で確認する。

表1　原発性骨粗鬆症の診断基準（2012年度改訂版）

低骨量をきたす骨粗鬆症以外の疾患または続発性骨粗鬆症を認めず，骨評価の結果が下記の条件を満たす場合，原発性骨粗鬆症と診断する。
Ⅰ．脆弱性骨折[注1]あり 　1．椎体骨折[注2]または大腿骨近位部骨折あり 　2．その他の脆弱性骨折[注3]があり，骨密度[注4]がYAMの80％未満の場合
Ⅱ．脆弱性骨折なし 　　骨密度[注4]がYAMの70％または－2.5 SD以下の場合

YAM：若年成人平均値（腰椎では20～44歳，大腿骨近位部では20～29歳）

注1) 軽微な外力によって発生した非外傷性骨折：軽微な外力とは，立った姿勢からの転倒か，それ以下の外力をさす。
注2) 形態椎体骨折のうち，3分の2は無症候性であることに留意するとともに，鑑別診断の観点からも脊椎X線像を確認することが望ましい。
注3) その他の脆弱性骨折：軽微な外力によって発生した非外傷性骨折で，骨折部位は肋骨，骨盤（恥骨・坐骨・仙骨を含む），上腕骨近位部，橈骨遠位端，下腿骨。
注4) 骨密度は原則として腰椎または大腿骨近位部骨密度とする。また，複数部位で測定した場合にはより低い％値またはSD値を採用することとする。腰椎においては，L1～L4またはL2～L4を基準値とする。ただし，高齢者において，脊椎変形などのために腰椎骨密度の測定が困難な場合には，大腿骨近位部骨密度とする。大腿骨近位部骨密度には，頸部またはtotal hip (total proximal femur)を用いる。これらの測定が困難な場合は，橈骨，第二中手骨の骨密度とするが，この場合は％のみを使用する。
付記) 骨量減少（骨減少, low bone mass, osteopenia）：骨密度が－2.5 SDより大きく－1.0 SD未満の場合を骨量減少とする。

〔Soen S, et al：J Bone Miner Metab, 31（3）：247-257, 2013／日本骨代謝学会ほか：Osteoporosis Japan, 21（1）：9-21, 2013 より改変〕

③骨密度の評価
　大腿骨近位部もしくは胸腰椎に骨折を認める場合は，骨密度の評価は必須ではなく，骨粗鬆症と診断してよいとされている。それ以外の骨折の場合は，DXA（二重エネルギーX線吸収法）検査により骨密度を正確に評価し，若年成人平均値の80％未満の場合は骨粗鬆症と診断する。既存脆弱性骨折をまったく認めない場合は，骨密度が若年成人平均値の70％以下もしくはTスコアが－2.5以下で骨粗鬆症と診断する。

- 原発性骨粗鬆症では血液や尿の生化学的検査は診断に必須とはされていない。しかしながら，続発性骨粗鬆症の鑑別を目的として，表2に示すようなスクリーニング検査を実施することが望ましい[2]。
- 骨粗鬆症の治療効果の評価の一助として各種の骨代謝マーカーが測定さ

表 2 骨粗鬆症診断時の効果的スクリーニング

Ⅰ. 血液検査
- 血算
正球性貧血	→ 多発性骨髄腫
小球性低色素性貧血	→ 吸収不良症候群，摂食障害など
白血球増加 (好中球増加, 好酸球減少)	→ クッシング症候群，ステロイド薬内服

- 生化学
高カルシウム血症	→ 原発性副甲状腺機能亢進症
低カルシウム血症	→ ビタミンD欠乏症
低リン血症	→ 骨軟化症，ビタミンD欠乏症
高ALP血症	→ 原発性副甲状腺機能亢進症，甲状腺機能亢進症，骨軟化症，骨パジェット病
肝機能異常	→ 肝硬変などの重症肝疾患
低コレステロール血症	→ 甲状腺機能亢進症
高血糖	→ 糖尿病，ステロイド薬内服

- 血清
CRP高値	→ 関節リウマチおよびその他の慢性炎症性疾患

Ⅱ. 尿検査
- 一般尿検査
尿糖	→ 糖尿病
尿蛋白	→ 多発性骨髄腫 (患者によっては陰性)

- 生化学
高カルシウム尿症	→ 原発性副甲状腺機能亢進症など

〔骨粗鬆症の予防と治療ガイドライン作成委員会：骨粗鬆症の予防と治療ガイドライン2015年版，p35より改変〕

れることが多い。原発性骨粗鬆症における骨代謝マーカーは基準値上限の2倍を上回ることは少ない。一方で，続発性骨粗鬆症では骨代謝マーカーの著しい上昇を認めることがまれではない。したがって，骨粗鬆症の診断時あるいは治療開始前に骨代謝マーカー検査を行い，続発性骨粗鬆症の可能性を評価することが望ましい。

3. 治療方針の立て方

- 関連学会による「骨粗鬆症の予防と治療ガイドライン2015年版」(以下，ガイドライン)に，骨粗鬆症に対する薬物治療の開始基準が提案されている[2]。この薬物治療の開始基準の特徴は，骨粗鬆症の診断基準に則して薬物治療を始めることはいうまでもないが，予測される骨折リスクを個々

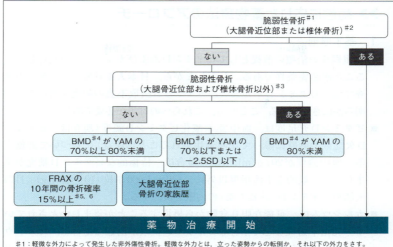

図1 脆弱性骨折予防のための骨粗鬆症薬物治療開始基準
BMD：bone mineral density（骨密度），YAM：young adult mean（若年成人平均値），
FRAX：fracture risk assessment tool (https://www.shef.ac.uk/FRAX/tool.aspx?country=3)

〔骨粗鬆症の予防と治療ガイドライン作成委員会：骨粗鬆症の予防と治療ガイドライン2015年版，p63 より改変〕

の患者で積極的に評価し，骨折リスクが骨粗鬆症と診断された場合と同定度に高いと判断された場合は，診断基準を完全に満たさずとも治療を推奨している点である．具体的には，骨密度が若年成人平均値の80％未満で，今後10年間の骨折リスクが15％以上（あるいは両親のいずれかが大腿骨近位部骨折あり）のいずれかを満たす場合は，薬物療法の開始が勧められるとされている（図1）[2]．

>> 病態に応じた薬物療法のアプローチ

1. 基本原則

- 骨粗鬆症の治療の前提としてビタミンDおよびカルシウムが充足していることが必要条件である。しかしながら，日本人を対象とした多くの調査では，ビタミンD不足およびカルシウム摂取不良の頻度が高いことが明らかにされている[3]ことから，これらへの対策が必要である。
- ビタミンD充足度は，血中25水酸化ビタミンD濃度（現在は，ビタミンD欠乏症の診断に限って保険適用されることに注意）に基づいて評価する。血中濃度が20 ng/mL未満の場合は，積極的なビタミンD補充が望ましい。一般的な生活指導以外に，400〜1,000単位（10〜25 μg）/日の天然型ビタミンD（非処方薬）の内服を検討する。
- カルシウムは，可能な限り食物から摂取することが望ましいとされている。乳糖不耐症などで十分なカルシウム摂取が困難な場合は，カルシウム製剤の投与を検討する。カルシウム製剤として投与する場合は，1回のカルシウム内服量が500 mgを超えないように配慮する。
- 多くの臨床研究から，骨粗鬆症治療においてはアドヒアランスの重要性が指摘されている。アドヒアランスは治療継続率や処方率などで評価される。治験などで実証された骨密度上昇効果や骨折抑制効果を期待するためには，薬剤処方率が80％以上であることが必要とされる。さらに，骨折抑制効果を期待するためには，数年間にわたる継続が必要である。
- 加齢が進むと認知機能が低下したり，身体的な自由度が低下するために，内服の自己管理が困難となったり，介護者の負担が増すために正しく内服されなくなることが懸念されている。このような場合には，医療機関受診時に非経口的に投与される薬剤は，患者による自宅での管理が不要であることから治療効率の改善に貢献する可能性がある。
- 骨粗鬆症治療は長期に及ぶものであり，少なくとも70歳台までに治療を開始した場合には単剤で治療を完結することは難しい。そのため，個々の患者の骨折リスクを評価するとともに，各薬剤の特性をよく理解し，必要に応じて薬剤を切り替えながら治療を継続していくことが求められる（図2）。

2. 閉経後女性

- すべての骨粗鬆症治療薬は，閉経後女性を主な対象とした臨床研究（治験を含む）により，その有効性と安全性が実証されている。ガイドライン

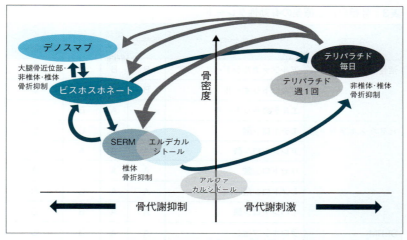

図2 骨密度・骨代謝および骨折に対する各治療薬の効果とその切り替え

では，質の高い臨床研究成績に基づいて，薬物ごとに有効性のグレードを示している（表3）。大規模な無作為化臨床試験において実証された有効性はA評価，サブグループ解析などにより有効性が示唆されるものはB評価，有効性を示唆する臨床試験のないものはC評価となっている。
- 治療薬の効果は，アドヒアランスと継続期間に大きく依存することが明らかにされている。したがって，薬物の作用機序や臨床薬理学的な特徴はいうまでもないが，患者の利便性および継続のしやすさ，経済性などへの配慮が非常に重要である。

3. 男性骨粗鬆症
- 選択的エストロゲン受容体モジュレーター（SERM）は，閉経後女性にのみ処方すべきである。その他の薬物はいずれも男性に関する臨床研究は少ないが，その薬理作用に性差が存在する可能性は乏しい。比較的小規模の臨床研究では，いずれも男性骨粗鬆症に対する有効性と安全性を示唆する成績が得られている。そのため，SERM以外の薬物は，閉経後女性と同様に男性にも用いられる。

4. ステロイド性骨粗鬆症
- 糖質コルチコイド経口投与開始後3カ月以上で，骨折リスクの上昇が認

表3 骨粗鬆症治療薬の有効性グレード

分類	薬物名	骨密度	椎体骨折	非椎体骨折	大腿骨近位部骨折
活性型ビタミンD₃薬	アルファカルシドール	B	B	B	C
	カルシトリオール	B	B	B	C
	エルデカルシトール	A	A	B	C
ビスホスホネート薬	エチドロン酸	A	B	C	C
	アレンドロン酸	A	A	A	A
	リセドロン酸	A	A	A	A
	ミノドロン酸	A	A	C	C
	イバンドロン酸	A	A	B	C
SERM	ラロキシフェン	A	A	B	C
	バゼドキシフェン	A	A	B	C
副甲状腺ホルモン薬	テリパラチド（遺伝子組換え）	A	A	A	C
	テリパラチド酢酸塩	A	A	C	C
抗RANKL抗体薬	デノスマブ	A	A	A	A

A：大規模な無作為割付臨床試験において有効性が実証されているもの，B：サブグループ解析などにより有効性が示唆されるもの，C：有効性を示唆する臨床試験のないもの

〔骨粗鬆症の予防と治療ガイドライン作成委員会：骨粗鬆症の予防と治療ガイドライン2015年版，p158を参考に作成〕

められる．平均投与量がプレドニゾロン換算で5mg/日という比較的少量であっても，骨折リスクを上昇させる．ステロイド性骨粗鬆症は薬剤性の有害反応という位置づけであるため，その予防的治療が必要とされる．

- わが国では2014年に「ステロイド性骨粗鬆症の管理と治療のガイドライン」が公表されており[4]，診療の指針として重要な位置づけにある．本ガイドラインでは，既存骨折，年齢，ステロイド投与量，骨密度の4項目を評価してスコア化する点が特徴である（図3）．
- 薬物療法については，薬剤性の有害反応の予防という観点から，骨折の一次予防についての臨床成績が示されている薬物が，第一選択薬（アレンドロン酸とリセドロン酸）にあげられている（図3）．したがって，今後の臨床研究の進展によっては，さらに第一選択薬が追加される可能性がある．

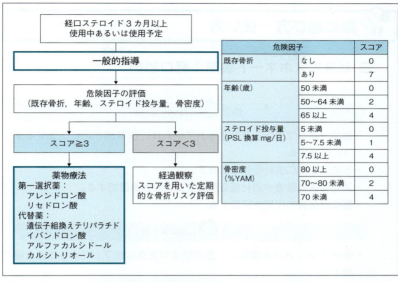

図3 ステロイド性骨粗鬆症の管理と治療のガイドライン（要約）

〔日本骨代謝学会：ステロイド性骨粗鬆症の管理と治療ガイドライン：2014年改訂版, p5, 2014より改変〕

薬の選び方・使い方

ビスホスホネート製剤：経口製剤

処方前 Check List

- 抜歯やインプラントが計画されていれば，投与開始前に済ませるように指導する。
- 治療開始前に歯科受診を勧める。
- 消化管通過障害や消化吸収障害がないことを確認する。
- 腎機能障害の程度を評価する。

処方後 Check List

- 骨代謝マーカーを測定し，処方前より有意に低下していることを確認する。
- 低カルシウム血症に陥っていないことを確認する。

1. 概 要

■ 広く処方されている経口ビスホスホネート製剤は，窒素含有ビスホスホネートであり，アレンドロン酸，リセドロン酸，イバンドロン酸およびミノドロン酸の4種類である。

2. ストロングポイントおよびウイークポイント

(1) ストロングポイント

■ 特にアレンドロン酸とリセドロン酸は，膨大な臨床試験の成績に基づいて有効性が実証されており，骨粗鬆症治療における標準薬とみなされている。一方で，ミノドロン酸は，前臨床試験において骨吸収抑制活性がほかのビスホスホネート製剤に比べて著しく高いという特徴を有する。

■ ミノドロン酸は，日本人の骨粗鬆症患者を対象としたプラセボとの比較試験により，その椎体骨折抑制効果が明らかにされた，唯一のビスホスホネート製剤である。

■ アレンドロン酸とリセドロン酸は海外臨床試験の結果から，閉経後骨粗鬆症患者における椎体・非椎体・大腿骨近位部いずれの骨折に対しても

抑制効果が実証されている（表3, p.380）。
- ビスホスホネート製剤の作用機序は性や年齢に依存しないと考えられることから，男性における臨床試験成績は必ずしも十分ではないものの，骨粗鬆症患者全般に用いることができる薬物とされている。
- 椎体骨折抑制効果は，投与開始後半年から1年くらいで認められる。大腿骨近位部骨折の抑制効果を得るには，少なくとも1年半の継続が必要とされている。

(2) ウイークポイント
- ビスホスホネート製剤の骨折抑制については，5年を超えて継続した場合，6年目以降に得られる効果は必ずしも明確ではないとする意見がある[5]。
- 4〜5年を超えるビスホスホネート製剤の長期投与については，後述する有害事象の懸念もあり，患者ごとに十分に評価をしたうえで判断することが望ましい。専門家からは，数年ごとにその時点での骨折の有無や骨密度，および骨折リスク評価ツールで得られるデータを参考にして，ビスホスホネート製剤継続の是非を検討することが重要であるとする意見が提唱されている[6,7]。
- ビスホスホネート製剤のみならず，強力な骨吸収抑制薬を長期間投与することに伴い，骨代謝の過剰抑制に関連した有害事象として，顎骨壊死症および大腿骨非定型骨折のリスクが生じるとされている。前者は最大0.1％程度，後者は大腿骨近位部骨折の1〜4％程度とされるため，一般的には有害事象による不利益よりも，骨折抑制効果による利益のほうが大きいと考えられる[7]。
- 顎骨壊死症は，感染症である骨髄炎が治癒せずに腐骨が形成される現象であり，管理不良の糖尿病や担がん患者，あるいは口腔内衛生不全などの問題が背景に存在することが大半である点に，留意することが大切である。

ビスホスホネート製剤：静注製剤

処方前 Check List

- 抜歯やインプラントが計画されていれば，投与開始前に済ませるように指導する。
- 治療開始前に歯科受診を勧める。
- 消化管通過障害や消化吸収障害がないことを確認する。
- 腎機能障害の程度を評価する（Ccr 35 mL/分未満ではゾレドロン酸は禁忌）。

処方後 Check List

- 骨代謝マーカーを測定し，処方前より有意に低下していることを確認する。
- 低カルシウム血症に陥っていないことを確認する。

1. 概　要

- アレンドロン酸，イバンドロン酸およびゾレドロン酸の3種類のビスホスホネート製剤が静注薬として使用可能である。

2. ストロングポイントおよびウイークポイント

(1) ストロングポイント

- 静注製剤の利点は，経口製剤では吸収効率不良や内服継続の困難さから期待どおりの治療効果が必ずしも得られない，という問題が解消されることにある。アレンドロン酸は4週間に1回の点滴静注，イバンドロン酸は月1回の静注，ゾレドロン酸は年1回の点滴静注であり，定期的な通院により確実な治療効果が期待できる。

(2) ウイークポイント

- これまでの治療経験から，静注ビスホスホネートでは，特に初回投与時に発熱や頭痛などの急性期反応（インフルエンザ様症状）を生じる患者が存在することが知られている。ただし，その症状は1〜3日で消失する一過性のものであり，アセトアミノフェンやNSAIDs投与により対処可能なものである。アレンドロン酸やイバンドロン酸では，初回投与時のイ

ンフルエンザ様症状の発現頻度は10％未満と低いが，ゾレドロン酸ではその頻度が高いとされている．ゾレドロン酸においても，経口ビスホスホネート製剤内服からの切り替えでは，急性期反応の頻度は半減することが知られている．
- 長期投与に関する問題や有害反応については，「経口製剤」の項（p.382）を参照のこと．

デノスマブ

処方前 Check List

- 抜歯やインプラントが計画されていれば，投与開始前に済ませるように指導する．
- 治療開始前に歯科受診を勧める．

処方後 Check List

- 初回投与後は，早期に低カルシウム血症に陥っていないことを確認する．
- 骨代謝マーカーを測定し，処方前より有意に低下していることを確認する．

1. 作用機序

- 破骨細胞形成に必須のサイトカインであるRANKL（receptor activator of NF-κB ligand）の中和抗体として開発されたデノスマブ（denosumab）は，強い破骨細胞形成抑制作用を有し，臨床的にも骨吸収を強力に抑制する．臨床試験では，6カ月ごとに60mgのデノスマブを皮下投与することで，持続的な骨密度の上昇が得られることが示されている．

2. ストロングポイントおよびウイークポイント

(1) ストロングポイント
- デノスマブによる閉経後骨粗鬆症患者の骨折抑制効果を検証したFREEDOM試験では，椎体・非椎体・大腿骨近位部のいずれの部位の骨折も，デノスマブ投与群でプラセボ群に比較して減少することが明らかにされている[8]．本試験は，4年目以降はプラセボ群なしの長期試験に移

行しており，10年間にわたり一貫したデノスマブによる各部位の骨折抑制効果が示されている．

(2) ウイークポイント
- これまでの臨床試験によるデノスマブ治療の特徴は，5年を超えた長期にわたる骨密度上昇効果と骨折抑制効果の持続である．しかしながら，デノスマブはビスホスホネート製剤と同様に，破骨細胞を標的とした骨吸収抑制薬であり，その長期投与においてはビスホスホネート製剤と同様の問題をはらんでいることに注意が必要である．

選択的エストロゲン受容体モジュレーター（SERM）

処方前 Check List
- 深部静脈血栓症などの静脈血栓症の存在や，既往および静脈血栓症のリスクについて確認する（あれば禁忌）．

処方後 Check List
- 骨代謝マーカーを測定し，処方前より有意に低下していることを確認する．

1．概要と作用機序
- エストロゲン受容体に作用してエストロゲンと同様の骨吸収抑制効果を発揮する一群の薬物を，選択的エストロゲン受容体モジュレーター（selective estrogen receptor modulator；SERM）と称している．
- 特に骨粗鬆症治療薬としてのSERMは，子宮や乳腺においてはエストロゲンと拮抗する作用をもち，骨や脂質代謝に関してはエストロゲンと類似の作用を発揮するとされている．
- 骨粗鬆症治療薬として承認されているSERMは，ラロキシフェンとバゼドキシフェンである．

2．ストロングポイント
- 2種類のSERMは，ともに閉経後骨粗鬆症患者における椎体骨折発症を抑制する効果が実証されている[9]．とりわけラロキシフェンでは，骨密度

低下が軽度で，骨粗鬆症に至る以前など骨折リスクが相対的に低い患者でも，椎体骨折抑制効果が確認されている．
- SERMは，不動時の静脈血栓症のリスクを除くと，長期投与に伴う問題の報告は乏しいため，比較的若年で既存骨折がなく，低骨密度のみが診断根拠となるような患者に対する早期治療に適している．
- SERMは，ビスホスホネート製剤，デノスマブやテリパラチドで良好な治療効果が得られた場合の切り替え療法としても選択肢となる（図2，p.379）．

テリパラチド

処方前 Check List

- 原発性副甲状腺機能亢進症などの，骨粗鬆症以外の代謝性骨疾患ではないことを確認する．
- 高カルシウム血症がないことを確認する．
- 転移性骨腫瘍や原発性骨腫瘍ではないことを確認する．

処方後 Check List

- 高カルシウム血症，高尿酸血症，腎機能の悪化に注意する．

1．ストロングポイントおよびウイークポイント

(1) ストロングポイント
- 副甲状腺ホルモン（PTH）の活性を有するフラグメントであるPTH1-34（テリパラチド）の1日1回投与では，18カ月の治療で椎体骨折および非椎体骨折抑制効果が実証されている[10]．また，わが国では独自に週1回投与による臨床開発が進められ，椎体骨折抑制効果が明らかにされている[11]．

(2) ウイークポイント
- テリパラチド投与終了後に無治療で経過すると急速に骨密度の低下を認める．そのため，本薬投与終了後は，ビスホスホネート製剤やデノスマブなどの骨吸収抑制薬に切り替えて治療を継続することが推奨されている（図2，p.379）．

2. ヒト遺伝子組換えPTH1-34（フォルテオ®）：1日1回投与

- テリパラチド1日1回投与は，既存椎体骨折のある閉経後骨粗鬆症の女性においてプラセボ群と比較して，椎体骨折を65％抑制し，非椎体骨折を53％抑制する[10]。
- テリパラチド投与により，骨形成マーカーである血清I型プロコラーゲンN末端プロペプチド（procollagen type I N-terminal propeptide；P1NP）や血清骨型アルカリホスファターゼ（bone-specific alkaline phosphatase；BAP）が開始後1カ月で上昇する。その後しばらくして，骨吸収マーカーである尿中I型コラーゲン架橋N-テロペプチド（N-terminal telopeptide of type I collagen；NTX）の上昇を認める。
- テリパラチドを長期間ラットに投与すると高率に骨肉腫が発生するが，テリパラチドで治療された30万人以上の患者のなかで，骨肉腫の報告例は1例であり，この例でもテリパラチド投与と骨肉腫の因果関係は明らかではないとされている。テリパラチドは投与期間が生涯を通じて24カ月までと限定されていることもあり，骨肉腫の発生リスクは極めて低いと考えられる。
- 骨吸収抑制薬関連顎骨壊死症の患者にテリパラチドを投与することで，顎骨壊死病変の改善を認めたとする報告が複数発表されている。
- テリパラチドは骨形成を含めて骨代謝を活性化することから，骨折治癒の促進効果が期待されている。そのため，特にわが国では，骨折後や骨折手術後にテリパラチドが開始されることが多いようである。

3. ヒト合成PTH1-34（テリボン®）：週1回投与

- わが国では化学合成によるテリパラチドの56.5 μg週1回皮下注による骨粗鬆症治療効果が独自に検討されてきた。72週の投与により，骨粗鬆症による脆弱性椎体骨折の新規発症は，プラセボ群の6.6％に対し1.6％まで抑制されることが示されている[11]。

活性型ビタミンD製剤

- 活性型ビタミンD製剤の骨粗鬆症治療における意義は，不足するビタミンD作用の充足が第一であるが，活性型ビタミンD誘導体であるエルデカルシトールにはそれ以外の利点も認められる。従来から広く用いられてきたアルファカルシドールを対照薬とした臨床試験では，エルデカルシトール投与により中等度の骨吸収マーカーの抑制が認められ，アルファ

カルシドールに比べて骨密度上昇効果と椎体骨折の抑制効果に優れることが明らかにされている[12]。したがって，骨粗鬆症治療における単独使用としては，アルファカルシドールよりもエルデカルシトールが推奨される。

参考文献

1) 日本骨代謝学会, 他：原発性骨粗鬆症の診断基準（2012年度改訂版）. Osteoporosis Japan, 21（1）：9-21, 2013
2) 竹内靖博：骨粗鬆症の予防と治療ガイドライン 2015年版. 日常診療に活かす診療ガイドライン Up-To-Date 2016-2017（門脇孝, 小室一成, 宮地良樹・監）, メディカルレビュー社, 397-404, 2016
3) Okazaki R, et al：Vitamin D insufficiency defined by serum 25-hydroxyvitamin D and parathyroid hormone before and after oral vitamin D3 load in Japanese subjects. J Bone Miner Metab, 29：103-110, 2011
4) Suzuki Y, Nawata H, Soen S, et al：Guidelines on the management and treatment of glucocorticoid-induced osteoporosis of the Japanese Society for Bone and Mineral Research：2014 update. J Bone Miner Metab, 32（4）：337-350, 2014
5) Whitaker M, et al：Bisphosphonates for osteoporosis-where do we go from here?. N Engl J Med, 366：2048-2051, 2012
6) Black DM, et al：Continuing bisphosphonate treatment for osteoporosis-for whom and for how long?. N Engl J Med, 366：2051-2053, 2012
7) Adler RA, El-Hajj Fuleihan G, et al：Managing Osteoporosis in Patients on Long-Term Bisphosphonate Treatment：Report of a Task Force of the American Society for Bone and Mineral Research. J Bone Miner Res, 31（1）：16-35, 2016
8) Cummings SR, et al：Denosumab for prevention of fractures in postmenopausal women with osteoporosis. N Engl J Med, 361：756-765, 2009
9) Silverman SL, Christiansen C, Genant HK：Efficacy of bazedoxifene in reducing new vertebral fracture risk in postmenopausal women with osteoporosis：results from a 3-year, randomized, placebo-, and active-controlled clinical trial. J Bone Miner Res, 23（12）：1923-1934, 2008
10) Neer RM, et al：Effect of parathyroid hormone (1-34) on fractures and bone mineral density in postmenopausal women with osteoporosis. N Engl J Med, 344：1434-1441, 2001
11) Nakamura T, et al：Randomized Teriparatide [human parathyroid hormone (PTH) 1-34] Once-Weekly Efficacy Research (TOWER) trial for examining the reduction in new vertebral fractures in subjects with primary osteoporosis and high fracture risk. J Clin Endocrinol Metab, 97：3097-3106, 2012
12) Matsumoto T, et al：A new active vitamin D3 analog, eldecalcitol, prevents the risk of osteoporotic fractures-A randomized, active comparator, double-blind study. Bone, 49：605-612, 2011

第5章 Common disease の治療戦略と薬の使い分け

primary care 16 血液疾患
貧血

貧血治療薬リスト

▶ 鉄 剤

成分名（主な商品名）	代謝・排泄，投薬に関する情報・観察など
クエン酸第一鉄ナトリウム （フェロミア 顆 錠）	観察 過量投与にならないよう適宜血液検査を実施。消化器症状，肝機能 注意 ［静注鉄剤］①アナフィラキシーショックを来すことがある，②pHによる配合変化が起こりやすいため，希釈液は生理食塩液ではなく，10〜20％ブドウ糖注射液を使用するのが原則である
硫酸鉄 （フェロ・グラデュメット 徐放錠）	
フマル酸第一鉄 （フェルム 徐放力）	
溶性ピロリン酸第二鉄 （インクレミン シ）	
含糖酸化鉄 （フェジン 注）	

▶ 葉 酸

成分名（主な商品名）	代謝・排泄，投薬に関する情報・観察など
葉酸 （フォリアミン 散 錠 注）	観察 血清フェリチンなど鉄代謝マーカーのモニタリング

治療戦略

>> 治療方針

1. 貧血の定義
- 貧血とは,「単位容積の血液中に含まれているヘモグロビン(Hb)量が基準値より減少した状態」と定義され,WHOでは基準値を,小児および妊婦では血液100mLあたり11g未満,思春期および成人女性では12g未満,成人男性では13g未満と定めている[1]。
- 貧血を来す原因にはさまざまなものがあり,決して均一な疾患単位ではない。貧血を診た場合,原因を検索して分類し,その原因に応じて治療的アプローチをしていかなくてはならない。

2. 貧血の症状
- Hbは組織に酸素を運ぶ働きをしており,貧血の症状としては酸素需要と供給のバランスを補うため,心拍数や心拍出量の増加,呼吸数の増加などがバイタルサインの変化として現れる。重要臓器の血流を担保するために末梢血管は収縮し,四肢の冷感なども認める。また,Hbは赤い色素であり,皮膚の赤みを出してもいるため,貧血では皮膚や眼瞼結膜が蒼白になる。
- 貧血の代償機構としてのバイタル変化に関しては,急性の貧血(消化管出血などによる急激なHb低下)であれば症状として現れやすいが,慢性に進行する貧血に関しては体が貧血の状態に慣れてしまい,心拍数など明らかな変化を認めないこともあるので注意が必要である。

3. 貧血の鑑別に必要な検査
- 貧血の診断には赤血球数,Hb値,ヘマトクリット(Ht)値のほかに赤血球指数である平均赤血球容積(mean corpuscular volume;MCV),平均赤血球ヘモグロビン濃度(mean corpuscular hemoglobin concentration;MCHC)を用いた分類が臨床的に利用しやすく,よく用いられる。赤血球指数の計算方法と基準値について表1に示す。
- MCVは赤血球が大球性か,小球性か,正球性かを判断する数値であり,この赤血球の形態で大きく表2のように分類することができる。ただ,気をつけなければならないのが,複数の要因が関与した貧血,例えば鉄欠

表1 赤血球指数の計算方法と基準値

赤血球指数	計算法	基準値
MCV (平均赤血球容積)	$\dfrac{Ht\,(\%)}{RBC\,(10^6/\mu L)} \times 10$	81〜100 fL
MCH (平均赤血球ヘモグロビン量)	$\dfrac{Hb\,(g/dL)}{RBC\,(10^6/\mu L)} \times 10$	29〜35 pg
MCHC (平均赤血球ヘモグロビン濃度)	$\dfrac{Hb\,(g/dL)}{Ht\,(\%)} \times 100$	30〜35%

Ht：ヘマトクリット，Hb：ヘモグロビン，RBC：赤血球数

表2 赤血球形態による貧血の種類

赤血球の大きさ	疾患
小球性（MCV < 80 fL）	鉄欠乏性貧血 遺伝性球状赤血球症 鉄芽球性貧血 サラセミア
正球性（MCV 80〜100 fL）	溶血性貧血 再生不良性貧血 腎性貧血 骨髄異形成症候群 白血病
大球性（MCV > 100 fL）	巨赤芽球性貧血 骨髄異形成症候群 溶血性貧血 甲状腺機能低下症

乏性貧血と巨赤芽球性貧血が合併している場合は，数値としてMCVが正球性を示すこともあり，その他の検査データもあわせて総合的に判断する必要がある。また，溶血性貧血や骨髄異形成症候群など，疾患によっては必ずしも決まった形態をとらないことがあることも念頭に置かなければならない[2]。

■ 網状赤血球は骨髄から末梢血中に放出された新しい赤血球であり，網状赤血球の増加は骨髄での赤血球造血が盛んに行われていることを示す。溶血性貧血など破壊が亢進されていると網状赤血球は増加し，逆に貧血

があるのに網状赤血球が増加していない場合は，骨髄での造血障害が考えられる。
- 鉄はHbの合成に必須な元素である。鉄代謝のマーカーとしては血清鉄（Fe），血清フェリチン，総鉄結合能（total iron binding capacity；TIBC），不飽和鉄結合能（unsaturated iron binding capacity；UIBC）が一般臨床で測定しやすい指標となる。血清フェリチンは「貯蔵鉄」とも呼ばれ，体内での鉄欠乏や鉄過剰の診断に用いられるが，一方で炎症などのほかの要因によっても上昇することが知られている。
- 鉄欠乏性貧血では，小球性貧血の形態を呈し，Fe，血清フェリチンが低下し，UIBC，TIBCが上昇するというのが原則であるが，前述のとおり血清フェリチンは炎症でも上昇するため，その判別には注意が必要である。
- ビタミンB_{12}や葉酸はDNAの合成に関わっており，これらの欠乏によって細胞質の成熟に比べて核の成熟が遅延し，巨赤芽球や過分葉好中球が出現する（巨赤芽球性貧血）。形態的には大球性貧血の形をとる。DNA合成が障害された血球は骨髄で破壊され，汎血球減少を呈する（無効造血）。
- ハプトグロビンは主に肝で産生されるヘモグロビン結合蛋白で，Hbが血中に遊離されると迅速に極めて強固に結合し，細網内皮系細胞の受容体を介して速やかに取り込まれて分解処理される。この機構により遊離型Hbの毒性を中和するとともに，腎糸球体からのHb喪失を防止する。貧血の鑑別診断において，ハプトグロビン測定は溶血の有無を見分ける非常に有効な検査となる。

4. 鉄欠乏性貧血と巨赤芽球性貧血の臨床像とアプローチ
- 本書は治療薬を基本としたマニュアルであり，本節では貧血のなかでも造血因子の欠乏によって起こる鉄欠乏性貧血と巨赤芽球性貧血の治療について述べることとする。エリスロポエチン製剤と腎性貧血については他節に譲る［第5章 17. 慢性腎臓病（CKD），p.404参照］。

(1) 鉄欠乏性貧血
- 鉄欠乏性貧血は最も頻度の高い貧血であり，日常診療で診る貧血の約7割程度を占める。
- 鉄は上部小腸から吸収され，1日の消化管からの吸収量は1～2mgとされている。また，体内総鉄貯蔵量は3～5gで，約6～7割がHbの中に存

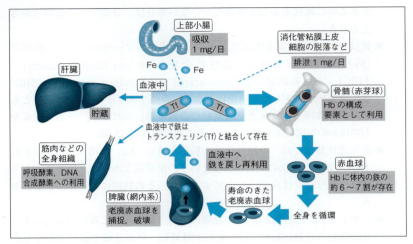

図1　鉄の体内動態

在するため，鉄欠乏を来すと貧血という症状が前面に出てくることになる。

- 赤血球の寿命は約120日であり，寿命を迎えた赤血球は主に脾臓の網内系マクロファージによって破壊される。その過程でマクロファージは赤血球から鉄を得るが，この鉄を体外へ捨てず，再び血管内に戻すことで再利用している（図1）。
- 一方，鉄の排泄に関しては，生体は鉄を積極的・能動的に体外へ排出する機構を備えておらず，日々脱落する消化管粘膜に含まれる鉄や，尿や汗に微量に含まれる鉄として排出される程度である。そのため，頻回の輸血などで多量の鉄が体に入ることで容易に鉄過剰状態を来しうる。
- 本来，鉄は排出経路がほとんどないため体外への喪失は起こりにくいはずであるが，臨床的にはさまざまな出血によって，鉄を多く含む赤血球が体外に喪失してしまうことで鉄欠乏が生じてくる。そのため，鉄欠乏性貧血といっても決して単一の病態ではなく，鉄欠乏を来している原因を検索することが重要である。
- 疾患としては子宮内膜症などの婦人科疾患，消化管の悪性腫瘍などの頻度が高く，特に消化管悪性腫瘍は鉄欠乏性貧血を診たら必ず検査するべき疾患である。
- その他，極端な偏食での摂取不足，小児での成長や妊婦での需要増加に

よる相対的な鉄欠乏などがある。
- 鉄欠乏性貧血では，一般的な貧血の症状のほかに，次のような症状が出現することがある。
  - **さじ状爪**：スプーンのように爪の中央がへこみ，先が反る症状。
  - **異食症（pica）**：土や毛を食べたくなったり，氷を多量に食べたりする。栄養障害が原因とされ，亜鉛欠乏などでも認めることがある。
- 鉄欠乏を来す原因があっても，鉄の不足は体外から鉄剤投与という形で補うことが単純だが有効な治療になる。そのため鉄欠乏が原因と特定できる貧血の場合，必ずしも輸血の必要性はなく，Hb値だけにとらわれてあわてて輸血せず，適応をしっかり見定める必要がある。具体的には，消化管出血などで急速に血液が失われて血圧が保てない状況や，貧血に対する代償性の心負荷で心不全などを起こしているときなどは，早急に貧血を改善する必要があり輸血を考慮すべきと考えられる。
- 鉄剤を開始すると，まず網状赤血球が数日で増加し，7～10日でピークに達する。次にHbが1～2週間で増加し，6～8週間で正常化する。この段階では貯蔵鉄を示す血清フェリチンは低値であり，3～4カ月ほど経過してから正常化する場合が多い。
- 鉄補充の目安は血清フェリチンの正常化であり，貧血が改善してもすぐに鉄剤を中止してはならない。また，鉄欠乏を来す原因が取り除かれていなければ再発するため，その後もフォローアップが必要となる。

(2) 巨赤芽球性貧血
- 巨赤芽球性貧血は，細胞のDNA合成に必要なビタミンB_{12}や葉酸が欠乏した状態で，大球性貧血を呈する。また，赤血球のみでなく，ほかの血球系の合成も阻害するため汎血球減少を呈する。
- 骨髄検査では巨赤芽球を認める。血液検査のみで診断せず，骨髄異形成症候群やほかの血液疾患との鑑別のために，一度は骨髄検査を行ったほうがよい。
- ビタミンB_{12}は赤芽球生成のほか，上皮細胞，胃粘膜，神経細胞の成長にも関係しており，悪性貧血では舌炎（Hunter舌炎），悪心などの消化器症状のほかに，四肢のしびれ，知覚異常，筋力低下などの神経症状（亜急性連合脊髄変性症），白髪といった多彩な症状が出現する。

薬の選び方・使い方

鉄　剤

処方 前 Check List

- 静注鉄剤と経口鉄剤の併用は，消化管の鉄吸収を抑制するため避けたほうがよい。
- ウイルス性肝炎などの慢性肝障害，肝硬変患者においては，鉄イオン（鉄の投与）が病態を悪化させる可能性があるため投与を避ける。
- お茶などに含まれるタンニン，制酸薬，テトラサイクリン系の抗菌薬やナッツ類の過剰摂取は，鉄の吸収を妨げるので併用を避ける。
- 静脈投与の場合，鉄が体内に蓄積されやすく鉄過剰状態となる可能性があるため，治療開始前にあらかじめ鉄の必要量を計算し，過剰投与にならないように注意する。

処方 後 Check List

- コンプライアンス低下を招く原因となる消化器症状（悪心，腹痛，便秘，下痢など）が出現した場合は，剤形を徐放製剤に変更したり，内服する時間を変更したりする。
- 肝機能障害などを認める場合は投与を中止する。
- 鉄剤の服用によって，キノロン系の抗菌薬やセフジニル（セフゾン®）などの吸収が妨げられる。
- ビタミンCの摂取は鉄の吸収を促進するため，鉄剤内服開始後に吸収が十分ではないと判断した場合は，一緒に服用すると効果的である。

1. 処方の実際

- 現在日本で使用可能な鉄剤は，経口鉄剤と静注鉄剤に大きく分けられ，具体的な薬剤を表3に示す。
- 基本的に，鉄剤の補充は経口鉄剤によって行う。経口鉄剤に不耐用，もしくは効果不十分な場合に静注鉄剤を選択する。
- 処方量に明確な基準はないが，それぞれの剤形によって含有鉄量が異なるので，高度の貧血（Hb 7g/dL以下）や臨床症状がある場合は，鉄とし

表3 日本で使用可能な鉄剤

剤形	一般名	商品名	鉄含量	処方例
経口用	クエン酸第一鉄ナトリウム	フェロミア	50mg/錠	2〜4錠/日
	硫酸鉄（徐放製剤）	フェロ・グラデュメット	105mg/錠	1〜2錠/日
		テツクール	100mg/錠	1〜2錠/日
	フマル酸第一鉄（徐放製剤）	フェルム	100mg/錠	1カプセル/日
	ピロリン酸第二鉄	インクレミン	6mg/mL	1歳未満：2〜4mL/日 1〜5歳：3〜10mL/日 6〜15歳：10〜15mL/日
静注用	含糖酸化鉄	フェジン	40mg/2mL	40〜120mg/日

て200mgを連日内服, ある程度貧血症状が安定してきたら50〜100mgを内服, というように調整することが可能である。処方開始時は2〜4週以内に一度血液検査を行い, 鉄剤内服の反応性をみる。

2. ストロングポイントおよびウイークポイント

(1) ストロングポイント
- 前述したように, 剤形によって含有鉄量が異なるので, 貧血の程度や臨床症状に応じて調整することが可能である。

(2) ウイークポイント
- 経口鉄剤の有害反応としては消化器症状が最も多く, コンプライアンスを低下させる原因となっている。
- 具体的には悪心, 腹痛, 便秘, 下痢などである。有害反応が出現した際は, 剤形を徐放製剤に変更したり, 内服する時間を変更（症状が気になりにくい眠前に内服）したりすることで改善することが多い。
- その他, 尿・便の着色を認めることがあるが, 特に問題はない。
- 肝機能障害などを認める場合は, 投与を中止する。

3. 処方の注意点
- 静注鉄剤と経口鉄剤の併用は, 消化管の鉄吸収を抑制するため避けたほ

うがよい。
- ウイルス性肝炎などの慢性肝障害，肝硬変患者においては，鉄イオン（鉄の投与）が病態を悪化させる可能性があるため投与を避ける。
- お茶などに含まれるタンニン，制酸薬，テトラサイクリン系の抗菌薬やナッツ類の過剰摂取は，鉄の吸収を妨げるので併用を避ける。
- 逆に，鉄剤の服用によってキノロン系の抗菌薬やセフジニル（セフゾン®）などの吸収が妨げられる。
- ビタミンC（アスコルビン酸）を一緒に服用すると，鉄の吸収が促進する。

4. 鉄剤を内服しても貧血が改善しないとき
- 通常は，2週間程度鉄剤を内服したら何らかの効果がみられるが，貧血が改善しない場合は以下をチェックする。

> ①内服のコンプライアンスが悪い
> ②投与された以上の鉄の損失がある（消化管出血や性器出血）
> ③鉄吸収障害
> ④鉄剤の処方量が適切ではない
> ⑤慢性炎症性疾患など，ほかの貧血を来す疾患の合併
> ⑥貧血の診断を間違えている可能性

- ①は，消化器症状のために内服を嫌がるといった理由のほか，若年女性では仕事や子育てで忙しく，もともと薬を飲む習慣がないために内服を忘れるなどの理由が多い。
- ②に関しては，悪性疾患が隠れている可能性もあるため，十分に問診し，専門医を紹介するなど早急な対応が必要である。
- ③に関しては，原因としてピロリ菌による萎縮性胃炎と無酸症が吸収を阻害しているという報告もあり，除菌によって貧血は改善するとされている。
- ④は，鉄剤それぞれに含まれる鉄量が異なるため，適切な量を判断する必要がある。
- ⑤に関して，前述のとおり貧血は一つの病態であり，その背景には複合的な疾患が関与している可能性がある。腎性貧血や巨赤芽球性貧血なども除外できるようにする。
- ⑥に関しては，残念なことに「貧血＝鉄欠乏」という認識の医師が過去に少なからずいたため，貧血患者に漫然と鉄剤が処方されていることがあり，医原性の鉄過剰状態を来していたことがある。本書をお読み

の方はそのようなことがないように貧血の診断をしっかりと行っていただきたい。

5. 静注剤の選択
- 消化器症状の有害反応が制御できないとき，内服では鉄の吸収が十分でないときなどには，静脈注射で鉄を補充する。静脈投与では鉄が体内に蓄積されやすく，鉄過剰状態となる可能性があるため，治療開始前にあらかじめ鉄の必要量を計算し，過剰投与にならないように注意する必要がある。
- 総鉄必要量（mg）を求めるには，以下のような計算式が使用される。
  例1：$[2.2(16-Hb値)+10]×体重（kg）$
  例2：$(15-Hb値)×体重（kg）×3$
  総投与量を1日あたり鉄として40〜120 mgずつ補充し，必要量に達したら投与を終了する。
- 静注鉄剤では，アナフィラキシーショック・発熱・関節痛などの有害反応の報告があり，使用は慎重に行う必要がある。小児では原則として静注療法は行わない。
- 鉄剤の使用に関しては日本鉄バイオサイエンス学会から「鉄剤の適正使用による貧血治療指針 改訂［第3版］」[1]が刊行されており，疫学や予防，さらにはさまざまな疾患に合わせた治療方針や鉄過剰症の治療まで幅広く紹介されており，症例に困った際などに参考にされることをお勧めする。

ビタミン B$_{12}$ 製剤

> **処方 後 Check List**
>
> - ビタミンB$_{12}$や葉酸の補充で赤血球の造血が活発になることで，相対的に鉄欠乏を引き起こすことがあり，血清フェリチンなど鉄代謝マーカーのモニタリングは必要である。鉄欠乏傾向を認めた場合は，鉄剤の補充もあわせて行う。

1. 概要と作用機序
- ビタミンB$_{12}$は，主に動物性食品から摂取される。
- ヒトにおけるビタミンB$_{12}$の1日あたりの必要量は約3 μgとされ，日本人

の平均摂取量は約7μgといわれている。また，体内には1〜5mgの貯蔵ビタミンB_{12}があり，一過性の摂取不足で，すぐには欠乏症状は発症しない。
- 食物中のビタミンB_{12}は蛋白質と結合しており，胃内では胃酸と酵素によって分解され，その後に胃の壁細胞から分泌された内因子と結合し，回腸末端で受容体を介して細胞内に取り込まれる。
- 悪性貧血は，巨赤芽球性貧血のなかで抗胃壁細胞抗体や抗内因子抗体の出現による自己免疫的機序からの内因子欠乏により，ビタミンB_{12}が欠乏したものを指す。
- ビタミンB_{12}欠乏の原因としては，以下があげられる。

> ①極端な菜食主義などによる動物性食品の摂取不足
> ②萎縮性胃炎
> ③胃切除
> ④回腸切除
> ⑤炎症性腸疾患
> ⑥薬物
> ⑦悪性貧血　　　　　　　　　　　　　　　　　　　　　　など

2. ビタミンB_{12}欠乏の治療と処方の実際

- 摂取不足によるもの以外は基本的に吸収障害が主な原因となるため，筋肉注射による投与が必要とされていたが，近年では経口投与の有効性も報告されている。
- 静脈内投与は素早く尿中に排出されてしまうため，あまり推奨されない。

(1) 筋肉注射
- 従来は，大量のビタミンB_{12}投与で急速飽和を行う方法がとられており，はじめの1週間はビタミンB_{12} 1,000μgを連日投与し，以降は週に1回，月に1回と間隔をあけていく方法が推奨されていた。
- 実際は，頻回の通院が困難であるなどの理由で，初期治療から投与間隔をあけたり（週に2〜3回），低用量で投与（500μg/回）されたりすることも多く，それでも治療効果が得られることが多い。
- 神経症状など重篤な有害反応が出現し，治療を急ぐ場合は急速飽和療法を考慮する。病態が安定している場合は，患者の状況に応じて初期治療においては週に1〜3回程度，500〜1,000μgを投与するのがよいと考え

られる。
- 貧血が回復した後は維持療法として1～数カ月に1回，500 μg/回での投与を行いつつ，Hbの低下や血清ビタミンB$_{12}$を確認していくのが，臨床上よく行われる。基本的には一生涯行っていく必要があるが，投与間隔に関しては個人差があり，調整が必要である。

(2) 経口投与
- 悪性貧血患者においても，高用量のビタミンB$_{12}$を内服することで，投与量の0.5～4.0％が受動拡散によって吸収されるため治療効果があるとされる。投与量としては1,000～2,000 μgを連日内服することが多い。
- 内服投与では，効果の発現までに時間がかかったり，十分な治療効果が期待できなかったりする可能性も否定できないので，重度の貧血や神経症状を有する患者においては避けたほうがよい。
- 日本においては現時点で，ビタミンB$_{12}$欠乏に対する巨赤芽球性貧血に対する経口ビタミンB$_{12}$製剤は保険適応外（「末梢神経障害」は保険適応）となっており，処方の際は注意が必要である。

葉 酸

処方前 Check List
- ビタミンB$_{12}$欠乏と葉酸欠乏の両方を認める患者に葉酸単剤だけを投与すると，神経症状の増悪を招くことがあり，必ずビタミンB$_{12}$の補充も行う必要がある。

処方後 Check List
- ビタミンB$_{12}$や葉酸の補充で赤血球の造血が活発になることで，相対的に鉄欠乏を引き起こすことがあり，血清フェリチンなど鉄代謝マーカーのモニタリングは必要である。鉄欠乏傾向を認めた場合は，鉄剤の補充もあわせて行う。

1. 概要と作用機序
- 葉酸は，緑黄色野菜，柑橘類，レバーなどから摂取される。
- ヒトにおける葉酸の1日あたりの必要量は約50～100 μgとされ，日本人

表4　巨赤芽球性貧血の原因となりうる主要な薬物

1. プリン代謝に影響する薬物
    抗悪性腫瘍薬（アザチオプリン，メルカプトプリン，フルダラビン），
    アロプリノールなど
2. ピリミジン代謝に影響する薬物
    抗悪性腫瘍薬（シタラビン，メトトレキサート，フルオロウラシル），
    一酸化窒素，ガドリニウムなど
3. 葉酸の吸収を阻害する薬物
    アルコール，経口避妊薬，抗菌薬（テトラサイクリン，ペニシリン）など
4. 葉酸アナログ活性をもつ薬物
    抗悪性腫瘍薬（メトトレキサート，ペメトレキセドなど），
    抗菌薬（トリメトプリム）など
5. ビタミンB_{12}の吸収を阻害する薬物
    コルヒチン，PPI，H_2ブロッカーなど
6. ビタミンB_{12}の排出を促進する薬物
    ニトロブルシド
7. ビタミンB_{12}を破壊する薬物
    一酸化窒素
8. 機序不明
    ヒ素，ベンゼン，スルファサラジン，アスパラギナーゼ

- の平均摂取量は約300 μgといわれている。
- 吸収に関しては特別な機構はなく，空腸上部で吸収され，血中に移行する。吸収された葉酸は5-methyltetrahydrofolate（5-THF）の形で全身に運ばれ，ビタミンB_{12}依存性メチオニン合成酵素によってTHFに変換されDNA合成の補酵素として働く。
- 葉酸欠乏の原因としては，以下があげられる。

> ①偏食やアルコール多飲による摂取不足
> ②需要増大（妊婦，悪性腫瘍，溶血性貧血など）
> ③小腸疾患
> ④薬物　　　　　　　　　　　　　　　　　　　　　　　　など

- なかでもビタミンB_{12}や葉酸の欠乏には，日常臨床でよく用いられる薬物が関与する場合があり，注意が必要である。ビタミンB_{12}，葉酸欠乏を引き起こす可能性のある主な薬物について**表4**[3]に示す。

2. 葉酸欠乏の治療と処方の実際
- 原因として摂取不足，アルコール多飲によることが多く，葉酸製剤の経口投与が有効であり，さらに禁酒やバランスのとれた食事の指導が基本となる。
- 処方としては，葉酸1〜5mgを1〜数カ月間，連日内服する。

3. 処方の注意点
- ビタミンB_{12}や葉酸の補充で赤血球の造血が活発になることで，相対的に鉄欠乏を引き起こすことがあり，血清フェリチンなど鉄代謝マーカーのモニタリングは必要である。鉄欠乏傾向を認めた場合は，鉄剤の補充もあわせて行う。
- ビタミンB_{12}欠乏と葉酸欠乏の両方を認める患者に葉酸単剤だけを投与すると，神経症状の増悪を招くことがあるため必ずビタミンB_{12}の補充も行う必要がある。

参考文献
1) 日本鉄バイオサイエンス学会治療指針作成委員会・編：鉄剤の適正使用による貧血治療指針 改訂［第3版］．響文社，2015
2) 谷脇雅史，他：貧血学―最新の診断・治療動向―．日本臨牀，75, 2017
3) Hesdorffer CS, et al：Drug-induced Megaloblastic Anemia. N Engl J Med, 373：1649-1658, 2015

腎・泌尿器疾患
17 慢性腎臓病（CKD）

慢性腎臓病治療薬リスト

▶ リン吸着薬

成分名（主な商品名）	代謝・排泄，投薬に関する情報・観察など
炭酸カルシウム （カルタン細 錠 OD錠）	主に腸管内で作用 観察 血清Ca，P濃度
炭酸ランタン （ホスレノール顆 チュアブル錠 OD錠）	主に腸管内で作用 カルシウム非含有 観察 血清P濃度，嘔気
セベラマー （フォスブロック錠，レナジェル錠）	主に腸管内で作用 カルシウム非含有 観察 血清P，重炭酸濃度，便秘など消化器症状に注意
ビキサロマー （キックリン顆 カ）	主に腸管内で作用 カルシウム非含有 観察 血清P濃度，便秘など消化器症状に注意
クエン酸第二鉄 （リオナ錠）	主に腸管内で作用 カルシウム非含有。鉄含有 観察 血清P濃度，便秘など消化器症状に注意
スクロオキシ水酸化鉄 （ピートル チュアブル錠）	主に腸管内で作用 カルシウム非含有 観察 血清P濃度，下痢に注意

▶ カルシウム受容体作動薬

成分名（主な商品名）	代謝・排泄，投薬に関する情報・観察など
シナカルセト （レグパラ錠）	経口薬 授乳婦 授乳中止，観察 血清PTH，Ca濃度，嘔気
エテルカルセチド （パーサビブ注）	注射薬 授乳婦 授乳中止，観察 血清PTH，Ca濃度，嘔気

▶エリスロポエチン製剤

成分名（主な商品名）	代謝・排泄，投薬に関する情報・観察など
エポエチンアルファ （エスポー 注 キット）	観察 Hb，血圧
エポエチンカッパ （エポエチンアルファBS 注 キット）	観察 Hb，血圧
エポエチンベータ （エポジン キット）	観察 Hb，血圧
ダルベポエチンアルファ （ネスプ キット）	持続型で利便性が向上 観察 Hb，血圧
エポエチンベータペゴル （ミルセラ キット）	持続時間が長く4週に1回の維持投与も可能 観察 Hb，血圧

第5章　17　腎・泌尿器疾患　慢性腎臓病（CKD）

治療戦略

>> 治療方針

1. 骨ミネラル代謝異常（CKD-MBD）
(1) 病　態
- 慢性腎臓病（CKD）患者ではCKDの進行に伴い，骨ミネラル代謝異常（CKD-MBD）が出現する。
- CKD-MBDは国際腎臓ガイドライン機構（Kidney Disease Improving Global Outcomes；KDIGO）で2006年に提唱された概念で，リン（P），カルシウム（Ca），副甲状腺ホルモン（PTH）などの異常により骨病変や血管の石灰化を引き起こし，生命予後に影響する。
- CKDが進行すると腎臓からのP排泄は低下し，高P血症となる。さらに腎臓における活性型ビタミンD産生低下により，腸管でのCa吸収が抑制され低Ca血症となる。これらによりPTH分泌が亢進し，二次性副甲状腺機能亢進症となる。これがCKD-MBDの主要な病態である。

(2) 定期的な検査
- CKD stage G3以降ではCKD-MBDコントロールのために，定期的なP，Ca，アルブミン（Alb），PTH，アルカリホスファターゼ（ALP）測定が推奨される。
- 透析患者では特に低Alb血症患者が多く，低Alb血症患者において有意な血清Ca値を得るにはAlb補正が必要である。補正式は，下記の式を用いる。

> 補正血清Ca値＝血清Ca値＋（4－血清Alb値）

- 二次性副甲状腺機能亢進症の治療としてビタミンD製剤を使用することや，P吸着目的で炭酸カルシウムを使用することにより，高Ca血症となりやすい。血清P濃度と血清Ca濃度がともに上昇すると，血管中膜に沈着し血管の石灰化を引き起こす。そのためP吸着目的のみであれば，炭酸カルシウムよりもCaを含有しないP吸着薬を使用することがよいと考えられる。
- 高P血症は血管石灰化を促す最大の因子といわれており（表1），Pのコントロールは生命予後に大きな影響を与えると考えられる。

表1　血管石灰化の促進因子

- 高P血症
- 高Ca血症
- 高血糖
- 慢性炎症
- 高血圧症
- 脂質異常症　　　　　　　　など

表2　蛋白質以外のPの多く含む食品

- 乳製品
- 小魚類
- 保存料を含む加工食品，インスタント食品，菓子，コンビニ弁当

など

- 管理目標は，P＞Ca＞PTHの優先順位で管理することが推奨される。
- 高P血症の治療にはP制限食による食事療法を行い，それでも改善しない場合には薬物療法を行い，透析患者では透析効率の改善を行う。

(3) 食事療法
- P制限は，血清P値が上昇する前に開始することが推奨される。蛋白質にはPが多く含まれるため，蛋白制限食はP制限にも有用である（表2）。

2．腎性貧血

- 腎性貧血は，腎機能低下によりエリスロポエチン（EPO）産生が相対的に不足することにより起こる貧血である。
- 腎性貧血はCKD stage G3以降で出現することが多く，腎性貧血を診断した場合にはエリスロポエチン製剤の開始を検討する。
- CKD患者の貧血でも，腎性貧血以外の原因による貧血を合併している場合もあるため，その点を留意しておく必要がある。貧血精査の一環として，エリスロポエチン製剤使用開始前の血中エリスロポエチン濃度測定を行うことは保険でも認められている。
- 現在日本で使用されているエリスロポエチン製剤（erythropoiesis stimulating agent；ESA）には，①遺伝子組換えヒトエリスロポエチン（recombinant human erythropoietin；rHuEPO）と，②ダルベポエチンアルファ（darbepoetin-alfa；DA）と，③エポエチンベータペゴル（continuous erythropoietin receptor activator；C.E.R.A.）の3種類がある。
- ESA製剤使用時には鉄需要も高まるため，相対的鉄欠乏となる場合もあり，腎性貧血と鉄欠乏性貧血が合併した際には，鉄剤とESA製剤を同時使用する必要がある。

- 鉄補充の開始基準はTSAT≦20％，血清フェリチン濃度≦100 ng/mLとされている。

$$TSAT(\%) = [血清鉄(\mu g/dL) / 総鉄結合能(TIBC)(\mu g/dL)] \times 100$$

- 貧血の診断基準は表3となり，腎性貧血の診断もこれに準じる。
- 血液透析患者で10 g/dL≦Hb＜12 g/dL，保存期CKD患者および腹膜透析患者で11 g/dL≦Hb＜13 g/dLを目標にコントロールを行う（表4）。
- Hbが複数回下限値を下回った際に，ESAの補充を検討する。
- ESA投与継続中にHbが上限値を超えた際には減量・休薬を検討する。

表3 貧血の診断基準

	60歳未満	60歳以上70歳未満	70歳以上
男性	Hb＜13.5 g/dL	Hb＜12.0 g/dL	Hb＜11.0 g/dL
女性	Hb＜11.5 g/dL	Hb＜10.5 g/dL	Hb＜10.5 g/dL

〔日本透析医学会：2015年版 慢性腎臓病患者における腎性貧血治療のガイドライン．透析会誌，49（2）：109，2016より引用〕

表4 CKD患者の目標Hb

	目標Hb
血液透析患者	10 g/dL≦Hb＜12 g/dL
保存期CKD患者，腹膜透析患者	11 g/dL≦Hb＜13 g/dL

薬の選び方・使い方

リン吸着薬

処方前 Check List

- 血清P濃度は食事に大きく影響を受けるので，十分なリン制限食指導が重要である（表5）。
- Ca含有および非含有製剤に大別されるので，投与前血清補正Ca濃度をしっかり把握する（表5）。
- 炭酸カルシウム以外の製剤は便秘，悪心，下痢などの消化器症状を併発することが多いので，投与前の便通状況などを把握し，それに応じて下剤，止痢薬などを適宜併用する。
- 内服のタイミングが非常に重要なので，正確な服薬指導を行う。

処方後 Check List

- 定期的に血清生化学モニタリング（血清Ca，P，PTH，ALP）を実施する（表6）。
- P吸着薬（表7），カルシウム受容体作動薬（表8）の有害反応に注意する。

1. 作用機序

- P吸着薬は，摂取食事中のPを胃から小腸において吸着する。

2. 処方の実際

- CKD-MBDに伴う高P血症の薬物療法には，P吸着薬（表7）やカルシウム受容体作動薬のシナカルセト（表8）を使用する（図1）。
- もともとビタミンD製剤を内服していた患者では，ビタミンD製剤の減量，中止を検討する。

3. ウイークポイント

- P吸着薬は摂取食事中のPを胃から小腸において吸着するため，内服のタイミングが非常に重要で，食直前，食事中，食直後の内服が必要となる。タイミングが早すぎたり，遅すぎたりすればP吸着効果は期待できない。

表5 血清P，血清補正Ca，intact PTHの管理目標

血清P	血清補正Ca	Intact PTH
3.5〜6.0 mg/dL	8.4〜10.0 mg/dL	60〜240 pg/mL

〔日本透析医学会：慢性腎臓病に伴う骨・ミネラル代謝異常の診療ガイドライン．透析会誌，45(4)：301-356，2012より引用〕

表6 CKD-MBDの血液生化学モニタリングの間隔

CKDステージ	血清Ca	血清P	PTH	ALP
3	6〜12カ月	6〜12カ月	測定値により判断	
4	3〜6カ月		6〜12カ月	
5	1〜3カ月		6〜12カ月	12カ月
5D			測定値により頻繁に測定	

〔日本透析学会：慢性腎臓病に伴う骨・ミネラル代謝異常の診療ガイドライン．透析会誌，45(4)：301-356，2012を参考に作成〕

表7 P吸着薬の特徴

商品名	一般名	系統	Ca含有の有無	鉄含有の有無	非透析患者への適応	特徴・有害反応
カルタン	炭酸カルシウム	金属	含有	非含有	あり	・消化器症状少ない ・安価 ・高Ca血症に注意 ・胃切除後やPPI，H_2ブロッカー併用で作用減弱
ホスレノール	炭酸ランタン水和物	金属	非含有	非含有	あり	・便秘・嘔気・嘔吐 ・チュアブル錠はよくかみ砕く必要がある
フォスブロック レナジェル	セベラマー塩酸塩	ポリマー	非含有	非含有	なし	・便秘．腹部膨満感 ・少量からの開始推奨
キックリン	ビキサロマー		非含有	非含有	あり	・便秘・腹部膨満感
リオナ	クエン酸第二鉄水和物		非含有	含有	あり	・鉄含有による黒色便 ・下痢
ピートル	スクロオキシ水酸化鉄		非含有	含有	なし	・鉄含有であるが鉄遊離は少ない ・チュアブルでかみ砕く必要があるが，崩壊性あり

表8 シナカルセトの特徴

商品名	一般名	特徴・有害反応
レグパラ	シナカルセト塩酸塩	・服用後PTH濃度は4～8時間で，Ca濃度は8～12時間で最低となる ・嘔気，嘔吐の有害反応あり ・内服開始は血清Ca濃度9.0mg/dL以上の条件下で行う

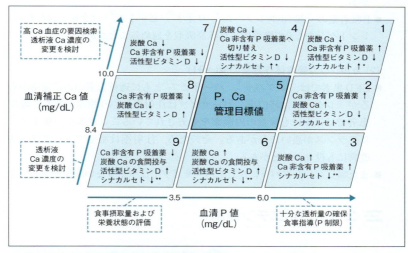

図1　P，Caの治療管理法「9分割図」

「↑」は開始または増量，「↓」は減量または中止を示す．
＊血清PTH濃度が高値，＊＊もしくは低値の場合に検討する．

〔日本透析医学会：慢性腎臓病に伴う骨・ミネラル代謝異常の診療ガイドライン．透析会誌，45(4)：311，2012より転載〕

4．類似薬の使い分け

(1) P吸着薬の使い分け

- P吸着薬を使用する際には，まず補正血清Ca濃度の高低によりカルシウム含有か非含有にするかを決める．
- 炭酸カルシウムを使う際には，高カルシウム血症併発にも注意が必要である．また慢性的な高カルシウム血症は，異所性石灰化のリスクも高めるので注意が必要である．一方，炭酸カルシウムは他剤と比べ安価であ

- CKD患者では腎性貧血が多くみられるが，透析患者を中心に鉄欠乏性貧血を合併することも少なくない。Ca非含有製剤を使用し，かつ鉄欠乏性貧血を合併する際には鉄含有製剤が有用である。
- 炭酸ランタンのチュアブル錠はよくかみ砕く必要があり，高齢者などかみ砕く力の弱い患者では注意が必要である。
- セベラマーでは，Clイオン負荷による代謝性アシドーシスを起こすことがある。
- P吸着薬の一部（ホスレノール®，リオナ®，ピートル®）は金属を含むため，レントゲンやCTで腸管内に点状高吸収を認めることがある。

(2) カルシウム受容体作動薬の使い分け

- CKD患者では，レグパラ®，パーサビブ®ともに透析患者のみに適応があるが，レグパラは経口薬，パーサビブは注射薬という相違がある。透析患者ではほかにも複数の内服薬を処方されていることが多く，服薬アドヒアランスが悪いことがある。そのため，注射薬は服薬アドヒアランス改善にも役立つことがある。
- また嘔気も，レグパラに比してパーサビブではやや少ない印象がある。

エリスロポエチン製剤

処方前 Check List

- 腎性貧血以外の機序による貧血（鉄欠乏性貧血，出血など）を合併していないか鑑別が必要である。
- 近い将来に血液透析導入（内シャント作成）が予定されている場合には，静脈の安静を保つため，手術予定側の静脈への投与を控え，反対側上肢の静脈内もしくは皮下への投与を行う。

処方後 Check List

- 貧血が改善されたか，逆にあまりに急に改善されすぎていないかを確認する。
- 有害事象（高血圧症，血栓症，赤芽球癆）

1. 概要
- 現在日本で使用されているエリスロポエチン製剤 (ESA) には，①遺伝子組換えヒトエリスロポエチン (rHuEPO) と，②ダルベポエチンアルファ (DA) と，③エポエチンベータペゴル (C.E.R.A.) の3種類がある。
- rHuEPOとして，エポエチンアルファ (エスポー®)，エポエチンベータ (エポジン®) などが市販されている。
- C.E.R.A. (ミルセラ®) は，DAよりもさらに長い血中消失半減期が得られるよう改良されたESAである。

2. 作用機序
- 赤血球前駆細胞に直接作用し，造血効果を発揮する。

3. ストロングポイントおよびウイークポイント
(1) ストロングポイント
- 最近は利便性などからDAやC.E.R.A.が主流となりつつあるが，rHuEPOには薬価が低いというメリットがある。

(2) ウイークポイント
- ESAによる貧血是正とともに血栓リスクが上昇する。特に血管疾患を有する患者でのESA使用時は，貧血の過剰な改善は注意が必要である。
- また固形がんを有する患者において，血栓症増加の可能性が指摘されている。
- 頻度は極めて低いが，ESA投与後，体内で抗EPO抗体が形成され赤芽球癆を引き起こす場合があることが報告されている。

4. 類似薬の使い分け
- rHuEPOの血中消失半減期を延長させた薬剤がDA (ネスプ®) である。DAは30 µgを皮下注射もしくは静脈注射で投与する。2週に1回投与で開始し，2週に1回の投与で効果が維持される場合，倍量を4週に1回投与に変更する。DAの最高用量は180 µgである。
- C.E.R.A. (ミルセラ®) は，血中消失半減期がDAよりもさらに長い。
- ESA使用による血圧上昇は貧血改善と関連しており，ESA開始時や貧血改善が急速な場合に発症しやすい。ESA量の調整は血圧上昇に注意しながら貧血改善速度が緩徐になるよう行うことが推奨される。

第5章 Common disease の治療戦略と薬の使い分け

primary care 18 腎・泌尿器疾患
過活動膀胱，前立腺肥大症，腹圧性尿失禁

過活動膀胱，前立腺肥大症，腹圧性尿失禁 治療薬リスト

▶ 抗コリン薬

成分名（主な商品名）	代謝・排泄，投薬に関する情報・観察など
オキシブチニン （ポラキス錠，ネオキシ貼）	代謝 主にCYP3A4・3A5，授乳婦 投与禁忌
プロピベリン （バップフォー細錠）	代謝 主にCYP3A4，授乳婦 授乳中止，高齢者 1日10mgから開始
トルテロジン （デトルシトール徐放力）	代謝 CYP2D6，3A4が関与，授乳婦 授乳回避，観察 QT延長
フェソテロジン （トビエース錠）	代謝 CYP2D6，3A4が関与（外国），排泄 主に腎（外国），授乳婦 授乳回避
ソリフェナシン （ベシケア錠 OD錠）	代謝 主にCYP3A4，一部1A1，2C8，2C19，2D6，3A5，グルクロン酸抱合酵素も関与，授乳婦 授乳中止，観察 排尿困難
イミダフェナシン （ウリトス錠 OD錠，ステーブラ錠 OD錠）	代謝 主にCYP3A4，UGT1A4，授乳婦 授乳中止

▶ β₃作動薬

成分名（主な商品名）	代謝・排泄，投薬に関する情報・観察など
ミラベグロン （ベタニス錠）	代謝 一部CYP3A4で代謝。2D6を阻害，妊婦 投与禁忌，授乳婦 投与禁忌，観察 尿閉，血圧，脈拍，便秘，肝機能

α₁遮断薬

成分名（主な商品名）	代謝・排泄，投薬に関する情報・観察など
タムスロシン （ハルナール OD錠）	高齢者 腎機能低下：低用量（1日0.1mg）から開始， 観察 AST（↑），ALT（↑），血圧
ナフトピジル （フリバス 錠 OD錠）	排泄 主に肝，高齢者 低用量（1日12.5mg）から開始， 観察 AST（↑），ALT（↑）
シロドシン （ユリーフ 錠 OD錠）	代謝 主にCYP3A4，UDP-グルクロン酸転移酵素，アルコール脱水素酵素およびアルデヒド脱水素酵素，高齢者 肝・腎機能低下：低用量（1回2mg）から開始，観察 AST（↑），ALT（↑），血圧

PDE5阻害薬

成分名（主な商品名）	代謝・排泄，投薬に関する情報・観察など
タダラフィル （ザルティア 錠）	代謝 主にCYP3A4，観察 顔面紅潮，血圧，耳鳴，めまい，胃食道逆流性疾患，頭痛，消化不良

5α還元酵素阻害薬

成分名（主な商品名）	代謝・排泄，投薬に関する情報・観察など
デュタステリド （アボルブ カ）	代謝 主にCYP3A4，排泄 主に糞中，妊婦 女性：投与禁忌，授乳婦 女性：投与禁忌，小児 投与禁忌，観察 AST（↑），ALT（↑），ビリルビン

治療戦略

>> 過活動膀胱の治療方針

- 過活動膀胱（overactive bladder；OAB）とは「尿意切迫感を有し，通常は頻尿および夜間頻尿を伴い，切迫性尿失禁（尿意切迫感を伴い我慢できずに尿失禁を来すこと）を伴うこともあれば伴わないこともある状態」のことである．
- 過活動膀胱の有病率は5～20％とされ，有病率は年齢とともに増加する．

1．治療前の問診・検査

- 問診では尿意切迫感・頻尿・夜間頻尿・切迫性尿失禁の有無をまずチェックする．
- OABの評価には表1の質問票（過活動膀胱症状質問票，Overactive Bladder Symptom Score；OABSS）がよく用いられる．OABSSは過活動膀胱の重症度判定にも用いられ，合計スコアが5点以下を軽症，6～11点を中等症，12点以上を重症とする．
- 尿検査により血尿や膿尿の有無を確認する．血尿の症例では尿路悪性腫瘍の可能性を考慮し，泌尿器科専門医への紹介を検討する．
- 超音波検査などで残尿量が100 mL未満であることを確認しておくことも必要である．

2．治療の開始

- OABの薬物療法では，抗コリン薬もしくはβ_3作動薬（ミラベグロン）を使用する．
- 抗コリン薬では便秘症，口渇，眼圧上昇，霧視，認知機能障害などの有害反応が出現する可能性がある．特に，閉塞隅角緑内障の症例では，多くの抗コリン薬で投与が禁忌である．治療前にこれらの症状や疾患の有無を確認することや，これらの有害反応の予防や治療（特に便秘症）を行うことが必要である．
- また，抗コリン薬は排尿筋の収縮力を減弱し，排尿困難の悪化や尿閉を招く危険がある．ミラベグロンは，抗コリン薬に特徴的な有害反応である口渇，便秘症の発現頻度が少ないため，治療前に高度の便秘症や口渇があるような症例ではミラベグロンの使用を考慮する．

表1 過活動膀胱症状質問票(Overactive Bladder Symptom Score；OABSS)

以下の症状がどれくらいの頻度でありましたか。この1週間のあなたの状態に最も近いものを，一つだけ選んで，点数の数字を○で囲んでください。

質問	症　状	点　数	頻　度
1	朝起きた時から寝る時までに，何回くらい尿をしましたか	0	7回以下
		1	8〜14回
		2	15回以上
2	夜寝てから朝起きるまでに，何回くらい尿をするために起きましたか	0	0回
		1	1回
		2	2回
		3	3回以上
3	急に尿がしたくなり，我慢が難しいことがありましたか	0	なし
		1	週に1回より少ない
		2	週に1回以上
		3	1日1回くらい
		4	1日2〜4回
		5	1日5回以上
4	急に尿がしたくなり，我慢できずに尿を漏らすことがありましたか	0	なし
		1	週に1回より少ない
		2	週に1回以上
		3	1日1回くらい
		4	1日2〜4回
		5	1日5回以上
合計点数			点

〔日本排尿機能学会 過活動膀胱診療ガイドライン作成委員会・編：過活動膀胱診療ガイドライン［第2版］，p105，リッチヒルメディカル，2015より転載〕

3. 類似するほかの病態―多尿と夜間多尿

- OABの一症状である頻尿・夜間頻尿は，ほかの因子によっても引き起こされ，その一つが多尿・夜間多尿である。
- 多尿・夜間多尿の主な原因として水分過剰摂取がある。水分過剰摂取の症例では飲水指導が必要となる。一般的には24時間尿量がおおよそ20〜25 mL/kg（体重50 kgの症例で1,000〜1,250 mL）となるような飲水指導が適当と思われる。
- 飲水過多，アルコール，カフェインは夜間多尿の因子と報告されているので，それらを避ける必要がある。

- 夜間多尿のその他の原因としては，心不全・呼吸器疾患・腎疾患・高血圧などがあり，これら原疾患に対する治療も重要である。
- 夜間多尿に対する薬物療法としては，昼間の利尿薬投与，三環系抗うつ薬，デスモプレシンなどがある。しかし，これらの薬物は夜間頻尿やOABには適応がなく，高度の有害反応を発現した症例も報告されているため，これらの薬物療法が必要と考えられる症例は，泌尿器科専門医に紹介すべきと思われる。

>> 前立腺肥大症の治療方針

- 前立腺肥大症とは，前立腺の良性過形成による下部尿路機能障害を呈する疾患で，通常は前立腺腫大と下部尿路症状を伴う。
- 下部尿路症状は，①排尿症状(尿勢低下，尿線途絶，排尿遅延など)，②蓄尿症状(頻尿，尿意切迫感，尿失禁など)，③排尿後症状(残尿感など)に分類され(表2)，前立腺肥大症ではどの症状も有しうる。
- また，前立腺肥大症では，急性尿閉，肉眼的血尿，膀胱結石，反復性尿路感染症，腎後性腎不全を合併することがある。
- 前立腺肥大症の有病率は60代で6％，70代で12％とされ，加齢にしたがって増加する。

1. 問診と治療前の検査

- どのような症状がいつから始まり，どのように経過してきたかを聞く。複数の症状がある際には，どの症状に対して最も困っているかを聞く。
- 前立腺肥大症に対する症状質問票としては，国際前立腺症状スコア(IPSS)とQOLスコアが一般的に使用される(表3)。重症度判定，治療方針の決定，治療効果の評価に有用である。IPSSの質問は残尿感，頻尿，尿線途絶，尿意切迫感，尿勢低下，腹圧排尿，夜間排尿回数の7項目からなり，それぞれ0～5点の点数をつける。合計点数が0～7点，8～19点，20～35点をそれぞれ軽症，中等症，重症と評価する。また，QOLスコアは現在の排尿状態に対する患者自身の満足度を示す指標で，軽症(0～1点)，中等症(2～4点)，重症(5～6点)に分類する。
- 尿検査と残尿測定は，治療開始前に行う必要がある。
- 超音波検査で前立腺体積を計測することは，治療方針の決定に有用である。

表2 下部尿路症状(LUTS)

①排尿症状	
尿勢低下	尿の勢いが弱いという愁訴
尿線途絶	尿線が排尿中に1回以上途切れるという愁訴
排尿遷延	排尿開始が困難で,排尿準備ができてから排尿開始までに時間がかかるという愁訴
腹圧排尿	排尿の開始,尿線の維持または改善のために,力を要するという愁訴
終末滴下	排尿の終了が延長し,尿が滴下する程度まで尿流が低下するという愁訴
②蓄尿症状	
昼間頻尿	日中に排尿回数が多すぎるという愁訴(一般的には8回以上)
夜間頻尿	夜間排尿のために1回以上起きなければならないという愁訴
尿意切迫感	急に起こる,抑えられないような強い尿意で,我慢することが困難なもの
切迫性尿失禁	尿意切迫感と同時またはその直後に,不随意に尿が漏れるという愁訴
腹圧性尿失禁	労作時または運動時,もしくはくしゃみまたは咳の際に,不随意に尿が漏れるという愁訴
③排尿後症状	
残尿感	排尿後に完全に膀胱が空になっていない感じがするという愁訴
排尿後尿滴下	排尿直後に不随意に尿が出てくるという愁訴

2. 治療の開始

- 前立腺肥大症の主な治療薬は,前立腺による機能的閉塞を改善するα_1遮断薬やホスホジエステラーゼ5阻害薬(PDE5阻害薬:タダラフィル),前立腺腫大を縮小させる5α還元酵素阻害薬(5-ARI:デュタステリド)である。
- 前立腺腫大(前立腺容量30 mL未満)が軽度の症例ではα_1遮断薬やタダラフィルを単剤で用い,前立腺腫大が中等度以上(30 mL以上)の症例では,α_1遮断薬に加えてデュタステリドの併用を検討する。

3. 蓄尿症状が主たる症状の前立腺肥大症

- 蓄尿症状が主たる症状の前立腺肥大症では,前立腺肥大症の治療薬(α_1遮断薬単剤,PDE5阻害薬単剤)のみならず,α_1遮断薬と抗コリン薬もし

表3 国際前立腺症状スコア（IPSS）とQOLスコア

どれくらいの割合で次のような症状がありましたか	全くない	5回に1回の割合より少ない	2回に1回の割合より少ない	2回に1回の割合くらい	2回に1回の割合より多い	ほとんどいつも
この1カ月の間に，尿をしたあとにまだ尿が残っている感じがありましたか	0	1	2	3	4	5
この1カ月の間に，尿をしてから2時間以内にもう一度しなくてはならないことがありましたか	0	1	2	3	4	5
この1カ月の間に，尿をしている間に尿が何度もとぎれることがありましたか	0	1	2	3	4	5
この1カ月の間に，尿を我慢するのが難しいことがありましたか	0	1	2	3	4	5
この1カ月の間に，尿の勢いが弱いことがありましたか	0	1	2	3	4	5
この1カ月の間に，尿をし始めるためにお腹に力を入れることがありましたか	0	1	2	3	4	5
	0回	1回	2回	3回	4回	5回以上
この1カ月の間に，夜寝てから朝起きるまでに，ふつう何回尿をするために起きましたか	0	1	2	3	4	5

IPSS ＿＿＿点

	とても満足	満足	ほぼ満足	なんともいえない	やや不満	いやだ	とてもいやだ
現在の尿の状況がこのまま変わらずに続くとしたら，どう思いますか	0	1	2	3	4	5	6

QOLスコア ＿＿＿点

くはβ_3作動薬の併用療法を行うこともある。併用療法はα_1遮断薬単剤，PDE5阻害薬単剤よりも治療効果が高い。
- しかし，抗コリン薬は排尿筋の収縮力を減弱し，排尿困難の悪化や尿閉を招く危険があり，抗コリン薬を併用する場合には急性尿閉や慢性尿閉の発症や残尿量の増加などに注意が必要である。
- また，前立腺肥大症に伴う慢性尿閉の症例は頻尿と溢流性尿失禁を呈する。このような症例には抗コリン薬は禁忌であり，前立腺肥大症の治療薬・コリン作動薬の投与や尿道カテーテル留置もしくは間欠的自己導尿が必要となる。

>> 腹圧性尿失禁の治療方針

- 腹圧性尿失禁とは,「腹圧上昇時(急に立ち上がったとき,咳をしたときなど)に尿失禁を来す病態であり,有病率は女性の4割を超えるとされる。腹圧性尿失禁は骨盤底筋群という尿道括約筋を含む筋肉の機能低下が原因とされ,加齢や出産を契機に出現する。OABの一症状である切迫性尿失禁とは異なる病態である。

1. 治療の開始

- 腹圧性尿失禁の原因である骨盤底筋群の機能低下は,薬物療法により改善されることはできず,治療の主体は理学療法や手術療法である。そのため,腹圧性尿失禁が主たる症状の症例は,泌尿器科専門医に紹介するべきと思われる。
- しかし,βアドレナリン受容体作動薬(クレンブテロール),セロトニン・ノルアドレナリン再取り込み阻害薬(デュロキセチン:保険適応外)などの薬物療法は,低い尿道閉鎖圧を改善させ,尿失禁が緩和されることもある。

2. 混合性尿失禁

- 腹圧性尿失禁と切迫性尿失禁が混在していることを混合性尿失禁という。
- 混合性尿失禁の症例では,より困っている症状の治療からまず開始する。

>> フォローアップのポイント

- 過活動膀胱・前立腺肥大症は薬物治療により治癒に至ることはなく,薬物療法の中断・終了後には症状が再増悪する可能性が高い。
- 蓄尿症状(尿意切迫感・頻尿・夜間頻尿)は冬季に悪化することがある。
- 抗コリン薬で治療効果が乏しい場合や,抗コリン薬の有害反応が高度の場合にはβ_3作動薬への変更を検討する。β_3作動薬から抗コリン薬への変更も有効なことがある。
- 前立腺肥大症に対するα_1遮断薬の治療効果は症例により異なるため,治療効果が乏しい場合には違う種類のα_1遮断薬に変更を検討する。α_1遮断薬からPDE5阻害薬,またはPDE5阻害薬からα_1遮断薬への変更も有効なことがある。

>> こんなときは専門医に相談を

以下の患者については，専門医に相談することが勧められる。
- 残尿量が100 mL以上の過活動膀胱
- 著明な残尿貯留（300 mL以上）の前立腺肥大症
- 2種類の薬物治療に治療抵抗性の過活動膀胱・前立腺肥大症
- 薬物治療の有害反応が高度で，治療継続が困難な過活動膀胱・前立腺肥大症
- 腹圧性尿失禁

薬の選び方・使い方

抗コリン薬

処方 前 Check List

- 閉塞隅角緑内障，便秘症，口渇，認知機能障害，残尿量をチェックする。
- 閉塞隅角緑内障では多くの抗コリン薬が投与禁忌である。
- 便秘症の症例は緩下剤の併用を検討する。または，便秘症の発生頻度が少ない経皮吸収型オキシブチニンの投与を検討する。
- 残尿量が100 mL以上の場合には，泌尿器科専門医に紹介するべきである。

処方 後 Check List

- 認知機能障害の進行や，高度の便秘症・口渇がある場合には，β_3作動薬（ミラベグロン）への変更を検討する。

1. 作用機序

- 膀胱が勝手に収縮すること（不随意収縮）により，尿意切迫感や頻尿などの過活動膀胱症状が引き起こされる。膀胱の筋層にはムスカリン受容体（M受容体）と呼ばれる受容体が存在しており，このムスカリン受容体に膀胱内の神経細胞より放出されたアセチルコリンが作用することで膀胱の収縮が起こる。抗コリン薬は，アセチルコリンが受容体へ作用する過程を阻害することにより膀胱の不随意収縮を抑制する。

2. ストロングポイントおよびウイークポイント

（1）ストロングポイント
- 過活動膀胱の主たる治療薬である。

（2）ウイークポイント
- 便秘症，口渇，眼圧上昇，霧視，認知機能障害などの有害反応が出現する可能性がある。

表4 抗コリン薬一覧

医薬品名	経口オキシブチニン	プロピベリン	トルテロジン	フェソテロジン	ソリフェナシン	イミダフェナシン	経皮吸収型オキシブチニン
商品名	ポラキス	バップフォー	デトルシトール	トビエース	ベシケア	ステーブラ/ウリトス	ネオキシテープ
用法および用量	通常 1回2〜3mg 1日3回	通常 1回20mg 1日1〜2回	通常 1回4mg 1日1回	通常 1回4mg 1日1回	通常 1回5mg 1日1回	通常 1回0.1mg 1日2回	通常 1回73.5mg 1日1回
1日最大投与量	9mg	40mg	4mg	8mg	10mg	0.4mg	73.5mg
剤形	錠剤	錠剤 細粒	カプセル	錠剤	錠剤 OD錠	錠剤 OD錠	貼付剤
血中濃度消失半減期	単回投与：約1時間	単回投与：約14時間	反復投与：約11.3時間	反復投与：約5時間	反復投与：約50時間	単回投与：約2.9時間	単回投与：約15時間
下部尿路閉塞	下部尿路閉塞症状である排尿困難・尿閉は禁忌	尿閉は禁忌，排尿困難は慎重投与	尿閉は禁忌，尿閉の可能性は慎重投与	尿閉は禁忌，下部尿路閉塞の合併は慎重投与	尿閉は禁忌，下部尿路閉塞の合併は慎重投与	尿閉は禁忌，排尿困難は慎重投与	尿閉は禁忌，下部尿路閉塞の合併は慎重投与
緑内障	禁忌	慎重投与（閉塞隅角緑内障は禁忌）	閉塞隅角緑内障のみ禁忌	眼圧が調節できない閉塞隅角緑内障は禁忌。眼圧が調節できる閉塞隅角緑内障は慎重投与	閉塞隅角緑内障のみ禁忌	閉塞隅角内緑内障のみ禁忌	閉塞隅角緑内障のみ禁忌
高齢者への投与	少量から投与，過量投与にならないよう注意	10mg/日より投与を開始するなど慎重投与	記載事項なし	特記事項なし	5mg/日より投与を開始し，増量に際しては慎重投与	慎重投与	慎重投与

- 治療不応性や有害反応などを理由に，半数以上の症例が服用開始から3カ月以内には内服を中断する。

3. 用法・用量
- 各種抗コリン薬の用法・用量を表4に示す。

4. 抗コリン薬の使い分け
- 現在日本で処方できる経口抗コリン薬は，オキシブチニン，プロピベリン，トルテロジン，フェソテロジン，ソリフェナシン，イミダフェナシンの6種類がある。また，経皮吸収型抗コリン薬であるオキシブチニンも処方することができる（表4）。

- 1993年以前に発売開始となった経口オキシブチニン，プロピベリンは，20年以上にわたり頻尿症や過活動膀胱の治療に使用されてきたが，2006年以後に発売開始となったトルテロジン，フェソテロジン，ソリフェナシン，イミダフェナシンは，膀胱への選択性が高く有害反応も軽いため，現在では多くの症例に使用されている。
- これらの新しい抗コリン薬の臨床効果に大きな差はないとされるが，膀胱への選択性やムスカリン受容体サブタイプに対する親和性の違いなどにより，有害反応の発現頻度や程度に違いが生じる。
- また，それぞれの薬物動態（消失半減期など）にも違いがある。個々の症例の併発症（便秘症や口渇の有無）や作用させたい時間（1日中，睡眠中のみ，日中のみなど）などを考慮し，使用する薬物を選択する。
- 高齢者では低用量から開始する。

5. 十分な効果が得られないとき
- ①投与量増加，②ほかの抗コリン薬への変更，③β_3作動薬のミラベグロンへの変更を検討する。
- 薬物投与量を増量すると，便秘症・口渇などの有害反応の発現頻度も増加するため注意が必要である。

β_3作動薬：ミラベグロン

処方前 Check List
- 不整脈や頻脈を含む心疾患の有無をチェックする。
- 抗コリン薬との併用は避けることが望ましい。

処方後 Check List
- 尿閉などの排尿障害の増悪がないか確認する。

1. 作用機序
- 膀胱平滑筋にはβアドレナリン受容体が存在し，蓄尿期の膀胱弛緩作用に関与する。βアドレナリン受容体には，β_1, β_2, β_3サブタイプが存在し，ヒト膀胱の弛緩作用に関与するサブタイプはβ_3受容体である。ミラベグ

ロンは，β_3受容体選択性に作用して膀胱を弛緩させることで，尿意切迫感，頻尿および切迫性尿失禁を改善する。

2. ストロングポイントおよびウイークポイント

(1) ストロングポイント
- 抗コリン薬と同等の効果が期待できる。
- 抗コリン薬に特徴的な有害反応である便秘や口内乾燥感の発現頻度が少ない。

(2) ウイークポイント
- β作動薬のため，不整脈や頻脈などに注意が必要である。
- 重篤な心疾患を有する患者への投与は禁忌である。

3. 用法・用量
- ミラベグロン（ベタニス®）：1日1回50mgの用量で投与する。

4. 十分な効果が得られないとき
- 抗コリン薬への変更を検討する。

α_1遮断薬

処方前 Check List
- 射精障害の可能性を説明する。

処方後 Check List
- 立ちくらみや射精障害などの有害反応を確認する。

1. 作用機序
- α_1遮断薬は，前立腺と膀胱頸部の平滑筋緊張に関与するα_1アドレナリン受容体を阻害し，前立腺による尿道の機能的閉塞を減少させる。

2. ストロングポイントおよびウイークポイント

(1) ストロングポイント
- 比較的速やかな治療効果が期待できる。
- 前立腺肥大症における排尿症状のみならず蓄尿症状も改善させる。

(2) ウイークポイント
- 射精障害（特にシロドシン）を伴うため若年者への投与時には十分な説明が必要である。
- α_1遮断薬は白内障手術時の術中虹彩緊張低下症候群の頻度を増加させるため，眼科医師への情報提供が必要であり，周術期のα_1遮断薬中断を検討する。

3. 用法・用量
- タムスロシン（ハルナール®）：1回0.2mg・1日1回（0.4mg/日まで増量可）
- ナフトピジル（フリバス®）：1回50mg・1日1回（75mg/日まで増量可）
- シロドシン（ユリーフ®）：1回4mg・1日2回（朝・夕食後）

4. α_1遮断薬の使い分け
- 日本で使用できる前立腺肥大症に対するα_1遮断薬のうち主なものとしては，タムスロシン，ナフトピジル，シロドシンがある。
- タムスロシン，ナフトピジル，シロドシンの治療効果に大きな差はないとされるが，シロドシンは，タムスロシンやナフトピジルと比較して前立腺に対する選択性が高く作用が強力である。そのため，シロドシンは血管に対する作用が弱く，めまいや立ちくらみ，血圧低下などの有害反応が比較的少ない。しかし，シロドシンでは射精障害（射精時の精液量減少）が高頻度でみられる。
- また，シロドシンは2回/日内服する必要があるが，タムスロシンやナフトピジルは1回/日内服である。

5. 十分な効果が得られないとき
- 有害反応が軽微な場合には薬物投与量を増量する。
- α_1遮断薬の種類を変える（処方変更例：タムスロシン→シロドシン）。
- タダラフィルに変更する。
- 前立腺容量が30mL以上の症例ではデュタステリドを追加する。

PDE5阻害薬：タダラフィル

処方前 Check List

- 投与禁忌：
    1. 硝酸剤投与中または一酸化窒素供与剤投与中（ニトログリセリン，亜硝酸アミルなど）
    2. 可溶性グアニル酸シクラーゼ刺激剤投与中（リオシグアト）
    3. 心血管系障害を有する
        (1) 不安定狭心症
        (2) 心不全［NYHA分類3度以上］
        (3) コントロール不良の不整脈
            低血圧［血圧＜90/50mmHg］
            高血圧［安静時血圧＞170/100mmHg］
        (4) 心筋梗塞の既往歴が最近3カ月以内
        (5) 脳梗塞の既往歴が最近6カ月以内
            脳出血の既往歴が最近6カ月以内
    4. 重度腎障害
    5. 重度肝障害
- 保険請求にあたっての注意点：残尿検査，前立腺超音波検査，尿流測定検査等の診断に用いた主な検査について，実施年月日を摘要欄に記入することが必要。

処方後 Check List

- 顔面紅潮，低血圧，胃食道逆流性疾患，頭痛，消化不良などの有害反応をチェックする。
- 胃食道逆流性疾患が疑われる場合には，プロトンポンプ阻害薬の併用を検討する。

1. 作用機序

- 一酸化窒素（NO）は平滑筋細胞内のcGMPの産生を促進し，細胞内のカルシウムイオン濃度が低下して平滑筋が弛緩する。PDE5阻害薬は，cGMPの分解を阻害し，結果的にはNOの作用を増強させる。尿道や前立腺の平滑筋がNOを介して弛緩し，下部尿路症状が改善する。

- また，PDE5阻害薬は前立腺・膀胱の血流を増加させ，酸素化を増加させ，結果的に前立腺・膀胱の慢性炎症を減少させる。

2. ストロングポイントおよびウイークポイント

(1) ストロングポイント
- α_1遮断薬と同様の効果が期待できる。
- α_1遮断薬やデュタステリドの有害反応として特徴的な射精障害や性欲減退がない。
- 勃起障害に対する治療効果も期待できる。

(2) ウイークポイント
- 投与禁忌が多い(処方前Check Listを参照)。
- 保険請求にあたり注意が必要である。
- α_1遮断薬との併用により高度の低血圧を来す可能性があり，併用注意である。
- タダラフィル以外のPDE5阻害薬は，前立腺肥大症に保険適応がない。

3. 用法・用量
- タダラフィル(ザルティア®)：1日1回5mg

4. 類似薬との使い分け
- タダラフィル5mgは，タムスロシン0.4mgと同様の治療効果がある。
- タダラフィルは勃起改善効果も見込め，α_1遮断薬の有害反応として特徴的な射精障害も認められないため，比較的若年の性的活動を行っている症例に有用である。

5. 十分な効果が得られないとき
- α_1遮断薬に変更する。

5α還元酵素阻害薬：デュタステリド

処方前 Check List

- 肝で代謝される薬物であり，肝障害症例は慎重投与である。
- 前立腺特異抗原（PSA）値を測定している症例では，PSA値が半減することを説明する。
- 性欲減退の可能性がある。
- デュタステリド単剤ではなく，$α_1$遮断薬との併用で使用することが多い。

処方後 Check List

- 治療効果は緩徐に表れるため，治療効果が少ない症例でもすぐに中止・変更しない。

1. 作用機序

- 前立腺に対する男性ホルモンによる効果はジヒドロテストステロンにより引き起こされるが，デュタステリドは2種類の5α還元酵素 isoform（type 1とtype 2）の両者を阻害し，生化学的にはジヒドロテストステロンの産生をほぼ完全に抑制し前立腺を縮小させる。6～12カ月の投与で前立腺容量は50％減少する。

2. ストロングポイントおよびウイークポイント

(1) ストロングポイント
- 前立腺肥大症に伴う症状を改善させるのみならず，急性尿閉や外科的治療を要する症例の頻度を減少させる。
- $α_1$遮断薬とデュタステリドの併用は，$α_1$遮断薬単独やデュタステリド単独よりも治療効果が高い。

(2) ウイークポイント
- 性欲減退の有害反応がある。
- 前立腺腫大が軽微（30 mL未満）の症例に対する治療効果は明らかではない。

3. 用法・用量
デュタステリド（アボルブ®）：1日1回0.5 mg

4. 十分な効果が得られないとき
- α_1遮断薬とデュタステリドの併用療法に不応性の症例は，外科的治療を検討するべきであり，泌尿器科専門医に紹介するべきと思われる。

第5章 Common disease の治療戦略と薬の使い分け

primary care 19 精神・神経疾患
不眠症

不眠症治療薬リスト

▶ オレキシン受容体拮抗薬

成分名（主な商品名）	代謝・排泄，投薬に関する情報・観察など
スボレキサント（ベルソムラ）	代謝 主にCYP3A，2C19もわずかに関与，授乳婦 授乳中止，観察 肝機能，傾眠，異常な夢

▶ メラトニン受容体作動薬

成分名（主な商品名）	代謝・排泄，投薬に関する情報・観察など
ラメルテオン（ロゼレム）	代謝 主にCYP1A2，2Cサブファミリー・3A4もわずかに関与，授乳婦 授乳中止，観察 肝機能，プロラクチン

▶ GABA_A 受容体作動薬－非ベンゾジアゼピン系睡眠薬

成分名（主な商品名）	代謝・排泄，投薬に関する情報・観察など
ゾルピデム（マイスリー）	代謝 主にCYP3A4，一部2C9，1A2，授乳婦 授乳回避
ゾピクロン（アモバン）	代謝 主にCYP3A4，一部2C8，授乳婦 授乳回避，高齢者 少量（1回3.75mg）開始
エスゾピクロン（ルネスタ）	代謝 主にCYP3A4，授乳婦 授乳回避，観察 肝機能，腎機能，依存，離脱症状，興奮，錯乱，呼吸状態

治療戦略

>> 治療方針

1. 処方する前に

- 不眠症に対応するための最新の日本におけるガイドラインとしては,「睡眠薬の適正な使用と休薬のための診療ガイドライン」[1]があり,不眠症の治療アルゴリズム (図1) に従って診療を進めることが推奨されている.
- 最近の研究成果として,不眠が高血圧や糖尿病などの生活習慣病の発症や進展に関与していることが明らかにされているが,不眠症を薬物療法などで治療すると,これら生活習慣病を回避できるか,あるいは進展を止められるかどうかについては,現時点ではエビデンスはなく不明である.

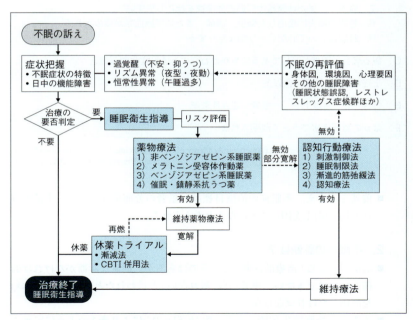

図1　不眠症の治療アルゴリズム

〔日本睡眠学会:睡眠薬の適正な使用と休薬のための診療ガイドライン
—出口を見据えた不眠医療マニュアル—, p8, 2013 より転載〕

表1　不眠症

定義：A〜Fにあてはまる

A．患者あるいは養育者から以下の1つ以上の報告がある。
1. 入眠困難
2. 睡眠維持困難
3. 望ましい起床時刻より早く目覚める
4. 適切なスケジュールで就床しようとしない
5. 養育者の介入なしに睡眠が困難

B．夜間睡眠障害に関連して，以下の1つ以上の報告がある。
1. 疲労または倦怠感
2. 注意力，集中力，記憶力の低下
3. 社会生活上あるいは職業生活上の支障，または学業低下
4. 気分障害または焦燥感
5. 日中の眠気
6. やる気，気力，自発性の減退
7. 職場で，または運転中に過失や事故を起こしやすい
8. 睡眠の損失に相応した緊張，頭痛，または胃腸症状が認められる
9. 睡眠について心配したり悩んだりする

C．眠る機会や環境が適切であるにもかかわらず上述の睡眠覚醒障害がある。

D．上述の症状が3回／週以上

E．慢性：3カ月以上　　　短期：3カ月未満

F．ほかの睡眠障害でうまく説明されない

〔American Academy of Sleep Medicine, International Classification of Sleep Disorders-3rd ed, 2014 より引用〕

- 前述をふまえ，不眠症の治療目標は，患者の苦痛を取り除き，生活の質（QOL）の向上を図ることになると考えられる。

2．不眠症の診断は？

- 実際のところ「治療的診断」というのはあるが，的確な診断がなければ的確な治療はできない。患者から「眠れない」と言われたときに，「眠れない」を評価しなければならない。
- 不眠症は睡眠障害国際分類第3版（ICSD-3）[2]により**表1**のように定義され，不眠症状の特徴と日中の機能障害をまず確認する。ICSD-3では慢性不眠症，短期不眠症，その他，という分類になっているが，対応を考え

る際にはこの分類だけでは足らない。
- 入眠困難，睡眠維持困難（中途覚醒，早朝覚醒）は，従来から処方すべき睡眠薬を決めるのに必要とされてきたが，いつ就床するか，就床から入眠まで何をしているか，中途覚醒が何回あり，再入眠困難があるか，再入眠まで何をするか，覚醒から離床までどのくらい要するか，覚醒から離床まで何をしているかも確認する必要がある。例えば，退職を契機に，夜何もすることがないので以前より早く寝ようと思って床に入って「眠れない」場合，睡眠時間や睡眠覚醒リズムについて解説し，非生理的な睡眠をとろうとすることの誤りを理解してもらうことが必要である。布団の中で携帯電話でゲームをしたりLINEをしたりしてなかなか「眠れなくて」朝起きられない，という場合は，夜の時間帯の携帯電話の使用を禁止すべきである。
- 交替制勤務で昼間に睡眠をとる必要があるが，周りの音や光が気になって「眠れない」場合は環境調整が必要になる。そもそも，勤務後帰宅時に光を避ける工夫や，交替制勤務の適応そのものの見直しが必要になる。

3. 精神疾患の有無
- 「不眠を診たらうつ病を疑え」という視点は忘れてはいけない。うつ病は自殺と親和性が高く生命に関わる疾患であり，うつ病に対する基本的な治療薬は抗うつ薬であるからである。
- 不眠はうつ病患者において非常に高率にみられ，抗うつ薬の補助薬として睡眠薬が必要になるが，うつ病は睡眠薬だけでは治らない。
- また，不眠がうつ病以外の精神疾患の症状である場合もある。

4. 身体疾患の評価
- 身体疾患による不眠もある。
- 疼痛による不眠に対しては鎮痛薬，かゆみによる不眠に対しては抗アレルギー薬が適応になる。
- 心不全や喘息による呼吸困難に伴う不眠に対しては，原疾患に対する治療の見直しが必要になるだろうし，呼吸困難に対して，呼吸抑制を起こしうる抗不安薬や睡眠薬の投与は慎重でなければならない。
- 最近，高血圧や糖尿病と不眠との関連を示す報告がなされている。しかし高血圧や糖尿病に伴う不眠に対して，睡眠薬を使うと予後がよくなるかどうかを検討した研究報告は現時点では存在しない。
- 身体疾患のために使用される薬物によって，不眠症状が出現することが

ある。ステロイド製剤やインターフェロン製剤では高率に睡眠障害を引き起こし，抗パーキンソン病薬や降圧薬などでも起こりうる。このような際には，睡眠薬を使わざるをえない場合もあり，また，睡眠薬の通常量でも効果が不足することがありうるが，睡眠薬の使用にあたって，身体疾患の治療方法を含め，患者とよく話し合う必要があると考える。

5. ほかの睡眠障害の有無
(1) レストレスレッグス症候群（むずむず脚症候群）
- 下肢の感覚異常に伴う運動障害である。
- 静止時または夕方から夜間にかけて脚の不快感が生じ，これに伴い下肢を動かしたくなる衝動感にかられ，その運動によって不眠を来す。
- 治療薬はドパミンアゴニストや抗痙攣薬で，睡眠薬は無効である。

(2) 概日リズム睡眠覚醒障害
- 眠るべき時間に「眠れない」ということが起こりうるのが概日リズム睡眠覚醒障害で，なかでも，睡眠相後退型は青少年に多くみられる。
- これに対しては，体内リズムを外的リズムに合わせる治療が必要で，通常の睡眠薬は無効である。

6. 他院処方の確認
- 抗不安薬，睡眠薬に限らないが，他院で処方されている薬を確認する必要がある。抗不安薬や睡眠薬が，他科で処方されていることが少なくない。過剰投薬になってしまう危険性を考慮すべきである。

7. 減薬・休薬を見据え，患者の問題解決をはかる
- 上記1～6のさまざまなポイントを確認し，慢性不眠症に対して睡眠薬の処方をすることになった場合，「睡眠薬の適正な使用と休薬のための診療ガイドライン」にあるように，減薬・休薬することを念頭におく必要がある。
- 忙しくて患者個々の診療に長時間かけられないと推察されるが，患者の「眠れない」の一言だけで睡眠薬を処方するのは，患者の問題解決にはならない。そして今後，長期に続くことになるかもしれない診療にかかる時間と膨大になりかねない医療費の無駄，有害反応による患者の不利益につながる可能性が多大である。

>> こんなときは専門医に相談を

一言でいえば,「自分では対応できない」と思った場合にといえるが,以下のような場合などに,それぞれの専門家に紹介すべきであると考える。
- 精神疾患に伴う不眠が疑われるとき。うつ病のケースも対応されているプライマリ・ケアの先生方もいることと思う。その場合は,対応しているケースのうつ病および伴っている不眠症状の治療に難渋するとき。
- 不眠の原因が,専門家でないとコントロールできないと思われる,身体的な痛みやかゆみなどの身体症状であるとき。
- 不眠症状が通常量の睡眠薬でもコントロールできないとき。
- ほかの睡眠障害が疑われるとき。
- 睡眠に対するこだわりが強く,睡眠状態誤認が疑われるとき。

薬の選び方・使い方

不眠症の治療アルゴリズムと第一選択薬

1. 認知行動療法
- 「睡眠薬の適正な使用と休薬のための診療ガイドライン」の不眠症の治療アルゴリズムでは，"治療の必要あり"と判定した場合，睡眠衛生指導でリスク評価をし，薬物療法を行い，無効・部分寛解の場合，認知行動療法を行うようになっている。
- 米国内科学会（ACP）のガイドライン[3]では，すべての成人の慢性不眠症に対して「不眠に対する認知行動療法」を最初の治療として推奨しているが，日本では，認知行動療法が保険適用されておらず，どこでも誰でも受けられる治療ではないので初期治療として組まれなかった。
- 一般的な認知行動療法は，心理教育，睡眠衛生指導，刺激統制法，睡眠制限法，認知療法，リラクセーションなどを組み合わせたパッケージ療法であるが，フルに行わなくても睡眠衛生と睡眠制限法（実際に眠れている時間だけ布団にいるように，寝る時間と起きる時間を決める）で改善が見込まれる可能性が期待されている。

2. 薬物療法
- 「睡眠薬の適正な使用と休薬のための診療ガイドライン」の不眠症の治療アルゴリズムでは，"治療の必要あり"と判定すると薬物を選択することになるのだが，「睡眠薬の適正な使用と休薬のための診療ガイドライン」でも，ACPのガイドラインでも，第一選択薬のようなものはあげられていない。
- ACPのガイドラインでは，第二の推奨として，認知行動療法に薬物療法を加えるかどうか，その恩恵と損害とコストについて話し合って共有意思決定のアプローチを使うように勧めている。われわれも，患者に薬物療法の利点と欠点を説明したうえで決めるべきであろう。
- 慢性不眠症に対し睡眠薬を使用することになった場合（ここまでで睡眠薬の処方はかなり抑えられているはずだが），患者の苦痛を取り除きQOLの向上を図るためには，安全に使用できることが必須なので，第一選択薬は，安全性の高い新しい睡眠薬になるであろう。
- 現時点で，最も新しく発売された睡眠薬は，オレキシン受容体拮抗薬の

スボレキサントである。その前に発売されたメラトニン受容体作動薬であるラメルテオンも，γ-アミノ酪酸(GABA)$_A$受容体作動薬系の睡眠薬とは作用機序が異なっている。これらの新しい睡眠薬については，「睡眠薬の適正な使用と休薬のための診療ガイドライン」が出された時点では，まだ十分なエビデンスが得られていなかった。

- 最近，スボレキサントについてのメタ解析の結果[4]や，ラメルテオンやスボレキサントを含めたレビュー[5]が示されるようになっている。

スボレキサント

処方前 Check List

- 前述の「治療方針」の項(p.433)を参照し，薬物療法を行うべき慢性不眠症であることを確認する
- 併用禁忌：イトラコナゾール，クラリスロマイシン，リトナビル，サキナビル，ネルフィナビル，インジナビル，テラプレビル，ボリコナゾール(CYP3A4を強く阻害する薬物)
- 食事によってスボレキサントの吸収が抑えられるため，食事時間とずらして服用するよう服薬指導を行う

処方後 Check List

- 有害反応：悪夢・頭痛・傾眠

1. 作用機序と概要

- スボレキサントはオレキシン受容体1Rと2Rの2種の選択的アゴニストとして作用し，オレキシンニューロンの神経支配を受けている脳幹の覚醒に関与する神経核を抑制することにより睡眠を引き起こす。
- スボレキサントは主に肝臓での代謝によって不活性化される。CYP3Aを強く阻害する薬物によりスボレキサントが代謝されにくくなり，併用するとスボレキサントの有害反応が現れやすくなる。それに対応するために10mg剤形が追加された。併用禁忌薬には，CYP3Aを強く阻害する薬物としてイトラコナゾール，クラリスロマイシン，リトナビル，サキナビル，ネルフィナビル，インジナビル，テラプレビル，ボリコナゾールがあげられている。

- 術後せん妄，ICUせん妄に対する予防効果が期待され，いくつかの研究がなされている。

2．処方の実際
- スボレキサント（10 mg/15 mg/20 mg）1錠・眠前
- 高齢者には15 mgを使用する。

3．ストロングポイントおよびウイークポイント
(1) ストロングポイント
- 脳内に広く分布する$GABA_A$作動性ニューロンに影響しないので，$GABA_A$系への相互作用に伴う骨格筋弛緩作用をもたない。
- 投与中止による退薬症候や反跳性不眠は起こらない。
- 現時点では長期投与が可能な薬物である。

(2) ウイークポイント
- 食事によってスボレキサントの吸収が抑えられ，血中濃度が低下するおそれがあるので，食事時間とずらして服用する必要がある。
- 有害反応としては，悪夢・頭痛・傾眠などが知られている。

4．類似薬との使い分け
- スボレキサントと同様に，$GABA_A$受容体作動薬とは異なる機序の睡眠薬として，メラトニン受容体作動薬ラメルテオンがある。睡眠導入作用は弱いが安全性は高いので，初めて睡眠薬を服用する場合，高齢者へ処方する場合など，対象を選べば効果的かもしれない。

ラメルテオン

> **処方前 Check List**
> - 前述の「治療方針」の項（p.433）を参照し，薬物療法を行うべき慢性不眠症であることを確認する
> - 併用禁忌：フルボキサミンマレイン酸塩（ラメルテオンの主な肝薬物代謝酵素であるCYP1A2を強く阻害し，また，CYP2C9，CYP2C19およびCYP3A4に対する阻害作用の影響も考えられる）
> - キノロン系抗菌薬，アゾール系抗真菌薬，マクロライド系抗菌薬などでラメルテオンの作用増強，リファンピシン（抗結核薬）などでラメルテオンの作用減弱がありうるので併用薬を確認する

1. 作用機序と概要

- ラメルテオンは，メラトニン受容体作動薬で，視床下部のMT1メラトニン受容体およびMT2メラトニン受容体に選択的に作用する。
- 入眠に対する促進効果は，主にMT1メラトニン受容体刺激による深部体温低下，血圧低下，交感神経機能低下などといった，体内時計である視交叉上核を介した身体的な休息促進作用と関連していると考えられている。
- 従来からあるGABA$_A$受容体作動性の睡眠薬と異なり，GABA$_A$神経系を介した大脳皮質に対する直接的鎮静効果がほとんどない。
- 抗うつ薬であるフルボキサミンマレイン酸塩との併用は禁忌とされている。フルボキサミンマレイン酸塩は，ラメルテオンの主な肝薬物代謝酵素であるCYP1A2を強く阻害し，また，CYP2C9，CYP2C19およびCYP3A4に対する阻害作用の影響も考えられている。キノロン系抗菌薬，アゾール系抗真菌薬，マクロライド系抗菌薬などでラメルテオンの作用増強，リファンピシンなどでラメルテオンの作用減弱がありうる。
- せん妄や老年期認知症の行動心理症状に対する効果，身体疾患患者におけるせん妄の予防効果が報告されており，このような高齢者の不眠症状に有効である可能性がある。

2. 処方の実際

- ラメルテオン（8mg）1錠・眠前

- 眠れないときに飲むという頓服使用は向かないとされており，効果発現までに1〜2週間かかるので継続服用を要する。

3. ストロングポイントおよびウイークポイント

(1) ストロングポイント
- 反跳現象や依存，翌朝の認知機能への影響などの有害作用が認められていないこと，筋弛緩作用および記憶障害惹起作用も認められないことが特筆される。
- 現在多く使用されているGABA$_A$受容体作動性の睡眠薬と比べると，抗不安作用がなく，睡眠導入作用は若干弱いが，安全性は極めて高い薬物である。
- 軽症例や高齢者に対して，特に初期治療に適している。
- 多剤併用例に使用することによる減薬効果が期待されている。
- 現時点では長期投与が可能な薬物である。

(2) ウイークポイント
- 効果発現までに1〜2週間かかるので，眠れないときに飲むという頓服使用は向かないとされている。

第二選択薬

1. GABA$_A$受容体作動薬を処方する前に
- 第一選択薬で述べた薬物のなかで変更することも可能かもしれないが，現状で次に選択できる薬物は，GABA$_A$受容体作動薬からの選択しかなくなる。その前に再度，生活習慣の見直し，睡眠を妨げている要因について確認していただきたい。
- 作用機序などを考えると，不安の強い人の不眠には，筋弛緩作用・抗不安作用がないとされる第一選択薬の効果は不十分であるかもしれない。日常生活上の現実的な不安要因だけでなく，「眠れないのが怖い」という「不眠恐怖症」ともいえそうな場合も少なくない。「恐怖症」に対する治療としては，曝露療法が知られており，この場合「眠れなくても大丈夫，やっていける」状態を獲得する必要があり，不眠に対する認知行動療法の適応である。認知行動療法を行う場合，薬物を使用して安心して眠れる状態で開始し，徐々に減薬・離脱を図ることもある。この際も認知行動療法に第一選択薬を併用することは可能であるが，GABA$_A$受容体作動薬

を使用することもあり，臨床的には認知行動療法の開始前からすでにGABA$_A$受容体作動薬が使われている場合が多い。
- 前述の第一選択薬が発売される前は，有害反応を恐れる患者などには，非ベンゾジアゼピン系睡眠薬（ゾルピデム，ゾピクロン，エスゾピクロン）が好まれていたが，これらもベンゾジアゼピン系睡眠薬と同様に脳にあるGABA$_A$受容体に結合して，脳の働きを抑制する作用があり，両者を区別せずGABA$_A$受容体作動薬として扱われるようになっている。

2. GABA$_A$受容体作動薬の作用機序と処方の注意点

- 中枢神経系に存在するGABA$_A$受容体は，5個のサブユニット（中枢神経系では2個のαサブユニット，2個のβサブユニット，および1個のγあるいはδサブユニットなどで構成されることが多い）からなる5量体で，サブユニットの組み合わせと脳内分布の差異によって多様な神経抑制を示す。
- α_1サブユニットは鎮静作用に関与し，用量増加に伴い催眠作用を示し，抗痙攣作用，前向性健忘，薬物依存形成に関与している。α_2サブユニットは，睡眠と覚醒の移行，抗不安作用，抗うつ作用，筋弛緩作用に関与している。α_3サブユニットは睡眠の維持に関与し，弱い抗不安作用，抗うつ作用，筋弛緩作用ももつ。α_4サブユニットは抗不安，アルコール依存症形成，前向性健忘に関与していると考えられている。α_5サブユニットは，筋弛緩作用のほかに学習・記憶，耐性形成に関与している。α_6サブユニットは，不安，アルコール依存症形成，前向性健忘，筋弛緩に関与しており，気分障害への関与も推定されている。
- ベンゾジアゼピン系睡眠薬と非ベンゾジアゼピン系睡眠薬は，αサブユニットのうち，α_1，α_2，α_3，α_5に感受性を示す。
- 非ベンゾジアゼピン系睡眠薬は，従来のベンゾジアゼピン系睡眠薬に比べると筋弛緩作用などの有害反応が軽減され，長期服用時の効果の持続性が示され，反跳性不眠等の問題は改善されているが，GABA$_A$受容体に作用する薬物であり，長期使用による依存や離脱などの問題は皆無ではない。
- 転倒などのリスクや減薬・中止のしやすさの観点から考えると，筋弛緩作用の強い薬物，薬物依存形成や前向性健忘を惹起する睡眠薬は使わないのが望ましいが，すでに使っているものを突然中止にはしない。反跳性不眠が生じるリスクが高いからである。したがって，使用する場合はそれぞれの特徴を知っておく必要があるが，ここでは非ベンゾジアゼピ

ン系睡眠薬のそれぞれの特徴を簡単に紹介するにとどめる。
- 診療報酬上の向精神薬の投薬期間に上限があるものがあることに留意する。おそらくは投与期間の制限のためか，患者がほかの医療機関で重複して投与されている可能性を忘れてはいけない。治療者が意図していたより多くを服用するケースもあり，1日量の上限を超えて服用するケースもありうる。

3. 非ベンゾジアゼピン系睡眠薬の特徴

(1) ゾルピデム
- 薬理作用は主として鎮静・催眠作用であり，また前行性健忘や薬物依存形成などの有害作用も生じるが，抗不安作用をもつ$α_2$や$α_3$への選択性が少なく，ベンゾジアゼピン系睡眠薬が有する抗不安作用，筋弛緩作用などはほとんどみられない。
- うつ病や不安障害などの精神疾患の患者では，精神症状に対する付加的な改善効果は得られにくい。
- また，統合失調症と躁うつ病に伴う不眠に対する処方は，保険適用から外されている。
- 高用量になると，依存・乱用に結びつきやすい。
- 診療報酬上の向精神薬の投薬期間の上限は30日である。

(2) ゾピクロン
- ゾルピデムが主に催眠作用に作用するのに対して，ゾピクロンは抗不安作用ももつ。
- 服用によって翌朝にも苦みが残ることがある。
- 2016年，診療報酬上の向精神薬の投薬期間の上限が30日の対象となった。

(3) エスゾピクロン
- ゾピクロンの成分のうち，S体という催眠作用の強い成分のみを取り出したもの。
- 薬力学的には，鎮静作用より，睡眠，抗不安作用が強く，依存性が低い。
- 最近日本で行われた6カ月間の長期投与の安全性・有効性についての調査[6]で，乱用，依存性，反跳性不眠，退薬症候，耐性などについての問題はなく，主観的睡眠潜時，主観的中途覚醒時間，睡眠の質・深さについての改善がみられている。
- ゾルピデムほどではないが，苦みを感じる人もいる。

- 高齢者では2mg以下という投与制限があるが，現時点では長期投与が可能である。

以上，不眠症に対するアプローチを概説した．睡眠薬を処方する際には，中止することを前提に処方していただきたい．

> 参考文献

1) 日本睡眠学会：睡眠薬の適正な使用と休薬のための診療ガイドライン─出口を見据えた不眠医療マニュアル─, 2013（http://jssr.jp/data/pdf/suiminyaku-guideline.pdf）
2) American Academy of Sleep Medicine, International Classification of Sleep Disorders-3rd ed (ICSD-3), 2014（http://www.aasmnet.org/store/product.aspx?pid = 849）
3) Qaseem A, Kansagara D, Forciea MA, et al：Management of Chronic Insomnia Disorder in Adults：A Clinical Practice Guideline From the American College of Physicians. Clinical Guidelines Committee of the American College of Physicians. Ann Intern Med, 165 (2)：125-133, 2016
4) Kuriyama A, Tabata H：Suvorexant for the treatment of primary insomnia：A systematic review and meta-analysis. Sleep Med Rev, 35：1-7, 2016
5) Schroeck JL, Ford J, Conway EL, et al：Review of Safety and Efficacy of Sleep Medicines in Older Adults. Clin Ther, 38 (11)：2340-2372, 2016
6) 内村直尚，遠藤亮，石井美佳：エスゾピクロン（ルネスタ錠）使用成績調査　不眠症患者に対する安全性および有効性に関する調査（結果報告）．睡眠医療，10 (3)：425-441, 2016

primary care 20 精神・神経疾患 認知症

認知症治療薬リスト

▶ コリンエステラーゼ阻害薬

成分名（主な商品名）	代謝・排泄，投薬に関する情報・観察など
ドネペジル （アリセプト 細 錠 OD錠 シロップ用 内用ゼリー）	代謝 主にCYP3A4，一部2D6，授乳婦 授乳回避，観察 認知症症状（中核症状およびBPSD），心電図，血算，肝機能，腎機能，錐体外路症状，悪性症候群（CPK，筋強剛，発熱等），消化器症状，体重，横紋筋融解症（CK，筋肉痛，脱力感，ミオグロビン），痙攣
ガランタミン （レミニール 錠 OD錠 内用液）	代謝 主にCYP2D6，3A4，観察 認知症症状（中核症状およびBPSD），心電図，血算，肝機能，腎機能，錐体外路症状，消化器症状，横紋筋融解症（CK，筋肉痛，脱力感，ミオグロビン），体重，皮膚症状
リバスチグミン （イクセロン 貼， リバスタッチ 貼）	代謝 主にエステラーゼで加水分解。CYP代謝はわずか，排泄 主に腎（外国），授乳婦 授乳回避，観察 認知症症状（中核症状およびBPSD），心電図，血算，肝機能，消化器症状，体重，皮膚症状，痙攣，精神症状

▶ NMDA受容体拮抗薬

成分名（主な商品名）	代謝・排泄，投薬に関する情報・観察など
メマンチン （メマリー 錠 OD錠 シロップ用）	排泄 腎，授乳婦 授乳回避，観察 認知症症状（中核症状およびBPSD），心電図，血算，肝機能，腎機能，消化器症状，横紋筋融解症（CK，筋肉痛，脱力感，ミオグロビン），精神症状，眠気，めまい，頭痛，痙攣

治療戦略

>> 治療方針

1. ADの診断を行う
- アルツハイマー型認知症（AD）の診断には，以下の点を確認する。

> ①意識障害がないこと。
> ②近時記憶障害（頻回の置き忘れや探し物，発話や動作の反復）があり，失語（「あれ」，「それ」と言う），失行（運動機能が障害されていないにもかかわらず，動作を遂行することができない，立方体が書けない），失認（空間的，時間的失見当識），実行機能障害（計画を立てる，組織化する，順序立てる，抽象化するなどの機能の障害）のうちいずれかの症状があること。
> ③可能な限り，X線CTやMRI検査を行い，脳に器質的な変化があるかを確認し，脳血管障害，脳腫瘍，正常脳圧水頭症などを除外する。また，脳炎などの感染性の疾患を除外する。
> ④認知機能障害を起こす身体疾患を除外する。
> ⑤ほかの認知症（血管型認知症，ピック病など）を除外する。なお，血管型認知症は，脳血管障害と認知症の発症に関連があり，脳血管障害の発症より一定期間（3カ月）の間に発症するものである。
> ⑥うつ病などの精神疾患やアルコール中毒などを除外する。

2. 重症度を評価する
- 以下①〜③の例が重症度を評価するうえでの目安となる。なお，**抗AD薬の適応における重症度は，BPSD（認知症に伴う心理行動症状，興奮，焦燥，暴言，暴力，徘徊など）の有無や程度によらない。**
  ①軽度：主に記憶障害（物忘れ）による生活や社会活動の障害
  - 〔例〕頻回の置き忘れ，約束忘れ，大切なものの仕舞い忘れ，仕事上の失敗，複雑な料理ができない，複雑な道具・電化製品（リモコン）が使えない，など
  ②中等度：認知機能障害による基本的な生活や社会活動の障害
  - 〔例〕天候や状況に合わせた服装や挨拶ができないことがある，簡単な料理で失敗，簡単な道具を使う際に失敗あり，最近の大きな出来事（災害など）の忘却，身の回りで起こっていることへの関心の低下（テレビ，

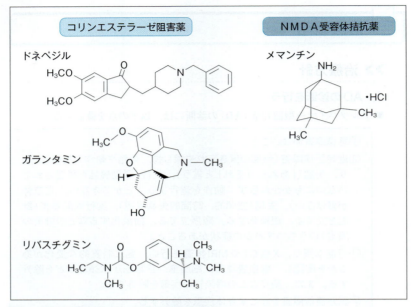

図1　現在承認されている抗認知症治療薬

　　新聞，雑誌を見る頻度が低下する）など
　③高度：認知機能障害による基本的な生活活動の著しい障害
■〔例〕ブラウスやシャツのボタンが留められない，風呂に入るのを嫌がる，待合室などでじっとしていられない，家事や日課をほとんどしなくなる，など

3. 重症度に応じた薬物治療を行う

- できる限り早期に治療を始めることにより，薬物の効果が発揮されやすい。また，有害事象などの問題がない限り，薬物治療を継続することが原則である。
- 従来は，ドネペジルのみがADに対する適応を有していたが，現在は複数の薬剤を用いることが可能となった（図1）。これらを使い分け，切り替え，併用することによって，より有用な治療の提供が可能になる。

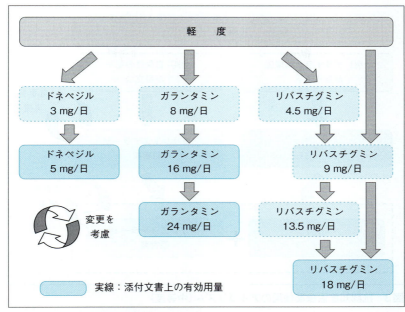

図2 抗認知症治療薬使用のアルゴリズム（軽度）

(1) 軽　度（図2）
- コリンエステラーゼ阻害薬の投与を行う。できる限り早期に治療を始めることが肝要である。
- コリンエステラーゼ阻害薬には，ドネペジル（アリセプト®ほか，ジェネリック複数あり），ガランタミン（レミニール®），およびリバスチグミン貼付剤（イクセロン®パッチ，リバスタッチ®パッチ）がある（図1）。
- 各コリンエステラーゼ阻害薬には，吐気，嘔吐，下痢などの消化器系の有害事象があり，漸増することが基本である。
- 房室ブロック（II度以上）や心房細動がみられる場合は，倦怠感や失神を生じることがある。このような場合は，速やかに中止，または減量することが必要である。
- なお，コリンエステラーゼ阻害薬を複数同時に投与することは，添付文書上認められていない。

第5章 Common diseaseの治療戦略と薬の使い分け

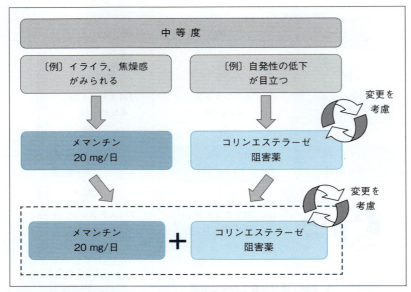

図3 抗認知症治療薬使用のアルゴリズム（中等度）

(2) 中等度（図3）

- 中等度では，最も多くの選択肢がある。
- 軽度で述べたコリンエステラーゼ阻害薬に加え，NMDA受容体拮抗薬メマンチン（メマリー®）の選択が可能となる（図1）。また，各薬剤の単独投与のみならず，両剤を併用することが可能である。
- イライラ，焦燥感などの感情が不安定な状態や，易刺激性が高まっている場合（いわゆる，「虫の居所が悪い」という状態）には，メマンチンの投与を考慮する。状態が安定したところで，軽度で述べたコリンエステラーゼ阻害薬を併用する。
- 自発性の低下が前景に立っている場合には，軽度で述べたコリンエステラーゼ阻害薬を投与し，維持用量に達した以降にメマンチンの併用投与を考慮する。
- また，軽度からコリンエステラーゼ阻害薬を使用し，中等度に進行した場合には，メマンチンの併用投与を考慮する。

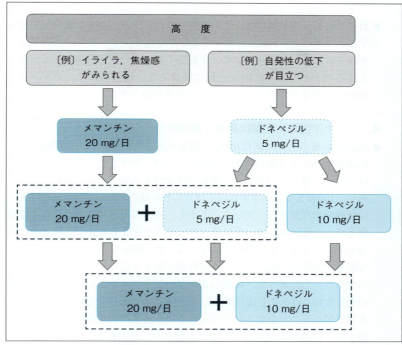

図4 抗認知症治療薬使用のアルゴリズム（高度）

(3) 高　度（図4）
- 高度ADに適応をもつ薬物は，ドネペジルとメマンチンのみである。
- メマンチンは中等度と同一用量であるが，ドネペジルは高度では10 mg/日が添付文書上の維持用量である。ドネペジルは5 mg/日で4週間経過した後，10 mg/日に増量する。しかし，実際には10 mg/日に増量後1〜2週程度の間，食欲不振，吐気，嘔吐，下痢などの有害事象がみられることが多い。各地域での保険上の考え方は異なるが，7.5 mg/日（5 mg錠を1.5錠）または，8 mg/日（3 mg錠＋5 mg錠）を1カ月程度投与した後，10 mg/日に増量することにより先に述べた有害事象を回避することが可能である。
- 高度から初めて治療を開始する場合で，中等度と同様にイライラ，焦燥感などの感情が不安定な状態や易刺激性が高まっている場合には，メマンチンを優先して使用する。そのような状態が安定したところでドネペ

ジルを併用する。
- 自発性の低下が前景に立っている場合には，ドネペジルを優先して投与する。ドネペジル5mg/日まで増量した時点で，イライラ，焦燥感などがみられた場合にはメマンチンを追加する。そのような状態が安定したところでドネペジルを10mg/日に増量する。最終的には，メマンチン20mg/日およびドネペジル10mg/日を併用投与する。

4. いつまで抗認知症薬は継続するのか？

- 抗認知症薬の進行抑制作用は，「意義があるのか？」という問題がある。抗認知症薬により進行抑制が発揮されれば，ケアを行う期間が延びるだけだという考え方がある。認知症の大部分を占めるADは加齢が原因であり，100歳まで長生きすれば，ほとんどの場合において脳は病理学的には認知症の状態となっている。しかし，ゆっくりと年を重ねた人を認知症ということは少ない。それは，ゆっくりと年を重ねることにより，自分も周りもさまざまな機能が低下することに慣れるからである。認知症で混乱が生じるのは，さまざまな機能が低下することが急激に起こるからである。したがって，薬物治療やリハビリテーションにより，認知症の進行を和らげることは「慣れる」時間を得ることにつながる。認知症の進行に慣れることができれば本人および介護者の困難や不安は減ると予想され，抗認知症薬は本人および介護者の生活の質を上げることにつながるものと期待される。
- 「いつまで抗認知症薬は継続するのか？」についてであるが，明確な答えを出すことは先に述べた理由から困難であると言わざるをえない。まず，重要なことは，**きちんと抗認知症薬が使用されているか**である。「きちんと」とは，「有効性と安全性が検討され，適切な用法用量で使用されている」ことである。有害事象が有効性を上回っている場合，有効性がない場合は，先に述べたように，コリンエステラーゼ阻害薬の増量・減量・変更，メマンチンの併用が必要である。少なくとも，「きちんと」使用されている限り，在宅，ないしは，それに相当する環境下にいる場合（在宅への復帰を見込んでいる場合も含む）は，投与は続けてしかるべきと考えられる。また，在宅への復帰が見込めない場合には，その環境下で生活するために抗認知症薬が有用である場合〔日常生活機能（activities of daily living；ADL）の維持・悪化防止，BPSD治療〕には，投与は続けてしかるべきと考えられる。抗認知症薬の投与により，自発的な食事摂取などが回復する場合もあり，実際，どの時点をもって抗認知症薬を中止すべ

きかを判断することは難しいと考えられる。しかし，高価な抗認知症薬を漫然と使用することは問題であり，先に述べたように，「きちんと」使用することが前提である。
- また，各抗認知症薬を長期に服用した場合に懸念されることは，長期服用に特異的な有害事象があるか否かである。現在のところ，長期服用に特異的な有害事象は特にないと考えられるが，高齢者が服用していることを勘案すると長期の服用にはそれなりの注意が必要である。高齢者においては，ほかの疾患の併発，肝・腎機能の経時的な低下，季節による影響，脱水など，常に考慮が必要であり，それらに基づいて，薬剤の変更，増減量，中止が必要である。

>> 合併症や患者背景に応じたアプローチ

1. 投与方法・投与経路・剤形による各薬剤の使い分け（表1）

(1) ドネペジル
- ドネペジルの最大の特徴は，1日1回経口投与であることにある。また，血中消失半減期が長いことから，短期間の服薬中断で効果が落ちにくい。
- 逆に，血中消失半減期が長いことから，有害事象が生じた場合には留意が必要である。
- したがって，コンプライアンス（きちんと薬剤を服用すること）があまりよくない場合に使用しやすい。
- 剤形が最も豊富である。ゼリー剤は，嚥下に時間がかかる場合や固形物の服用を嫌がる場合に有用である。

(2) ガランタミン
- ガランタミンは，血中消失半減期が短いことから，1日2回の服用が必要になる。
- 逆に，有害事象が生じた場合には，投与中止により速やかに軽減が図れる。
- 1日2回の服用は介護者などが患者に接する機会が増え，水分摂取を促すチャンスが増えることから，必ずしも1日2回の服用が悪いわけではないとも考えられる。
- また，ガランタミンは唯一液剤（分包）を有していることが特徴である。ある程度の甘味も有しており，分包製剤であることから，固形物の服用を嫌がる場合に有用である。

表1 抗認知症治療薬比較表

商品名	メマリー	アリセプト	レミニール	イクセロンパッチ リバスタッチパッチ
一般名	メマンチン塩酸塩	ドネペジル塩酸塩	ガランタミン 臭化水素塩	リバスチグミン
主な作用機序	NMDA受容体 阻害薬	コリンエステラーゼ阻害薬		
主な副作用	浮動性めまい， 傾眠，頭痛，便秘	悪心，嘔吐，下痢	悪心，嘔吐	適応部位， 皮膚症状
適応重症度	中等度～高度	軽度～高度	軽度～中等度	軽度～中等度
剤形	錠剤， 口腔内崩壊錠	錠剤，口腔内崩壊錠， 細粒，ゼリー， ドライシロップ	錠剤， 口腔内崩壊錠， 液剤（分包）	貼付剤
用法・用量	1日1回 1週ごとに 5mgずつ漸増 維持量：20mg 高度腎機能障害が ある場合は10mg	軽～中等度： 1日1回3mgより開始 1～2週間後に5mg 高度： 1日1回5mgで 4週間以上経過後 10mgに増量	1日2回 1カ月ごとに 8mgずつ漸増 維持量：16， または24mg	1日1回経皮 1カ月ごとに 4.5mgずつ漸増 維持量：18mg 維持量に達するま では適宜増減可能
C_{max} [ng/mL]	28.98±3.65 (20mg)	9.97±2.08 (5mg)	47.3±8.3 (8mg)	8.27±2.31 (18mg)
t_{max} [時間]	6.0±3.8 (20mg)	3.00±1.10 (5mg)	約1.0 (8mg)	約8 (18mg)
$t_{1/2}$ [時間]	71.3±12.6 (20mg)	89.3±36.0 (5mg)	9.4±7.0 (8mg)	除去後約3.3 (18mg)
代謝経路	腎排泄	肝代謝	肝・腎代謝	エステラーゼに より分解（肝代謝）
血漿蛋白結合率	41.9%～45.3%	92.6%	17.8%	約40%
CYP代謝酵素	CYPで代謝され にくい	3A4, 2D6	3A4, 2D6	CYPによる代謝 はわずか

〔各医薬品添付文書，インタビューフォームを参考に作成〕

(3) リバスチグミン

- リバスチグミン貼付剤は抗認知症薬のなかでは，唯一の貼付剤である。
- まず，血中濃度が安定することにより，嘔気，嘔吐，下痢などの有害事象が軽減され，また，効果も安定する。
- そのほか貼付剤のメリットとして，以下のようなことがあげられる。

> **貼付剤のメリット**
> ①薬物投与の有無が視認できる。

- ほかに内服薬がある場合でも服薬完了時に貼付すれば服薬確認に利用できる。
- 外面に油性マジックなどで日付などが記載できる。

④薬物投与が内服を介助するより短時間で済む。
⑤スキンケアを含めたスキンシップの促進（グルーミング効果）がある。
⑥内服を嫌がる，飲み込むのに時間がかかるなど，経口剤で治療が困難な場合に投与しやすい。
⑦貼付剤という剤形の安心感がある。
  - 口から入れる経口剤よりも「薬」というイメージがソフトになる。
⑧有害事象が出現した場合に，剥がすことにより速やかにリバスチグミンの血中濃度を低下させ，有害事象を軽減することが可能である（リバスチグミン自体の血中消失半減期は短い）。
⑨誤嚥性肺炎の治療中など，経口による服薬が困難な場合も治療継続が可能である。

- 一方，貼付剤に独特なデメリットとしては，以下がある。

貼付剤のデメリット
①1包化ができない
②「薬」というイメージが湧かない　など

(4) メマンチン
- メマンチンの特徴は，ドネペジルと同様に血中消失半減期が長く，1日1回経口投与であることである。
- メマンチンはコリンエステラーゼ阻害薬と併用が可能であり，ドネペジルと併用する場合には，1日1回同時に経口投与できるメリットがある。
- また血中消失半減期が長いことから，ドネペジルと同様に短期間の服薬中断で効果が落ちにくく，コンプライアンスがあまりよくない場合に使いやすい。

2．BPSDによる各薬剤の使い分け
- 国内治験の結果からは，メマンチンのみが行動障害（徘徊，無目的な行動，常同行為など），攻撃性（焦燥，暴言，暴力）に対して効果があることが示されており，介護に困難を来すようなこれらの症状が前景に立ってい

- る場合には，メマンチンを考慮する。
- 一方，自発性や意欲の低下（無関心）が前景に立っていて，ADLの低下が問題となる場合には，基本的にはコリンエステラーゼ阻害薬を考慮する（図2～4，p.449～451）。
- また，消化器に異常のない食欲低下に対しては，リバスチグミン貼付剤が有用であると考えられる。

3. 代謝異常や代謝経路による各薬剤の使い分け

- 4剤とも，肝に障害がある場合でも，かなり重度なものでない限り比較的使いやすい。
- ドネペジルとガランタミンは，CYP3A4とCYP2D6で代謝されることから，CYP3A4とCYP2D6に影響がある薬物との併用下では，多少の影響を受けるおそれがある。しかし，ドネペジルの場合は血液中の蛋白とほとんどが結合しているため，徐々に分解され，影響はそれほど大きくない。また，ガランタミンは一部腎から排泄されるために影響はそれほど大きくない。
- リバスチグミンは，ほとんどすべてが肝臓のエステラーゼという酵素で速やかに代謝され，多くの薬物の代謝に関与するCYPの影響をほとんど受けないことが特徴である。
- メマンチンについても同様に，CYPの影響をほとんど受けないことが報告されている。ただし，メマンチンは腎から排泄されることから，腎機能の影響を大きく受けることに注意が必要であり，高度に腎機能が障害されている場合には投与量を減量しなければならない。
- また，透析中の患者に対する使用については，いずれの薬剤も添付文書には明確に示されていない。ドネペジルのみが血液中の蛋白とほとんどが結合しているために透析されにくく，透析中の患者に投与することは難しい。

4. 循環器系異常による使い分け

- 心房細動や重度の徐脈がある場合は，基本的にはコリンエステラーゼ阻害薬は使用しない。また，高度な心不全やその他の心疾患を合併している場合も同様であり，これらの場合，循環器専門医と相談のうえ，慎重に少量から投与する。
- メマンチンは心機能に影響がなく投与可能であるが，腎機能が低下しているか否かに注意が必要である。

>> フォローアップのポイント

1. 投与初期：有害事象に注意する
- 投与初期は，有害事象がみられやすいので，それらに注意する。
- コリンエステラーゼ阻害薬の場合，嘔気，嘔吐，食欲不振がみられやすい。また，脈拍数の低下や心房細動などの不整脈が出現していないかに注意を払う。
- リバスチグミン貼付剤の場合は，紅斑，かゆみなどがないかを聞くと同時に，目視にて貼付した部位を確認することが必要である。
- メマンチンの場合は，眠気，ふらつきがみられやすい。その場合は，まず，腎機能のチェックを行う。

2. 効果を判定する
- 患者ごとに同じ内容を聞くようにすることが，効果の判定のうえで役立つ。電子カルテであれば，決まった質問をコピー＆ペーストすることにより定点観測が容易である。
- 聞く内容については，重症度により異なるが，「機嫌」，「料理や掃除の様子」，「買い物」，「外出」，「金銭管理」，決まった質問（「昨日の夕食の内容は？」，「最近の大きなニュースは？」など）が考えられる。
- ただし，頻回の認知機能検査は，学習効果や忌避される可能性もあり，勧められない。HDS-R（長谷川式簡易知能評価スケール）やMMSE（Mini-Mental State Examination）は，6カ月は間隔をあけたほうがよいと考えられる。

3. BPSDの出現状況をチェックする
- 易怒性（怒りっぽい），多動（落ち着きがない），不眠や夜間不穏などが，薬物治療の開始以降に新しくみられたり，悪化したりはしていないかどうかに気を配る。

4. コリンエステラーゼ阻害薬の切り替えとメマンチンの併用を考慮する
- コリンエステラーゼ阻害薬同士の切り替えについては，小規模な臨床試験はある程度行われているが，公平な目線で行われた大規模な二重盲検比較試験はない。したがって，コリンエステラーゼ阻害薬同士の切り替え基準は存在せず，多くは経験によるものである。

- 各々のコリンエステラーゼ阻害薬は，化学物質としては大きく異なることから（図1），異なる薬理活性，薬物動態（分布も含む）をもつ。そのため，切り替えることによりさまざまな臨床症状が変化することは少なくない。あるコリンエステラーゼ阻害薬の服用中に焦燥や攻撃性が認められた場合，コリンエステラーゼ阻害薬の種類を変更するとそれらの症状が改善することが少なくない。したがって，認知症の諸症状に悪化がみられる場合，メマンチンを併用する以外に，コリンエステラーゼ阻害薬を変更することも有力な手段となりえる。
- コリンエステラーゼ阻害薬同士の切り替え法については確立した方法はないが，欧米のガイドラインではwash out期間をおかずに切り替えることとなっている。これは，コリンエステラーゼ阻害薬が共通してもつ消化器系有害事象が切り替え時に発現するのを抑えるためである。しかし，切り替え期間中にコリンエステラーゼ阻害作用が減弱するために，一過性に症状が悪化するおそれのあることに留意する。
- また，コリンエステラーゼ阻害薬の切り替えとメマンチンの併用のどちらを優先させるかについても，公平な目線で行われた大規模な二重盲検比較試験はない。したがって，これについての基準は存在せず，多くは経験によるものである。先に述べた使い分けの部分を参考に，どちらを優先させるかを考慮する。最終的には，患者の諸症状に最も合ったコリンエステラーゼ阻害薬とメマンチンの併用が，進行抑制のうえで望ましいと考えられる。

>> マイナートラブルへの対応

1. コリンエステラーゼ阻害薬の消化器系有害事象対策

- コリンエステラーゼ阻害薬では，しばしば嘔気，嘔吐，食欲不振がみられるが，これらの有害事象に対しては，PPI（プロトンポンプ阻害薬）やPPI類薬（タケキャブ®）が有効である。これらの薬物でコントロール困難な場合は，ドンペリドン（ナウゼリン®）の処方を考慮する。メトクロプラミド（プリンペラン®）は，パーキンソン症状を惹起するおそれがあるため，処方しない。
- ドネペジルでは下痢がみられることがあるが，この場合は減量もしくは，ほかのコリンエステラーゼ阻害薬に変更する。

2. リバスチグミン貼付剤適用部位の有害事象対策

■ 実臨床では，以下の対策が有用であると考えられる。

①貼付部位は毎日変えること
  - 傷のある場所には貼付しない。
②貼付部位の糊を綺麗に拭き取ること
  - 濡れタオルを使い，強く擦らない。
③背中など手の届かない部位に貼付すること
  - 搔破しないようにするため，手の届かない部位に貼付する。
  - 入浴前に剥がして，入浴後に以前貼付していた反対の背中に貼付する。
  - ただし，自ら体を洗うことができる場合は，逆に手の届く範囲で貼付を行ったほうが，糊などを洗浄にて落とすことができる。
④高齢者は皮膚が乾燥していることが多く，適応部位での有害事象を避けるためには保湿剤などによる事前の保湿が有効
  - 保湿剤としては，ヒルドイド®などのヘパリン類似物質含有軟膏が有効である。
  - 貼付時には剥がれやすくなるため，貼付部位には塗布しない。
  - 背中にこれらの軟膏・クリームを塗布することは，グルーミング効果があり，患者の不安感を減らし，安心感につながる。
  - このような処置をすることが困難な場合には，速乾性であるフルメタ®ローション（油分を含まないローションタイプのステロイド外用剤）またはトプシム®スプレーを，貼付する部位に前もって塗布・噴霧することにより（30秒程度で乾燥），皮膚症状を起きにくくすることが可能である。
⑤適応部位で皮膚に炎症が生じた場合には，ステロイド軟膏を用いること
  - ステロイド軟膏は，アンテベート®，リンデロン®-Vなど。
  - なお，リバスチグミン成分自体には感作性はみられていない。

3. BPSDへの対応

■ 易怒性（怒りっぽい），多動（落ち着きがない），不眠や夜間不穏などが薬物治療の開始以降に新しくみられたり，悪化したりした場合には，コリンエステラーゼ阻害薬の変更，もしくは，メマンチンの併用を考慮する。
■ これらの症状が強い場合は，いったんコリンエステラーゼ阻害薬を中止

し，メマンチンの開始を考慮する．

4. メマンチンの「眠気」，「ふらつき」への対応
- メマンチンでは，「眠気」，「ふらつき」が出現することが多い．この場合の対策としては，まずは腎機能をチェックする．夕方投与，緩徐な増量が有用である．

≫ こんなときは専門医に相談を

以下のような場合，専門医への相談が勧められる．
- 若年発症の場合．
- BPSDが著しい場合．
- 「うつ」を合併することが疑われる場合．
  - 〔例〕軽度の認知機能低下がある状態で，食欲不振や悲哀感を訴える，など
- 「レビー小体型認知症」が疑われる場合．
  - 〔例〕認知機能の変動が明らか，パーキンソン症状がある，自律神経症状がある，循環器に異常がないにもかかわらず失神がみられる，など
- 「前頭側頭型認知症」が疑われる場合．
- 「てんかん」の合併が疑われる場合．
- 心房細動や徐脈がみられる患者にコリンエステラーゼ阻害薬を使用する場合には，循環器専門医との連携が不可欠である．

薬の選び方・使い方

コリンエステラーゼ阻害薬：ドネペジル（アリセプト®）

処方 前 Check List
- 不整脈（特に心房細動），徐脈，心不全の程度，消化性潰瘍の有無と既往，喘息の有無，肝機能障害の程度

処方 後 Check List
- 不整脈（特に心房細動），徐脈，心不全の程度，消化器症状の有無（嘔気，嘔吐，食欲不振，特に下痢），易怒性や不眠の出現

1. 概 要
- ドネペジルは，日本では1999年に発売され，長い間唯一の抗認知症薬であった。
- 世界において使用量が最も多く，最も多くのエビデンスを有している薬物である。
- 2007年8月に高度AD，2014年レビー小体型認知症に適応が認められ，現在の適応は「アルツハイマー型認知症（軽度～高度）における認知症症状の進行抑制，および，レビー小体型認知症における認知症症状の進行抑制（アリセプトのみ）」となっている。

2. 作用機序
- AD脳内で減少しているアセチルコリンを分解する酵素であるアセチルコリンエステラーゼのみを強力に阻害することにより，脳内のアセチルコリンを増やす作用がある。

3. ストロングポイントおよびウイークポイント
(1) ストロングポイント
- 血中消失半減期が健常人で約90時間と非常に長く，1日1回の服用で安定した作用を発揮する。また，血中消失半減期が長いことから徐々に血中の濃度が上昇し，消化器系の有害事象（吐気，嘔吐）が比較的生じにくい。

- 活動性・自発性を上昇させる作用が強い。
- 症状が進行した場合，10 mgへ増量するオプションがある。
- レビー小体型認知症に適応がある。
- 口腔内崩壊錠（OD錠，比較的硬く製造された速崩錠），フィルムコート錠，細粒剤，ゼリー剤（はちみつレモン味），ドライシロップの5剤形があり，状況に応じて剤形を選択できる。

(2) ウイークポイント
- 血中消失半減期が非常に長く，有害事象を来した場合，体外排泄に時間を要する。
- また，血中蛋白結合率が高くCYP3A4を介してゆっくりと肝臓で分解されることから，透析では除去が困難である。
- 活動性・自発性を上昇させる作用が強いため，介護者が期待しない活動性・自発性の上昇がみられる場合がある。
- 症状が進行した場合，10 mgへ増量する必要がある。

4. 類似薬の使い分け
- 前述の「合併症や患者背景に応じたアプローチ」の項（p.453）参照。

5. 十分な効果が得られないとき
- 前述の「治療方針」の項（p.447）参照。

コリンエステラーゼ阻害薬：ガランタミン（レミニール®）

処方 前 Check List
- 不整脈（特に心房細動），徐脈，心不全の程度，消化性潰瘍の有無と既往，喘息の有無，肝腎機能障害の程度

処方 後 Check List
- 不整脈（特に心房細動），徐脈，心不全の程度，消化器症状の有無（嘔吐，食欲不振，特に嘔気）

1. 概要
- ガランタミンは，もともとマツユキソウの球茎から分離されたアルカロイドであり，現在は化学合成品として製造されている。日本では，2012年3月に発売された。

2. 作用機序
- ガランタミンには，アセチルコリンエステラーゼ阻害作用のほかに，ニコチン性アセチルコリン受容体へのAPL（Allosteric Potentiating Ligand）作用を有する。APL作用は，ガランタミンがニコチン性アセチルコリン受容体に結合すると，アセチルコリンの受容体への作用が増強する（アクションポテンシャルを増大させる）作用である。このニコチン性アセチルコリン受容体を介したalert作用（注意力の向上）をもつことが特徴である[1]。

3. ストロングポイントおよびウイークポイント
(1) ストロングポイント
- 血中消失半減期は短く約9時間であり，有害事象を来した場合，体外排泄が速やかである。
- また，肝・腎代謝であり，高齢者においても薬物動態が大きく変化しにくい。
- 注意力を上昇させる作用が強い。
- 同じ重症度（軽～中等度）で使える薬物量に幅があることも特徴であり，16 mg/日で効果が不十分，ないしは，症状の進行がみられた場合には増量が可能である。日本で行われた臨床試験においては，服用する量が多いほど認知機能の改善・維持作用が強いことが示されている[2]。
- また，長期的には24 mg/日を服用することにより，進行抑制効果を最大限に引き出すことができる。
- 普通錠，OD錠，分包液剤の3剤形と液剤の剤形を有していることも特徴である。なお，液剤には人口甘味料により弱い甘味がつけられている。

(2) ウイークポイント
- 血中消失半減期は短く約9時間であるため，1日2回の服用となっている。
- 初めてコリンエステラーゼ阻害薬を投与する場合では，嘔気を来しやすい。対応については，「マイナートラブルへの対応」の項（p.458）を参照。

4. 類似薬の使い分け

- 前述の「合併症や患者背景に応じたアプローチ」の項（p.453）参照。

5. 十分な効果が得られないとき

- 前述の「治療方針」の項（p.447）参照。

コリンエステラーゼ阻害薬：リバスチグミン貼付剤（イクセロン®パッチ，リバスタッチ®パッチ）

処方前 Check List

- 不整脈（特に心房細動），徐脈，心不全の程度，消化性潰瘍の有無と既往，喘息の有無，肝機能障害の程度

処方後 Check List

- 不整脈（特に心房細動），徐脈，心不全の程度，貼付部位の皮膚症状の有無と程度，消化器症状の有無（嘔気，嘔吐，食欲不振），易怒性や不眠の出現

1. 概要

- リバスチグミンは，もともと経口剤として開発されていたが，吐き気，嘔吐，下痢などの消化器系の有害事象が強く発現したために，日本では開発が中断していた。これらの有害事象を軽減する目的で貼付剤が海外で開発された。日本においても開発が再開され，2011年7月に販売が開始された。

2. 作用機序

- アセチルコリンエステラーゼ阻害作用のほかに，ブチリルコリンエステラーゼ阻害作用を有する。ADでは，進行に伴いブチリルコリンエステラーゼを多く放出するグリア細胞（神経細胞を支持する細胞）が増えると考えられている。

3. ストロングポイントおよびウイークポイント

(1) ストロングポイント
- リバスチグミンは、肝臓においてエステラーゼにより極めて速やかに分解を受け、CYPの阻害作用や腎機能障害の影響をほとんど受けないことが特徴である。
- また、貼付剤で経皮吸収されるため、血中濃度上昇が緩徐であり、消化器系の有害事象（吐気，嘔吐，下痢）が生じにくい。
- 活動性・自発性を上昇させる作用が強い。日本での臨床試験では、認知機能のほかにADLに有効であることが示されている。
- 食欲を増進させる効果が強い。
- 「4.5mg（1日1回1枚）から開始し、4週間ごとに4.5mgずつ増量し、18mgを維持用量」とする用法と、「9mgから開始し、18mgを維持用量」とする用法が選択できる。
- リバスチグミンが阻害するブチリルコリンエステラーゼは、血漿中ではコリンエステラーゼとして活性測定が可能である。そのため、リバスチグミン貼付剤の投与前後で血漿中コリンエステラーゼ活性が測定されている場合、リバスチグミンによる脳内のブチリルコリンエステラーゼ阻害状況を推測することが可能である。実際、リバスチグミン貼付剤の投与面積に比例して血漿中コリンエステラーゼ活性の低下がみられており、阻害率と認知機能に対する効果に相関がみられている。

(2) ウイークポイント
- 貼付部位に皮膚症状（紅斑，かゆみ，皮膚炎）を来しやすい。

4. 類似薬の使い分け
- 前述の「合併症や患者背景に応じたアプローチ」の項（p.453）参照。

5. 十分な効果が得られないとき
- 前述の「治療方針」の項（p.447）参照。

NMDA受容体拮抗薬：メマンチン（メマリー®）

処方 前 Check List
- 腎機能（血漿クレアチニン値，体重，年齢，GFRを推測する必要あり）

処方 後 Check List
- 眠気，浮動性めまい（ふらつき），便秘，腎機能（適宜）

1. 概　要
- メマンチンは，10年あまりの開発期間を経て2011年6月に発売された。
- 剤形は，普通錠とOD錠のほか，2018年に追加されたドライシロップがある。

2. 作用機序
- メマンチンは低親和性NMDA受容体阻害薬である。メマンチンはNMDA受容体に対して適度な親和性をもつことにより，AD脳において，神経保護作用と学習機能改善作用を発揮すると考えられる。
- NMDA受容体はシナプス内，シナプス外に存在することが知られているが，近年AD病態時においてはシナプス外受容体が活性化し，神経細胞障害や神経伝導障害が生じていると報告されている。メマンチンは，シナプス外受容体により強く作用することで，神経保護作用を発揮する。

3. ストロングポイントおよびウイークポイント
(1) ストロングポイント
- メマンチンはコリンエステラーゼ阻害薬（ドネペジル，ガランタミン，リバスチグミン）とまったく異なる機序で効果を発揮することから，コリンエステラーゼ阻害薬と併用投与が可能である。
- 認知症治療ガイドラインでは，中等度以上ではコリンエステラーゼ阻害薬のいずれか1つとメマンチンの併用がアルゴリズム上で推奨されている。
- メマンチンは，日本における臨床試験において，認知機能悪化を抑制する作用以外に，徘徊や常同行為，興奮・攻撃性の，予防・改善作用が認められている。攻撃性の改善作用は，コリンエステラーゼ阻害薬と併用しても発揮される。

- 血中消失半減期が長く，1日1回投与である。

(2) ウイークポイント
- ほぼすべて腎排泄される薬物であり，腎機能に注意を要する。
- 中等度および高度ADにおいてしか，適応がない。

4. 類似薬の使い分け
- 前述の「合併症や患者背景に応じたアプローチ」の項(p.453)参照。

5. 十分な効果が得られないとき
- 前述の「治療方針」の項(p.447)参照。

参考文献
1) Davis BM：コリンエステラーゼ阻害薬の新たな課題．臨床精神薬理，10(2)：349-367, 2007
2) 本間昭，中村祐，斎藤隆行，他：ガランタミン臭化水素酸塩のアルツハイマー型認知症に対するプラセボ対照二重盲検比較試験．老年精神医学雑誌，22(3)：333-345, 2011

第5章 Common disease の治療戦略と薬の使い分け

primary care 21 精神・神経疾患 頭痛

頭痛治療薬リスト

▶ トリプタン系

成分名（主な商品名）	代謝・排泄，投薬に関する情報・観察など
スマトリプタン （イミグラン[錠][点鼻液][注][キット]）	[代謝]主にMAO，[排泄]主に腎，[授乳婦]授乳回避：投与後12時間
ゾルミトリプタン （ゾーミッグ[錠]，-RM[OD錠]）	[代謝]主にCYP1A2で活性代謝物に，MAOで不活性代謝物に代謝，[授乳婦]授乳回避
エレトリプタン （レルパックス[錠]）	[代謝]主にCYP3A4，[授乳婦]授乳回避
リザトリプタン （マクサルト[錠]，-RPD[速溶錠]）	[代謝]主にA型MAOで不活性代謝物に代謝，[授乳婦]授乳回避
ナラトリプタン （アマージ[錠]）	[代謝]CYP1A2，2C9，2D6，2E1，3A4/5等，[授乳婦]授乳回避

▶ NSAIDs・アセトアミノフェン

成分名（主な商品名）	代謝・排泄，投薬に関する情報・観察など
アセトアミノフェン （カロナール[末][細][錠][シ][坐]，アンヒバ[坐]，アセリオ[注]）	[排泄][注]主に尿中，[観察]血圧，腎機能（BUN・Cr），血算，電解質，肝機能（AST・ALT，γ-GTP）
アスピリン （アスピリン[末]）	[妊婦]出産予定日12週以内：投与禁忌，[授乳婦]授乳回避，[小児]15歳未満の水痘・インフルエンザ患者には原則投与しない，[観察]血圧，肝機能（AST・ALT・γ-GTP），腎機能（BUN・Cr），血算，電解質
イブプロフェン （ブルフェン[顆][錠]）	[代謝]主にCYP2C9，[妊婦]妊娠後期：投与禁忌，[授乳婦]授乳中止，[観察]血圧，肝機能（AST・ALT・Al-P・γ-GTP），腎機能（BUN・Cr），血算，電解質
ジクロフェナクナトリウム （ボルタレン[錠][徐放力][坐]，ナボールSR[徐放力]，レクトス[外用キット]）	[代謝]主にCYP2C9，[妊婦]投与禁忌，[授乳婦]授乳回避，[小児][錠][坐]ウイルス性疾患（水痘，インフルエンザなど）には原則として投与しない，[外用キット]剤形上用量調節が困難なため投与しない，[観察]血圧，肝機能（AST・ALT・γ-GTP），腎機能（BUN・Cr），血算，電解質，尿検査
ナプロキセン （ナイキサン[錠]）	[排泄]主に腎，[妊婦]妊娠後期：投与禁忌，[授乳婦]授乳回避，[観察]血圧，肝機能（AST・ALT・γ-GTP），腎機能（BUN・Cr），血算，電解質，尿検査

> NSAIDs・アセトアミノフェン（続き）

成分名（主な商品名）	代謝・排泄，投薬に関する情報・観察など
エトドラク （ハイペン錠， オステラック錠）	排泄 主に腎，妊婦 妊娠末期：投与禁忌，授乳婦 授乳中止，高齢者 少量（200mg/日）から開始するなど慎重に投与，観察 血圧，肝機能（AST・ALT・γ-GTP），腎機能（BUN・Cr），血算，電解質，尿検査
セレコキシブ （セレコックス錠）	代謝 主にCYP2C9で代謝，2D6を阻害，妊婦 妊娠末期：投与禁忌，授乳婦 授乳回避，観察 血圧，肝機能（AST・ALT・γ-GTP），CK，腎機能（BUN・Cr），血算，電解質，尿検査，心電図，便潜血検査，胸部X線，CT
メフェナム酸 （ポンタール散細錠カシ）	代謝 主にCYP2C9，妊婦 妊娠末期：投与禁忌，授乳婦 授乳中止，小児 小児のインフルエンザに伴う発熱には原則投与しない，観察 血圧，肝機能（AST・ALT・γ-GTP），腎機能（BUN・Cr），血算，電解質，尿検査
ザルトプロフェン （ソレトン錠，ペオン錠）	授乳婦 授乳回避
プラノプロフェン （ニフラン錠）	代謝 グルクロン酸抱合，排泄 主に尿中，妊婦 妊娠末期：投与禁忌
ロキソプロフェン （ロキソニン細錠）	妊婦 妊娠末期：投与禁忌，授乳婦 授乳中止，観察 血圧，肝機能（AST・ALT・γ-GTP），腎機能（BUN・Cr），血算，電解質，尿検査，筋肉痛，脱力感，消化管の狭窄・閉塞
ロルノキシカム （ロルカム錠）	代謝 主にCYP2C9，妊婦 妊娠末期：投与禁忌，授乳婦 授乳中止，観察 血圧，肝機能（AST・ALT・γ-GTP），腎機能（BUN・Cr），血算，電解質，尿検査

> 制吐薬（併用で処方する）

成分名（主な商品名）	代謝・排泄，投薬に関する情報・観察など
ドンペリドン （ナウゼリン 細錠 OD錠 シロップ用 坐）	代謝 主にCYP3A4，妊婦 投与禁忌，授乳婦 大量投与回避，小児 3歳以下の乳幼児：7日以上の連用回避，観察 肝機能，間脳の内分泌機能異常，錐体外路症状
メトクロプラミド （プリンペラン細錠シ注）	排泄 主に腎，授乳婦 授乳回避，観察 錐体外路症状，内分泌機能異常（プロラクチン）

治療戦略

>> 治療方針

1. 頭痛の分類と診断
- 頭痛の治療は，適切かつ妥当な診断から始まる。
- 現在の頭痛の分類と診断は「国際頭痛分類 第3版beta版（ICHD-3β），ICHD；International Classification of Headache Disorders」に沿って行う[1,2]。
- ICHD-3βでは頭痛を14のグループに分類する（表1）。
- 頭痛は大きく一次性頭痛と二次性頭痛に大別される。
- 一次性頭痛は，頭痛自体が疾患であり，慢性頭痛，頭痛もちの頭痛，機能性頭痛に相当する。
- 二次性頭痛は，脳や身体・環境に頭痛の原因があり，症候性頭痛ともいわれ，なかにはくも膜下出血のように生命に危機を及ぼす頭痛（red flags）もある。

2. 頭痛の診療
- 「慢性頭痛の診療ガイドライン2013」（以下，ガイドライン）に沿って診療を行うのが合理的でかつ効率的である[3]。
- ガイドラインでは，臨床現場で問われているクリニカルクエスチョン（clinical question；CQ）に対して，推奨文や解説が加えられている。
- ガイドラインには国内外のエビデンスが取り入れられており，日本人に対する片頭痛急性期治療薬の至適使用法，漢方の効果，緊張型頭痛の治療についても記載されている。

3. 頭痛診療に有用なアルゴリズム
- 頭痛診療で最初に行うべきは，二次性頭痛のなかでも危険な（致命的な）頭痛をまず鑑別することである。そのアルゴリズムを図1に示す。
- 次に片頭痛をはじめとする一次性頭痛を診断する。慢性頭痛に関しては，4つの主要な質問から構成されたアルゴリズムがある（図2）。
- 片頭痛に関しては，片頭痛の特徴を示す5つの頭文字からなるPOUNDingが有用である。POUNDingの5項目のうち4つを満たせば片頭痛の可能性が高い（図3）。

表1 頭痛の分類

第1部	一次性頭痛		
	1	片頭痛	前兆のない片頭痛，前兆のある片頭痛，慢性片頭痛
	2	緊張型頭痛	稀発反復性，頻発反復性，慢性緊張型頭痛
	3	三叉神経・自律神経性頭痛（TACs）	群発頭痛ほか
	4	その他の一次性頭痛疾患	一次性咳嗽性頭痛，一次性運動時頭痛など
第2部	二次性頭痛		
	5	頭頸部外傷・傷害による頭痛	頭部外傷による急性頭痛
	6	頭頸部血管障害による頭痛	巨細胞性動脈炎，脳静脈血栓症，頭蓋内動脈解離など
	7	非血管性頭蓋内疾患による頭痛	低髄液圧による頭痛，無菌性髄膜炎，脳腫瘍など
	8	物質またはその離脱による頭痛	薬剤の使用過多による頭痛（Medication overuse headache；MOH），アルコール誘発頭痛など
	9	感染症による頭痛	細菌性髄膜炎または髄膜脳炎，全身性感染症による頭痛など
	10	ホメオスターシス障害による頭痛	高山性頭痛，睡眠時無呼吸性頭痛，甲状腺機能低下症など
	11	頭蓋骨，頸，眼，耳，鼻，副鼻腔，歯，口あるいはその他の顔面・頸部の構成組織の障害による頭痛あるいは顔面痛	急性緑内障，急性副鼻腔炎，顎関節症など
	12	精神疾患による頭痛	身体化障害による頭痛，精神病性障害による頭痛
第3部	有痛性脳神経ニューロパチー，他の顔面痛およびその他の頭痛		
	13	有痛性脳神経ニューロパチーおよび他の顔面痛	三叉神経痛，後頭神経痛，トロサ・ハント症候群など
	14	その他の頭痛性疾患	分類不能の頭痛，詳細不明の頭痛

〔日本神経学会，日本頭痛学会・監：慢性頭痛の診療ガイドライン2013．医学書院，2013．
滝沢翼，他：頭痛の分類と診断．臨牀と研究，93：1287-1293, 2016を参考に作成〕

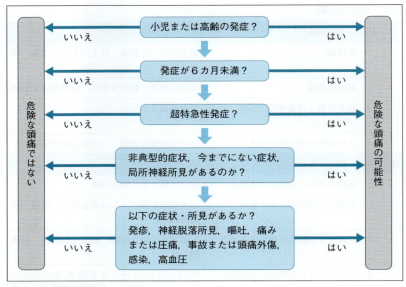

図1　危険な頭痛の簡易診断アルゴリズム

〔日本神経学会,日本頭痛学会・監：慢性頭痛の診療ガイドライン2013. 医学書院, p24, 2013より転載〕

- 頭痛患者に神経画像検査が必要かどうかを判断するためには,「神経学的診察で異常所見のある頭痛」など, 6項目からなるアルゴリズムがある(図4)。

4. 片頭痛の診断

- 片頭痛(migraine)は, 成人の8.4%を占め, かつ生活支障度の高い頭痛であり, 日常頭痛診療の主役となる。
- 本節では片頭痛に軸足を置いて解説する。ほかの頭痛, 特に二次性頭痛の詳細についてはICHD-3β[1], ガイドライン[3]を参考されたい。
- 片頭痛は, 前兆(多くは閃輝暗点)の有無により,「前兆のある片頭痛」と「前兆のない片頭痛」に大別される。
- 片頭痛の診断は, ICHD-3βの基準(表2, 表3)により行う。

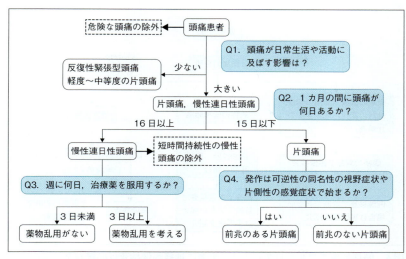

図2　頭痛患者のスクリーニング

〔Dowson AJ, et al：Managing chronic headaches in the clinic. Int J Clin Pract, 58(12)：1142-1151, 2004.
日本神経学会，日本頭痛学会・監：慢性頭痛の診療ガイドライン2013．医学書院，p24, 2013より転載〕

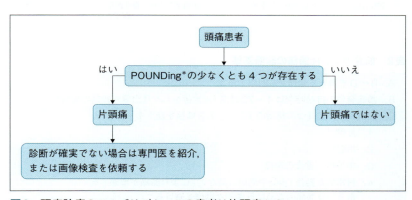

図3　頭痛診療のアルゴリズム：この患者は片頭痛か？

＊POUNDing：Pulsating（拍動性），duration of 4-72 hours（4〜72時間の持続），
Unilateral（片側性），Nausea（悪心），Disabling（生活支障度が高い）の各項目からなる．

〔Detsky ME, et al：Does this patient with headache have a migraine or need neuroimaging? JAMA, 296(10)：1274-1283, 2006．日本神経学会，日本頭痛学会・監：慢性頭痛の診療ガイドライン2013．医学書院，p25, 2013より転載〕

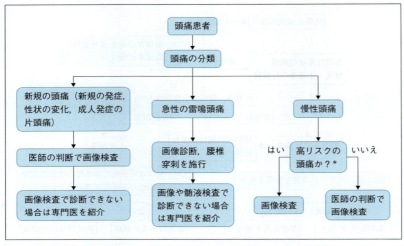

図4 頭痛診療のアルゴリズム：この患者に神経画像検査は必要か？
＊群発タイプの頭痛，神経学的診察で異常所見のある頭痛，分類不能な頭痛（片頭痛，緊張型頭痛，群発頭痛のいずれでもない），前兆のある頭痛，労作やヴァルサルヴァ手技で悪化する頭痛，嘔吐を伴う頭痛

〔Detsky ME, et al：Does this patient with headache have a migraine or need neuroimaging? JAMA, 296（10）：1274-1283, 2006. 日本神経学会，日本頭痛学会・監：慢性頭痛の診療ガイドライン2013. 医学書院，p25, 2013より転載〕

表2 前兆のない片頭痛の診断基準

A. B〜Dを満たす発作が5回以上ある
B. 頭痛発作の持続時間は4〜72時間（未治療もしくは治療が無効の場合）
C. 頭痛は以下の4つの特徴の少なくとも2項目を満たす
1. 片側性
2. 拍動性
3. 中等度〜重度の頭痛
4. 日常的な動作（歩行や階段昇降など）により頭痛が増悪する，あるいは頭痛のために日常的な動作を避ける
D. 頭痛発作中に少なくとも以下の1項目を満たす
1. 悪心または嘔吐（あるいはその両方）
2. 光過敏および音過敏
E. ほかに最適なICHD-3の診断がない

〔日本頭痛学会，国際頭痛分類委員会・訳：国際頭痛分類 第3版beta版. 医学書院，p3, 2014より転載〕

表3 前兆のある片頭痛の診断基準

A. BおよびCを満たす発作が2回以上ある
B. 以下の完全可逆性前兆症状が1つ以上ある
　1. 視覚症状
　2. 感覚症状
　3. 言語症状
　4. 運動症状
　5. 脳幹症状
　6. 網膜症状
C. 以下の4つの特徴の少なくとも2項目を満たす
　1. 少なくとも1つの前兆症状は5分以上かけて徐々に進展するか、または2つ以上の前兆が引き続き生じる（あるいはその両方）
　2. それぞれの前兆症状は5〜60分持続する
　3. 少なくとも1つの前兆症状は片側性である
　4. 前兆に伴って、あるいは前兆発現後60分以内に頭痛が発現する
D. ほかに最適なICHD-3の診断がない、また、一過性脳虚血発作が除外されている

〔日本頭痛学会，国際頭痛分類委員会・訳：国際頭痛分類 第3版beta版．医学書院，p5，2014より転載〕

- 片頭痛の診断のポイントは、

　①頭痛が強く、生活に支障を来すこと
　②日常的な動作により頭痛が増悪すること
　③悪心・嘔吐や発作中の音や光、においに過敏になること

　があげられる。片側性や拍動性は片頭痛の診断に必須ではない。
- 肩こりがあると緊張型頭痛と即断されがちであるが、片頭痛でも随伴することに注意する。

>> 片頭痛と紛らわしい二次性頭痛

1. 片頭痛と紛らわしい頭痛
- 片頭痛と紛らわしい、あるいは誤診されやすい二次性頭痛がある。
- 片頭痛と二次性頭痛がたまたま合併することもありうる。
- 鑑別上問題となる二次性頭痛は、ICHD-3βの頭痛分類4〜10が該当する（表1，p.471）。

- ストレス，かぜ症候群，鼻副鼻腔炎などによる頭痛は，しばしば片頭痛と随伴する。
- 閉塞性睡眠時無呼吸症候群（OSAS），巨細胞性動脈群炎（側頭動脈炎），脳脊髄液減少症などは，ピットホールとなる頭痛原因である。
- 蝶形骨洞炎は，しばしば急性発症の片頭痛や群発頭痛に似た強い頭痛の原因となる。単独で現れる場合は，画像診断を行わないと見逃してしまう。

2. くも膜下出血
- くも膜下出血の原因として最も多いのは，脳動脈瘤の破裂である。
- 典型的な症状は「今まで経験したことがない突然の激しい頭痛」であるが，少量の出血（マイナーリーク）による警告症状としての頭痛は軽度であり[3]，しばしば片頭痛と誤診されている。
- 頭痛の発症時点をピンポイントで指摘できる場合は，頭痛が軽くとも，くも膜下出血を疑い，CTあるいはMRIのFLAIR (fluid-attenuated inversion recovery)あるいは腰椎穿刺を施行する。

3. 脳動脈解離
- 椎骨動脈の解離は，患者の約7割に頭痛が生じる。
- 近年，画像診断が普及し，本疾患への関心の高まりと相まって，発見される機会が増加している[3]。
- 動脈解離に伴う頭痛は，新規に急性発症する後頭部・頸部痛で，通常片側性である。
- 椎骨動脈の解離は，しばしば後頭神経痛や頸原性頭痛などと診断されている。
- 片側急性の後頭部痛では，後頭神経領域のヘルペスとともに本疾患を念頭に置く。

≫ ほかの病態を合併した片頭痛患者

1. 片頭痛のcomorbid disorders（共存症）
- 片頭痛の共存症は，高血圧，心疾患，脳血管障害，うつ病，双極性障害，不安障害，てんかん，喘息，アレルギー性疾患，自己免疫疾患など多彩である。
- 前兆のある片頭痛患者では，卵円孔開存症（patent foramen ovale；

表4　片頭痛の予防療法における共存症の意義

- β遮断薬（プロプラノロール*など）
    - ○高血圧や冠動脈疾患，頻拍性不整脈などの合併症をもつ片頭痛患者
    - ×心不全，喘息，抑うつ状態
- アンジオテンシン変換酵素（ACE）阻害薬，
  アンジオテンシンⅡ受容体遮断薬（ARB）
    - ○高血圧が併存する片頭痛
    - ×ACEは空咳
- カルシウム拮抗薬
    - ○高血圧の合併する片頭痛
- 抗てんかん薬（バルプロ酸*，トピラメートなど）
    - ○てんかん性異常のある場合
    - ×バルプロ酸は催奇形性あり
- 抗うつ薬（アミトリプチリン*など）
    - ○緊張型頭痛を合併している片頭痛，うつ傾向・不安障害のある場合
    - ×眠気，緑内障

＊：保険適用もしくはそれに準ずる
○：好都合な共存症，×：不適当

PFO）の合併率が有意に高いことが報告されているが，PFO閉鎖術の片頭痛に対する効果のエビデンスは十分でない。
- 片頭痛の共存症は，治療を考えるうえで重要である（表4）。
- カルシウム拮抗薬のロメリジンは，開発時から片頭痛専用薬である。8週間後には64％の患者で片頭痛発作が軽減する。
- 抗てんかん薬は，神経細胞の興奮性を抑制することにより片頭痛を予防する。バルプロ酸は，てんかん治療の半分程度の用量で処方する。
- 抗うつ薬は，セロトニンの代謝を改善することにより片頭痛を予防する。低用量から用いる。

2．不安・抑うつ
- 不安や抑うつは頭痛を伴いやすく，また片頭痛や緊張型頭痛は，不安や抑うつに陥りやすい。
- こうした心理状態は頭痛の慢性連日化の要因となる。
- 一次性頭痛に随伴しやすい精神疾患として，気分障害（大うつ病・気分変調症・双極性障害など），薬物依存，不安障害（パニック障害・恐怖症・

全般性不安障害），身体表現性障害（身体化障害・疼痛性障害など）があげられている。

3. めまい
- 一次性頭痛とめまいは共存しやすい。片頭痛は回転性（vertigo），緊張型頭痛は浮動性（dizziness）の形をとりやすい。
- ICHD-3βの1.2.2項「脳幹性前兆を伴う片頭痛」（旧名称：脳底型片頭痛）と診断するには，めまいのほかに複視などの脳幹症状がなければならない。
- ICHD-3βに採用された「前庭性片頭痛」では，2回以上の回転性めまい発作と片頭痛様症状を伴えば診断可能である。
- 片頭痛と関連するめまいは，片頭痛の治療にも反応する。治療薬としてはロメリジン（ミグシス®）が選択に値する。

4. 月 経
- エストロゲン消退は，月経時片頭痛発作の有力な誘因となる。
- 女性の片頭痛の約6割は，月経と関連して出現する。
- 月経時に起こる片頭痛を，女性の78％は月経痛の一部と考えている。
- 月経に関連して起こる片頭痛の大部分は前兆のない片頭痛であり，ほかの時期に起こる発作に比べ，重症で持続時間が長い。
- 月経に関連して起こる片頭痛には，短期予防療法（鎮痛薬併用，ナラトリプタンの短期服用）が勧められる。

5. 脳梗塞
- 45歳未満の若年女性における「前兆のある片頭痛」では脳梗塞のリスクが増加するが，「前兆のない片頭痛」では増加しない。
- 喫煙，経口避妊薬の服用により，脳梗塞のリスクが明らかに増加する。
- 片頭痛患者では大脳深部白質病変がみられやすい。

▶▶ フォローアップのポイント

- 頭痛の適切な治療やフォローアップには，頭痛ダイアリーが不可欠である。
- 頭痛ダイアリーは日本頭痛学会のサイト（http://www.jhsnet.org/）よりダウンロードできる。

表5 薬剤の使用過多による頭痛（薬物乱用頭痛）

- 診断基準
    A. 頭痛≧15日/月
    B. 急性治療薬　定期使用＞3カ月
    C. ほかに最適なICHD-3の診断がない
- 薬剤別の基準（3カ月を超えて）
    1. ≧10日/月　エルゴタミン，トリプタン，オピオイド，複合鎮痛薬，複数医薬品
    2. ≧15日/月　単純鎮痛薬（アセトアミノフェン，アセチルサリチル酸，その他のNSAIDs）
- 旧基準の「2カ月間，中止して判定」は撤廃

- 頭痛日数，服薬日数，治療効果，月経との関連などの頭痛情報は，患者自身が正確に覚えていないことが多く，医師への情報の伝達が困難である。
- 頭痛ダイアリーは頭痛の状況を把握することに加え，患者-医師間コミュニケーションの向上，ひいては治療の改善に役立つ。

>> 治療中に起こりやすいマイナートラブルとその対処法

- 最も注意すべきは「薬剤の使用過多による頭痛（薬物乱用頭痛，medication-overuse headache；MOH）」である[4]。
- MOHとは，急性期治療薬を3カ月を超えて定期的に乱用した結果として，1カ月に15日以上起こる頭痛である（表5）。
- MOHは，片頭痛様頭痛と緊張型頭痛様頭痛が混在した連日性頭痛パターンを呈する。
- MOHは片頭痛発作に対する不安により，予兆の段階や緊張型頭痛で鎮痛薬を服用してしまう習慣から始まる。
- MOHの予防には，「急性期治療薬の使用は月10日以内」にとどめるように患者指導する。
- それ以上の服薬を要する患者には，片頭痛予防療法を勧める。

表6 専門医にコンサルトが勧められる頭痛

①突然の頭痛（雷鳴頭痛）
②今まで経験したことがない頭痛
③いつもと様子の異なる頭痛
④頻度と程度が増していく頭痛
⑤50歳以降に初発の頭痛
⑥神経脱落症状を有する頭痛
⑦がんや免疫不全の病態を有する患者の頭痛
⑧精神症状を有する患者の頭痛
⑨発熱・項部硬直・髄膜刺激症状を有する頭痛

▶▶ こんなときは専門医に相談を

- 二次性頭痛が疑われる場合，片頭痛・緊張型頭痛として典型的でない場合は専門医へコンサルトする。
- 3カ月以上にわたり，頭痛日数が＞15日／月，急性期治療薬の服薬日数が＞10日／月の例では，診断の確認と治療方針の検討が望まれる。
- 表6に示す頭痛は，二次性頭痛（red flags）を疑って専門医にコンサルトする。

薬の選び方・使い方

薬物治療の方針

- 一次性頭痛は，片頭痛，緊張型頭痛，群発頭痛ごとに治療戦略を立てる。
- 二次性頭痛は原疾患の治療が最優先となる。
- 一次性頭痛の患者が，くも膜下出血などの二次性頭痛を起こすこともある。いつもと違う頭痛には注意し，状態をよく観察する。
- 一次性頭痛は，頭痛の苦痛とQOL阻害の軽減を治療の目標とする。
- 片頭痛の治療には，急性期治療（発作頓挫治療）と予防療法がある。
- 片頭痛急性期治療薬には，下記の①～⑤がある。

  ①アセトアミノフェン
  ②非ステロイド性抗炎症薬
  　（non-steroidal anti-inflammatory drugs；NSAIDs）
  ③エルゴタミン
  ④トリプタン
  ⑤制吐薬

- 制吐薬（ドンペリドン，メトクロプラミド）は片頭痛治療に積極的に併用する。薬物の吸収を改善し，つらい悪心・嘔吐を抑制し，片頭痛の進展を抑制する効果がある。
- 薬物の使い分けについては，「逐次治療」と「層別治療」がある。**逐次治療**はまず安価な薬剤を投与し，効果をみてトリプタンを選択する方法，**層別治療**は片頭痛の重症度に応じて治療薬を選択する方法である。後者が推奨されている。日常生活に支障がある中等度以上の発作には，トリプタンが第一選択となる。
- トリプタンは，頭痛が始まってからなるべく早く（1時間以内に）使用する。
- 静かな暗い場所で休む，痛む箇所を冷却する，入浴を控えるなど，片頭痛発作時の生活指導をする。
- 緊張型頭痛は「頭重」に相当する頭痛である。身体的，精神的ストレスの除去，リラクセーションや頭痛体操の指導を行う。頭痛には鎮痛薬が有用である。慢性化した場合は三環系抗うつ薬（アミトリプチリンはエビデンスが多い）が推奨される。
- 群発頭痛は激烈な痛みが群発する。100％酸素7～10 L/分の吸入15～30

分間，スマトリプタン（イミグラン®）の注射（自己注射も可能）が有効である。予防療法としてベラパミル（ワソラン®）が標準的に用いられている。
- 市販の鎮痛薬を含め，急性期治療薬の連用により薬物乱用頭痛を来す可能性があることを説明する。
- 片頭痛発作が月に2回以上ある場合，薬物乱用頭痛がある場合，急性期治療をしても生活支障が強い場合は，予防療法を検討する。詳細はガイドライン[3]を参照されたい。
- 予防薬の効果発現には1カ月以上かかる。効果判定は2カ月後をめどに行う。
- 薬剤処方にあたり，禁忌状態や妊娠・授乳の有無を確認する。
- バルプロ酸は，妊娠中，および妊娠の可能性のある女性には禁忌である。

トリプタン系薬

処方前 Check List

- トリプタンは原則安全性が高い薬物ではあるが，使用禁忌例もある（表7）。
- $5\text{-}HT_{1B}$受容体は冠動脈にも発現しているため，トリプタンは虚血性心疾患を有する患者には禁忌である。
- 健康患者でも服用時に胸部絞扼感を訴える場合があるが，狭心症とは関係がなく，安全性については問題ないとされる。
- マクサルトのみは，インデラルとの併用禁忌であることに注意する。
- 妊娠時にはトリプタンは原則禁忌であり，アセトアミノフェンを用いる。しかし，催奇形性は低いことが判明している。利益が上回ると判断されれば使用可能である。
- スマトリプタンは，投与後12時間の授乳を避ければ比較的安全に使用できる。

処方後 Check List

- トリプタンの有害反応は，傾眠，めまい，悪心，疲労感などである。

表7 トリプタン使用の禁忌例

①血管収縮作用の観点から
 a. 虚血性心疾患
 b. 虚血性脳血管障害
 c. 末梢血管障害
 d. コントロール不良の高血圧患者
 e. 片麻痺性片頭痛(hemiplegic migraine)などの特殊型片頭痛症例
②てんかんあるいは痙攣を起こしやすい器質的脳疾患(併用注意)
③薬物代謝の観点から
 a. 重篤な肝機能障害
 b. モノアミンオキシダーゼ(MAO)阻害薬(エレトリプタンとナラトリプタンを除く)
④相互作用の観点から
 a. 選択的セロトニン再取り込み阻害薬(SSRI)(併用注意)
 b. セロトニン・ノルアドレナリン再取り込み阻害薬(SNRI)(併用注意)
 c. β遮断薬プロプラノロール(リザトリプタンのみ)
 d. エルゴタミン製剤の使用後24時間

〔柴田護:片頭痛の病態・診断とトリプタンの使い方.日医雑誌,144:963-967,2015より引用〕

1. 作用機序

- トリプタンは,セロトニンと同じくインドール骨格を有し,セロトニン受容体5-HT$_{1B}$,5-HT$_{1D}$に親和性を示す作動薬であり,片頭痛および群発頭痛の発作頓挫薬として使用される[5]。
- 5-HT$_{1B}$受容体の刺激により血管を収縮させ,5-HT$_{1D}$受容体に作用して三叉神経終末からの神経ペプチド(CGRPなど)放出を抑制し,神経原性炎症を軽減することによって奏効する。

2. ストロングポイントおよびウイークポイント

(1) ストロングポイント

- 片頭痛の発生機序にピンポイントに作用するので,片頭痛時の早期使用により卓効する。
- NSAIDsのような消化管への有害作用がなく,喘息患者にも使用できる。
- 重症片頭痛や群発頭痛にはイミグラン®キット製剤(自己注射キット)が処方可能である。

表8 トリプタン系製剤一覧

一般名 （英名）	スマトリプタン コハク酸塩 （sumatriptan succinate）	スマトリプタン （sumatriptan）	スマトリプタン コハク酸塩 （sumatriptan succinate）	スマトリプタン コハク酸塩 （sumatriptan succinate）
商品名	イミグラン錠50	イミグラン 点鼻液20	イミグラン注3	イミグランキット 皮下注3mg
販売会社（略称）	GSK	GSK	GSK	GSK
薬価基準収載年月	2001年8月	2003年6月	2000年4月	2007年12月
成分量	50mg	20mg	3mg	3mg
初回投与量	1錠	1容器	1A	1A
追加投与量	1錠	1容器	1A	1A
1回最大量投与量	2錠	1容器	1A	1A
1日最大量投与量	4錠	2容器	2A	2A
薬効動態 t_{max}（時間）	1.8	1.3	0.18	0.23
薬効動態 $t_{1/2}$（時間）	2.2	1.87	1.71	1.78
追加投与併用の間隔（最低）[*2]				
同組成薬物同士	2時間	2時間	1時間	1時間
[錠]⇒[注]	2時間	2時間	2時間	2時間
[注]⇒[錠]	1時間	1時間	1時間	1時間
他系統トリプタン・ 　エルゴタミン製剤	24時間	24時間	24時間	24時間

効能または効果は片頭痛。注射液のみが群発頭痛に適応
RM：口腔内速溶錠，RPD：口腔内崩壊錠

(2) ウイークポイント
- 使用タイミングを失すると，アロディニア（異痛症）が出現して効果が現れにくい。片頭痛発作発現後1時間以内の服用が望ましい。
- 血管収縮作用を有するので，虚血性心疾患や脳血管障害のある患者には使用できない。
- 緊張型頭痛には無効である。
- 比較的高価である。

	ゾルミトリプタン (zolmitriptan)	ゾルミトリプタン (zolmitriptan)	エレトリプタン臭化水素酸塩 (eletriptan hydrobomide)	リザトリプタン安息香酸塩 (rizatriptan benzoate)	リザトリプタン安息香酸塩 (rizatriptan benzoate)	ナラトリプタン塩酸塩 (naratriptan hydrochloride)
	ゾーミッグ錠 2.5mg	ゾーミッグ錠 RM 2.5mg	レルパックス錠 20mg	マクサルト錠 10mg	マクサルト RPD錠 10mg	アマージ錠 2.5mg
	アストラゼネカ	アストラゼネカ	ファイザー	エーザイ	エーザイ	GSK
	2001年8月	2002年6月	2002年6月	2003年9月	2003年9月	2008年4月
	2.5mg	2.5mg	20mg	10mg	10mg	2.5mg
	1錠	1錠	1錠	1錠	1錠	1錠
	1錠	1錠	1錠	1錠	1錠	1錠
	2錠	2錠	2錠	1錠	1錠	1錠
	4錠	4錠	2錠	2錠	2錠	2錠[*1]
	3	2.98	1	1	1.3	2.68
	2.4	2.9	3.2	1.6	1.7	5.05
追加投与併用の間隔(最低)[*2]						
	2時間	2時間	2時間	2時間	2時間	4時間
	24時間	24時間	24時間	24時間	24時間	24時間

＊1：肝機能または腎機能障害患者は1錠, ＊2：点鼻液, 口腔内崩壊錠は錠剤と同じ

3. 類似薬の使い分け

- 表8に，わが国で使用可能な5種類のトリプタン系製剤の一覧を示す。
- "gentle triptan"といわれるナラトリプタンを除いては，通常量の経口トリプタンの間に大きな薬効の差はない。
- トリプタンは経口薬，点鼻液，皮下注射薬と剤形が豊富であり，各種剤形のなかから，発作頻度，強さ，日常支障度の程度，随伴症状，患者の嗜好，過去の治療歴，既往歴などを考慮して薬物を選択する。

表9　十分な効果が得られないときのチェック項目

- その頭痛は片頭痛か，緊張型頭痛ではなかったか
- 服薬タイミングは適当か，遅すぎなかったか
- 悪心・嘔吐がしてからの服用ではなかったか
- 月経時片頭痛ではないか
- 二次性頭痛ではないか，薬物乱用頭痛はないか
- 初回の服用で結論を出していないか

- 薬物動態の差を考慮して，急速に頭痛が悪化する症例にはt_{max}の短いトリプタンを，発作が長く続く患者では$t_{1/2}$の長いトリプタンを選択するとよい。
- 点鼻薬は，悪心や嘔吐が強く経口投与が不可能な患者に適する。
- 最初に処方されたトリプタンの有効性が思わしくない場合は，ほかのトリプタン系薬へ変更すると効果が得られることがある。ただし，同一ブランドは3回トライしてから結論を出す（三振バッターアウト）。
- ナラトリプタンは，月経関連片頭痛に対して短期予防投与の形で数日間定時使用することもある。

4．十分な鎮痛効果が得られないとき

- 表9の各項目をチェックする。
- 投与タイミングとしては発作早期（発作開始後1時間以内）が推奨されている。
- 投与タイミングが遅れると，頭痛が軽減しないばかりか，悪心が増悪する。
- 前兆のある場合は，前兆終了後に服用するのが一般的である。

NSAIDs・アセトアミノフェン

処方前 Check List

- NSAIDs処方前後のチェックリスト（表10）を参照されたい。
- 特に胃腸障害が起こりやすく，通常は胃保護薬と併用する。
- アセトアミノフェンやCOX-2選択的阻害薬（セレコキシブなど）は胃腸障害を起こしにくい。

処方後 Check List

- NSAIDs処方前後のチェックリスト（表10）を参照されたい。

1. 作用機序

- NSAIDsの主な効果は，アラキドン酸からプロスタグランジン（prostaglandin；PG）への合成経路の律速酵素であるシクロオキシゲナーゼ（cyclooxygenase；COX）の働きを阻害することによる。それにより抗炎症・鎮痛作用を発揮する。
- アセトアミノフェンはPG抑制効果が少ない。したがって抗炎症作用は乏しく胃腸障害も少ない。その作用機序は長らく不明であったが，最近は

表10 NSAIDs処方前後のチェックリスト

- 胃腸障害
    NSAIDsによる胃腸障害には，胃粘膜上皮細胞における粘膜細胞保護効果をもつCOX-1阻害によって引き起こされる。選択的COX-2阻害薬は胃潰瘍発症の頻度が低い。
- 腎機能障害
    腎機能のリスクのある患者（慢性腎疾患など）では急性腎不全を起こすことがある。腎機能障害がある患者や高齢者に投与する際は特に注意を要する。
- 肝機能障害
    特に大量のアセトアミノフェンを連用すると不可逆性の肝障害を発症する。
- 出血傾向
    NSAIDsはトロンボキサンA_2の血小板形成を抑制するために出血傾向が現れる。

脳幹から発する下行性抑制系を活発にする機序が指摘されている。

2. ストロングポイントおよびウイークポイント

(1) ストロングポイント
- アセトアミノフェン単剤投与およびNSAIDs単剤投与は安全性が高く，安価であり，軽度〜中等度の片頭痛発作の第一選択薬として推奨される。
- 緊張型頭痛にも有効である。
- 虚血性心脳疾患があっても使用が可能である。
- 安価であり，入手が容易である。

(2) ウイークポイント
- 片頭痛の本態に作用するわけではないので，重度の片頭痛に対しては効果が限定的である。
- 胃腸障害を招きやすく，喘息には要注意である。
- 安易に服用されやすく，薬剤の使用過多による頭痛（薬物乱用頭痛）を招きやすい。

3. 類似薬の使い分け
- NSAIDsは作用機序が同じなので，どの薬もそれなりの効果を発揮する。ガイドラインに示されている各薬物の推奨グレード[1]は，効果の強さを表すものではなく，RCT論文数による"エビデンスの質"の差である。
- 使い慣れた薬物から使い始め，何種類かのNSAIDsのうち患者の嗜好に合ったものを使用する。
- インドメタシンに限っては特効的頭痛が知られている（表11）。
- 月経関連頭痛については，メフェナム酸500mgがプラセボと比べて治療効果が認められている。

表11 インドメタシン特効頭痛
- 発作性片側頭痛
- 持続性片側頭痛
- 一次性咳嗽性頭痛
- 睡眠時頭痛
- 一次性運動時頭痛

- アセトアミノフェンは胃腸障害，喘息のリスクが少なく，小児，妊婦，授乳婦にも使えるため，服用量が過剰となることが少なくない。

4. 十分な鎮痛効果が得られないとき
- 片頭痛であれば，トリプタン系薬物を考慮する。
- くも膜下出血の有無など，頭痛診断を再検討する。
- 効果が得られないときに増量しても，天井効果のために無意味である。
- 片頭痛の場合は制吐薬を併用する。
- 坐剤など投与ルートを変更する。

参考文献
1) 日本神経学会，日本頭痛学会・監：慢性頭痛の診療ガイドライン2013．医学書院，2013
2) 滝沢翼，他：頭痛の分類と診断．臨牀と研究，93：1287-1293, 2016
3) 日本頭痛学会，国際頭痛分類委員会・訳：国際頭痛分類　第3版beta版．医学書院，2014
4) 五十嵐久佳：MOHとは何かを再検証する：病態，診断，治療．日本頭痛学会誌，43：30-32, 2016
5) 柴田護：片頭痛の病態・診断とトリプタンの使い方．日医雑誌，144：963-967, 2015

第5章 Common disease の治療戦略と薬の使い分け

primary care 22 皮膚疾患 アトピー性皮膚炎

アトピー性皮膚炎治療薬リスト

▶ ストロンゲスト

成分名（主な商品名）	代謝・排泄，投薬に関する情報・観察など
0.05%クロベタゾールプロピオン酸エステル （デルモベート）	妊婦 大量・長期の広範囲使用回避，高齢者 大量・長期にわたる広範囲の密封法回避
0.05%ジフロラゾン酢酸エステル （ジフラール，ダイアコート）	

▶ ベリーストロング

成分名（主な商品名）	代謝・排泄，投薬に関する情報・観察など
0.1%モメタゾンフランカルボン酸エステル （フルメタ）	
0.05%ベタメタゾン酪酸エステルプロピオン酸エステル （アンテベート）	妊婦 大量・長期の広範囲使用回避
0.05%フルオシノニド （トプシム）	妊婦 大量・長期の広範囲使用回避
0.064%ベタメタゾンジプロピオン酸エステル （リンデロン-DP）	
0.05%ジフルプレドナート （マイザー）	妊婦 大量・長期の広範囲使用回避
0.1%アムシノニド （ビスダーム）	妊婦 大量・長期の広範囲使用回避
0.1%ジフルコルトロン吉草酸エステル （ネリゾナ）	妊婦 大量・長期の広範囲使用回避
0.1%酪酸プロピオン酸ヒドロコルチゾン （パンデル）	妊婦 大量・長期の広範囲使用回避

▶ ストロング

成分名(主な商品名)	代謝・排泄,投薬に関する情報・観察など
0.3%デプロドンプロピオン酸エステル (エクラー)	妊婦 大量・長期の広範囲使用回避
0.1%デキサメタゾンプロピオン酸エステル (メサデルム)	妊婦 大量・長期の広範囲使用回避
0.12%デキサメタゾン吉草酸エステル (ボアラ,ザルックス)	妊婦 大量・長期の広範囲使用回避
0.12%ベタメタゾン吉草酸エステル (ベトネベート,リンデロン-V)	妊婦 大量・長期の広範囲使用回避
0.025%フルオシノロンアセトニド (フルコート)	妊婦 大量・長期の広範囲使用回避

▶ ミディアム

成分名(主な商品名)	代謝・排泄,投薬に関する情報・観察など
0.3%プレドニゾロン吉草酸エステル酢酸エステル (リドメックス)	妊婦 大量・長期の広範囲使用回避, 小児 大量・長期・密封法回避, 高齢者 大量・長期の広範囲使用回避
0.1%トリアムシノロンアセトニド (レダコート)	妊婦 大量・長期の広範囲使用回避
0.1%アルクロメタゾンプロピオン酸エステル (アルメタ)	妊婦 大量・長期の広範囲使用回避
0.05%クロベタゾン酪酸エステル (キンダベート)	妊婦 大量・長期の広範囲使用回避
0.1%ヒドロコルチゾン酪酸エステル (ロコイド)	妊婦 大量・長期の広範囲使用回避
0.1%デキサメタゾン (オイラゾン)	妊婦 大量・長期広範囲の使用回避, 高齢者 大量・長期広範囲の使用回避
0.1%デキサメタゾン・脱脂大豆乾留タール (グリメサゾン)	妊婦 大量・長期の広範囲使用回避

▶ ウイーク

成分名(主な商品名)	代謝・排泄,投薬に関する情報・観察など
0.5%プレドニゾロン (プレドニゾロン)	妊婦 大量・長期の広範囲使用回避

第5章 22 皮膚疾患 アトピー性皮膚炎

治療戦略

>> 治療方針

1. アトピー性皮膚炎の定義
- アトピー性皮膚炎は，瘙痒のある湿疹病変が悪化と寛解を繰り返す疾患であり，患者の多くにはアトピー素因（IgE抗体を産生しやすい素因）がある。

2. アトピー性皮膚炎の診断
- アトピー性皮膚炎の診断基準を**表1**に示す[1]。
- ①瘙痒，②特徴的な分布を示す湿疹病変，③慢性・反復性の経過，のすべてを満たすものを症状の軽重を問わずアトピー性皮膚炎と診断する。②は年齢により変化することに留意する。

3. 病態と治療標的
- アトピー性皮膚炎の病態は，皮膚バリア機能の低下とアレルギー性炎症の2つの側面があり，それらが相乗的に作用して症状の悪化を来す。
- アトピー性皮膚炎では皮膚バリア機能の低下のため，非特異的な刺激に

表1　アトピー性皮膚炎の診断基準

①瘙痒

②特徴的皮疹と分布
- 急性病変：紅斑，浸潤性紅斑，丘疹，漿液性丘疹，鱗屑，痂皮
- 慢性病変：浸潤性紅斑，苔癬化病変，痒疹，鱗屑，痂皮
- 左右対称の分布
- 好発部位：前額，眼囲，口囲，口唇，耳介周囲，頸部，四肢関節部，体幹
- 年齢による特徴：乳児期は頭，顔に始まりしばしば体幹・四肢に下降。幼小児期は頸部，四肢関節部の病変。思春期・成人期は上半身（頭，頸，胸，背）に皮疹が強い傾向。

③慢性・反復性経過
- 乳児では2カ月以上，幼小児期以降は6カ月以上

〔日本皮膚科学会アトピー性皮膚炎診療ガイドライン作成委員会：アトピー性皮膚炎診療ガイドライン2016年版．日皮会誌，126（2）：123，2016より改変〕

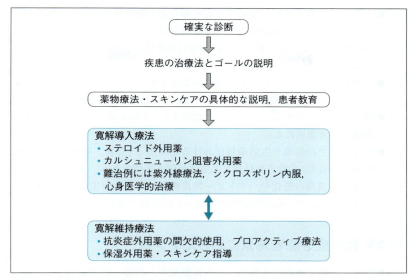

図1 アトピー性皮膚炎の治療アルゴリズム

〔加藤則人，他：アトピー性皮膚炎診療ガイドライン2016年版．日皮会誌，126：121-156，2016を参考に作成〕

対して皮膚の炎症が起こりやすくなる。近年，アトピー性皮膚炎患者の多くに角化関連蛋白の一つであるフィラグリンの遺伝子変異が認められることが明らかにされている[2]。また，遺伝子変異のない患者においても，皮膚におけるIL-4やIL-13などTh2サイトカイン優位の環境でフィラグリンの発現が低下することも知られている[3]。

- 皮膚バリア機能の低下によりさまざまな環境抗原が皮膚に侵入しアレルギー反応が誘導される。また，ダニ蛋白や花粉などの環境抗原に含まれるプロテアーゼは非特異的にTh2型の免疫応答を誘導する。皮膚のアレルギー性炎症は強いかゆみを惹起し，それに対する掻破は炎症反応を増強するとともに皮膚のバリアをさらに破壊する。
- 上記のようなバリアの破壊と炎症の悪循環がアトピー性皮膚炎の病像を形成する。したがって，アトピー性皮膚炎の治療には**皮膚のバリア機能の維持**と**アレルギー性炎症の鎮静化**の両者が重要である。

4. 治療アルゴリズム

- アトピー性皮膚炎の治療アルゴリズムを図1に示す[1]。

- アトピー性皮膚炎は，寛解と悪化を繰り返す慢性疾患であり，現在のところ疾患そのものを完治させる治療はない．したがって治療のゴールは「皮膚症状はないか，あっても軽微で日常生活に支障がない状態を維持すること」になる．
- 治療の主体は，ステロイド外用薬およびカルシニューリン阻害外用薬（タクロリムス水和物軟膏）であり，これに保湿外用薬を併用する．
- 重症例では，カルシニューリン阻害薬（シクロスポリン）の内服や紫外線療法も考慮される．
- スキンケアの指導や生活環境における悪化因子（食物，環境抗原，接触抗原，汗など）の除去を目指した生活指導も重要である．また，ストレスによる皮膚炎の悪化や，アトピー性皮膚炎に伴う社会生活の不適応が生じることもあり，心身医学的アプローチが必要となることもある．

▶▶ 合併症や患者背景に応じたアプローチ

- アトピー性皮膚炎は毛囊炎，伝染性膿痂疹，丹毒，蜂窩織炎などの細菌感染症やヘルペスウイルスによるカポジ水痘様発疹症などを合併しやすい．湿疹病変が重症の場合，これら皮膚感染症の発見が遅れることがまれでないので，発熱などの全身症状にも留意し，合併が疑われる場合は速やかに抗菌薬や抗ウイルス薬の投与を行う．
- 顔面の皮疹が重症の場合，角結膜炎，円錐角膜，白内障，網膜剝離などの眼疾患を合併しやすいので，定期的な眼科受診を促す．網膜剝離は，眼周囲の皮疹による強いかゆみに対して皮膚を強く擦ったり，叩いたりすることにより生じるので，適切な薬物治療による顔面皮疹のコントロールが重要である．
- アトピー性皮膚炎では日常生活，社会生活を営むなかで，個々の患者に特有の悪化因子が存在することが多く，その検索と対策は極めて重要である．
- 乳児患者では，食物アレルゲンの関与が認められることがあるが，適切なステロイド外用療法を行っても症状の改善が認められない場合にのみ食物アレルゲンの検索を考慮すべきであり，安易な除去食療法は行うべきでない．
- 幼小児期以降では，ダニ，ハウスダスト，花粉，ペットの毛などの環境抗原が悪化因子になっていることがある．しかし，その除去対策はあくまでも薬物療法の補助的なものであり，それのみで完治が期待されるも

のではない。
- 成人例では，化粧品，シャンプー，リンス，香料，外用薬などの一時刺激や接触アレルギーが悪化因子となっていることがある。疑わしい場合はパッチテストで診断を確定し，原因との接触を避けるように指導する。
- すべての年齢を通じて，汗，唾液，毛髪，衣類などによる非特異的な刺激が悪化因子となっていることが多いので，それらに対する生活指導も重要である。

>> フォローアップのポイント

- アトピー性皮膚炎は慢性疾患であり，患者またはその養育者が疾患の病態や治療の意義を正しく理解し，積極的かつ継続的に治療を行うことが必要である。
- アトピー性皮膚炎の治療の基本は外用療法であり，症状に応じて適切な種類の外用薬が十分に用いられているか否かを常に確認する必要がある。

>> マイナートラブルへの対応

- いわゆる「難治性アトピー性皮膚炎」のほとんどは，適切な外用療法が行われていないことが原因といっても過言ではない。患者や養育者の，ステロイド外用薬の効果や有害反応に対する誤った認識が背景に存在することもある。
- 患者のアドヒアランスが悪い場合には，1週間程度の短期的な入院による寛解導入と患者教育（疾患の理解と外用療法の指導）が有効である。

>> こんなときは専門医に相談を

- アトピー性皮膚炎の悪化は，感染症や眼疾患などの重篤な合併症を引き起こすだけでなく，患者の社会生活に大きな影響を与える。症状の悪化をきっかけに社会生活への不適応が生じ，ひどい場合には引きこもりとなることもある。アトピー性皮膚炎が患者のQOLに大きな影響を及ぼしている場合には，速やかに専門医に相談することが望ましい。

薬の選び方・使い方

ステロイド外用薬

処方前 Check List
- 皮膚病変の重症度により適切な強さ（ランク）の薬物を選択する。
- 急激な使用中止により皮膚病変の顕著な悪化を来すことがあるので，患者に使用方法をきちんと説明をする。

処方後 Check List
- 連用による，皮膚委縮，毛細血管拡張，感染症，多毛，色素脱出，酒さ様皮膚炎，細菌・真菌・ウイルス感染などの局所的有害反応に注意する。

1. 作用機序
- サイトカインやプロスタグランジンなどの炎症性メディエーターを抑制する。
- 接着分子の発現を抑制し，免疫細胞の局所への遊走を阻止する。
- リンパ球，好酸球のアポトーシスを誘導する。

2. ステロイド外用薬の使い分け
- 皮膚病変の部位と程度に応じて外用薬の強さを選択する（表2，表3）。
- 皮膚の部位による薬物の吸収効率の差異（図2）[4]を考慮して，外用薬の強さを選択する。
- 原則として，経皮吸収のよい顔面や外陰部には，ミディアムクラス以下のものを用いる。

3. ストロングポイントおよびウイークポイント
(1) ストロングポイント
- ウイークからストロンゲストまでさまざまな強度の薬剤がある（表2）。
- 軟膏，クリーム，ローションなど剤形が選択できる。
- 治療効果の発現が早い。
- 外用による刺激がない。

表2 ステロイド外用薬のランク

ストロンゲスト
0.05% クロベタゾールプロピオン酸エステル（デルモベート）
0.05% ジフロラゾン酢酸エステル（ジフラール，ダイアコート）
ベリーストロング
0.1% モメタゾンフランカルボン酸エステル（フルメタ）
0.05% ベタメタゾン酪酸エステルプロピオン酸エステル（アンテベート）
0.05% フルオシノニド（トプシム）
0.064% ベタメタゾンジプロピオン酸エステル（リンデロン-DP）
0.05% ジフルプレドナート（マイザー）
0.1% アムシノニド（ビスダーム）
0.1% ジフルコルトロン吉草酸エステル（テクスメテン，ネリゾナ）
0.1% 酪酸プロピオン酸ヒドロコルチゾン（パンデル）
ストロング
0.3% デプロドンプロピオン酸エステル（エクラー）
0.1% プロピオン酸デキサメタゾン（メサデルム）
0.12% デキサメタゾン吉草酸エステル（ボアラ，ザルックス）
0.12% ベタメタゾン吉草酸エステル（ベトネベート，リンデロン-V）
0.025% フルオシノロンアセトニド（フルコート）
ミディアム
0.3% プレドニゾロン吉草酸エステル酢酸エステル（リドメックス）
0.1% トリアムシノロンアセトニド（レダコート）
0.1% アルクロメタゾンプロピオン酸エステル（アルメタ）
0.05% クロベタゾン酪酸エステル（キンダベート）
0.1% ヒドロコルチゾン酪酸エステル（ロコイド）
0.1% デキサメタゾン（グリメサゾン，オイラゾン）
ウイーク
0.5% プレドニゾロン（プレドニゾロン）

＊（　　）内は商品名

(2) ウイークポイント
- 急激な使用中止により皮膚病変の顕著な悪化を来すことがある。
- 連用により，皮膚委縮，毛細血管拡張，感染症，多毛，色素脱出，酒さ様皮膚炎，細菌・真菌・ウイルス感染などの局所的有害反応が生じることがある。

表3 アトピー性皮膚炎の皮膚症状とステロイド外用薬の選択基準

重症度	皮疹の性状	外用薬の選択
重症	高度の浮腫・腫脹・浸潤ないし苔癬化を伴う紅斑，丘疹の多発，高度の鱗屑，痂皮の付着，小水疱，びらん，多数の掻破痕，痒疹結節など	ベリーストロングまたはストロングクラスのステロイド外用薬を第一選択とする。痒疹結節には限局性にストロンゲストクラスを用いることもある
中等症	中等度までの紅斑，鱗屑，少数の丘疹，掻破痕など	ストロングまたはミディアムクラスのステロイド外用薬を第一選択とする
軽症	乾燥および軽度の紅斑，鱗屑	ミディアムクラス以下のステロイド外用薬を第一選択とする
軽微	炎症症状に乏しく乾燥症状主体	ステロイドを含まない外用薬を選択する

〔日本皮膚科学会アトピー性皮膚炎診療ガイドライン作成委員会：アトピー性皮膚炎診療ガイドライン2016年版．日皮会誌，126（2）：127，2016より改変〕

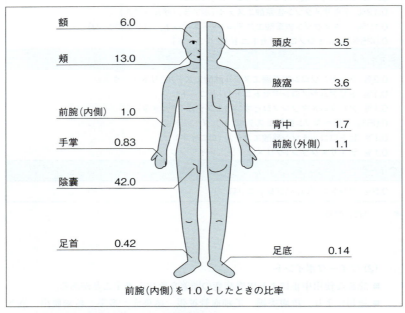

図2 ステロイド外用薬の部位別吸収率

〔Feldmann RJ, et al：J Invest Dermatol, 48：181-183, 1967より引用〕

4. 十分な効果が得られないとき
- 効果発現のために十分な量の外用薬が，毎日きちんと塗られているかを確認する。
- 掌2枚分の面積に対して，one fingertip unit（チューブから絞り出した軟膏が手指の末節1関節の長さ，約0.5g）が適切な外用量。
- 成人では全身に外用すると25g程度必要。

カルシニューリン阻害外用薬（タクロリムス水和物軟膏）

処方 前 Check List
- 妊婦と2歳未満の乳幼児には禁忌。
- 紫外線治療との併用は禁忌。

処方 後 Check List
- 外用後の刺激症状に留意。
- 1回塗布量の上限を超えない。

1. 作用機序
- 細胞質内の蛋白質と結合し，カルシニューリンの酵素活性を抑制することにより転写因子の核内移動を抑え，炎症性サイトカインの産生を抑制する。

2. カルシニューリン阻害外用薬の選択基準
- 妊婦と2歳未満の乳幼児には禁忌である。
- 紫外線治療との併用は禁忌である。
- 1％軟膏はストロングクラスの，0.03％軟膏（小児用）はミディアムクラスのステロイド外用薬とほぼ同等の効果である。
- 特に顔面の難治性皮疹に有効性が高い。

3. ストロングポイントおよびウイークポイント
(1) ストロングポイント
- 長期に連用しても，皮膚委縮などの局所的有害反応が出ない。

- バリアが破壊された病変部のみで吸収され，正常皮膚からはほとんど吸収されない。

(2) ウイークポイント
- 外用開始時に灼熱感，ヒリヒリ感などの一過性の刺激症状が高率に認められる。びらんや掻破痕がある病変では刺激症状がより強い。
- 経皮吸収による血中タクロリムス濃度の上昇を防ぐために，1回あたりの塗布量が制限されている (2～5歳では1g，6～12歳では2～4g，13歳以上では5g)。

4. 使い方のコツ
- カルシニューリン阻害外用薬は，ステロイド外用薬の長期使用で局所的有害反応の起こりやすい顔面，頸部，間擦部の病変の治療に適している。
- 使用開始時の刺激症状を緩和するために3～4日ステロイド外用薬を使用し，びらんや掻破痕が軽快してからカルシニューリン阻害外用薬にスイッチするとよい。
- 皮膚炎寛解後も，間欠的に外用することで再燃を抑えることが可能 (プロアクティブ療法)。

参考文献
1) 加藤則人，他：アトピー性皮膚炎診療ガイドライン2016年版．日皮会誌，126：121-156, 2016
2) Palmer CN, et al：Common loss-of function variants of the epidermal barrier protein filaggrin are a major predisposing factor for atopic dermatitis. Nat Genet, 38：441-446, 2006
3) Howell MD, et al：Cytokine modulation of atopic dermatitis filaggrin expression. J Allergy Clin Immunol, 120：150-155, 2007
4) Feldmann RJ, et al：Regional variation in percutaneous penetration of 14C cortisol in man. J Invest Dermatol, 48：181-183, 1967

第5章 Common diseaseの治療戦略と薬の使い分け

primary care 23 皮膚疾患
蕁麻疹

蕁麻疹治療薬リスト

▶第二世代抗ヒスタミン薬

成分名（主な商品名）	代謝・排泄，投薬に関する情報・観察など
ケトチフェン （ザジテン カ シ シロップ用 ）	授乳婦 授乳中止
アゼラスチン （アゼプチン 錠 ）	授乳婦 授乳回避
オキサトミド （セルテクト 錠 シロップ用 ， オキサトミド シ ）	代謝 セルテクト：主にCYP3A4，2D6， 妊婦 投与禁忌， 授乳婦 授乳中止
メキタジン （ゼスラン，ニポラジン 細 錠 シ ）	授乳婦 授乳中止
エメダスチン （レミカット カ ）	授乳婦 授乳回避， 高齢者 1回1mgから投与
エピナスチン （アレジオン 錠 シロップ用 ）	授乳婦 授乳中止
エバスチン （エバステル 錠 OD錠 ）	代謝 主にCYP2J2，3A4， 授乳婦 授乳回避， 高齢者 1日1回5mgから投与
セチリジン （ジルテック 錠 シロップ用 ）	排泄 主に腎， 授乳婦 授乳回避， 小児 ［錠］2歳以上7歳未満はドライシロップ（1.25%）を投与， 高齢者 低用量（5mg）開始， 観察 ショック，アナフィラキシー
ベポタスチン （タリオン 錠 OD錠 ）	排泄 主に腎， 授乳婦 授乳回避， 観察 血算，尿閉，味覚異常
フェキソフェナジン （アレグラ 錠 OD錠 シロップ用 ）	授乳婦 授乳回避， 観察 血圧，血算，肝機能
オロパタジン （アレロック 顆 錠 OD錠 ）	授乳婦 授乳中止， 観察 肝機能
ロラタジン （クラリチン 錠 OD錠 シロップ用 ）	代謝 CYP3A4，2D6， 授乳婦 授乳回避， 小児 3〜6歳：ロラタジンドライシロップ1%を投与， 観察 アナフィラキシー，手足の震え，白血球増多（小児）
レボセチリジン （ザイザル 錠 シ ）	排泄 主に腎， 授乳婦 授乳回避， 高齢者 低用量（2.5mg）開始， 観察 ショック，アナフィラキシー，肝機能，血算
ビラスチン （ビラノア 錠 ）	授乳婦 授乳回避
デスロラタジン （デザレックス 錠 ）	観察 ショック，アナフィラキシー，てんかん，痙攣，肝機能（AST・ALT・γ-GTP，Al-P，LDH），黄疸（ビリルビン）
ルパタジン （ルパフィン 錠 ）	代謝 主にCYP3A4， 授乳婦 授乳回避， 観察 ショック，アナフィラキシー，てんかん，痙攣，肝機能障害

501

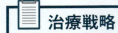 治療戦略

>> 治療方針

1. 蕁麻疹の定義
- 強いかゆみを伴う真皮の限局性一過性(通常数時間以内)の浮腫。膨疹。

2. 蕁麻疹の病態
- 皮膚の肥満細胞が脱顆粒し,遊離したヒスタミンをはじめとする化学伝達物質が,皮膚微小血管と神経に作用して血管拡張,血漿成分の漏出とかゆみを生ずる。
- 肥満細胞の活性化機序としてⅠ型アレルギーが広く知られているが,実際には原因を特定できない非アレルギー性の刺激が大多数を占める。

3. 病型分類
- 蕁麻疹の病型の分類を表1に示す[1]。
- 特発性慢性蕁麻疹が最も多い。

4. 治療方針
- 蕁麻疹の治療方針を図1に示す[1]。
- 刺激誘発型蕁麻疹では原因の特定とその回避が,特発性蕁麻疹では抗ヒスタミン薬を基本とした薬物療法が中心となる。
- 特発性慢性蕁麻疹では,抗ヒスタミン薬の継続内服により症状の出現を完全に抑制する。以後漸減して間欠投与や頓服とし,可能ならば内服を中止する。

>> 患者背景に応じたアプローチ

- 蕁麻疹は一般に,直接的誘因と背景因子が複合的に作用して生じるので(表2),個々の症例についてこれらの因子の関与を考慮しつつ可能な範囲で対処を行う。

表1 蕁麻疹の病型

1. 特発性蕁麻疹
   - 急性蕁麻疹（発症から1カ月未満）
   - 慢性蕁麻疹（発症から1カ月以上）
2. 刺激誘発型蕁麻疹
   - アレルギー性蕁麻疹
   - 食物依存性運動誘発アナフィラキシー
   - 非アレルギー性蕁麻疹
   - アスピリン蕁麻疹（不耐症）
   - 物理性蕁麻疹（機械的擦過，寒冷，温熱，日光など）
   - コリン性蕁麻疹
   - 接触蕁麻疹
3. 血管性浮腫
   - 特発性
   - 外来物質起因性
   - C1エステラーゼ阻害因子の低下（遺伝性血管性浮腫，自己免疫性血管性浮腫）
4. 蕁麻疹関連疾患
   - 蕁麻疹様血管炎
   - 肥満細胞腫（色素性蕁麻疹）
   - Schnitzler症候群
   - クリオピリン関連周期熱

〔秀道広，他：蕁麻疹診療ガイドライン．日皮会誌，121（7）：1341，2011より改変〕

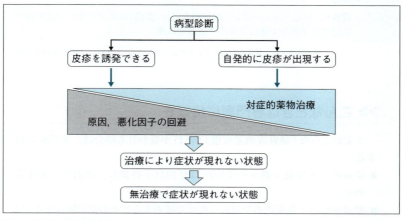

図1 蕁麻疹の治療方針

〔秀道広，他：蕁麻疹診療ガイドライン．日皮会誌，121（7）：1345，2011より改変〕

表2 蕁麻疹の病態に関与する因子

1. 直接的要因（主として外因性，一過性）
   - 外来抗原
   - 物理的刺激
   - 発汗刺激
   - 食物
      食物抗原，食品中のヒスタミン，仮性アレルゲン（豚肉，タケノコ，もち，香辛料など），食品添加物（防腐剤，人工色素），サリチル酸
   - 薬剤
      造影剤，NSAIDs，防腐剤，コハク酸エステル，バンコマイシン（レッドマン症候群）など
   - 運動
2. 背景因子（主として内因性，持続性）
   - 感作（特異的IgE）
   - 感染
   - 過労・ストレス
   - 食物
   - 薬物
      アスピリン，その他のNSAIDs（食物依存性運動誘発アナフィラキシー），ACE阻害薬（血管性浮腫）など
   - IgEまたは高親和型IgE受容体に対する自己抗体
   - 基礎疾患
      膠原病（SLE，シェーグレン症候群など），血清C1エステラーゼ阻害因子の活性低下を来す遺伝子異常や造血系疾患

〔秀道広，他：蕁麻疹診療ガイドライン．日皮会誌，121（7）：1340，2011より改変〕

>> こんなときは専門医に相談を

下記のような「蕁麻疹関連疾患」（表1）が疑われる場合は，専門医に紹介する．
- 蕁麻疹様血管炎：個々の皮疹が24時間以上持続し，消退後色素沈着を残す．
- 肥満細胞腫：色素沈着を認める皮疹で擦過するとその部に膨疹を生ずる．
- Schnitzler症候群：間欠熱，関節痛，骨痛などを合併する．
- クリオピリン関連周期熱：発熱，倦怠感，関節痛を繰り返す．

薬の選び方・使い方

抗ヒスタミン薬

処方前 Check List

- 抗ヒスタミン薬の禁忌・慎重投与を確認する（表3）。
- 肝障害，腎障害，高齢者，自動車運転・危険作業従事者には，慎重投与とされている薬物が多い[2]。
- 催眠・鎮静薬，抗不安薬などとの併用は注意を要する。
- 妊婦には，オキサトミドは禁忌，セチリジンとロラタジンは比較的安全とされる。

処方後 Check List

- 治療効果が現れるまでに3～4日を要するので，1つの抗ヒスタミン薬の効果は1～2週間内服を継続して判断する。

1. 作用機序

- ヒスタミン受容体をヒスタミンと競合して占拠し，その活性化を減弱・抑制することにより膨疹の発生と掻痒を抑える（アンタゴニスト作用）。
- 自然活性化しているヒスタミン受容体と結合して，不活性化状態へシフトさせる（インバースアゴニスト作用）。

2. 使い方のコツ（慢性蕁麻疹の場合）

- 非鎮静性の第二世代抗ヒスタミン薬（表3）が第一選択となる[3]。
- 抗ヒスタミン薬の効果には個人差があり，治療効果が現れるまでに3～4日を要するので，1つの抗ヒスタミン薬の効果は1～2週間内服を継続して判断する。
- 症状の出現が完全に抑制されたら，さらに1～2カ月程度内服を継続した後，1日あたりの内服量を減量するか隔日内服とする。
- 3日に1回程度の内服で症状が出現しない程度に回復したら，いったん内服を中止する。

表3 第二世代抗ヒスタミン薬の使い分け，注意事項

一般名 (商品名)	1日 用法	化学構造	t_{max} (時間)	$t_{1/2}$ (時間)	慎重投与：肝障害または その既往	慎重投与：てんかんなどの 痙攣性疾患 (既往歴を含む)
ケトチフェンフマル酸塩 (ザジテン)	2回	三環構造＋ピペリ ジン骨格	2.8	6.7		●
アゼラスチン塩酸塩 (アゼプチン)	2回	アゼパン骨格	4.0	17		
オキサトミド (セルテクト， オキサトミド)	2回	ピペラジン骨格	2.6	10	●	
メキタジン (ゼスラン，ニポラジン)	2回	三環構造	6.7	5.4		
エメダスチンフマル酸塩 (レミカット)	2回	ジアゼパン骨格	3.1	7.0	●	
エピナスチン塩酸塩 (アレジオン)	1回	三環構造	1.9	9.2	●	
エバスチン (エバステル)	1回	ピペリジン骨格	5.5	18	●	
セチリジン塩酸塩 (ジルテック)	1回	ピペラジン骨格	1.4	6.7	●	●
ベポタスチンベシル酸塩 (タリオン)	2回	ピペリジン骨格	1.2	2.4		
フェキソフェナジン塩酸塩 (アレグラ)	2回	ピペリジン骨格	2.2	9.6		
オロパタジン塩酸塩 (アレロック)	2回	三環構造	1.0	8.8	●	
ロラタジン (クラリチン)	1回	三環構造	2.3	15	●	
レボセチリジン塩酸塩 (ザイザル)	1回	ピペラジン骨格	1.0	7.3	●	●
ビラスチン (ビラノア)	1回	ピペリジン骨格	1.0	11		
デスロラタジン (デザレックス)	1回	三環構造	1.8	20	●	
ルパタジンフマル酸塩 (ルパフィン)	1回	三環構造	0.9	4.8	●	

（▓：鎮静性，▓：非鎮静性）

慎重投与			危険作業，自動車運転 ○：記載なし △：注意させる ×：従事させない	備　考 （禁忌，用量，剤形，小児への使用など）
幼児	高齢者	腎障害		
			×	用量：年齢・症状により適宜増減可 小児：シロップ，DS（6カ月〜）
			×	用量：年齢・症状により適宜増減可
●			×	禁忌：妊婦または妊娠可能性の婦人 用量：年齢・症状により適宜増減可。[小児] 年齢・症状により適宜増減するが，1回最高用量はオキサトミドとして0.75mg/kgを限度 小児：シロップ，DS
	●	●	×	禁忌：緑内障，前立腺肥大，下部尿路閉塞の患者 用量：年齢・症状により適宜増減可 小児：細粒，シロップ（1歳〜）
			×	
			△	用量：年齢・症状により適宜増減可 小児：DS（3歳〜）
			△	用量：年齢・症状により適宜増減可 剤形：OD錠あり
	●	●	×	用量：[成人] 年齢・症状により適宜増減するが，最高投与量は1日20mg 小児：DS（2歳〜）
		●	△	用量：[成人] 年齢・症状により適宜増減可 剤形：OD錠あり 小児：7歳〜
			○	用量：症状により適宜増減可 剤形：OD錠あり 小児：DS（6カ月〜）
	●	●	×	用量：[成人] 年齢・症状により適宜増減可 剤形：OD錠あり 小児：顆粒（2歳〜）
	●	●	○	用量：[成人] 年齢・症状により適宜増減可 剤形：OD錠あり 小児：DS（3歳〜）
	●	●	×	用量：[成人] 年齢・症状により適宜増減するが，最高投与量は1日10mg 小児：シロップ（6カ月〜）
		●	○	
	●	●	○	小児：12歳〜
	●	●	×	小児：12歳〜

〔各医薬品添付文書，インタビューフォームを参考に作成〕

第5章　23　皮膚疾患　蕁麻疹

3. 類似薬の使い分け
- 第二世代抗ヒスタミン薬の使い分けについては，表3を参照。
- 即効性を重視する場合はt_{max}の短いものを，内服のコンプライアンスを重視する場合は$t_{1/2}$が長く1日1回の投与で十分な効果の得られるものを選択する。
- 自動車運転や危険作業に従事している患者には，添付文書に注意の記載のないものを用いる。
- ケトチフェンフマル酸塩，フェキソフェナジン塩酸塩，レボセチリジン塩酸塩は6カ月以上の乳幼児に投与可能である。

4. 十分な効果が得られないとき
- 添付文書に「症状により用量の適宜増減可」の記載のある薬剤（表3）は倍量投与を試みる（ビラスチン，デスロラタジン，ルパタジンフマル酸塩は不可）。
- 倍量投与が無効な場合は他剤に変更してみる。この場合，化学構造（表3）の異なるものを選ぶとよいとされる[4]。

参考文献
1) 秀道広，他：蕁麻疹診療ガイドライン．日皮会誌，121：1339-1388, 2011
2) 相馬良直：抗アレルギー薬使用上の注意点．MB Derma, 88：96-100, 2004
3) 牧野公治，他：抗ヒスタミン薬．Medicina, 52：1882-1884, 2015
4) 幸野健：慢性特発性蕁麻疹における抗ヒスタミン薬の使い分け；インペアード・パフォーマンスによる新分類，及び「いわゆる森田療法」について．アレルギー・免疫，23：94-99, 2016

primary care Index

索引―数字・欧文

a_1 遮断薬　14, **426**
α-グルコシダーゼ阻害薬（α-Gl阻害薬）
　　　　　　　　　　276, **286**
$β_3$ 作動薬　416, **425**
β遮断薬　14, 15, **204**, 216, **220**
1型糖尿病　275
2型糖尿病　42, 278, 284
2次性高血圧　162
5-ASA製剤　140, 142
5-HT$_{1A}$ 刺激薬　139
5-HT$_3$ 拮抗薬　138
5-HT$_4$ 受容体刺激薬　123
5α還元酵素阻害薬　**430**
6-MP　142

≫ A
ACE阻害薬（ACEI）
　　　　　14, 21, 36, 108, **163**, **200**
ACE阻害薬による咳　110
AD（アルツハイマー型認知症）　**447**
ADL　275, 452
ARB　14, **165**, **202**
A群レンサ球菌　339

≫ B
BAP（骨型アルカリホスファターゼ）
　　　　　　　　　　　47, 388
Beers基準　73
BNP　43
BPPV　148
BPSD　49, 447
BPSDへの対応　459
BZ系睡眠薬　48

≫ C
capacity-limited drug　10
CAT（自覚症状）　257
Ccr（クレアチニン・クリアランス）　10, 18
CHA$_2$DS$_2$-VASCスコア　173
CHADS$_2$スコア　173
ChEI（コリンエステラーゼ阻害薬）
　　　　　　　　　　　49, 448
Choosing Wisely International　75
circadian rhythm　100

CKD（慢性腎臓病）　47, **406**
CKD-MBD　406
CKD患者の目標Hb　408
Cockcroft-Gaultの式　10
collagenous colitis　135
COPD（慢性閉塞性肺疾患）　110, **255**
CPR（C-ペプチド）　274
CRT（心臓再同期療法）　196
CYP3A4活性を阻害・誘導する薬物・食物　168
CYP分子種と薬物動態への影響　29

≫ D
DAPT（dual antiplatelet therapy：抗血小板薬2剤併用）　216
DLST（薬剤誘発性リンパ球刺激試験）　53
DOAC　173
DOACの使い分け　179
DPB（びまん性汎細気管支炎）　110
DPI（dry powder inhaler：パウダー製剤）　262
DPP-4阻害薬　**284**
DXA（二重エネルギーX線吸収測定法）
　　　　　　　　　　47, 375

≫ E
eGFR　22
EHR（Electronic Health Record）　84
Epley法　152
EPO（エリスロポエチン）　407
ESA（エリスロポエチン製剤）　413

≫ F
FH（家族性高コレステロール血症）　43
flow-limited drug　10
Friedewald式　45
FT$_3$　319
FT$_4$　319
FT$_4$の基準値，年齢別　328

≫ G
GABA$_A$受容体作動薬　442
GFR　10, 18, 47
GFR推算式　10
GOLD　257

509

>> H

H. pylori 感染　235
H. pylori 除菌療法　**243**
H₂RA（H₂受容体拮抗薬）　43, 233, **242**
H₂受容体拮抗薬の比較　242
HAS-BLEDスコア　175
Hb　47
HbA1c　16, 44, 274
hCG　328
HDL-C（HDLコレステロール）　45, 292
HFpEF　191, 194
HFrEF　191, 192
HIT-6　49
HMG-CoA還元酵素阻害薬　227
HPRT部分欠損症　310
HSV；herpes simplex virus　365
HSV1型　365
HUS；hemolytic uremic syndrome　135

>> I

IADL　49
IBS（過敏性腸症候群）　138
ICD（植込み型除細動器）　196
ICS/LABA配合剤　**264**
ICS（inhaled corticosteroid：吸入ステロイド）　**261**
IPAG喘息・COPD鑑別質問票　260
IPSS（国際前立腺症状スコア）　418
IVR　233

>> L

LABA（長時間作用型β₂刺激薬）　**263**
LactMed　40
LAMA/LABA配合剤　**269**
LAMA（長時間作用性抗コリン薬）　**269**
LDL-C（LDLコレステロール）　43, 45, 292
LDL受容体　227
LTRA（ロイコトリエン受容体拮抗薬）　**266**
LUTS（下部尿路症状）　419

>> M

MCHC（平均赤血球ヘモグロビン濃度）　391

MCV（平均赤血球容積）　391
MD（microdensitometry）　47
MIDAS　49
MMSE（Mini-Mental State Examination）　49
MOH（薬物乱用頭痛）　479
mRC（息切れ）　257
MR血管造影　151

>> N

NMDA受容体拮抗薬　49, 448, 450, **466**
non-HDL-C　45, 292
NSAIDs　17, 27, 104, 144, **487**
NSAIDs潰瘍　43
NSAIDs処方前後のチェックリスト　487
NSAIDsパルス法　305
NT-proBNP　43
NTX　388
NYHA分類　192

>> O

OABSS（過活動膀胱症状質問票）　48, 416
OSAS（閉塞性睡眠時無呼吸症候群）　476

>> P

P2Y₁₂阻害薬　217, 225
P-CAB（カリウムイオン競合型アシッドブロッカー）　**239**
PCI（経皮的冠動脈インターベンション）　214
PCSK9阻害薬　229
PDE5阻害薬　**428**
Phalen徴候陽性　147
PHN（post-herpetic neuralgia：帯状疱疹後神経痛）　366
pica（異食症）　395
pMDI（pressurized metered-dose inhaler：エアロゾル製剤）　262
PPI（プロトンポンプ阻害薬）　16, 233, **237**
PSA（前立腺特異抗原）　430
PTH　387
PT-INR　15, 42
P吸着薬の特徴　410

>> Q

QOLスコア　418, 420

QUS（定量的超音波測定法） 47

≫ R
RAA系 22
Ramsay-Hunt症候群 366
reasonable possibility 54
rHuEPO（遺伝子組換えヒトエリスロポエチン） 413
RSウイルス 105

≫ S
SABA（短時間作用型$β_2$刺激薬） **263**
Schnitzler症候群 504
SERM（選択的エストロゲン受容体モジュレーター） 46, **386**
SGLT阻害薬 276, **288**
SGLT阻害薬一覧 289
SMART療法 265
SpO_2モニター 44
ST合剤 336, **350**
SU薬 16, **281**

≫ T
TARC 50
TBG 328
TC 45, 292
TG 292
TgAb（抗サイログロブリン抗体） 329
TIBC（総鉄結合能） 48, 393, 408
Tinel徴候陽性 147
total T_4（TT_4） 328
TPOAb（抗甲状腺ペルオキシダーゼ抗体） 329
TRAb（TSHレセプター抗体） 45, 319
TRACP-5b（酒石酸抵抗性酸ホスファターゼ-5b） 46
TSAb（甲状腺刺激抗体） 45
TSAT（トランスフェリン飽和度） 48, 408
TSH（甲状腺刺激ホルモン） 46
TSHの基準値, 年齢別 328
TSHレセプター抗体（TRAb） 45, 319

≫ U
UIBC 393

≫ V
Vero毒素 135
VINDICATE-P 6

索引—和文

≫ ア
アキレス腱反射低下 147
アザラシ肢症 35
アスピリンアレルギー 217, 225
アドヒアランス 42, 71, 378
アトピー咳嗽 110
アトピー性炎症の鎮静化 493
アトピー性皮膚炎 50, **492**
アトピー性皮膚炎の診断基準 492
アトピー性皮膚炎の治療アルゴリズム 493
アナフィラキシー 53
アミノ配糖体系抗菌薬 149
アメーバ赤痢 135
アルコール性ニューロパチー 147
アルツハイマー型認知症 49, **447**
アレルギー性気道炎症 44
アレルギー性鼻炎 106, 252
アレルギー性有害反応 52, 53
アロディニア（異痛症） 484
アンジオテンシンⅡタイプ1受容体 14, 165, 202
アンジオテンシンⅡ受容体拮抗薬（ARB） 14, 144, **165**
アンジオテンシン変換酵素（ACE）阻害薬 14, 21, 36, 108, **163**, 200
アンタゴニスト作用 505
安定期COPDの管理 256
安定期COPDの薬物療法 259

≫ イ
胃がん 43
息切れ（mRC） 257
異型肺炎 345
胃酸分泌抑制にて吸収が影響する薬物 238
胃酸分泌抑制薬 237, 239, 242
意識障害 21
易刺激性 450
異常高熱（hyperpyrexia） 100

異常知覚　145
異常発生リスク　35
異食症　395
胃食道逆流症　110
異痛症　484
一包化調剤　69
溢流性尿失禁　420
遺伝子組換えヒトエリスロポエチン　413
易怒性　457
陰イオン交換樹脂　26, 229
飲水指導　48
インスリン抵抗性改善薬　**278**
インスリン分泌促進薬　278
インスリン分泌促進薬により低血糖を助長する可能性のある薬物一覧　282
陰性変時作用　14
陰性変力作用　15
インターフェロン製剤　436
インドメタシン特効頭痛　488
インバースアゴニスト作用　505
インフォームドコンセント　72
インフルエンザ　106, **355**
インフルエンザウイルス　355
インフルエンザ合併症発症の高リスク患者　357
インフルエンザ菌　339
インフルエンザ脳症　357

≫ ウ

ウイルス性上気道炎　104
植込み型除細動器　196
うっ血除去薬　104
うっ血性心不全　110
うつ病　435
運動麻痺　145
運動療法　274

≫ エ

エアロゾル製剤　262
エキス剤　92
エタノール（飲酒）　37
エリスロポエチン　407
エリスロポエチン製剤（ESA）　**412**
エルデカルシトール　388

嚥下障害　67, 68
炎症性腸疾患　135, 140
円錐角膜　494
エンテロバクター　340

≫ オ

嘔気嘔吐　21
黄色ブドウ球菌　339
往診カバン　79
オキサゾリジノン系　**352**
お薬カレンダー　69
お薬ボックス　69
オーサライズド・ジェネリック（AG）　89
オレキシン受容体拮抗薬　438

≫ カ

骸骨壊死症　383
介護保険　81
介護保険サービス　79
概日リズム睡眠覚醒障害　436
咳嗽治療薬　114
咳嗽治療薬の分類　113
回転型（めまい）　148
回転性めまい（vertigo）　478
開放性胃潰瘍　43
潰瘍性大腸炎　135, 140
過活動膀胱　48, **416**
過活動膀胱症状質問票（OABSS）　48, 416
下気道感染症　105
角結膜炎　494
喀痰中好酸球比率　44
拡張能不全型心不全　43
かぜ症候群　103
かぜ症状　60
加速試験　89
家族性高コレステロール血症（FH）
　　　　　　43, 229, 297
家族性若年性高尿酸血症性腎症　310
活性型ビタミンD製剤　**388**
家庭血圧　42
過敏性腸症候群（IBS）　93, 135, 138
過敏性腸症候群の診断基準　118
過敏性肺炎　110
カプサイシン　108

512

下部消化管内視鏡検査　136
下部尿路症状（LUTS）　419
カポジ水痘様発疹症　494
カリウムイオン競合型アシッドブロッカー（P-CAB）　**239**
カルシウム拮抗薬（Ca拮抗薬）
　　　　　　　　　15, **166**, 222
カルシウム受容体作動薬の使い分け　412
カルシウム摂取不良　378
カルシニューリン阻害外用薬　**499**
簡易懸濁法　70
寛解維持療法　140, 142
寛解導入療法　140, 142
感覚障害の分布による障害部位の同定
　　　　　　　　　　　　　　146
間欠的自己導尿　420
間欠熱　101
間欠性跛行　148
間質性肺炎　110
乾性咳嗽　107, 111
がん性リンパ管症　110
感染後咳嗽　110
感染性下痢　135
感染性心内膜炎　341
感染性腸炎　131
肝代謝能　10
冠動脈ステント治療　215
カンピロバクター　134
感冒　**103**, 106
漢方薬　92, 128
漢方薬の有害反応　93
ガンマグロブリン大量療法　148
顔面奇形　35
顔面神経麻痺　366
冠攣縮性狭心症　214

▶▶ キ

記憶障害　447
気管支拡張作用の減弱　28
気管支拡張症　110
気管支拡張薬　116
気管支喘息　44, **252**
気管支攣縮　221
器質性便秘　120
既存脆弱性骨折　374

気道過敏性検査　44, 111
気道内腫瘍　110
機能性腸疾患　138
機能性ディスペプシア　93
機能性便秘　118
機能性便秘の診断基準　118
気分障害　477
基本的日常生活動作（ADL）　275, 452
偽膜性腸炎　144
急性咳嗽　104, 109
急性気管支炎　106
急性下痢　131
急性下痢症　137
急性腎障害（AKI）　21
急性副鼻腔炎　105, 106
急性扁桃咽頭炎　106
休息促進作用　441
吸入ステロイド（ICS）　**261**
吸入ステロイド薬　116
狭心症　43, **214**
恐怖症　442
虚血性大腸炎　131
巨細胞性動脈群炎　476
虚弱体質者の機能性疾患　93
虚証　96
巨赤芽球性貧血　393, 395
巨赤芽球性貧血の原因となりうる主要な
　　薬物　402
居宅療養管理指導　66
去痰薬　116
ギラン・バレー症候群　145
起立性低血圧　14
菌血症　137
緊張型頭痛　475
筋肉痛　297

▶▶ ク

グアイフェネシン　105
クインケ浮腫　200
空腹時血中C-ペプチド（CPR）　274
空腹時血糖　16, 44
くも膜下出血　476
クラミジア　109
クラミドフィラ　337, 339

513

グラム陰性桿菌菌血症　101
クリオピリン関連周期熱　504
クリップ法　233
グリニド薬　**283**
クレアチニン・クリアランス（Ccr）　10, 18
クレブシエラ　340
クロモグリク酸ナトリウム点鼻　104
クローン病　135, 142

≫ ケ

経口強心薬　**209**
経口血糖降下薬　16
経口血糖降下薬の選択　279
経口補水液　136
頸椎症　148
経皮的冠動脈インターベンション　214
頸部超音波エコー検査　151
稽留熱　101
痙攣性（便秘）　118
血圧手帳　42
血液透析導入後の注意点　23
血管拡張薬　**207**
血管神経性浮腫　200
血管石灰化　406
血球成分除去療法　142
月経関連痛　488
月経時片頭痛　478
血清Ⅰ型プロコラーゲンN末端プロペプチド　388
血清アルブミン　21
血清型O157　134
血清骨型アルカリホスファターゼ　388
血清鉄　393
血清尿酸値　303
血清フェリチン　393
血栓吸引法　214
血栓閉塞症リスク評価　173
血栓溶解療法　214
血中25水酸化ビタミンD濃度　378
血糖コントロール目標　274
解熱鎮痛薬　104
下痢　**130**
下痢対策　136
健胃消化薬　16

原発性骨粗鬆症の診断　374

≫ コ

高LDL-C血症　296, 299
抗TNF-α抗体　140, 142
降圧目標　158
降圧薬　436
抗アレルギー薬　116, 266
抗うつ薬　34, 139, 149, 477
抗炎症外用薬　50
抗凝固薬　15, 176
抗凝固療法　42, 176
抗菌薬適正使用　335
抗菌薬と特徴　336
口腔カンジダ症　261
高血圧　42, 45, **157**
高血圧緊急症・切迫症　162
抗血小板薬　**224**
抗血小板薬2剤併用　216
抗血小板薬の特徴　226
高血糖高浸透圧症候群　275
膠原病　136
膠原病関連疾患　147
抗甲状腺ペルオキシダーゼ抗体　329
抗甲状腺薬　**324**
抗コリン薬　268, 416, **423**
抗コリン薬一覧　424
抗サイログロブリン抗体　329
甲状腺刺激ホルモン（TSH）　46, 327
甲状腺眼症　45
甲状腺機能異常　147
甲状腺機能亢進症　45, 135, **317**
甲状腺機能低下症　45, **326**
甲状腺クリーゼ　318
甲状腺刺激抗体（TSAb）　45
甲状腺中毒症　45
口唇ヘルペス　**365**
抗精神病薬　149
高体温（hyperthermia）　100
高体温の原因　100
抗てんかん薬　147, 149
高尿酸血症　45, **303**
高尿酸血症，無症候性　45
高尿酸血症の生活指導　309

高尿酸血症の病型分類と頻度　304
抗認知症治療薬比較表　454
抗パーキンソン病薬　436
後半規管型良性発作性頭位めまい症　152
抗ヒスタミン薬　**505**
抗ヒスタミン薬の使い分け，第二世代　506
抗不安薬　11
抗不整脈薬　15
抗ヘルペスウイルス薬　**368**
高マグネシウム血症　123
高齢者高血圧　161
高齢者糖尿病　275
高齢者糖尿病の血糖コントロール目標　276
高齢者における薬物有害反応　11
高齢者の服薬管理　66
高齢者の便秘　123
高齢者の薬物感受性　11
高齢者の薬物療法の注意点　13
呼気中一酸化窒素濃度　44, 111
呼吸リハビリテーション　255
国際前立腺症状スコア　418, 420
骨型アルカリホスファターゼ　47, 388
骨吸収亢進型骨粗鬆症　46
骨吸収抑制薬　383
骨髄炎　341
骨髄検査　395
骨粗鬆症　46, **374**
骨粗鬆症，骨吸収亢進型　46
骨粗鬆症治療薬の有効性グレード　380
骨代謝マーカー　46, 376
骨盤底筋訓練　48
骨密度の評価　375
骨ミネラル代謝異常　406
骨量測定　47
こむら返り　297
（孤立性）収縮期高血圧　157
コリンエステラーゼ阻害薬（ChEI）　49, 448
コルチヒン・カバー法　304
混合性尿失禁　421

▶▶ サ

サイアザイド系利尿薬　169, 199

再灌流療法　214
催奇形性　34, 296
細菌感染症　**335**
細菌性中耳炎　339
細菌性副鼻腔炎　339
細菌性扁桃咽頭炎　106
細小血管合併症　44
在宅医療　78
在宅患者訪問薬剤管理指導　66
在宅酸素　44
在宅酸素療法　257
サイトメガロウイルス腸炎　135
サイロキシン結合グロブリン　328
さじ状爪　395
寒気（chill）　100
サルコイドーシス　147
サルモネラ属菌　134
三環系抗うつ薬　147
酸性尿の是正　309
残尿感　419

▶▶ シ

シェーグレン症候群　147
自覚症状（CAT）　257
弛緩性（便秘）　118
耳奇形　35
ジギタリス製剤　13
ジギタリス中毒　209
糸球体濾過量（GFR）　10, 18, 47
シクロスポリン持続静注療法　140
刺激統制法　438
脂質異常症　45, **292**
脂質異常症診断基準　292
脂質異常症治療薬の種類と特徴　294
市中肺炎　105, 339
弛張熱　101
シックデイ　275
実証　96
失神型（めまい）　148
湿性咳嗽　107, 110
自発性の低下　450
ジヒドロピリジン系カルシウム拮抗薬　223
しびれ　**145**

シュウ酸カルシウム結石　309
収縮期高血圧，(孤立性)　157
重症低血糖　285
終末滴下　419
手根管症候群　145
手指運動障害　67, 68
酒石酸抵抗性酸ホスファターゼ-5b　46
手段的日常生活動作（IADL）　49
出血性大腸炎　144
術後せん妄　440
授乳中の使用に際して注意が必要な薬　40
授乳中の薬物療法　38
消化管機能調節薬　138
消化性潰瘍　43, **233**
上気道感染症　103
小球性貧血　393
症候性便秘　120
硝酸薬　15, **218**
消失臓器　20
脂溶性薬物　74
小腸コレステロールトランスポーター阻害薬　229
小頭症　35
小児期FT$_3$，FT$_4$，TSHの基準値　327
上部消化管出血　43
生薬の特徴的な有害反応　94
食後2時間血糖　16, 44, 274
食事療法　274, 407
食中毒　131
食道閉鎖　35
処方カスケード　73
徐脈　15
心因性咳嗽　108
腎盂腎炎　340
新規経口抗凝固薬　42
腎機能低下時の投与量調節　22
腎機能低下による薬物動態への影響　21
腎機能の評価　18
心筋梗塞　43, **214**
心筋梗塞二次予防　215
心血管疾患　45
心原性脳塞栓　42
滲出性下痢　130
腎性貧血　407

心臓再同期療法　196
心臓喘息　110
心臓突然死　215
心臓リハビリテーション　197
迅速抗原検査　356
身体的咳嗽　108
身体表現性障害　478
浸透圧性下剤　123
浸透圧性下痢　130
腎毒性薬物　23
心拍数調節　172
心不全　43, **191**
心不全，拡張能不全型　43
心不全悪化　196
心不全死　215
心不全のステージ分類　192
心不全の分類　191
深部脳刺激療法　148
心ブロック　15
心房細動　42, **172**
心保護薬　200, 202, 204, 206
蕁麻疹　**502**
蕁麻疹関連疾患　504
蕁麻疹の定義　502
蕁麻疹様血管炎　504
心理教育　438

≫ ス

推算GFR（eGFR）　22
錐体骨折抑制効果　387
水痘・帯状疱疹ウイルス　366
睡眠維持困難　435
睡眠衛生指導　48, 438
睡眠時無呼吸　16
睡眠制限法　438
睡眠導入作用　442
睡眠導入薬　149
睡眠薬　11, 16
頭重　481
スタチン　**298**
スタチン系薬　**227**
スタチン系薬の特徴　228
頭痛　49, **470**
頭痛患者のスクリーニング　473

頭痛診療のアルゴリズム　473
頭痛ダイアリー　49, 478
頭痛の分類　471
ステロイド外用薬　**496**
ステロイド外用薬のランク　497
ステロイド性骨粗鬆症　379, 381
ステロイド製剤　436
ステロイド注射　148
ストロングスタチン　228, 299
スパイロメトリー　44, 255
スルホニル尿素（SU）薬　16, 27, **281**

≫ セ
生活指導　48
生活習慣病　25, 43
性器クラミジア感染症　345
正球性　392
制酸薬　**246**
脆弱性骨折　375
脆弱性骨折予防　377
精神・行動障害（BPSD）　49
精神障害（うつ, せん妄）　68
成人の遷延性慢性咳嗽の診断　112
制吐薬　481
生物学的同等性試験　88
生物学的利用率　338
咳　**107**
咳喘息　108, 110
咳の原因疾患　109
赤血球形態　392
赤血球指数の計算方法と基準値　392
切迫性尿失禁　48, 416, 419
セファロスポリン系　**344**
セロトニン拮抗薬　148
遷延性咳嗽　109
潜在性鉄欠乏　47
全身浮腫　21
喘息治療ステップ　254
喘息日誌　253
選択的エストロゲン受容体モジュレーター　46, **386**
前庭性片頭痛　478
先天奇形　35
先天奇形の発生率　37

前頭側頭型認知症　460
せん妄　440, 441
戦慄（shivering）　100
前立腺特異抗原（PSA）　430
前立腺肥大　14
前立腺肥大症　48, 48, **418**
前立腺肥大症の主な治療薬　419

≫ ソ
総コレステロール（TC）　45, 292
早朝覚醒　435
総鉄結合能（TIBC）　48, 393, 408
総鉄必要量　399
層別治療　481
側頭動脈炎　476
続発性高脂血症　292
続発性骨粗鬆症　374
続発性脂質異常症　293
速効型インスリン分泌促進薬　**283**

≫ タ
大球性貧血　147, 393
大血管障害　44
胎児毒性　35
胎児毒性を示す薬物　36
胎児の薬物曝露　34
体重減少　93
帯状疱疹　**366**
帯状疱疹後神経痛　366
大腿骨近位部骨折の予防　374
大腸がん　121
大腸菌　340
大腸メラノーシス　125
耐糖能異常　275, 287
第二世代抗ヒスタミン薬の使い分け　506
タキキニン　108
脱カプセル　68
多動　457
多発性硬化症　148
短時間作用型β_2刺激薬（SABA）　**263**
単純性膀胱炎　340
単純ヘルペスウイルス　365
単純疱疹　**365**
男性骨粗鬆症　379

丹毒　494
蛋白結合率が高い薬物　27
蛋白尿　47

>> チ

チアゾリジン薬　275, **280**
知覚鈍麻　145
逐次治療　481
蓄尿症状　419
致死性心筋梗塞　215
窒素含有ビスホスホネート製剤　374
チトクロム P450（CYP）　28
チフス性疾患　101
昼間頻尿　419
注視眼振　149
中枢神経感染症　101
中枢神経障害　356
中枢神経抑制作用の増強　28
中枢性鎮咳薬　113, 115
中枢性非麻薬性鎮咳薬　115
中枢性麻薬性鎮咳薬　115
中枢性めまい　148
中途覚醒　435
中毒性有害反応　52
腸炎ビブリオ　133, 134
腸管運動異常による下痢　130
腸管感染症　137
腸管出血性大腸菌　134
腸肝循環　20
腸管スピロヘータ　135
蝶形骨洞炎　476
腸結核　135
長時間作用型 β_2 刺激薬（LABA）　**263**
長時間作用性抗コリン薬（LAMA）　**269**
直接経口抗凝固薬　173
直接第 Xa 因子阻害薬　15, 42, **185**
直接トロンビン阻害薬　15, 42, **183**
直腸性（便秘）　118
貯蔵鉄　393
治療抵抗性高血圧　162
鎮咳薬　104, 113
陳旧性心筋梗塞　215

>> ツ

椎骨動脈の解離　476
痛風　45, **303**
痛風関節炎　303
痛風関節炎に適応のある NSAIDs 一覧　305
痛風関節炎の診断基準　304
痛風結節　303

>> テ

低血糖　16, 28
低比重リポ蛋白受容体　227
定量的超音波測定法　47
テオフィリン製剤　**265**
鉄欠乏，潜在性　47
鉄欠乏性貧血　47, 393
鉄剤　**396**, 408
鉄補充　395
鉄補充療法　47
テトラサイクリン系　**348**
テトラサイクリン系抗菌薬　26
手袋靴下型　147
電解質異常　21
てんかん　460
転帰　64
伝染性膿痂疹　494
転倒　16
転倒・骨折リスク　48
点鼻薬　104

>> ト

糖吸収・排泄調節薬　278
糖質コルチコイド　379
胴調律化　172
洞停止　15
糖尿病　44, 45, 147, **274**
糖尿病合併高血圧　161
糖尿病合併妊娠　275
糖尿病腎症　44
糖尿病性ケトアシドーシス　275
糖尿病性末梢神経障害　147
糖尿病手帳　44
頭皮欠損　35
頭部 CT　149

頭部MRI　149
動脈解離　476
動揺型（めまい）　148
トキソプラズマ　350
特発性慢性蕁麻疹　502
ドパミン受容体拮抗薬　123
トランスフェリン飽和度（TSAT）　48
トランスポーター　28, 31
トランスポーターと代表的な関連薬　31
トリグリセライド（TG）　45, 292
トリプタン系薬　**482**
トリプタン系製剤一覧　484
トロンビン散布　233

>> ナ

内視鏡的止血方法　235
内耳神経障害　366
内分泌疾患　136
鉛　37
ナラティブ・アプローチ　80
慣れ現象　54
難治性アトピー性皮膚炎　495

>> ニ

ニコチン依存症　10
ニコチン酸誘導体　296, **300**
二次性頭痛　475
二次性便秘　119
二次性便秘の鑑別　121
二重エネルギーX線吸収測定法（DXA）
　　　　　　　　　　　　47, 375
乳児の薬物曝露　39
乳汁移行性　34
乳汁中薬物濃度　38
乳糖　94
乳糖不耐症　94, 131, 135, 378
入眠困難　435
ニューキノロン系　**346**
ニューキノロン系抗菌薬　16, 26
ニューモシスチス肺炎　350
尿アルカリ化薬　308
尿アルブミン値　47
尿意切迫感　416, 419
尿酸降下薬一覧　308

尿酸産生過剰型　303
尿酸生成抑制薬　307, 308
尿酸値　45
尿酸排泄促進薬　307, 308
尿酸排泄低下型　303
尿勢低下　419
尿線途絶　419
尿中I型コラーゲン架橋N-テロペプチド
　　　　　　　　　　　　388
尿中ヨウ素　45
尿道カテーテル留置　420
尿毒症　21
尿路結石　45, 309
妊娠高血圧　162
妊娠中の薬物治療　34
認知機能障害　12, 447
認知機能低下　67
認知行動療法　48, 438
認知症　49, 68, **447**
認知療法　438
妊婦の便秘　123

>> ネ

ネガティブリモデリング　204
粘膜防御因子増強薬　**246**
年齢別FT_4の基準値　328
年齢別TSHの基準値　328

>> ノ

ノイラミニダーゼ阻害薬　**358**
脳血管障害予防　42
脳梗塞　478
脳脊髄液減少症　476
脳塞栓症　42
脳卒中　148
脳底型片頭痛　478
脳動脈解離　476
膿瘍　341
ノカルジア　350

>> ハ

肺炎　106
肺炎球菌　339
バイオアベイラビリティ　338

肺結核症　110
肺水腫　21
排尿後尿滴下　419
排尿症状　419
排尿遷延　419
パウダー製剤　262
パーキンソン病　121
白内障　494
破骨細胞形成抑制作用　385
橋本病　45, **326**
長谷川式簡易知能評価スケール　49
バセドウ病　45, **318**
バセドウ病眼症　323
バセドウ病と橋本病の特徴　46
白血球除去療法　140
発熱（fever）　**100**
発熱へのアプローチ　103
ハプトグロビン　393
パラインフルエンザウイルス　105
パントテン酸製剤　123

>> ヒ
ビグアナイド薬　275, **278**
ピークフロー（PEF）　44
鼻孔閉鎖　35
非侵襲的換気療法　257
ヒスタミンH_2遮断薬　16
非ステロイド性消炎鎮痛薬（NSAIDs）
　　　　　　　17, 27, 104, 144, **487**
ビスホスホネート製剤　46, 124
ビスホスホネート製剤：経口製剤　**382**
ビスホスホネート製剤：静注製剤　**384**
非選択性β遮断薬　221
ビタミンB_{12}　395
ビタミンB_{12}製剤　**399**
ビタミンB群欠乏症　147
ビタミンD不足　378
ビタミンD補充　378
ビタミン欠乏性神経障害　147
ヒト遺伝子組換えPTH1-34　388
ヒト合成PTH1-34　388
ヒト絨毛性ゴナドトロピン　328
ヒドロキシメチルグルタリルCoA
　　　　　　　　　　　227, 298

皮膚軟部組織感染症　339
皮膚のバリア機能の維持　493
非プリン型　314, 315
非弁膜症性心房細動　173
肥満細胞腫　504
肥満症　277
びまん性汎細気管支炎（DPB）　110
百日咳　106, 109
貧血　47, **391**
貧血, 鉄欠乏性　47
貧血の診断基準　408
貧血の定義　391
頻尿　416

>> フ
不安障害　477
フィブラート系薬　27, **299**
フェノチアジン系　149
フェリチン　47, 393
腹圧性尿失禁　419, **421**
腹圧排尿　419
副甲状腺ホルモン　387
腹痛対策　136
副鼻腔気管支症候群　110
服薬管理能力　12
服薬管理の改善策　69
服薬状況を悪化させる要因　68
服薬におけるアセスメント項目　68
腐性ブドウ球菌　340
不整脈　21, 42, **171**
ブチリルコリンエステラーゼ阻害作用
　　　　　　　　　　　　　464
ブドウ球菌　134
浮動性めまい（dizziness）　478
不飽和鉄結合能　393
不眠　457
不眠恐怖症　442
不眠症　48, **433**
不眠症の治療アルゴリズム　433
ブリストル便形状スケール　119
フルオロキノロン系抗菌薬　75
フレイル　12, 74
プロアクティブ療法　50, **500**
プロスタグランジン製剤　43, **246**

520

プロテウス　336, 340
プロトロンビン時間, 国際標準化比　15
プロトンポンプ阻害薬（PPI）
　　　　　　　16, 43, 144, 233, **237**
プロバイオティクス　138
粉砕　68
粉塵曝露歴　110
分泌性下痢　130

▶▶ ヘ

ベアメタルステント　215
平均赤血球ヘモグロビン濃度（MCHC）
　　　　　　　　　　　　　　391
平均赤血球容積（MCV）　391
閉経後女性　378
閉塞性睡眠時無呼吸症候群（OSAS）　476
閉塞性動脈硬化症　14
ペニシリン系　**342**
ヘモグロビン（Hb）　47
ヘルペス性歯肉口内炎　**365**
変形性頸椎症　145
片頭痛　49, 472
片頭痛のcomorbid disorders（共存症）
　　　　　　　　　　　　　　476
片頭痛の診断　475
偏性嫌気性菌　339
ベンゾジアゼピン系抗不安薬　140, 149
ベンゾジアゼピン系睡眠薬　48
便秘　**117**
便秘治療のアルゴリズム　122
便秘の定義　117
弁膜症性　173

▶▶ ホ

蜂窩織炎　494
包括的心不全治療プログラム　197
膀胱訓練・計画療法　48
補液対策　135
保湿外用薬　50
補正血清Ca値　406
補正血清Ca濃度　411
母乳栄養の利点　39
ポリファーマシー　11, 66, 73, 86

▶▶ マ

マイコプラズマ　109, 339
マクロライド系　**345**
マクロライド系抗菌薬　75, 116
末梢神経障害の原因となる主な薬剤　146
末梢性鎮咳薬　113, 116
末梢性めまい　148
慢性炎症性脱髄性多発ニューロパチー
　　　　　　　　　　　　　　148
慢性咳嗽　109
慢性咳嗽の原因疾患　109
慢性間質性腎炎　21
慢性気管支炎　110
慢性下痢　135, 137
慢性下痢の原因疾患　135
慢性腎臓病（CKD）　45, 47, **406**
慢性蕁麻疹　505
慢性膵炎　136
慢性副鼻腔炎　252
慢性閉塞性肺疾患　44, **255**
慢性便秘症　117

▶▶ ミ

ミネラルコルチコイド受容体拮抗薬
　　　　　　　　　170, 199, **206**

▶▶ ム

無機ヨウ素　324
無効造血　393
無症候性高尿酸血症　45
無症候性心房細動　173
むずむず脚症候群　436
無痛性甲状腺炎　45

▶▶ メ

メタボリック症候群　45, 305
メタボリック症候群合併高血圧　161
めまい　**148**, 478
めまいを起こす薬物　150
メラトニン受容体作動薬　48, 441
免疫調節薬　142
免疫不全患者の発熱　341

＞＞ モ

網状赤血球　392
毛嚢炎　494
網膜症　44
網膜剥離　494
モラキセラ　339

＞＞ ヤ

夜間頻尿　48, 416, 419
夜間不穏　457
薬剤性便秘　120, 123
薬剤の使用過多による頭痛　479
薬剤服用歴管理指導料　90
薬剤誘発性リンパ球刺激試験　53
薬物依存　477
薬物カスケード　73
薬物起因性の先天奇形　35
薬物相互作用　52
薬物相互作用の回避方法　25
薬物相互作用の定義　25
薬物動態（pharmacokinetics；PK）　52
薬物動態学的相互作用　25, 26
薬物トランスポーター　28
薬物トランスポーターと代表的な関連薬　31
薬物乱用頭痛　479
薬力学（pharmacodynamics；PD）　52
薬力学的相互作用　25, 28

＞＞ ユ

有機水銀　37
誘発喀痰検査　111
遊離サイロキシン（FT_4）　319
遊離トリヨードサイロニン（FT_3）　318

＞＞ ヨ

溶血性尿毒症症候群　135
葉酸欠乏の原因　402
腰椎症　148
抑うつ　477

＞＞ ラ

ライ症候群　104
卵円孔開存症　476

ランブル鞭毛虫感染　135

＞＞ リ

リウマチ性多発筋痛症　74
利尿薬　14, 23, **169**, **198**
良性発作性頭位めまい症　148
リラクセーション　438
リン吸着薬　**409**
リンパ球刺激試験（DLST）　53

＞＞ ル

ループ利尿薬　170, 199

＞＞ レ

レジオネラ　339
レストレスレッグス症候群　436
レニン－アンジオテンシン（RAA）系　22
レビー小体型認知症　460, 461
レンサ球菌性咽頭炎　339

＞＞ ロ

ロイコトリエン受容体拮抗薬（LTRA）　266
老年症候群　69

薬剤索引

- 細字（明朝体）は一般名，太字（ゴシック体）は商品名を示す

>> 数字・欧文

6-MP 140
C.E.R.A（エポエチンベータペゴル） 413
DA（ダルベポエチンアルファ） 413
L-ケフラール 333
L-ケフレックス 333
L-サイロキシン **331**
T₃ 326
T₄ 326

>> ア

アイトロール 211
アカルディ 190
アカルボース 272, 287
アクトス 271, 281
アクトネル 372
アサコール 140
アザチオプリン 140, 142
アシクロビル 364, 369, 370
アジスロマイシン 137, 333, 336, **345**
アシノン 230
アスコルビン酸 398
アストリック 364
アズノール 231
アスピリン 213, 215, 225, 468
アズマネックス 248, 262
アズレンスルホン酸ナトリウム 231
アズレンスルホン酸ナトリウム・L-グルタミン 232
アズロキサ 231
アセチルシステイン 105
アセトアミノフェン 104, 468, **487**
アセトヘキサミド 271
アゼプチン 501, 506
アゼラスチン 501, 506
アセリオ 468
アゼルニジピン 155, 190
アゾセミド 188, 200
アダラート 155, 212
アダラートCR 155, 212
アダラートL 155, 212
アダリムマブ 140
アーチスト 189, 212
アデノシン三リン酸 152
アテノロール 14, 211, 221
アドエア 249, 262, 265
アトルバスタチン 213, 290, 294, 299
アトロベント 250, 269
アナグリプチン 272, 285
アニュイティ 248, 262
アネメトロ 334
アノーロ 251, 269
アバプロ 154
アピキサバン 171, **185**
アプニション 250
アブネカット 250
アブルウェイ 273, 289
アベマイド 271
アボルブ 415, 431
アマージ 468, 485
アマリール 271
アミオダロン 165, 216
アミティーザ 125, 126
アミトリプチリン 481
アミノグリコシド系 21
アミノフィリン 250
アムシノニド 490
アムロジピン 155, 190, 208, 212
アムロジン 155, 190, 212
アモキシシリン 243, 333, 336, **342**
アモキシシリン・クラブラン酸 333, 336, **342**
アモバン 432
アモリン 333
アラセナ-A 364, 368, 370
アリセプト 446, 449, **461**
アリロクマブ 229, 294
アルギン酸ナトリウム 231
アルクロメタゾンプロピオン酸エステル 491
アルサルミン 232
アルダクトンA 189
アルタット 230
アルファカルシドール 373, 380

薬剤索引

523

アルファロール　373
アルミゲル　232
アルメタ　491
アルロイドG　231
アレグラ　501, 506
アレジオン　501, 506
アレロック　501, 506
アレンドロン酸　372, 374, 382
アログリプチン　272, 285
アローゼン　126
アロチノロール　212
アロチノロール塩酸塩「DSP」　212
アロプリノール　302, 307, **313**
アンテベート　490
アンヒバ　468
アンブロキソール　105

≫ イ

イグザレルト　171
イクセロン　446
イクセロンパッチ　449, **464**
イコサペント酸エチル　291, 294
イソソルビド　152
イソトレチノイン　35, 36
一硝酸イソソルビド　211, 219
イトプリド　123
イナビル　354, 360
イバンドロン酸　372, 382
イフェンプロジル　152
イブジラスト　152
イブプロフェン　10, 468
イプラグリフロジンL-プロリン　273, 289
イプラトロピウム　105, 250, 269
イミグラン　468, 482, 484
イミダフェナシン　414, 424
イミダプリル　154
イリボー　138
イルソグラジン　231
イルベサルタン　154, 165
イルベタン　154
インクレミンシ　390, 397
インダカテロール　248, 264
インダパミド　155, 188
インデラル　211

インドメタシン　305
インフリキシマブ　140

≫ ウ

ウメクリジニウム　250, 269
ウメクリジニウム・ビランテロール　251, 269
ウラリット　302
ウラリット-U　302
ウリアデック　302
ウリトス　414, 424
ウルティブロ　251, 269

≫ エ

エカベトナトリウム　231
エキセナチド　273
エクア　272, 285
エグアレンナトリウム　231
エクラー　491
エクリズマブ　148
エクリラ　250, 269
エースコール　154
エスゾピクロン　432, 444
エスポー　405, 413
エゼチミブ　291, 294, 299
エセリトロール　294
エソサクシミド　40
エソメプラゾール　230, 237
エディロール　373
エテルカルセチド　404
エドキサバン　171, **185**
エトドラク　469
エナラプリル　154, 189, 202
エバスチン　501, 506
エバステル　501, 506
エパデール　291
エパデールS　291
エパルレスタット　147
エビスタ　373
エピナスチン　501, 506
エフィエント　213
エフェドリン　105
エプレレノン　156, 170, 189, 207
エポエチンアルファ　405, 413
エポエチンアルファBS　405

エポエチンカッパ　405
エポエチンベータ　405, 413
エポエチンベータペゴル　405, 413
エポジン　405, 413
エホニジピン　155, 212
エボロクマブ　229, 294
エメダスチン　501
エメダスチンフマル酸塩　506
エリキュース　171
エルデカルシトール　46, 373
エレトリプタン　468, 485
エロビキシバット　126, 128
エンクラッセ　250, 269
エンパグリフロジン　273, 289

>> オ
オイグルコン　271
オイテンシン　156, 188
オイラゾン　491
黄芩　93, 94
オキサトミド　501, 506
オキサプロジン　305
オーキシス　248, 264
オキシブチニン　414, 424
オーグメンチン　333
オステラック　469
オセルタミビル　354, 360
オノン　250, 267
オピオイド　39
オマリグリプチン　272, 285
オメガ-3脂肪酸エチル　291, 294
オメプラゾール　230, 237
オメプラゾン　230
オメプラール　230
オルベスコ　248, 262
オルメサルタン　154, 165, 166
オルメテック　154
オロパタジン　501, 506
オングリザ　272, 285
オンブレス　248, 264

>> カ
ガスター　230
ガストローム　231
ガスモチン　123, 140

ガスロンN　231
カナグリフロジン　273, 289
カナグル　273, 289
ガナトン　123
カプトプリル　154, 189, 202
カプトリル　154, 189
カプトリル-R　154, 189
ガランタミン　446, 449, 453, **462**
カルシトリオール　373
カルタン　404, 410
カルバマゼピン　36
カルブロック　155, 190
カルベジロール　189, 205, 212, 221
ガレノキサシン　348
カロナール　468
甘草　93, 94
乾燥水酸化アルミニウムゲル　232
カンデサルタン　154, 165, 189, 203
含糖酸化鉄　390, 397

>> キ
キックリン　404, 410
キプレス　250, 267
キュバール　248, 262
キンダベート　491

>> ク
クエストラン　291
クエン酸カリウム・クエン酸ナトリウム
　水和物　302
クエン酸第一鉄ナトリウム　390, 397
クエン酸第二鉄　404, 410
グーフィス　126
グラクティブ　272, 285
クラバモックス　333
クラビット　70, 137, 334
クラリシッド　333
クラリス　333
クラリスロマイシン　243, 333, **345**
クラリチン　501, 506
グリクラジド　271
グリクロピラミド　271
グリコピロニウム　250, 269
グリコピロニウム・インダカテロール
　　　　　　　　　　　251, 269

薬剤索引

525

グリコラン　271
グリセリン　126, 129
クリノフィブラート　290, 294
グリベンクラミド　271
グリミクロン　271
グリミクロンHA　271
グリメサゾン　491
グリメピリド　271
グルコバイ　272, 287
グルファスト　272, 283
クレストール　213, 290
クレンブテロール　249, 421
クロピドグレル　213, 215, 225
クロフィブラート　290, 294
クロベタゾールプロピオン酸エステル　490
クロベタゾン酪酸エステル　491
クロルプロパミド　271

>> ケ

桂枝　93
桂枝加芍薬湯　93, 95, 128
桂皮　93
ケトチフェン　501, 506, 508
ケフラール　333
ケフレックス　333
ケルロング　211

>> コ

呉茱萸湯　95
コデイン　39
コニール　212
コルヒチン　302, 304
五苓散　95
コレキサミン　291
コレスチミド　26, 291, 294
コレスチラミン　26, 291, 294
コレバイン　291
コレバインミニ　291
コレミナール　140
コロネル　139

>> サ

サイアミン　147
ザイザル　501, 506

サイトテック　231
ザイボックス　334
ザイロリック　302
サキサグリプチン　272, 285
ザジテン　501, 506
ザナミビル　354, 360
ザファテック　272, 285
サムスカ　188
サラゾピリン　140
サリドマイド　35, 36
サルタノール　249, 264
ザルックス　491
ザルティア　415, 429
ザルトプロフェン　469
サルブタモール　249, 264
サルメテロール　248, 262, 264
サワシリン　333
酸化マグネシウム　70, 122, 126
山梔子　94
ザンタック　230

>> シ

ジアゼパム静注　152
ジエチルスチルベストロール　36
地黄　94
ジギタリス　14, **208**
シグマート　213
シクレソニド　248, 262
ジクロフェナクナトリウム　468
ジゴキシン　15, 190, 208
ジゴシン　190
シスプラチン　21
ジスロマック　137, 333
ジスロマックSR　333
ジソピラミド　15
シタグリプチン　272, 285
シナカルセト　404, 410
ジフェニドール　152
ジフェンヒドラミン　105, 152
ジフラール　490
シーブリ　250, 269
ジフルコルトロン吉草酸エステル　490
ジフルプレドナート　490
シプロキサン　137

シプロフロキサシン　137
ジフロラゾン酢酸エステル　490
ジベトンS　271
シムビコート　249, 262, 265
シメチジン　16, 230, 242
ジメリン　271
ジメンヒドリナート　152
芍薬　128
芍薬甘草湯　95, 128
ジャディアンス　273, 289
ジャヌビア　272, 285
シュアポスト　272, 283
小柴胡湯　95
硝酸イソソルビド　207, 211, 219
硝酸鉄　397
小青竜湯　95, 116
ジルチアゼム
　　10, 14, 15, 155, 168, 207, 212, 223
ジルテック　501, 506
シルデナフィル　15
シロスタゾール　148, 213, 217, 225
シロドシン　415, 427
シングレア　250, 267
シンバスタチン　213, 290, 294, 299
新レシカルボン　126

>> ス

水酸化アルミニウムゲル　246
水酸化アルミニウムゲル・水酸化マグネ
　　シウム　232
水酸化マグネシウム　246
スイニー　272, 285
スーグラ　273, 289
スクラルファート　43, 232
スクロオキシ水酸化鉄　404, 410
スターシス　272, 283
ステーブラ　414, 424
スピオルト　251, 269
スピリーバ　250, 269
スピリーバレスピマット　250
スピロノラクトン　14, 170, 189, 207
スピロペント　249
スプレンジール　155
スボレキサント　432, **439**

スマトリプタン　468, 482, 484
スルファメトキサゾール・トリメトプリ
　　ム　334
スロービッド　250

>> セ

セイブル　272
ゼストリル　154, 189
ゼスラン　501, 506
ゼチーア　291
セチリジン　501, 506
石膏　94
セディール　139
セパミット　155, 212
セパミット-R　155, 212
セファクロル　333, **344**
セファレキシン　333, 336, **344**
セフトリアキソン　137, 338
セベラマー　404, 410, 412
セララ　156, 189
セルテクト　501, 506
セルベックス　232
セレキノン　138
セレコキシブ　469
セレコックス　469
セレベント　248, 264
セロケン　211
セロケンL　211
川芎　94
センナ　123, 125, 126
センノシド　123, 125, 126

>> ソ

ソタロール　216
ゾピクロン　432, 444
ゾビラックス　364, 369, 370
ゾーミッグ　468, 485
ゾーミッグRM　468
ソリフェナシン　414, 424
ゾルピデム　432, 444
ゾルミトリプタン　468, 485
ソルミラン　291
ゾレドロン酸　372
ソレトン　469

▶▶ タ

ダイアコート　490
ダイアート　188
大黄　94, 123, 126
大黄甘草湯　126, 128
大建中湯　95, 123, 128
ダオニール　271
タガメット　230
タクロリムス　140
タクロリムス水和物軟膏　**499**
タケキャブ　230
タケプロン　230
タケプロンOD　70
タダラフィル　415, **428**
タナドーパ　190
タナトリル　154
ダパグリフロジンプロピレングリコール
　　　　　　　　　　273, 289
ダビガトラン　171, **183**
タミフル　354, 360
タムスロシン　415, 427, 429
タリオン　501, 506
ダルベポエチンアルファ　405, 413
炭カル　232
炭酸カルシウム　404, 410
炭酸水素ナトリウム　152
炭酸水素ナトリウム・無水リン酸二水素
　ナトリウム　126, 129
炭酸ランタン　404, 410, 412

▶▶ チ

チアトン　139
チアマゾール　35, 36, 317, **324**
チウラジール　317
チオトロピウム　250, 269
チオトロピウム・オロダテロール
　　　　　　　　　　251, 269
チカグレロル　213, 225
チクロピジン　213, 225
調胃承気湯　128
チラーヂンS　326, **332**
チロナミン　326
沈降炭酸カルシウム　232

▶▶ ツ

ツロブテロール　249

▶▶ テ

デアメリンS　271
ディオバン　154
テオドール　250
テオフィリン　10, 11, 40, 250
テオロング　250
デキサメタゾン　491
デキサメタゾン・脱脂大豆乾留タール
　　　　　　　　　　　　　491
デキサメタゾン吉草酸エステル　491
デキサメタゾンプロピオン酸エステル　491
デキストロメトルファン　104
デザレックス　501, 506
デスロラタジン　501, 506, 508
テツクール　397
テトラサイクリン　36
デトルシトール　414, 424
テナキシル　155, 188
テネリア　272, 285
テネリグリプチン　272, 285
デノスマブ　46, 372, **385**
テノーミン　211
テプレノン　232
デプロドンプロピオン酸エステル　491
デベルザ　273, 289
テモカプリル　154, 164
デュタステリド　415, **430**
デュラグルチド　273
デュロキセチン　147, 421
テリパラチド　373, **387**
テリボン　373, 388
デルモベート　490
テレミンソフト　126

▶▶ ト

当帰　94
ドカルパミン　190, 209
ドキシサイクリン　334, 336, **348**
トコフェロールニコチン酸エステル
　　　　　　　　　　291, 294
ドネペジル　446, 449, 453, **461**
トビエース　414, 424

トピロキソスタット　302, 307, **315**
トピロリック　302
トプシム　490
トホグリフロジン　273, 289
トライコア　290
トラセミド　156, 188
トラゼンタ　272, 285
トランドラプリル　202
トリアムシノロンアセトニド　491
トリクロロメチアジド　155, 188
トリパミド　155
トルテロジン　414, 424
トルバプタン　188, 199, 200
トルリシティ　273
トレラグリプチン　272, 285
ドンペリドン　469, 481
ドンペリドン坐薬　152

▶▶ ナ
ナイアシン　147
ナイキサン　468
ナウゼリン　469
ナディック　211
ナテグリニド　272, 283
ナトリックス　155, 188
ナドロール　211, 221
ナフトピジル　415, 427
ナプロキセン　305, 468
ナボールSR　468
ナラトリプタン　468, 478, 485

▶▶ ニ
ニコモール　291, 294
ニコランジル　213
ニザチジン　230, 242
ニセリトロール　291
ニソルジピン　15, 212
ニトレンジピン　212
ニトログリセリン　15, 211, 219
ニトロダームTTS　211
ニトロペン　211
ニトロール　211
ニトロールR　211
ニフェジピン　155, 212
ニフラン　469

ニポラジン　501, 506
ニューロタン　154, 189

▶▶ ネ
ネオキシ　414
ネオキシテープ　424
ネオフィリン　250
ネキシウム　230
ネシーナ　272, 285
ネスプ　405, 413
ネリゾナ　490

▶▶ ノ
ノルバスク　155, 190, 212
ノルモナール　155

▶▶ ハ
バイアスピリン　213
バイエッタ　273
ハイペン　469
バイミカード　212
バイロテンシン　212
バクタ　334
バクトラミン　334
麦門冬湯　95, 116
パーサビブ　404, 412
バゼドキシフェン　373
バセトシン　333
バソレーター　211
バップフォー　414, 424
パナルジン　213
バラシクロビル　364, 369, 370
パリエット　230
バルサルタン　154, 165, 203
バルトレックス　364, 369, 370
ハルナール　415, 427
バルプロ酸　36, 477
パルミコート　248, 262
パルモディア　290
バンデル　490

▶▶ ヒ
ピオグリタゾン　271, 281
ビキサロマー　404, 410
ビクトーザ　273

ピコスルファートナトリウム水和物
　　　　　　　　　　　　125, 126
ビサコジル　126, 129
ビスダーム　490
ビソノテープ　189
ビソプロロール　189, 205, 211, 221
ピタバスタチン　213, 229, 290, 294, 299
ビタミンC　398
ビダラビン　364, 368, 370
ビデュリオン　273
ヒドララジン　207
ピートル　404, 410, 412
ヒドロキシジン静注　152
ヒドロクロロチアジド　155, 188
ヒドロクロロチアジド「トーワ」　155, 188
ヒドロコルチゾン酪酸エステル　491
ビビアント　373
ビブラマイシン　334
ピモベンダン　190, 209
ビラスチン　501, 506, 508
ビラノア　501, 506
ビランテロール　262
ピリドキシン　147
ビルダグリプチン　272, 285
ピロリン酸第二鉄　397

>> フ

ファスティック　272, 283
ファムシクロビル　364, 369, 370
ファムビル　364, 369, 370
ファモチジン　230, 242
ファンピリジン　148
フェキソフェナジン　501, 506, 508
フェジン　390, 397
フェソテロジン　414, 424
フェニトイン　36
フェニレフリン　105
フェノテロール　249
フェノバルビタール　40
フェノフィブラート　290, 294, 300
フェブキソスタット　302, 307, **314**
フェブリク　302
フェルム　390, 397
フェロ・グラデュメット　390, 397
フェロジピン　15, 155, 168

フェロミア　390, 397
フェンタニル　124
フォサマック　372
フォシーガ　273, 289
フォスブロック　404, 410
フォリアミン　390
フォルテオ　373, 388
附子　93, 94
プソイドエフェドリン　105
ブデソニド　248
ブデソニド・ホルモテロール　249, 265
ブホルミン　271
フマル酸第一鉄　390, 397
ブメタニド　188
プラザキサ　171
フラジール　334
プラスグレル　213, 225
プラノプロフェン　305, 469
プラバスタチン　213, 228, 290, 294, 299
プラビックス　213
プラリア　372
フランドル　211
プランルカスト　250, 267
フリバス　415, 427
プリミドン　40
プリンタ　213
プリンペラン　469
フルイトラン　155, 188
フルオシノニド　490
フルオシノロンアセトニド　491
フルコート　491
ブルゼニド　126
フルタイド　248, 262
フルチカゾン　248, 262
フルチカゾン・サルメテロール　249, 265
フルチカゾン・ビランテロール　249, 265
フルチカゾン・ホルモテロール　249, 265
フルティフォーム　249, 262, 265
フルバスタチン　213, 290, 294
ブルフェン　468
フルメタ　490
プレガバリン　147, 149
プレタール　213
プレドニゾロン　74, 491

プレドニゾロン吉草酸エステル酢酸エステル　491
プロカテロール　249, 264
プロスタグランジン　22
フロセミド　156, 188, 200
プロテカジン　230
プロパジール　317
プロピベリン　414, 424
プロピルチオウラシル　317, **324**
プロブコール　294
プロプラノロール　211
プロプレス　154, 189
プロベネシド　302, 307, **312**
プロマック　232
ブロムヘキシン　105
プロメタジン　152

≫ ヘ
ベイスン　272, 287
ベオン　469
ベクロメタゾン　248, 262
ベザトールSR　290
ベザフィブラート　290, 294
ベシケア　414, 424
ベタキソロール　211
ベタニス　414, 426
ベタヒスチン　152
ベタメタゾン吉草酸エステル　491
ベタメタゾンジプロピオン酸エステル　490
ベタメタゾン酪酸エステルプロピオン酸エステル　490
ベトネベート　491
ベニジピン　212
ベネシッド　302
ベネット　372
ベネトリン　249, 264
ベポタスチン　501, 506
ベマフィブラート　290
ベラチン　249
ベラパミル　15, 168, 207, 212, 223, 482
ベラミビル　354, 360
ベリシット　291
ベルソムラ　432
ヘルベッサー　155, 212
ヘルベッサーR　155, 212
ベロテック　249
ベンズブロマロン　165, 302, 307, **311**
ペンタサ　140

≫ ホ
ボアラ　491
放射性ヨード　39
ホクナリン　249
ボグリボース　272, 287
ホスレノール　404, 410, 412
補中益気湯　95
ボナロン　372
ボノサップ　231
ボノテオ　372
ボノピオン　231
ボノプラザン　230, 244
ボノプラザン・アモキシシリン・クラリスロマイシン　231
ボノプラザン・アモキシシリン・メトロニダゾール　231
ポラキス　414, 424
ポラプレジンク　232
ポリフル　139
ボルタレン　468
ホルモテロール　248, 262, 264
ポンタール　469
ボンビバ　372

≫ マ
マイザー　490
マイスリー　432
麻黄　93, 94
マクサルト　468, 482, 485
マクサルトRPD　468
マグネシウム　124
マグミット　70, 126
マグラックス　126
麻子仁丸　123, 126, 128
マーズレン　232
マリゼブ　272, 285
マーロックス　232

≫ ミ
ミオコール　211
ミグシス　478
ミグリトール　272

ミソプロストール　231
ミチグリニド　272, 283
ミノサイクリン　349
ミノドロン酸　372, 382
ミラベグロン　414, 416, **425**
ミリス　211
ミリスロール　211
ミルセラ　405, 413

▶▶ ム
ムコスタ　232

▶▶ メ
メインテート　189, 211
メキシレチン　147, 216
メキタジン　501, 506
メコバラミン　147
メサデルム　491
メチルジゴキシン　190
メトグルコ　271, 275, 279
メトクロプラミド　469, 481
メトクロプラミド静注　152
メトトレキサート　36
メトプロロール　10, 211
メトホルミン　271
メトロニダゾール　138, 243, 334, 336, **351**
メバロチン　213, 290
メフェナム酸　469, 488
メプチン　249, 264
メマリー　446, 450, **466**
メマンチン　149, 446, 450, 455, **466**
メルカゾール　317
メルカプトプリン　140

▶▶ モ
モキシフロキサシン　348
モサプリド　123
モニラック　126
モメタゾン　248, 262
モメタゾンフランカルボン酸エステル　490
モルヒネ　39
モンテルカスト　250, 267

▶▶ ユ
ユニフィル　250
ユベラN　291

ユリノーム　302
ユリーフ　415, 427

▶▶ ヨ
ヨウ化カリウム　317
葉酸　390, **401**
溶性ピロリン酸第二鉄　390
ヨウ素　**324**
ヨウ素レシチン　317
ヨウレチン　317
抑肝散　95
ヨード造影剤　21

▶▶ ラ
ラキソベロン　126
酪酸プロピオン酸ヒドロコルチゾン　490
ラクツロース　126, 128
ラシックス　156, 188
ラニチジン　230, 242
ラニナミビル　354, 360
ラニラピッド　190
ラピアクタ　354, 360
ラフチジン　230, 242
ラベキュア　231
ラベファイン　231
ラベプラゾール　230
ラベプラゾール・アモキシシリン・クラリスロマイシン　231
ラベプラゾール・アモキシシリン・メトロニダゾール　231
ラミプリル　202
ラメルテオン　432, **441**
ラモトリギン　40
ラロキシフェン　373, 386
ランサップ　231
ランソプラゾール　144, 230, 237
ランソプラゾール・アモキシシリン・クラリスロマイシン　231
ランソプラゾール・アモキシシリン・メトロニダゾール　231
ランデル　155, 212
ランピオン　231
ランマーク　372

▶▶ リ
リオチロニンナトリウム　326

リオナ　404, 410, 412
リカルボン　372
リキシセナチド　273
リキスミア　273
リクシアナ　171
リクラスト　372
リザトリプタン　468, 485
リシノプリル　154, 189, 202
リセドロン酸　372, 382
リチウム　36, 40
六君子湯　93, 95
リドメックス　491
リナグリプチン　272, 285
リナクロチド　125, 126
リネゾリド　334, 336, **352**
リバスタッチパッチ　446, 449, **464**
リバスチグミン　446, 454
リバスチグミン貼付剤　449, **464**
リバロ　213, 290
リバーロキサバン　171, **185**
リピディル　290
リピトール　213, 290
リファンピシン　165
リポクリン　290
リポバス　213, 290
硫酸鉄　390
リラグルチド　273
リレンザ　354, 360
リンゼス　126
リンデロン-DP　490
リンデロン-V　491

≫ル
ルセオグリフロジン　273, 289
ルセフィ　273, 289
ルネスタ　432
ルネトロン　188
ルパタジンフマル酸塩　506
ルパフィン　506
ルビプロストン　122, 124, 126
ルプラック　156, 188

≫レ
レクトス　468

レグパラ　404, 410, 412
レジン　299
レダコート　491
レナジェル　404, 410
レニベース　154, 189
レパグリニド　272, 283
レバミピド　232
レボセチリジン　501, 506, 508
レボチロキシンナトリウム　46, 326
レボフロキサシン　137, 334, 336, **346**
レミカット　501, 506
レミニール　446, 449, **462**
レルパックス　468, 485
レルベア　249, 262, 265

≫ロ
ロカルトロール　373
ロキサチジン　230, 242
ロキソニン　469
ロキソプロフェン　469
ロコイド　491
ローコール　213, 290
ロサルタン　154, 165, 166, 189, 203
ロスバスタチン　213, 229, 290, 294, 299
ロセフィン　137
ロゼレム　432
ロトリガ　291
ロプレソール　211
ロプレソールSR　211
ロペミン　136
ロペラミド　136, 140
ロミタピド　294
ロメリジン　477, 478
ロラタジン　501, 506
ロルカム　469
ロルノキシカム　469
ロンゲス　154, 189

≫ワ
ワソラン　212, 482
ワーファリン　171
ワルファリン　11, 15, 27, 36, 42, **182**
ワルファリンカリウム　171
ワンアルファ　373

プライマリ・ケア医のための
内科治療薬使い分けマニュアル

定価　本体5,000円（税別）

2018年 5 月31日	発　　　行
2018年 9 月10日	第 2 刷発行
2019年 4 月25日	第 3 刷発行

編　集　　藤村　昭夫
　　　　　ふじむら　あきお

発行人　　武田　正一郎

発行所　　株式会社　じほう

　　　　　101-8421　東京都千代田区神田猿楽町1-5-15（猿楽町SSビル）
　　　　　電話　編集　03-3233-6361　販売　03-3233-6333
　　　　　振替　00190-0-900481
　　　　　＜大阪支局＞
　　　　　541-0044　大阪市中央区伏見町2-1-1（三井住友銀行高麗橋ビル）
　　　　　電話　06-6231-7061

©2018　　　　　　　　　　　　　　　　組版・印刷　三美印刷（株）
Printed in Japan

本書の複写にかかる複製，上映，譲渡，公衆送信（送信可能化を含む）の各権利は株式会社じほうが管理の委託を受けています．

JCOPY ＜出版者著作権管理機構 委託出版物＞
本書の無断複製は著作権法上での例外を除き禁じられています．
複製される場合は，そのつど事前に，出版者著作権管理機構（電話 03-5244-5088，FAX 03-5244-5089, e-mail：info@jcopy.or.jp）の許諾を得てください．

万一落丁，乱丁の場合は，お取替えいたします．
ISBN 978-4-8407-5068-4